LE MÉDECIN

DE SOI-MÊME.

LE MÉDECIN DE SOI-MÊME,

OU MÉTHODE SIMPLE ET AISÉE *POUR GUÉRIR* LES MALADIES VÉNÉRIENNES,

Avec la recette d'un chocolat aphrodisiaque, aussi utile qu'agréable.

NOUVELLE ÉDITION,

Augmentée des analyses raisonnées & instructives de tous les Ouvrages qui ont paru sur le mal vénérien depuis 1740 jusqu'à présent, pour servir de suite à la Bibliographie de M. Astruc;

Et de la traduction Française de la Dissertation de M. Boehm.

Par M. le Febure de St Il.... Ecuyer, Docteur en Médecine, Médecin de la Ville de Versailles, Professeur de maladies vénériennes & en l'art des Accouchemens, &c.

Citò, tutò & jucundè.

TOME PREMIER.

A PARIS,

De l'Imprimerie de Michel Lambert, rue de la Harpe près Saint Côme.

1775.

Avec Approbation & Privilége du Roi.

A

MONSIEUR

POISSONNIER,

Conſeiller d'État, Médecin-Conſultant du Roi, Directeur & Inſpecteur-Général de toute la Médecine dans les Ports & les Colonies, des Académies de Paris, de Dijon, de Breſt, de Londres, de Saint Pétersbourg, de Stockholm, &c. Profeſſeur & Cenſeur-Royal, Docteur-Régent de la Faculté de Médecine en l'Univerſité de Paris.

MONSIEUR,

VOUS aimez la Médecine & les Médecins; vous honorez l'une, & vous vous plaiſez à être utile aux autres. A *vingt-sept ans je continue l'Ouvrage immortel d'*ASTRUC *; c'est prendre un essor hardi, s'il n'est audacieux; je sens combien j'ai besoin d'indulgence, & c'est en me rangeant sous vos auspices que j'espère trouver la faveur qui m'est nécessaire.*

Je suis, avec un respectueux attachement,

MONSIEUR,

Votre très-humble &
très-obéissant serviteur,
SAINT-ILDEPHONT.

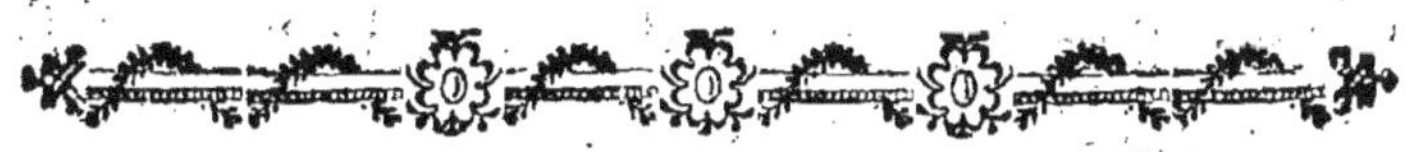

AVERTISSEMENT.

SI le Public a favorablement accueilli ma première édition, j'ai lieu d'attendre tout de son empressement & de sa confiance pour celle-ci. Je n'ai point suivi les pas de ces Auteurs, qui, à l'aide d'un nouveau frontispice auquel on lit, *nouvelle édition, revue, corrigée & augmentée*, se croient exempts de tout travail, & dupent ainsi les acheteurs; j'ai refondu entièrement mon Ouvrage : l'ordre, la plupart des choses, les expressions même, tout est neuf. Lorsqu'on doit parler de la santé, lorsqu'on écrit pour gens étrangers dans l'art de la gouverner, on ne peut être trop clair, trop intelligible & trop concis. J'ai divisé ma matière en paragraphes : j'ai mis en marge ce que chaque paragraphe contient; je commence par la communication de la vérole, je parle ensuite de ses différens degrés, du traitement qui convient à chacun d'eux, de ses symptômes & de leur curation; de la gonorrhée & de ses suites : j'ai fini par les formules prescrites dans la méthode : j'ai cherché à m'expliquer de manière que l'esprit le plus obtus pût me comprendre sans peine ; je n'ai parlé que des accidens auxquels on peut remédier soi-même sans le secours de Gens de la profession ; j'ai fait, pour obvier aux bévues, des formules claires, aisées à composer, & je les ai peu multipliées : j'ai tâché même de prévenir, par la petite quantité des doses, les imprudences que quelquefois des malades commettent en en prenant de trop fortes, ce qui peut mettre la vie dans le danger le plus imminent, sur-tout s'il s'agit de préparations mercurielles. Il est un principe dont tout Médecin prudent ne doit jamais se départir : il vaut mieux qu'un remède agisse peu que d'opérer avec trop de violence. En dressant mes formules, je n'ai pas moins songé au goût de mes malades qu'à leur santé; il est difficile dans notre état d'unir l'agréable à l'utile : cependant j'ai fait ensorte d'épargner, autant qu'il est possible, à ceux qui sont obligés de prendre des remèdes, les désagrémens, les efforts, une répugnance enfin qui nuisent souvent à leur effet; j'ai rempli entièrement cette idée, & j'ai réussi, à ma très-grande satisfaction, dans l'exécution de mon chocolat. Depuis long-temps je cherchais tous les moyens d'ôter au sublimé son goût métallique, qui donne quelquefois des nausées, ou qui, au moins, laisse dans la bouche un goût de cuivre fort désagréable; lui enlever ce goût était une chose impossible, puisqu'il est naturel au mercure, excepté lorsqu'il est sous forme coulante : je ne pouvais donc que le masquer, & c'est de ce côté que je devais tourner mes soins; j'y avais travaillé : j'avais fait du sirop, j'avais fait brûler de l'huile d'anis sur mon sel mercuriel, & toutes ces préparations avaient été vaines. Il me vint dans l'idée que s'il était dissous dans un menstrue convenable, & qu'il fût ensuite étendu, divisé, & enchaîné par les parties muqueuses du cacao & de l'extrait d'orge, non-seulement ces pâtes agréables absorberaient l'impression peu flatteuse qu'il laisse après lui, mais encore lui serviraient d'un puissant correctif, qui mettrait les malades à l'abri de toute inconséquence, & bannirait l'attirail gênant du lait, des tisannes d'orge, de mauve, qu'on est obligé de boire en faisant usage du sublimé en solution, pour émousser ses pointes & les diviser davantage. Le succès a pleinement répondu à mon espoir; & après avoir mâché & savouré le chocolat long-temps dans la bouche, l'avoir pris au lait & à l'eau, j'ai vu qu'on ne distinguait absolument point la présence du sublimé. Si la grande faveur où ce sel mercuriel est aujourd'hui, est autant due à sa puissante efficacité, qu'à la facilité que les malades ont à le prendre, je puis dire avoir encore renchéri sur cet avantage : on peut se guérir publiquement, &, pour se servir de cette expression, *à la barbe des Athéniens;* un mari peut prendre son chocolat en présence de son épouse, sans que celle-ci y soupçonne de mystère; elle peut même en user sans se douter de boire un anti-vénérien : &, par cet innocent moyen, la paix & la concorde subsistent dans le ménage. Un père peut en prendre au sein de sa famille; un fils, une fille, devant leurs parens, & même quand ceux qui n'en auraient pas besoin en prendraient, il ne leur en arriverait aucun mal & ils n'éprouveraient aucun dégoût. Un voyageur porte avec lui son chocolat, & n'est point obligé de se charger de bouteilles, de fioles, attirail toujours embarrassant, & à cause du volume & à cause de la fragilité. Les gens jaloux de tout ce que les autres font ou inventent, diront peut-être que je n'ai pas grand mérite à avoir trouvé l'idée du chocolat, puisque M. Gardane dit dans ses Recherches-pratiques qu'on peut, si l'on veut, prendre la solution du sublimé dans une tasse de chocolat : mais M. Gardane a-t-il dit de faire une pâte avec le cacao & l'extrait d'orge, qui l'emporte sur cette amande en vertus béchiques & qui contient plus de parties mucilagineuses ? M. Gardane a-t-il dit d'y ajouter le baume du Pérou, comme fortifiant & tonique, particulièrement utile dans les gonorrhées habituelles qui viennent de relâchement? M. Gardane enfin a-t il donné la manière de manipuler ce chocolat, ce qui n'est point du tout aisé, & ce que M. Martin,

Apothicaire de cette Ville, fort expert dans ſon art, a manqué pluſieurs fois, malgré nos ſoins réunis ? Au ſurplus, quoi qu'on veuille en dire, je ne courrai point après le petit mérite de l'invention : que la choſe ſoit utile ; c'eſt-là le but principal. Combien de perſonnes, ſur-tout dans notre ſiècle, ont été chercher dans de vieux diſpenſaires des recettes oubliées, & les ont apportées avec faſte & même avec impudence !

En entreprenant la ſeconde & la plus conſidérable partie de notre Ouvrage, *la Bibliographie*, nous avons cru nous rendre intéreſſant & faire également plaiſir aux perſonnes de l'art & à celles qui lui ſont étrangères. Les uns y trouveront les progrès de cette branche de guérir depuis 1740, progrès qui, malheureuſement, ſont peu de choſe, malgré le nombre de livres qu'on a écrits ſur cette matière. Les autres y apprendront à diſtinguer les bons Auteurs, ceux auxquels l'humanité doit ſa reconnaiſſance, de ces vils Charlatans, dont le but & l'eſpoir n'ont été que de faire des dupes & de s'enrichir à leurs dépens ; mais, ce qui les frappera davantage, c'eſt que ceux qui méritent à juſte titre le nom de Médecins, n'ont trouvé que des détracteurs, tandis que les Empyriques n'ont eu que des prôneurs. Les âmes qui vivaient dans le ſiècle d'or pourraient ſans doute y prendre le change, & croire de bonne foi que le cri de la multitude est pour celui qui le mérite mieux : mais dans un siècle où presque tous les êtres s'enchaînent au char de la fortune, où le vice a si long-temps foulé la vertu à ses pieds, où la voix de la vérité cédait à celle du mensonge, on ne sera point étonné si des parasites, des âmes pusillanimes ont vendu leur plume à l'imposture ; & s'ils ont fait de brillans panégyriques qui ne peuvent persuader que la canaille, le faible ou le mourant.

Je ne me flatterai point sans doute d'avoir fourni aussi glorieusement ma carrière que le célèbre Astruc ; mais au moins j'ai rassemblé mes efforts pour me rendre digne de l'attention de mes Lecteurs. J'ai cherché à faire des analyses utiles. Quand j'ai trouvé dans un Auteur des préceptes louables, des remèdes dont on pouvait tirer avantage, je les ai fait connaître ; & pour que le Lecteur pût, à sa volonté, les avoir sous la main, j'ai mis à la fin des deux volumes une Table des matières par ordre alphabétique ; de sorte que ces différens matériaux de préceptes & de remèdes qui se trouvent épars çà & là dans cette Bibliographie, forment une espèce de traité complet de la maladie vénérienne, fait, pour ainsi m'exprimer, de la quintessence de tous les livres écrits sur cette matière. C'est par cette raison encore que j'ai de beaucoup abrégé ma méthode préliminaire, que je n'ai regardée que comme un exposé sommaire que le malade ſerait charmé d'avoir particulièrement ſous les yeux, pour ſe guider.

J'ai cru auſſi me rendre utile au plus grand nombre en écrivant en langue maternelle, & j'ai préféré l'ordre alphabétique au chronologique, afin de pouvoir raſſembler de ſuite tout ce qu'un Auteur a écrit. On me dira ſans doute que la chronologie laiſſe mieux diſtinguer les progrès que l'on a faits : mais on doit ſentir en même temps que j'ai une objection ſans réplique; M. Aſtruc fait remonter ſon travail juſqu'à l'origine la plus connue du mal vénérien; l'art pour cette maladie était alors au berceau; la méthode curatoire a éprouvé pluſieurs révolutions conſidérables juſqu'au ſiècle où nous vivons, &,dans ſon Ouvrage,l'ordre chronologique était d'autant plus utile, que s'il n'eût point été obſervé, le Lecteur ſe ſerait trouvé dans une eſpèce de chaos; aujourd'hui la choſe eſt toute différente, excepté le ſublimé-corroſif, dont le crédit & les ſuccès ſe ſont accrus par les ſoins redoublés des Van-Swieten, de Haen, Storck, Pringle, Bercher, de Preſle, &c. &c. &c. L'empyriſme a établi une anarchie & une confuſion qui a tout renverſé, & peu s'en faut que cette branche de l'art ne ſoit rentrée dans une enfance préjudiciable à tous les Citoyens. Chacun a ſon remède, chacun en fait un ſecret, & détruit, par tout ce qu'il ſait ou ce qu'il ne ſait pas, celui que ſon voiſin débite. Mon Lecteur eſt à portée de vérifier ce que j'avance; qu'il compte les âmes déſintéreſſées qui parlent pour le bien du Public, & il verra combien le nombre en eſt reſtreint.

Il eſt très-difficile à un Auteur critique de ſe concilier l'amitié & la bienveillance de tous ceux dont il analyſe les écrits : mais, pourvu qu'il ſoit vrai, & qu'il ſoit jugé tel par les gens impartiaux, il a rempli ſa tâche & il a mérité l'eſtime des honnêtes gens. Il eſt vrai qu'en attaquant l'Ouvrage, il ne doit lui échapper aucune perſonnalité, ou il ſe rendrait indigne de cette eſtime qu'il cherche à ſe concilier. Cependant il n'eſt point de Charlatan qui ne ſe plaigne qu'on l'inſulte lorſqu'on l'appelle par ſon nom : il eſt Médecin, il eſt Chimiſte, il eſt Botaniſte, &c.; il a un remède, il en fait un ſecret : quoi qu'il en ſoit, il ne croit point être du nombre des Charlatans; au contraire, il les mépriſe & eſt prêt à écrire contre eux. Mais, répondrai-je à ces gens, ſi vous êtes Médecins, écrivez, éclairez de vos lumières & vos Confrères & le Public; marchez ſur les pas d'Hippocrate, de Galien, des Helvétius, des Lieutaud, des de Haller, des Tiſſot, & de tant d'autres que je pourrais nommer. Si vous ne l'êtes pas, ſi votre état eſt d'être garçon Apothicaire, Maréchal, Valet-de-chambre, Courtier, & quelque chose de pis encore, soyez-le, remplissez vos devoirs, & ne vous mêlez point, avec douze ou vingt recettes, pillées dans des Pharmacopées, écrites sur des cartes & mises dans votre poche, d'aller les ordonner à tort & à travers, sans connaître ni le mal auquel vous les appliquez, ni les vertus des drogues qui les composent.

Soyez plutôt Maçon, si c'est votre métier,

disait Boileau. Hélas! non, Messieurs les Empyriques ne veulent point se convaincre de cette vérité : ils se plaignent de ceux qui la disent, ils se récrient à haute voix, ils ont recours à la Justice, &, par provision, ils écrivassent des libelles diffammatoires contre l'homme véridique qui a cherché à détromper le Public sur leur compte. M. Astruc n'a point été à l'abri de leurs satires & de leurs invectives : pourquoi serais-je plus privilégié que lui ? Ils m'invectiveront aussi ; ils me clabauderont : eh bien, je déclare ici hautement que peu m'importe. Qu'ils élèvent leur verbe glapissant & meurtrier, qu'ils exercent leurs plumes éphémères : le vent emportera leurs mauvaises feuilles comme celles de la Sybille de Cumes ; & si les Connaisseurs ont jugé favorablement mon Ouvrage, il gardera, malgré eux, le petit coin qu'on lui aura assigné dans l'immortalité. En analysant leurs Ouvrages, j'ai dit ce que j'ai cru devoir dire; s'ils m'injurient pour avoir dit la vérité, tant pis pour eux; c'est un tort de plus qui leur retombera sur le front, & ce serait me compromettre que de leur riposter sottises pour sottises.

Nous avons rassemblé, autant qu'il nous a été possible, tout ce qui a été écrit sur la matière que nous traitons. Nous avons fouillé dans tous les journaux, dans les Mémoires des différentes Académies, &c. nous avons donné une notice des différentes Lettres & Observations que nous y avons trouvées : nous avons recherché les Livres étrangers; ceux que nous n'avons pu nous procurer, nous les avons fait connaître par ce qu'en ont dit les Journaux, lorsqu'ils en ont parlé, & nous avons eu soin d'en prévenir le Lecteur. Pour les Ouvrages nationaux, il est bien quelques feuilles polémiques qui ont échappé à nos recherches : mais nous avons indiqué les titres de celles que nous connaissons & que nous n'avons pu nous procurer; enfin nous prions ceux qui en auroient ou qui en connaîtroient que nous aurions omis, de nous les enseigner ou communiquer, & nous nous empresserons d'en former un Supplément, s'ils fournissent assez de matière. Sans avoir pris à tâche de rechercher tout ce que M. Astruc a oublié dans sa Bibliographie; il est cependant quelques Ouvrages qui nous sont tombés entre les mains; nous en avons fait

fait mention en faisant précéder le nom de l'Auteur d'une ☞. Il en est deux de 1740 que M. Astruc a fait connaître & sur lesquels nous nous sommes tus, savoir la traduction française de son Traité *de morbis venereis*, &c. première édition, par M. Jault, & les *Essais sur les maladies vénériennes*, &c. première édition, par M. Guisard.

Nous devons encore avertir nos Lecteurs que, quoique nous suivions les traces de M. Astruc, nous n'avons point, à son exemple, nommé la pattie, l'époque de la naissance & de la mort des Auteurs que nous avons analysés, & nous n'avons point parlé de la réputation dont ils jouissaient : ces traits de biographie seraient de trop dans notre Ouvrage; presque tous ceux dont nous faisons mention vivent encore & que dirait-on de la plupart d'entre eux qui n'ont fleuri que par l'argent que les sots ont bien voulu leur prodiguer ?

Pour rendre cet Ouvrage plus utile encore à ceux qui ne possèdent point Astruc, pour les mettre à portée de pouvoir s'en passer, & leur faire connaître les Ouvrages dont il parle, j'ai ajouté à ma Table chronologique le titre de tous les Ouvrages dont il a rendu compte, & je les ai fait précéder d'un astérisque. Il en est de même du nom des Auteurs ; ceux dont il a fait mention se trouvent dans ma

Table des Auteurs & ſont encore marqués d'un aſtériſque *.

En liſant les différens Ouvrages relatifs à ma matière, j'ai vu la Diſſertation de M. Mic. Fr. BOEHM, qui porte pour titre : *varias ſyphilidis thurapeias, &c.* j'ai cru qu'il m'était preſque indiſpenſable d'ajouter à mon Ouvrage ce Traité très-érudit. On y voit raſſemblées ſous un ſeul point de vue toutes les différentes méthodes & les différens remèdes employés par les Auteurs depuis l'origine la plus connue du mal vénérien juſqu'à l'année 1771. Ce Traité doit être la pierre d'achoppement & l'écueil de tous les gens qui viennent avec emphâſe nous apporter des remèdes prétendus nouveaux, & le fruit de leurs recherches, de leur veilles & de leur expérience : dans un inſtant on ſera à portée de les confondre; cette thèſe eſt la piſcine où l'on trouvera leurs patrons & les ſources où ils ont puiſé. Malgré qu'Aſtruc & moi ayons analyſé tous les Ouvrages que M. BOEHM cite, cependant il ne nous a pas été poſſible & à l'un & à l'autre de nous appeſantir ſur mille petites recherches & quelques légères particularités qui font un des mérites de la Diſſertation de l'Auteur que nous avons traduit. Au ſurplus les différentes méthodes ſont rangées par claſſes, & d'un coup d'œil l'on voit tous ceux qui ont propoſé le même remède, avantage qui épargne à celui qui en a besoin, le désagrément de feuilleter des volumes. Cette thèse me rend aussi le service de rassembler dans mon Ouvrage beaucoup de choses essentielles éparses dans M. Astruc ou omises.

Nous n'avons rien dit des articles relatifs au mal vénérien, qui se trouvent insérés dans les Dictionnaires Encyclopédique, Economique, de Médecine, de Santé, &c. leurs Auteurs n'ont eu pour but que de rapporter les sentimens de ceux qui ont le mieux parlé sur cette matière, à leur avis; par conséquent c'eût été une redondance de notre part de remettre sous les yeux du Lecteur ce qu'il a déjà vu.

AVIS.

LA ☞ signifie que M. Astruc a oublié de parler de ces Auteurs.

— signifie que dans le Livre dont il est question l'Auteur ne parle de la maladie vénérienne que depuis telle page jusqu'à telle page.

* à la Table des titres, que c'est un Livre annoncé par M. Astruc; à la Table des noms, que c'est un Auteur que M. Astruc a fait connaître.

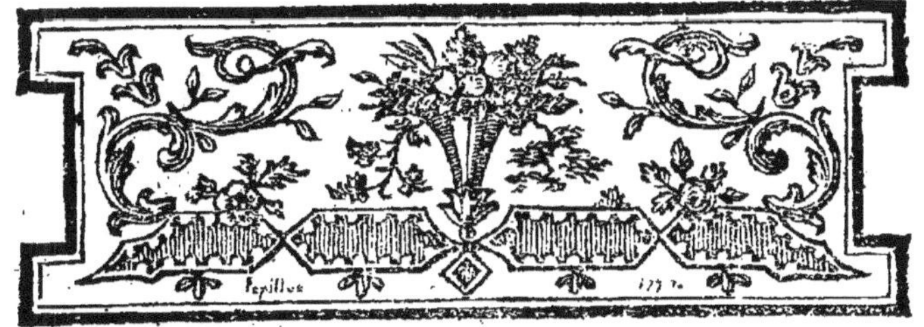

LE MÉDECIN DE SOI-MÊME,

OU

MÉTHODE SIMPLE ET AISÉE POUR GUERIR LES MALADIES VÉNÉRIENNES.

On y trouve la recette d'un chocolat aphrodiſiaque, auſſi utile qu'agréable.

1. LA VÉROLE ſe communique de bien des manières. L'acte de la copulation; les baiſers laſcifs; ces horreurs du libertinage, où l'on ſe ſouille la bouche mutuellement; la maſturbation dont la femme eſt le miniſtre, s'il arrive que ſes mains ſoient ſouillés du virus qu'elle a pu recueillir en les portant aux endroits qui en ſont infectés; l'allaitement, ſoit que la nourrice ou le nourriſſon ſoient entichés; l'action d'accoucher une femme gâtée, ſi l'on a quelque coupure ou égratignure aux doigts; la génération, qui rend bien des maux héréditaires, ſont les voies les plus communes par leſquelles le virus vérolique paſſe d'un corps dans un autre. D'après cette énumération combien ne doit-on pas être en

Communication de la vérole.

garde contre ce venin subtil ? On peut encore voir comment le grand Boerrhaave & plusieurs autres Auteurs s'expliquent à cet égard ; V. BOERRHAAVE, voyez la Table des matières au mot *Vérole : communication de la vérole.*

Quand la vérole se déclare.

2. La vérole n'a point de tems fixe pour se déclarer ; un jour, deux jours, quinze jours, un mois, un an, dix ans, vingt ans même après l'avoir acquise, on en voit paraître des symptômes.

Symptômes de la vérole.

3. Les signes sous lesquels elle se manifeste n'ont rien de plus certain que le temps de son apparition. Elle se cache sous l'apparence de toutes les maladies, ou plutôt elle les occasionne toutes, & ce Prothée demande l'attention entière d'un Médecin éclairé. Cependant ses symptômes ordinaires sont les douleurs dans les os, les maux de tête & de gorge, les caries, les exostoses, les gommes, les ulcères, les pustules, les dartres, les taches cutanées, les bubons, les chancres, les rhagades, les poireaux, les crêtes, les fics, les condylomes, les verrues, les crystallines, les grappes, les choux-fleurs, le phimosis, le paraphimosis, la gonorrhée, les fluxions des bourses, &c. &c. &c. L'ophtalmie vénérienne, le spermatocèle, le sarcocèle, &c. sont encore quelquefois les effets du mal vénérien : mais nous n'entrons ici que dans le détail des accidens auxquels le malade peut remédier lui-même. Pour ceux qui demandent la main d'un conducteur, que l'on consulte la Table des matières, elle renvoyera aux endroits où ils sont traités.

Quand on a un de ces symptômes, l'on a la vérole.

4. Il est certain, quoi qu'en disent plusieurs Auteurs, qu'on a la vérole lorsqu'il se manifeste un des symptômes décrits ci-dessus ; car *il n'est point d'effet sans cause.* Cependant tous ne sont pas également dangereux ; celui qui n'a qu'un chancre ou un poireau n'est pas si infecté que celui qui réunit en même tems des exostoses, des caries, des ulcères,

Quand ils sont en petit nombre & récens, le

&c. Lorſqu'un accident vérolique paraît peu de tems après la jouiſſance, le mal n'eſt pas ſi grand ni ſi difficile à guérir que s'il était plus invétéré, & par conſéquent il faut moins de remèdes.

mal n'eſt pas difficile à guérir.

5. Il eſt néceſſaire que nous diſtinguions pluſieurs degrés dans cette maladie. Nous la diviſerons en vérole ſimple, compliquée, & invétérée.

Degrés de la vérole.

6. La vérole ſimple eſt celle où il ſe manifeſte ſimplement un ou deux, au plus, des ſymptômes que nous venons de nommer, & peu de tems après l'acte du coït.

Vérole ſimple.

7. La vérole compliquée eſt celle où pluſieurs ſymptômes ſe réuniſſent, tels que gommes, exoſtoſes, puſtules, taches, chaudepiſſes, &c.

Vérole compliquée.

8. La vérole invétérée exiſte lorſqu'il apparaît pluſieurs ſymptômes ſix mois ou plus après l'avoir acquiſe.

Vérole invétérée.

9. Si nous diſtinguons trois degrés de vérole, il eſt néceſſaire par conſéquent d'établir trois claſſes de traitement. Le premier traitement ſera nommé ſimple; le ſecond, moyen traitement; & le troiſième, traitement complet.

Diviſion des traitemens.

10. Le traitement ſimple, conſiſte ſeulement dans l'uſage du ſublimé corroſif.

Traitement ſimple.

11. Le moyen traitement, conſiſte à combattre le vice par le ſublimé & la décoction de gayac; ou le ſublimé & de légères frictions; ou le ſublimé & les lavemens anti-vénériens.

Moyen traitement.

12. Le traitement complet, ſera celui où l'on fera uſage en même-tems du ſublimé, du gayac, des frictions & des lavemens.

Traitement complet.

13. Quelque traitement que l'on adopte, il faut obſerver un certain régime. On peut cependant, à la rigueur, ſortir & vaquer à ſes affaires, dans quelque traitement que l'on ſoit; mais on doit abſolument s'abſtenir de toutes débauches, des veilles, des fatigues, de la danſe, de la table, des femmes & de la pollution particu-

Régime.

lièrement quand la gonorrhée se trouve de la partie. On ne doit rien manger d'échauffant, tels que ragoûts, mouton, gibier, persil, céleri, &c. Tous les légumes rafraîchissans & farineux sont d'un excellent usage; le bœuf, le veau rôti & bouilli, la volaille, le poisson cuit & à l'eau, les fruits cuits ou cruds, lorsqu'ils sont très-mûrs, &c. Pour boisson, on peut user d'eau rougie aux repas, de limonade cuite, d'orgeat quand l'estomac s'en accommode, d'eau clarifiée, de petit lait, &c.

Préparations.

14. Les préparations se réduisent aussi à peu de choses. Si le malade est faible, il se gardera de se faire saigner; l'ouverture de la veine n'est nécessaire que lorsqu'il y a pléthore ou disposition inflammatoire. Si cependant il existait des maux de tête, ou de gorge, on préluderait par une saignée au bras, & on la répéterait au pied si les accidens ne cédaient point à la première. Au surplus, nous nous étendrons davantage sur ce point en parlant des différens symptômes. On se purgera une ou deux fois, si l'état des premières ou des secondes voies l'exige, avec la médecine n°. 1, ou n°. 2. Pour les bains, nous en parlerons ailleurs.

En quoi consiste le traitement simple.

15. Le traitement simple consiste à prendre tous les matins deux cuillerées de la solution n°. 3, dans un verre d'eau distillée, & à boire, immédiatement après, un autre verre d'eau distillée; on reste ensuite une demi-heure sans manger. Si cependant, comme il arrive quelquefois, le malade se trouvait incommodé du goût cuivreux que laisse dans la bouche le sublimé corrosif, s'il éprouvait quelques nausées, il couperait son eau distillée avec moitié lait, & mangerait, immédiatement après avoir bu, un peu de pain sec: mais ce dégoût ne subsistera que pendant peu de jours; on s'y accoutume bientôt. Après les huit premiers jours, le malade prendra deux cuillerées de la solution le

matin & deux autres le soir, ou simplement trois le matin Si par hasard sa bouche s'échauffait, s'il sentait des hémorrhoïdes, s'il éprouvait des ardeurs d'urine, il discontinuerait le remède pendant un ou deux jours, & il prendrait du lait tous les matins. On aura soin, pendant que l'on fera usage du sublimé, de se purger tous les huit ou tous les quinze jours au plus tard.

Précautions que doivent prendre certaines personnes.

16. Si les malades avaient la toux, que leur poitrine fût échauffée, qu'ils fussent sujets aux hémorrhagies, que leur systême nerveux fût aisé à irriter, ils se tiendraient à ne prendre que deux cuillerées de solution le matin, ou même une le matin & une le soir, & ils la prendraient dans une légère décoction d'orge, coupée avec un tiers de lait; & pour peu qu'ils ressentissent quelque incommodité de l'usage de ce remède, ou ils le quitteraient pour avoir recours à un autre, ou ils le suspendraient & prendraient dans l'intervalle du lait coupé avec de l'eau d'orge. Leur boisson doit se borner à l'usage de cette eau, ou à une infusion de fleurs de violettes, ou de mauves, ou de sureau. Ils ne se purgeront qu'avec la médecine n°. 2; & ceux qui ont la poitrine faible y feront mettre huit grains de fleurs de soufre, & retrancheront le jus de citron.

Précautions que doivent prendre les femmes.

17. Une femme robuste pourra soutenir deux cuillerées de la solution de sublimé le matin & deux autres le soir: dans le tems de ses règles elle n'en prendra que deux cuillerées le matin, & si elles coulaient avec trop d'abondance, elle suspendrait le remède jusqu'à leur fin.

Précautions que doivent prendre les femmes grosses.

18. Une femme grosse de huit ou neuf mois ne doit faire aucuns remèdes, à moins que le cas ne soit urgent au dernier degré, & alors elle doit appeler un Conseil éclairé. Jusqu'à ce terme, elle peut prendre la solution indiquée ci-dessus, mais seulement à la dose d'une cuillerée le matin

& d'une autre le soir. Si elle était d'un tempérament sensible & délicat, d'une santé morosive, elle ne devrait point se hasarder à faire usage d'aucun remède sans l'avis d'un homme de l'art.

Précautions pour les enfans.

19. Un enfant ne doit prendre aucuns anti-vénériens avant l'âge d'un an, à moins qu'un Médecin n'en ordonne autrement dans une nécessité pressante, comme, par exemple, s'il n'était point allaité par une femme. Jusqu'à cet âge, il se guérit par le téton de sa nourrice, qui lui fait part des remèdes dont elle use. On donne à un enfant une pleine cuiller à café de solution n°. 3, dans un peu de sirop de violette, & même on peut commencer avec sagesse par une demi-cuillerée; on ne pèche jamais en en donnant une trop faible dose; au contraire, une quantité démesurée nuit au point de pouvoir empoisonner. Il en est ainsi des meilleurs remèdes. L'émétique fait des prodiges à la dose convenable; il tue s'il est administré par des mains imprudentes; il vaut mieux retarder sa guérison de quinze jours de tems, d'un mois même, plutôt que de s'exposer à des accidens quelquefois irréparables. Nous ne pouvons donc nous lasser de recommander aux malades la plus grande circonspection dans l'usage de ce remède, spécialement pour les femmes grosses & les enfans du premier âge.

Chocolat anti-vénérien.

20. Les personnes qui veulent joindre, dans un remède, l'agréable à l'utile, seront satisfaites du chocolat anti-vénérien que nous leur proposons. Dans la première édition de cette méthode, j'avais donné la composition d'un sirop; malgré tous les soins que j'avais pris pour le rendre agréable, le goût cuivreux du mercure sublimé corrosif prédominait toujours; de plus, une bouteille était incommode à un voyageur : il fallait trop de précautions pour la mettre à l'abri des événemens. Toutes ces considérations m'ont en-

gagé à changer la forme de mon remède, & j'y ſuis parvenu le plus heureuſement. C'eſt un chocolat dont on trouve la recette n°. 4; il eſt agréable au goût & à l'odorat : on le prendra avec plaiſir. Ces agrémens ne ſont point encore les ſeuls avantages dont il jouiſſe; on prend de cette manière le remède avec plus de ſûreté; quand il arriverait d'en prendre une doſe un peu trop forte, il n'en pourrait réſulter aucuns accidens, puiſque le cacao & l'extrait d'orge ſont des correctifs très-puiſſans. Les tempéramens délicats, les poitrines & les eſtomacs faibles, les perſonnes qui répugnent aux remèdes, ne doivent même jamais uſer du ſublimé ſous une autre forme. Enfin on peut ſe guérir publiquement & être à l'abri de tout ſoupçon. Voy. notre *Avertiſſement* où nous en parlons plus au long.

Voici la manière de faire ce chocolat & de le prendre. Qu'on le faſſe au lait ou à l'eau, la choſe eſt indifférente : on a ſoin de ne ſe ſervir que d'une chocolatière de fayance. On rape le chocolat; on fait bouillir le lait ou l'eau, qu'on verſe deſſus le chocolat, & enſuite, ſans le rapprocher du feu, on l'agite avec une cuiller de bois ou avec un moulinet pour l'épaiſſir davantage; deux ou trois livres au plus ſuffiſent pour un traitement complet. On commence les huit premiers jours à n'en prendre qu'une demi-priſe, & on vient enſuite à une priſe entière. La moindre doſe eſt un quart de priſe, & la plus forte eſt de deux priſes. Ce chocolat ne porte point abſolument, comme nous l'avons déjà dit, de goût cuivreux & nauſéabond.

Façon de le faire.

21. Dans le traitement moyen, on prend la ſolution n°. 3, ou le chocolat n°. 4, comme dans le traitement ſimple, & on ſuit les mêmes règles. On prend du bois de gayac net, compact, dur, peſant, brun ou noirâtre, réſineux, mondé de ſon cœur ou de ſa partie blanche, d'un goût âcre; on le rape comme il eſt dit n°. 5, & on prend

En quoi conſiſte le traitement moyen.

Choix de bois de gayac.

un pot de sa décoction par jour. Il est malheureux que nous ne puissions avoir en France les jeunes pousses de cet arbre que l'on préfère pour le traitement de la vérole. Il est des personnes qui ne peuvent supporter cette décoction, tels que les sujets sanguins & bilieux, parce que ce bois a la vertu d'agiter le sang. On le remplace alors efficacement par la salsepareille. Chez les Apothicaires de Paris on ne trouve la salsepareille qu'en brins, gros comme ceux d'un balet de bouleau, souvent vermoulue & se réduisant en poussière. Ces racines sont sans vertu, & les brins étant aussi petits, il serait trop difficile & trop long d'en séparer la première écorce, comme je le recommande d'après BROMFIELD : voyez ce nom pour apprendre à faire la décoction de salsepareille. On doit donc choisir ses racines en longues fibres, bien nourries & bien sechées, plus grosses qu'une plume à écrire, flexibles, grises en dehors, un peu ridées, faciles à fendre, blanches en dedans, mais bordées de deux raies rougeâtres, moëlleuses & ne se réduisant point en poussière.

Choix de la salsepareille.

On peut remplacer ces sudorifiques par les frictions. On fera faire de la pommade n°. 6 ; on se frottera soi-même, afin de ne partager le mercure avec personne. On se donnera la première friction avec un demi-gros de pommade sur une cuisse seulement (sans couper les poils) depuis le genou jusqu'à quatre doigts au-dessus ; on frottera particulièrement sur la partie interne de la cuisse, légèrement & sans trop appuyer ; on fera devant un bon feu. Le lendemain on frottera les deux cuisses également avec même dose de pommade ; le surlendemain on ne frictionnera qu'une cuisse, mais trois doigts plus haut que la première fois, & on augmentera d'un quart de gros la dose de la pommade. Le surlendemain encore on opérera sur les deux cuisses à même hauteur & à même

Frictions.

dose que la veille. On procedera ainsi chaque jour en augmentant par gradation la dose d'onguent & reculant le lieu de la friction, jusqu'à ce qu'on soit parvenu aux hanches; on oindra aussi le périnée & les aines: on ne se frottera ni le ventre, ni l'estomac, ni la poitrine, ni les reins, ni les bras. On aura soin de ne jamais employer plus de deux gros de pommade pour un jour. Après chaque friction on essuyera le malade, on le lavera avec un peu d'eau-de-vie ou d'eau de son, pour enlever la graisse, & on le couchera dans un lit bien chaud. Si on ne voulait pas se frictionner soi-même, on pourrait le faire faire par autrui, pourvu que le frotteur se revêtît la main d'une vessie tournée à l'envers. On remarquera que les personnes hypocondriaques, d'un tempérament sec & bilieux, qui ont la fibre très-sensible, se trouvent très-bien de la méthode de M. Haguenot, qui consiste à mêler les bains aux frictions; on prend le matin un bain faiblement tiède d'une demi-heure ou une heure, & le soir on s'administre les frictions. Quand on suit cette méthode, il faut employer le double de mercure, parce qu'il s'en fait une perte plus considérable. Si le malade ne pouvait s'accommoder du sublimé, il pourrait ne prendre que les frictions & la décoction de gayac; enfin le malade peut unir, ou au sublimé ou aux frictions, les lavemens anti-vénériens. Il prendra d'abord un lavement d'eau tiède, ou fait avec du son, & immédiatement après l'avoir rendu, il se donnera le lavement n°. 7, dans lequel il mettra plein une cuiller à café de la solution n°. 3; au bout de quelques jours il prendra deux de ces lavemens par jour. Il usera des précautions décrites par M. Royer dans son *Instruction pour l'administration des lavemens anti-vénériens*, pour s'introduire le lavement & le retenir; voyez ce nom. L'usage des lave-

Manière de laver le malade après sa friction.

Les bains & les frictions entre-mêlés.

Lavemens anti vénériens.

mens ne convient nullement à ceux qui ont des hémorrhoïdes ou qui sont sujets à la chûte de l'anus, mais bien à ceux qui ont des ulcères, des fistules ou autres maux dans le rectum. Les malades qui se serviront du traitement moyen, feront ajouter à la médecine, qu'ils prendront, comme il est dit §. 15 tous les huit ou quinze jours, huit grains de fleurs de soufre.

Caleçons anti-vénériens.

22. Il y a des personnes qui sont dans l'impossibilité, par état ou par circonspection, de pouvoir s'administrer les frictions, à cause de l'espèce d'appareil qu'elles entraînent toujours; nous y avons suppléé par des caleçons que l'on garde sur soi & qui ne salissent nullement la peau; on peut voir comment ils sont faits n°. 8. Il n'est pas besoin que la partie soit frottée à force de bras pour faciliter l'introduction du mercure; au contraire il est démontré que cette méthode est absolument mauvaise, puisque, par le frottement, les vaisseaux sanguins de la peau se dilatent au point qu'ils compriment les pores & en bouchent les orifices. M. Fabre dit, d'après feu M. Petit le Chirurgien, qu'il arrive, par cette méthode, que la première dose de mercure n'ayant point pénétré les pores, & les frictions ayant toujours été répétées, les obstacles qui s'opposaient à son entrée se trouvent enfin surmontés par la force, qu'il passe tout à la fois dans le sang, y produit les désordres de la salivation & donne lieu à tous les accidens qui la suivent. Les meilleurs Praticiens ont observé, par la plus longue expérience, que les atomes mercuriels pénètrent à travers les pores les plus denses, lorsqu'ils sont seulement appliqués à leur surface; les emplâtres mercuriels qui touchent immédiatement la peau en fournissent tous les jours des exemples. Les Chinois, dans le traitement de la vérole, se contentent de faire porter à leurs malades des semelles faites avec un emplâtre mer-

curiel; & l'on ſent aiſément que l'épiderme de la plante des pieds, qui eſt dur & calleux, doit être plus difficile à pénétrer que la peau des cuiſſes dont les pores ſont fort ouverts, particulièrement à leur partie interne. Les Anciens, avant l'uſage des frictions, n'employaient le mercure qu'en emplâtres, en ceintures, en braſſelets, &c. & même depuis que Jacques Bérenger de Carpi les a miſes en vogue, les différentes eſpèces d'emplâtres ne ſont pas tout-à-fait tombées en déſuétude. L'exercice que l'on prend ſoit en marchant beaucoup, ſoit en montant à cheval, & la chaleur du lit facilitent beaucoup l'introduction des atomes mercuriels; nous prétendons même que pour les perſonnes qui s'adonnent aux exercices de corps, ces caleçons ſont très-utiles & préférables aux frictions. Il eſt vrai, par la même raiſon, que nous ne les conſeillerons point à celles qui ne font nulle eſpèce d'exercice, tels ſont les gens de cabinet, les femmes, &c. à moins qu'ils n'ayent la tranſpiration fort facile. Un ſeul caleçon ſuffit pour une guériſon. On remarquera que nos caleçons n'ont pas les inconvéniens des emplâtres des Anciens; il arrivait ſouvent que le mercure venant à ſe ſéparer trop vîte & en trop grande quantité des gommes ou réſines dans leſquelles il était éteint, & s'introduiſant, par conſéquent, en trop grande abondance dans les vaiſſeaux, produiſait tout-à-coup l'orage inattendu de la plus dangereuſe ſalivation; ces accidens provenaient 1°. de ce que le mercure n'était pas parfaitement diviſé ni éteint; les drogues auxquelles on l'alliait n'étant pas propres à l'éteindre. 2°. De ce qu'il n'était pas aſſez fortement lié & enchaîné, ce qui faiſait qu'à la moindre chaleur il était prêt à ſe ſublimer. J'ai obvié à ces deux cas dans la préparation de mes caleçons: 1°. le mercure eſt éteint dans le *mucus* animal ou dans le suc d'oseille; ces deux substances possédent, dans un degré éminent, la vertu de l'éteindre parfaitement. 2°. Lorsqu'il est ainsi éteint, on l'allie aux blancs d'œufs qui, par leur qualité très-gluante & très-visqueuse, enchaînent le mercure & ne permettent à ses atomes de s'échapper qu'insensiblement, à une chaleur un peu forte & par un froissement réitéré. Nous n'avons lu nulle part qu'on ait jamais préparé de cette manière les emplâtres de mercure.

En quoi consiste le traitement entier.

23. Le traitement complet consiste à prendre la solution n°. 3, ou le chocolat, la décoction de gayac ou de salsepareille, les frictions ou les caleçons, & les lavemens. Si cependant il y avait des contre-indications pour le sublimé, ou le gayac, ou les lavemens, on pourrait supprimer du traitement le remède qui serait nuisible. On voit que, par cette méthode de guérir, le mal est combattu de tous les côtés, & qu'il n'est pas possible qu'il résiste à tant d'efforts, puisqu'un seul de ces différens médicamens est suffisant pour détruire une vérole simple, particulièrement le sublimé & les frictions. Que ne doit-on point attendre lorsqu'ils se trouvent réunis? On sait, de plus, que telle vérole résiste au sublimé, qui cède aux frictions; telle autre résiste aux frictions, que le sublimé emporte; telle autre enfin résiste à ces deux méthodes que les sudorifiques déracinent. Par conséquent ces remèdes, tous héroïques, lorsqu'ils sont réunis & combinés, ne peuvent manquer de produire les plus grands effets. Les lavemens seuls ont aussi été employés avec succès, & nous les recommandons particulièrement aux gytons qui ont le siége de leur maladie dans le rectum: car c'est ce qui s'appelle porter l'emplâtre sur le mal. Tant de remèdes pris à la fois paraîtront peut-être, au premier coup d'œil, effrayans & très-assujettissans; mais ils ne sont ni l'un ni l'autre. Le matin,

Remarque sur les lavemens.

qu'en coûte-t-il pour prendre la ſolution ou le chocolat? Ce dernier peut ſervir de déjeûner. Eſt-on gêné pour boire une pinte d'eau de gayac dans un jour, tant le matin avant que de ſortir, que le ſoir en rentrant chez ſoi, ou dans le cours de la journée? Quelle incommodité trouve-t-on à ſacrifier le ſoir un quart d'heure, tant à prendre un lavement qu'à ſe faire une friction? Si l'on ſe ſert de caleçons, voilà encore un embarras de levé.

Précautions à prendre pendant qu'on ſe traite.

24. De quelque traitement que l'on faſſe uſage, il faut avoir ſoin de n'avoir froid ni aux pieds, ni à la tête, ni à la gorge, & particuliérement pendant le traitement complet. Dans les grandes gelées on peut s'abſtenir d'entrer dans les remèdes, ou on doit les ſuſpendre, ſi l'on eſt dans le cas de ſortir. Les chaleurs n'y ſont nullement contraires. M. de Sanchez & M. le Begue de Preſle ont très-bien obſervé que le ſublimé corroſif ſerait encore bien plus efficace qu'il ne l'eſt, ſi on le prenait avec précautions: mais l'inconſéquence de ceux qui en font uſage, qui croyent que ce remède s'accommode à toutes les fantaiſies, ne le rend ſouvent que palliatif. Il faut pendant l'uſage des remèdes, avoir ſoin de ſe laver la bouche pluſieurs fois par jour, avec égale partie d'eau ordinaire froide ou tiède, & d'eau de *Madame de la Vrilliere*, on en trouve chez tous les Apothicaires, & le goût n'en eſt nullement déſagréable; l'on a une éponge avec laquelle on humecte légèrement les gencives. Cette attention eſt pour empêcher l'odeur forte que les remèdes pourraient communiquer à l'haleine. Si, par une imprudence quelconque, un froid, une débauche, &c. dans le traitement moyen, ou complet, ſur-tout lorſque l'on fait uſage des frictions, on ſentait de la chaleur à la bouche, que les gencives fuſſent gonflées, qu'il ſurvînt enfin un commencement de ſaliva-

Pour prévenir le flux de bouche.

tion, on se purgerait sur le champ avec la médecine n°. 2, à laquelle on ajouterait huit grains de fleurs de soufre : cette dernière drogue est assez bonne pour prévenir ou arrêter le flux de bouche, & elle est recommandée par plusieurs Auteurs respectables. On pourrait encore mettre les pieds dans l'eau, & se gargariser fort souvent avec l'eau que nous venons d'indiquer. Il est bien d'autres moyens, tels que les bains, les saignées, &c. que l'on emploie pour remédier au ptyalisme : mais il nous est inutile de les décrire ici, parce que de la manière dont nous dirigeons le mercure, il est impossible, quand même on commettrait des imprudences, d'éprouver une forte salivation. Il est une bien plus grande faute dans laquelle un malade peut tomber par *qui-pro-quo*, & dont les suites sont bien plus dangereuses; c'est d'avaler une trop forte dose de solution de sublimé, ou de prendre quatre à cinq prises de chocolat à la fois (1). La mort, à moins qu'on n'y apporte un prompt secours, peut être la suite d'un pareil accident. C'est pourquoi nous ne pouvons trop recommander à ceux qui en font usage, d'enfermer leur bouteille ou leur chocolat sous la clef, afin que personne ne soit exposé par curiosité, gourmandise, &c. Quand on s'est empoisonné avec ce sel délétaire, le plus subtil des poisons que nous connaissions parmi les minéraux, on ressent sur le champ, ou un quart d'heure après, des nausées d'un goût cuivreux & ferrugineux; suivent des vomissemens affreux, des faiblesses, des syncopes, des convulsions; la gangrenne enfin s'empare du ventricule, & en moins de trois heures de temps

(1) Il est bien plus difficile de commettre des imprudences avec cette dernière préparation, puisque chaque tablette est divisée par prise, & que le remède est en très-petite quantité dans chaque prise.

Contre-poison du sublimé corrosif.

on eſt en proie à la mort la plus cruelle. Heureuſement, lorſqu'on y remédie à temps, tous ces accidens ſiniſtres n'ont point lieu, & l'on décompoſe par les alkalis fixes ou volatils le ſublimé corroſif, d'autant que l'acide du ſel marin a plus d'affinité avec les alkalis fixes, qu'avec le mercure auquel il eſt joint, & qu'il le quitte pour s'unir à eux. Par conſéquent auſſi-tôt que quelqu'un ſera empoiſonné avec ce minéral, il prendra ſur le champ un ou deux gros de ſel de tartre, ſoit ordinaire, ſoit extemporanné, ou bien autant de nitre fixe, ou d'huile de tartre par défaillance, ou de l'alkaeſt de glauber, ou du ſel fixe d'abſinthe, &c : il noyera ces alkalis dans du lait, ou dans une décoction d'orge ou d'althæa : ou même il les prendra purs, s'il n'a point ces véhicules à portée. Si l'on manquait d'alkalis, ſur le champ on pourrait faire de la leſſive avec de la cendre de bois neuf, & en faire avaler pluſieurs verres au malade. On la paſſe ſeulement à travers un linge, & on la coupe avec du lait ou de l'eau de racine de guimauve, ſi le temps le permet, afin qu'elle irrite moins la bouche & le goſier. Sidenham a ſauvé la vie à ſon domeſtique en lui faiſant boire beaucoup d'eau chaude. Après cela on fera prendre au malade du lait en abondance, ou de l'huile d'amandes douces, ou de l'huile d'olive, même de l'eau dans laquelle on fera fondre du beurre ; ces huileux ſont pour adoucir l'irritation que le paſſage des alkalis a cauſée, ſur-tout ſi on les a pris ſans lait ou ſans décoction mucilagineuſe. Si le malade n'eſt pas trop faible, & qu'il ait pris une très-forte doſe de ſublimé, telle que cinq à ſix grains, on pourra après ces premières précautions, lui faire une ſaignée du bras ; il ſera à propos de lui donner pluſieurs lavemens faits comme il eſt dit n°. 7 ; & pendant pluſieurs jours conſécutifs il boira beaucoup de lait, & s'abſtiendra de vin.

Combien de tems on doit rester dans les remèdes.

25. Le temps de prendre les remèdes anti-vénériens ne peut être fixé, c'est à tort que plusieurs recommandent une quantité déterminée de sublimé, tant d'onces de mercure, &c. on doit continuer les médicamens jusqu'à ce que tous les accidens vénériens soient dissipés, & encore trois semaines après. Alors on est sûr d'une guérison parfaite.

Les douleurs.

26. Les douleurs dans les os sont des signes caractéristiques du mal Vénérien; 1°. lorsqu'on sait s'être mis dans le cas de le mériter. 2°. lorsque les douleurs se font sentir le long des os, qu'elles poignent avec plus de force à l'entrée de la nuit, & que la chaleur du lit les rend insoutenables. Ces douleurs sont souvent accompagnées de maux de tête, & quelquefois de maux de gorge. Ces symptômes sont presque toujours ceux d'une vérole invétérée & masquée; & le plus sage parti, lorsqu'on les ressent, est de faire usage du traitement complet. Cependant ceux qui ne pourront s'y assujettir, se contenteront du traitement moyen: on a vu ces douleurs céder au traitement simple, mais aussi le mal n'est souvent que pallié, & reparait quelque temps après. Pour ces douleurs il sera nécessaire de se faire saigner au bras; & si l'on ressentait mal à la tête, on répéterait une seconde saignée au pied. Si l'on est à portée de prendre quelques bains, ils seront fort utiles. Cette préparation, toute simple qu'elle est, soulage subitement. Au défaut de bains entiers, on peut se contenter de bains de fauteuil, ou de bains des pieds. La solution n°. 3, ou le chocolat, sont le spécifique le plus approprié contre les douleurs; les lavemens anti-vénériens, si l'on ne prend point de frictions, seront préférés à la décoction de gayac.

Exostoses, gommes, caries.

27. Les exostoses sont des tumeurs osseuses qui s'élèvent à la surface des os; ils viennent ordinairement au front, à la tête, aux jambes le long du

du tibia, au bras le long du cubitus, au poignet, à l'omoplate, aux côtes, &c. on en distingue le plus ordinairement de deux espèces; l'une tient de la nature du squirre, & l'autre de l'œdème: la première peut quelquefois céder aux fondans & aux résolutifs; la seconde doit presque toujours être ouverte, & la carie en est très-souvent la suite. Voyez au mot PERILHE, comment ce Praticien s'explique à ce sujet. Nous ne parlerons point du traitement local de l'exostose avec fluctuation; on a besoin pour cet accident d'un Chirurgien habile; & l'on peut consulter M. Astruc, le Dictionnaire Portatif de Chirurgie, & les différens Traités des Maîtres de l'Art. L'exostose est la preuve d'une vérole du troisième degré, & le traitement complet est nécessaire; il n'est même guère possible de s'en dispenser, à moins que le malade n'ait des affaires qui soient un empêchement dirimant; dans ce cas, il fera usage de la solution n°. 3, ou du chocolat, & des frictions ou caleçons. On fait particulièrement des frictions locales sur l'exostose, & on y laisse un emplâtre chargé d'onguent Napolitain, dans lequel on met le marc de l'extrait de Saturne de M. GOULARD, comme il est dit à son article, *Lettre de M. Goulard, &c.* ou l'on n'y met simplement que l'onguent n°. 9. Les gommes, les nœuds, qui sont des tumeurs plus molles que l'exostose, formées, comme elle, de la substance propre de l'os, & qui paraissent provenir de l'obstruction ou de l'inflammation des vaisseaux distribués entre les lames osseuses, naissent aussi le long des os & aux articulations; tantôt elles finissent par résolution, tantôt elles viennent à suppuration. On connaît que la matière se creuse un foyer, lorsque la tumeur devient pâteuse de plus en plus: dans ce cas, on fera bien d'appeler un homme de l'Art; au surplus, on se conduira comme pour l'exostose. M. Storck nous vante pour ces accidens l'extrait de ciguë: son ſentiment & ſes expériences ſont appuyés par plu-ſieurs Praticiens renommés. Nous ſommes aſſez par-tiſans de ce remède. Voy. au mot STORCK, *Libellus, quo demonſtratur, &c.* la manière de l'employer; re-gardez auſſi la Table des matières au mot *Ciguë*, vous y verrez tous ceux qui recommandent cette plante. On remarquera que l'on peut allier avec ſuccès la ciguë aux autres anti-vénériens, en diminuant ſeu-lement de moitié, les doſes des uns & des autres.

Les ulcères & puſtules.

28. Les ulcères vénériens viennent ou à la ſuite de quelques bleſſures, ou à la ſuite de puſtules ou de clous. On reconnaît qu'un ulcère eſt véné-rien, 1°. lorſqu'on a quelques autres ſymptômes univoques de cette maladie; 2°. ſi l'on n'a aucun autre ſymptôme, lorſqu'on s'eſt expoſé aux ri-gueurs de Vénus; 3°. lorſque tous les remèdes géné-raux qu'on a employés n'ont été d'aucune utilité, & qu'au contraire le mal n'a fait qu'empirer. Il ne faut cependant pas confondre les ulcères vénériens avec les ſcorbutiques; apprenez à les connaître au mot BASSIUS, voyez auſſi la Table des matières au mot *Scorbut*. Au ſurplus les ulcères vénériens ſont couverts de chairs mortes & fongueuſes; le tour de la plaie eſt rempli d'un ſang noirâtre; la peau eſt reluiſante & livide. Les puſtules véné-riennes viennent par tout le corps & particulière-ment au front, c'eſt ce qu'on appelle le *Chapelet*. Elles ſont faciles à diſtinguer des boutons par leur couleur d'un rouge noir, élevées en cône arrondi; leur baſe eſt large, entourée d'un cercle noir & livide; quand elles viennent à crever, il en ſort un pus vert & ichoreux, même fétide; la baſe s'élargit, & l'épiderme ſe lève par écailles. Ces ſymptômes marquent une vérole de mauvaiſe ſorte & invétérée. Le traitement de la troiſième eſpèce n'eſt point alors à négliger, & il faudra de fortes raiſons pour s'en diſpenſer: cependant, s'il en exiſtait, on préférerait la ſolution de ſublimé, &

on y joindrait la décoction de gayac ou de salsepareille. On pansera les ulcères avec un plumasseau chargé de l'onguent n°. 9 ou de celui indiqué par GOULARD; voyez son nom. Avant de poser l'appareil, on nettoyera légèrement la plaie avec l'eau phagédénique; on en trouve chez tous les Apothicaires. On étuvera les pustules avec l'eau sublimée n°. 3; & si elles étaient en lieu non apparent, on y mettrait un petit emplâtre fait avec l'onguent n°. 9. M. Storck loue encore l'extrait de ciguë dans cette circonstance; nous le trouvons très-bien indiqué; particulièrement si les ulcères sont de nature douteuse; quand ils seraient décidés scorbutiques, la ciguë convient à merveille dans cette dernière affection.

Les dartres, gale & taches cutanées.

29. Les dartres viennent dans tous les endroits du corps, & elles sont assez connues pour nous exempter la peine de les décrire. Soit qu'elles soient véroliques, soit qu'elles ne le soient point, le mercure est leur antidote. C'est pourquoi, quand on en est affecté, on peut s'épargner l'examen. La gale est trop familière aussi pour demander une description : qu'elle soit vénérienne, ou non, les anti-vénériens lui conviennent. Les taches véroliques sont des marques plus ou moins larges qui naissent en différens endroits sur la surface du corps; tantôt elles sont jaunes, tantôt vertes, tantôt d'une couleur meurtrie, comme si l'on avait reçu quelque coup. Elles ne sont pas un signe univoque de la vérole; elles peuvent être occasionnées par le scorbut, surtout lorsqu'elles sont aux jambes. Apprenez à les distinguer, au mot BASSIUS. Elles peuvent encore venir de toute autre cause : mais lorsque ces taches sont accompagnées de quelques autres symptômes vénériens, il est presque indubitable qu'elles sont les effets du virus. Les dartres, la gale & les taches peuvent être occasionnées par une

vérole récente, comme par une vérole invétérée. Si ces ſymptômes ne ſont point alliés avec d'autres, on pourra ſe contenter du traitement ſimple, & ſi l'on veut y joindre la décoction de gayac, ce ſera agir prudemment. On laiſſera les dartres dix à douze jours, ſi elles ſuppurent, ſans rien mettre deſſus; on les baſſinera ſeulement avec de l'eau tiède; au bout de ce temps, on les épongera pluſieurs fois par jour avec l'eau ſublimée n°. 3; & lorſqu'il y aura trois ſemaines qu'on ſera dans les remèdes, on les oindra, ſi elles ſuppurent encore, avec l'onguent n°. 9, ou celui indiqué par M. GOULARD. On ſe conduira de même pour la gale; après s'être baſſiné le corps pendant dix ou douze jours avec de l'eau tiède ſimplement, on ſe lavera & baſſinera avec une décoction de racine de guimaume, dans laquelle on mettra, ſur une pinte, deux onces de l'eau ſublimée n°. 3, & on s'oindra le corps avec l'onguent de GOULARD. Pour les taches, on les lavera & épongera avec l'eau ſublimée n°. 3. Les bains pris avant d'entrer dans les remèdes, même pendant qu'on y ſera, & ſur-tout après en être ſorti, comme l'a très-bien remarqué le ſavant Locher, ne contribueront pas peu à faire diſparaître cette affection cutanée, ainſi que les dartres, croûtes, gales, ulcères & puſtules.

Les bubons ou poulains.

30. Les bubons ſont des ſymptômes vénériens que le vulgaire nomme ordinairement *poulains*. Ils viennent dans tous les endroits glanduleux, & particulièrement ſous la mâchoire, aux glandes ſublinguales; ſous les aiſſelles, aux axillaires; & aux aines, aux inguinales. Ces tumeurs viennent ordinairement à la mâchoire, ſi le mal s'eſt introduit par la bouche, tel qu'un enfant qui reçoit ce levain en tétant ſa nourrice, &c. aux aiſſelles, ſi la nourrice l'a reçu de ſon nourriſſon; aux aines, ſi on l'a gagné par la voie de la copulation. Cependant ces remarques n'établiſſent point une règle

si assurée qu'elle ne puisse varier; & tel qui a mérité la vérole par le coït, est attaqué de bubons sous la mâchoire ou aux aisselles. Il ne faut cependant pas confondre les tumeurs scrophuleuses avec les vénériennes; nous ne nous étendrons point sur leur différence, parce que le mercure sublimé corrosif est reconnu le spécifique & des écrouelles & des bubons vénériens. Il n'est pas aussi indifférent de confondre la hernie inguinale avec le poulain : la méprise pourrait être fâcheuse, parce que les remèdes propres à la vérole ne font rien au bubonocèle. Apprenez à les distinguer au mot Bassius. Quand un bubon commence à poindre, la glande devient douloureuse; peu à peu la tumeur augmente; la partie devient enflammée & occasionne plus de douleur; la peau est rouge & tendue. Les principes de la saine Chirurgie nous apprennent qu'il faut empêcher autant qu'on le peut toute tumeur de venir à suppuration; il s'agit donc, dans le commencement de l'inflammation, de chercher à la résoudre : en conséquence on fera une ou deux saignées du bras du côté affecté; on peut même en faire trois si le sujet est sanguin. On met sur la tumeur un cataplasme fait avec les farines de seigle, d'avoine & de fenugrec qu'on délaye avec le vinaigre, ou l'on y applique simplement l'emplâtre diapalme. Le malade pendant ce temps, (après s'être purgé le lendemain de la saignée,) doit faire usage de la solution n°. 3, ou du chocolat; le sublimé est un puissant fondant. Il peut arriver que, malgré toutes ces précautions, on ne puisse empêcher la fluctuation de s'établir dans la tumeur & enfin d'abcéder : dès que l'on s'en appercevra, qu'on y sentira des élancemens, qu'elle s'élévera en cône ou cul de poule, il faudra bien se garder d'employer les repercussifs, & il faudra tourner tous ses soins vers les maturatifs, pour favoriser l'avancement du pus : à cet effet on employera l'onguent de la mere en emplâtre, ou l'emplâtre diachylum composé; & lorsque la tumeur sera prête à percer, on y mettra, pendant douze ou vingt-quatre heures, des cataplasmes de mie de pain & de lait. Quoique l'abcès soit ouvert, on continuera pendant vingt-quatre heures au moins les cataplasmes de *mica panis* pour amollir la base de la glande; au bout de ces vingt-quatre heures on pansera la plaie avec un plumasseau de charpie enduit de l'onguent n°. 9, ou de celui de GOULARD. Si le noyau de la glande restait toujours dur, & que la suppuration ne fût point assez abondante, par dessus le plumasseau on mettrait un emplâtre de diachylum composé, ou d'onguent de la mere, ou encore mieux de ciguë, jusqu'à ce que ce noyau fût absolument fondu. C'est ici que l'extrait de cette même plante, pris intérieurement, doit avoir de grands succès, sans toutefois discontinuer l'usage du sublimé; on les prend chacun à moitié dose. Ce sont deux fondans desquels on doit beaucoup espérer. Qu'on ne soit point effrayé de l'ouverture du bubon; cette boutonnière naturelle n'empêche point de marcher très-librement cinq à six jours après, & la cicatrice ne paraît point. Quand un bubon est conduit de cette manière, je n'ai jamais vu qu'il fût besoin de l'ouvrir ni avec le fer ni avec le caustique: mais si on néglige, lorsque la résolution n'a pas succédé à l'inflammation, d'employer les maturatifs, il arrive souvent qu'il se termine par induration: alors la tumeur devient squirreuse & quelquefois cancéreuse; consultez THION & la table des matières au mot *Cancer*, pour apprendre à connaître les tumeurs qui menacent de devenir carcinomateuses. Dans ce cas, on aura recours aux Gens de l'Art. Voyez aussi les différentes espèces de poulains au mot PERILHE. Malgré l'usage du traitement ſimple, ſur-tout quand les bubons ſont aux aines, les lavemens anti-vénériens ne peuvent être qu'utiles. On prévient que ſi l'on négligeait, dans la cure du poulain, les remèdes internes, il arriverait que le virus qui ſéjournerait dans la maſſe des humeurs, occaſionnerait une translation de l'humeur morbifique ſur une autre partie, ou empêcherait le poulain, s'il était ouvert, de ſe refermer, & la plaie pourrait devenir ou cancéreuſe ou gangréneuſe.

Les chancres & les rhagades.

31. Il y a deux eſpèces de chancres: les uns ſont ſimples & les autres malins, les ſimples ne proviennent pas de cauſe vénérienne; mais de malpropreté, & ſont occaſionnés par la liqueur âcre qui ſe filtre à travers les glandes ſébacées, qui ſont autour de la couronne du gland, & qui venant à croupir entre le prépuce, cauſe des eſpèces d'écorchures; un peu d'eau tiède fait diſparaître ces petits ulcères. Les chancres malins, au contraire, commencent par une petite rougeur qui occaſionne de la démangeaiſon: il lui ſuccède un point élevé qui crève & rend une liqueur rouſſeâtre; ce point s'élargit, & la plaie s'accroît quelquefois avec tant de rapidité, qu'on a toutes les peines du monde à en arrêter les progrès. La verge même ſouvent ſe retire & ſe racornit tellement contre le pubis, qu'elle prend la figure d'un chou-fleur. Les bords du chancre ſe gonflent & deviennent calleux; la ſuppuration s'établit au milieu; elle y eſt peu abondante, mais très-fétide. Ils naiſſent ordinairement ſur le gland, à la partie interne du prépuce, au frein ou filet, même quelquefois ſur le corps de la verge & aux bourſes; aux grandes lèvres, au clitoris, aux nymphes, dans le vagin même. Les parties de la génération ne ſont pas les ſeules ſujettes à être affectées de ces petits ulcères, ils naiſſent encore dans la bouche, à la luette, aux amygdales, au voile du

palais, au larinx, au pharinx, dans le nez, &c. Dans ces endroits ils sont très-dangereux, car souvent les os se carient & finissent par se séparer ; dans ces cas on ne peut se passer des secours d'un Médecin éclairé. Les rhagades sont des fentes ou gersures qui viennent aux grandes lèvres, aux plis de la marge de l'anus, aux bourses; il en sort & du pus & du sang. Ces symptômes ne tardent guères ordinairement à se manifester après l'acte vénérien. Le traitement simple peut suffire pour ces accidens : mais si l'on voit qu'ils ne disparaissent point assez promptement, il y a lieu de penser que la vérole est plus invétérée, & il faut se donner des frictions. La saignée ne peut qu'être utile dans le commencement des remèdes. C'est dans ces occasions que la propreté doit être particulièrement recommandée : car, lorsqu'il existe des chancres, il y a tout à craindre pour le phimosis. On se baignera la verge le plus long-temps possible, plusieurs fois par jour, dans du lait coupé avec moitié eau de racine de guimauve ; on lavera ensuite les chancres & rhagades avec l'eau phagédénique, & on les couvrira avec un peu de charpie enduite de l'onguent n°. 9, ou de celui de Goulard. Les femmes, qui ne peuvent faire tenir d'emplâtres sur ces plaies, les laveront plusieurs fois par jour avec l'eau sublimée n°. 3, dont elles imbiberont un petit linge blanc de lessive, & elles les enduiront, avec le doigt, de l'onguent n°. 9.

Les crêtes, les fics, les poireaux, les verrues, les condylomes, les choux-fleurs.

32. Tous les accessoires, dont nous allons faire mention, ne sont autres choses que des excroissances charnues qui viennent aux parties de la génération des deux sexes & à l'anus, & qui ne changent de nom que par leur forme. Les crêtes sont des excroissances taillées comme une crête de poule; les fics ressemblent à des figues ; les choux-fleurs, au légume que nous connaissons sous ce nom, & ainsi des mûres, des fraises, &c. Les poireaux sont des excroif-

ſances cylindriques ; les verrues ſont plus arrondies & plus plattes, & reſſemblent aſſez à celles qui viennent ſur les mains; le condylome eſt dur & applatti & tient du terrein en longueur. Tous ces ſymptômes quelquefois tardent peu à ſe déclarer après l'acquiſition du virus vérolique, & quelquefois auſſi ils conſtatent une vérole invétérée : c'eſt au malade alors à faire un retour ſur ſoi-même, pour décider le traitement qui lui convient. Le ſublimé & les frictions réuſſiſſent à merveille dans ces affections. On lie avec une ſoie les poireaux, verrues, crêtes, & toutes les excroiſſances qui donnent de la priſe, pourvu toutefois qu'elles ne ſoient ni irritées, ni douloureuſes; on les lie le plus près poſſible de leur baſe, & on ſerre chaque jour la ſoie juſqu'à ce qu'elles ſoient totalement coupées. On les enduit pendant ce temps avec l'onguent n°. 9, auquel on ajoute par once un demi-ſcrupule de poudre de ſabine & autant de précipité rouge. S'ils ſont vifs & douloureux, on n'y met que l'onguent ſans addition & ſans les lier, juſqu'à ce que l'irritation & la douleur ayent cédé. S'il arrive, par haſard, qu'après la chûte de l'excroiſſance il s'ouvre une plaie à l'endroit où elle était, on ſe gardera d'y continuer l'onguent avec addition de poudre de ſabine & de précipité rouge, mais on ſe conduira comme il eſt dit pour les chancres §. 31. On nettoye les fics, choux-fleurs, crêtes qui ſuppurent, avec l'eau phagédénique, & on les panſe avec l'onguent n°. 9, ſans addition.

Les cryſtallines, les grappes.

33. On appelle cryſtallines de petites bouteilles pleines d'une eau lymphatique & rouſſe, qui viennent ſur les bourſes, ſur la peau du gland, & aux lèvres extérieures de la partie de la génération chez les femmes. Les grappes ſont pluſieurs de ces petites bouteilles ſéreuſes adhérentes enſemble, & qui reſſemblent à une grappe de raiſin.

Ces symptômes apparaissent rarement seuls. Au surplus, dans le cas où ils seraient uniques, le traitement simple suffirait, & on les enduirait de l'onguent n°. 9, ou de celui de GOULARD.

Le phimosis.

34. Le phimosis vénérien est toujours causé par de petits ulcères qui affectent la couronne du gland, ou par la phlogose de cette partie; desorte que l'inflammation du prépuce & quelquefois celle du gland lui-même, fait qu'il reste adhérent à ce dernier & ne peut le découvrir. Cet accident mérite beaucoup d'attention, parce qu'il peut arriver que le pus des ulcères qui séjournent sous le prépuce, occasionne la gangrene. Par conséquent il faut commencer par se faire ouvrir la veine une ou deux fois de suite; laisser tremper long-temps & souvent la partie affectée dans du lait tiède coupé avec l'eau de racine d'althæa, s'injecter avec cette même eau entre le prépuce & le gland, avec les précautions que M. BOURRU recommande, voyez son nom; & si l'inflammation ne cède point à ces moyens, il faut prendre des bains de fauteuil & s'envelopper la verge avec le marc des herbes émollientes, telles que les fleurs de mauves, de guimauve, de sureau, de melilot, auxquelles on ajoute un scrupule de camphre pour prévenir la mortification. Si ce dernier accident paraissait imminent, que la chaleur quittât la partie, qu'elle devînt d'un rouge pâle & livide, avec un léger gonflement, il ne faudrait pas tarder à appeler du secours. Apprenez à connaître le danger au mot THION. Quand le premier degré de l'inflammation est amorti, on se conduit comme pour les chancres.

Le paraphimosis.

35. Le paraphimosis vénérien arrive lorsque le prépuce est enflé au-dessous du gland, & qu'il ne peut plus le recouvrir; il fait alors l'effet d'une corde qui l'étrangle & il empêche la circulation du sang: c'est pourquoi il y a plus à craindre, avec cet accident, que le gland ne se sphacèle. Dans

la chaudepiſſe virulente, dans la chaudepiſſe externe, & dans le cas des chancres malins au prépuce, cet accident n'eſt pas rare. Il faut ſe conduire comme pour le phimoſis, & remédier enſuite aux accidens qui l'ont occaſionné.

La gonorrhée en général.

36. Nous avons actuellement à parler de la gonorrhée, & ce ne n'eſt ſûrement pas le moindre des accidens vénériens; on peut aſſurer qu'il eſt celui qui demande le plus d'attention & de précaution de la part du Médecin, & de conduite & de ſageſſe de la part du malade. Les uns penſent qu'il n'exiſte point de chaudepiſſes virulentes ſans la préſence de la vérole; le plus grand nombre eſt oppoſé à ce ſentiment: nous tairons le nôtre qui ne ſervirait en rien pour la cure de la maladie. Nous croyons que le ſiége ordinaire de la gonorrhée dans les hommes, eſt dans les glandes qui parſément le canal de l'urètre, particulièrement dans les lacunes qui ſont à la foſſe naviculaire, & qu'elle attaque auſſi la proſtate & le *verumontanum*. Nous ne prétendons cependant pas que les véſicules ſéminaires n'en ſoient jamais affectées, mais ce cas eſt bien rare; il faut toute la négligence du malade à laiſſer empiéter le mal; & quand la contagion gagne ce dernier endroit, il ſuccombe ordinairement ou il garde toute la vie des incommodités incurables & qui abrégent ſes jours; parce que les ulcères gonorrhoïques ayant rongé ou relâché conſidérablement les ſphincters de ces véſicules, la perte de ſemence eſt trop conſidérable pour ne pas réduire le ſujet au maraſme. Ajoutez que ces ulcères peuvent faire encore des progrès très-rapides & gagner bientôt la veſſie, les uretères, les reins, &c. Je crois que chez les femmes cette maladie a ſon ſiége dans les glandes de la vulve, dans celles de la ſubſtance de l'urètre, à la foſſe naviculaire, à la proſtate, mais jamais dans les

Siége de la gonorrhée dans les hommes.

Siége de la gonorrhée dans les femmes.

glandes du vagin ; j'ai fait, avec Messieurs Lieutaud & Arnaud, les plus fidelles observations à cet égard, & jusqu'ici je n'ai jamais vu que les fleurs blanches, s'écouler par le vagin. Consultez la table des matières au mot *fleurs-blanches*, elle vous indiquera les endroits où vous apprendrez à connaître la différence de ces deux écoulemens. Nous distinguerons cinq sortes de gonorrhées ; la gonorrhée virulente, la gonorrhée sèche, la gonorrhée simple, la gonorrhée habituelle, & la gonorrhée externe.

Il y a cinq espèces de gonorrhée.

La gonorrhée virulente dans les hommes.

37. La gonorrhée virulente se manifeste chez les hommes un, deux, trois, quinze jours même, (mais fort rarement plus tard) après l'avoir méritée. Elle s'annonce d'abord par un prurit agréable dans l'urètre lorsqu'on pisse : au bout de sept à huit heures ce chatouillement gracieux se change en picotement, & il découle une liqueur séreuse & limpide ; le mal ne tarde pas à faire des progrès, l'urètre devient très-enflammé, il se rétrécit, les muscles érecteurs & accélérateurs sont aussi irrités & contractés, le gland & la verge se courbent par en bas, & c'est ce qu'on appelle vulgairement *Chaude-Pisse-cordée* ; l'écoulement est vert & jaune, abondant, épais, visqueux, & presque toujours fétide & sanguinolent ; cette matière est si âcre qu'elle occasionne souvent des chancres à l'entrée de l'urètre, & le gland devient plus enflammé ; il s'enfle, & produit ainsi le paraphimosis. Quand la gonorrhée est à ce degré de virulence, la prostate, le *verumontanum*, les glandes de l'urètre & de la fosse naviculaire sont sûrement affectés. Les gonorrhées virulentes ne sont cependant pas toutes accompagnées de symptômes aussi fâcheux. Si les lacunes de l'urètre & celles de la fosse naviculaire sont seulement entreprises, elle n'est pas tout-à-fait si maligne. Cela dépend aussi de la qualité du virus plus ou moins mauvais que le malade a reçu. Tous les

bons Praticiens observent trois temps dans la curation de la gonorrhée; le moment de l'inflammation, celui de la suppuration, & celui de la cicatrisation des ulcères, s'il y en a, ou du raffermissement des glandes, si elles n'ont été simplement qu'engorgées, le pus n'ayant point été assez délétaire pour corroder & ulcérer les lacunes. Il est donc indispensable, dans cette maladie, de saigner du bras une ou plusieurs fois le malade, suivant qu'il est plus ou moins pléthorique; on le purge ensuite avec la médecine n°. 2; & on doit le mettre au régime & aux boissons délayantes, telles que le petit-lait, l'eau d'orge, de guimauve, l'eau miellée, &c. il n'est pas nécessaire, comme plusieurs le recommandent, de se noyer dans la tisanne; une pinte de boisson par jour suffit. Si le mal est violent & qu'il y ait des priapismes fréquens, on doit tremper souvent la verge dans une décoction de racine de guimauve, coupée avec moitié lait, & l'envelopper avec le marc des plantes émollientes; telles que les feuilles & fleurs de mauves, les fleurs de sureau, de melilot, de camomille, &c. Ce premier période passé, la verge s'étend avec plus de facilité, la cuisson est beaucoup diminuée, l'écoulement n'est plus si caustique, ni d'une odeur si désagréable: alors on peut faire dans l'urètre de légères injections avec l'eau de guimauve & le lait, pour déterger & nettoyer le canal: le régime peut être un peu moins sévère, mais il faut fuir toute espèce de débauche; un moment d'inconséquence peut remettre le mal à son premier point, ou occasionner une fluxion aux bourses, ce qui s'appelle ordinairement chaudepisse *tombée dans les bourses*. Une érection, une pollution, un excès de vin ou de mèts succulens, une course à pied ou à cheval, une veille, une partie de danse, sont les causes qui prolongent si souvent cette maladie,

Curation de la gonorrhée virulente.

& qui occasionnent tous les accidens qu'elle entraîne (il est prudent d'avoir un suspensoir lorsqu'on est attaqué de cette espèce de gonorrhée). On commence à ce second degré, à prendre la solution de sublimé n°. 3, ou le chocolat, que l'on continue jusqu'à parfaite guérison. On est au troisième période de la maladie lorsque la matière de l'écoulement est louable; on le connaît quand l'érection n'est plus douloureuse, quand on rend ses urines avec assez de facilité & sans grande douleur, quand la matière n'est plus fétide, qu'elle n'est plus très-jaune, ni très-verte particulièrement, mais d'une couleur blanche & assez semblable à de la crême. On voit cependant la matière blanche quelquefois teinte d'une nuance de jaune ou de vert, sans qu'il existe de virulence : mais la pierre de touche infaillible, est de voir si la tache qui est sur le linge, lorsqu'elle est sèche, n'est point entourée d'un cercle noir; si ce cercle subsiste, il y a encore de la virulence, quoique la maladie paraisse être à son troisième degré. On doit s'injecter avec de l'eau de guimauve, & sur un verre de cette décoction, on ajoute plein deux cuillers à café de l'eau sublimée n°. 3; on s'injecte plusieurs fois par jour & avec les précautions que vous connaîtrez en consultant la Table des Matières, au mot *Injections*. Quand on observe bien ce qui vient d'être dit dans ce paragraphe, jamais il ne survient d'accidens, ni pendant, ni à la suite des gonorrhées : mais, nous le répétons, malheur à ceux qui s'en écartent !

Gonorrhée virulente dans les femmes.

38. La gonorrhée virulente dans les femmes, a toujours son siége dans les glandes du trajet de l'urètre, dont l'entrée se trouve souvent ulcérée : c'est ce qui leur cause des cuissons violentes en urinant, & des éréthismes flatteurs lorsque la maladie se déclare. Le traitement est le même que pour les hommes, la maladie parcourt les mêmes

périodes : les injections sont de trop : mais la malade doit avoir soin de se laver & éponger la partie avec l'eau de guimauve & le lait. Si la femme est cacochyme & sujette aux fleurs-blanches, il faut être plus réservé sur la saignée. Si la chaudepisse & les règles se manifestent ensemble, il faut attendre que ces dernières ayent disparu pour se faire ouvrir la veine & pour se purger. On s'en tient au régime, & aux compresses trempées dans la décoction émolliente.

Gonorrhée sèche dans les hommes.

39. La gonorrhée sèche est ordinairement la suite de la gonorrhée virulente, qui attaque la prostate & le *verumontanum*, ou les vésicules séminaires; elle occasionne les fluxions des bourses. Ses symptômes avant-coureurs, sont quelquefois la chaleur, la douleur, & l'enflure du périnée; elle arrive pendant le premier période de la gonorrhée virulente; soit qu'on ait employé des injections astringentes, soit que l'irritation des parties soit considérable, l'écoulement s'arrête tout-à-coup, la verge enfle, les bourses se gonflent, & les souffrances sont cruelles : il faut les plus prompts secours; on tire du sang quantité suffisante pour distendre la fibre; on boit beaucoup de tisanne délayante & de petit-lait; on applique sur les bourses un cataplasme fait avec les quatre farines résolutives, auxquelles on ajoute un tiers ou moitié de terre cimolée que l'on trouve chez les Couteliers, ou bien l'emplâtre de ciguë; son extrait n'est point employé intérieurement sans succès dans cette occasion. Quand l'écoulement a repris son cours par l'urètre, on suit le même traitement que pour la gonorrhée virulente. Si l'écoulement ne revient point, que les bourses enflent davantage, ce qui désigne un spermatocèle; si elles deviennent squirreuses, &c. il faut avoir recours aux gens de l'Art, & ne point s'endormir sur ces accidens.

Gonorrhée sèche chez les femmes.

40. Les femmes sont aussi sujettes quelquefois à cette espèce de gonorrhée ; l'écoulement se supprime, l'urètre & les nymphes se gonflent, ainsi que les grandes lèvres & les glandes de l'entrée du vagin ; l'inflammation augmente & les douleurs sont insupportables. Il faut saigner abondamment, boire largement de la tisanne délayante & du petit-lait, & mettre sur la partie des cataplasmes faits avec les farines résolutives ; on ne les peut contenir qu'en restant couché sur le dos ; mais, comme ces accidens sont presque toujours de très-peu de durée, la contrainte n'est pas fort longue ; le reste du traitement rentre dans celui de la gonorrhée virulente.

Gonorrhée simple dans les hommes.

41. La gonorrhée simple n'affecte ordinairement que les lacunes de l'urètre, & même rarement la fossette naviculaire. Elle n'occasionne que peu ou point de douleur. L'écoulement n'est ni caustique, ni vert, ni sanguinolent. La bierre peut même la donner ; les femmes Flamandes avec cette prétendue cause induisent souvent en erreur nos jeunes voyageurs Français. L'eau-de-vie dont on boit un ou deux petits verres, la fait bientôt disparaître ; il n'en est pas ainsi de celle qui provient d'un vice vénérien : car cette liqueur ne ferait que nuire. Il n'est pas nécessaire de saigner pour cette espèce de gonorrhée, il suffit de boire du petit-lait, de l'orgeat, de l'émulsion faite avec les amandes ou les petites semences froides. Comme il n'existe qu'une inflammation éphémère dans celle-ci, elle n'a, pour ainsi dire, que deux périodes à parcourir ; celui de l'écoulement, & celui où il cesse. On s'injecte comme dans la gonorrhée virulente, & l'on fait usage de la solution n°. 3, ou du chocolat. Les inconduites peuvent faire dégénérer cette chaudepisse en virulente.

Gonorrhée simple dans les femmes.

42. La gonorrhée simple dans les femmes, n'a point son siége dans le canal de l'urètre, mais seulement

ſeulement dans les glandes de la vulve, & elle ſe traite comme celle des hommes.

Gonorrhée habituelle dans les hommes.

43. La gonorrhée habituelle nommée par les Anglais *Gleet*, qui vient du Saxon *to glide*, c'eſt-à-dire, *couler lentement*, eſt toujours la ſuite d'une gonorrhée virulente négligée ou mal guérie. Il ſe fait une perte de matière de dix, vingt ou quarante gouttes, plus ou moins, par jour, ſoit de couleur laiteuſe, ſoit jaune ou verdâtre, ſoit cendrée, ſoit cryſtalline. Si la couleur eſt laiteuſe, l'écoulement vient du relâchement des tuyaux excrétoires des véſicules ſéminaires; & ſi les deux ſphincters de ces véſicules ſont détruits, ou ſeulement un, l'écoulement eſt plus abondant & preſque continuel, lorſque les ſelles ſont difficiles, ou lorſqu'on prend des lavemens trop chauds. Il faut, pour que la gonorrhée habituelle ait ſon ſiége dans cette partie, que la gonorrhée virulente ait attaqué ces véſicules, ce qui eſt très-rare, comme nous l'avons déjà remarqué; alors le pus ſort ordinairement pêle-mêle avec l'urine. Cet écoulement, à parler vrai, eſt incurable, ſur-tout ſi les ſphincters ſont détruits : s'il n'y a que relâchement, les toniques, les balſamiques, les vulnéraires pourront y remédier : dans ce cas on fera uſage tous les matins d'une forte infuſion de vulnéraires Suiſſes, ou de feuilles de véronique, de petit chêne, &c. On prendra encore matin & ſoir un bol compoſé avec vingt cinq grains de thériaque céleſte, & vingt-cinq grains de baume du Pérou. Les eaux de Paſſy, priſes au Printemps & au mois de Septembre, ne peuvent faire qu'un bon effet. Les injections ſont inutiles en cette occaſion, parce qu'elles ne pourraient aller juſqu'au ſiége de la maladie. Au ſurplus, conſultez la Table des Matières, au mot *Gonorrhée habituelle*; elle vous indiquera différens remèdes. Si l'écoulement eſt de couleur jaune ou verdâtre, il a ſûrement ſa ſource

dans un ou plusieurs ulcères, situés dans le canal de l'urètre : quoiqu'on ne ressente ni douleur, ni ardeur d'urine, cependant on s'apperçoit de temps en temps d'un léger picotement à l'endroit où existent les ulcères, & particulièrement lorsqu'on a fait quelque débauche. Dailleurs la sortie de l'urine est toujours précédée de celle du pus; il n'y a pas deux moyens pour guérir cet écoulement ; il faut, sans différer, se servir de bougies médicamenteuses; où l'on courrait risque que le mal ne s'enracinât, que l'ulcère ne reprît accroissement, que la substance spongieuse de l'urètre ne vînt à se détruire, & que les bords de ces ulcères, ou les cicatrices difformes, ne produisissent des excroissances & des callosités. On trouve la manière de faire les bougies au mot ALLIÉS. Pour cet écoulement nous conseillons les bougies médicamenteuses de M. GOULARD, dont on trouvera la recette à son article. Les bougies de la première espèce seront suffisantes. On devra en continuer l'usage jusqu'à ce que le mal soit tout-à-fait détruit, ce que l'on reconnaît lorsque les bougies sortent de l'urètre sans être chargées d'aucune matière, mais seulement d'une liqueur limpide & gluante, semblable à celle qui, dans l'érection, précède souvent la semence, & qui n'est autre que la liqueur qui se filtre par les lacunes excrétoires de l'urètre pour lubrifier ce canal. Le régime que l'on observe pendant l'usage des bougies, se réduit à ne faire aucuns excès, à ne point manger de choses échauffantes, à ne point faire usage de vin pur, & à boire de la limonade, de l'orgeat, du petit-lait, &c. On peut se purger avant d'en commencer l'usage, avec la médecine n°. 1 ou 25 ce n'est qu'une précaution prudente.

Usage des bougies dans la gonorrhée habituelle.

Régime à observer pendant l'usage des bougies.

On prend une bougie proportionnée au canal de l'urine : si l'ulcère est à la fosse naviculaire, on la prend un peu grosse du bout, parce que ces lacunes

Manière de se servir des bougies, & précautions

font plus enfoncées que le niveau du canal de l'urètre, & si la bougie était menue, elle ne toucherait point au mal, & resterait inerte au milieu du canal. On passe doucement la bougie entre le pouce & l'*index*, pour nettoyer les ordures qui auraient pu s'y attacher; on forme, en tournant avec le bout des doigts, une petite pointe, pour faciliter son introduction. On la frotte avec un peu d'huile d'amandes douces; & lorsqu'elle est ainsi préparée, on la prend avec le pouce & l'*index* vers les deux tiers de sa longueur; on soutient la verge avec le pouce & les deux premiers doigts de l'autre main, au-dessous du gland, sans la presser, & en l'alongeant en ligne droite, l'on introduit la bougie peu-à-peu sans forcer. Lorsque la pointe de la bougie est arrivée vers la racine de la verge, on relève cette partie en ligne presque perpendiculaire, de manière que le gland soit environ à la distance d'un ou deux pouces du ventre : on l'enfonce pour l'insinuer dans la courbure que l'os pubis fait faire à l'urètre en cet endroit : lorsqu'on y est arrivé, il faut écarter un peu la verge du ventre, & presser avec le bout du doigt la pointe de la bougie, pour lui faire prendre la route de la courbure de l'urètre. Si l'on ne prenait pas ces précautions, les plis que la membrane interne de l'urètre formerait, les feraient prendre pour des corps étrangers, ou, ce qui serait plus dangereux, la bougie pourrait se frayer une fausse route dans quelqu'une des lacunes, qui, dans certains endroits, sont assez larges pour permettre l'introduction d'une bougie. Si avec ces ménagemens la bougie trouve de la résistance, il est à présumer qu'elle rencontre quelque chose d'étranger. Ces dernières précautions ne sont nécessaires que lorsque le mal règne aux environs des prostates inférieures, ou à la prostate elle-même; car on ne doit enfoncer la bougie que jusqu'à l'endroit du mal.

à prendre pour leur introduction.

Le moyen le plus usité pour la fixer, est de prendre un fil plié en trois ou quatre double, d'un pied ou quinze pouces de long; on le frotte avec de la cire, pour en faire une espèce de cordonnet plat. On plie ce cordonnet en deux parties égales; on lie avec le milieu de ce cordonnet par un double nœud la partie de la bougie qui touche l'orifice de l'urètre, on ramène ensuite le cordonnet par dessus le gland, sous le prépuce, & on l'y fixe par un double nœud, l'on fixe encore les deux brins dessous le gland; précisément sur le filet, où l'on fait aussi un double nœud, & l'on revient les attacher à la bougie par deux doubles nœuds, l'un sur lequel la bougie se trouve supportée par dessous, & l'autre qui la serre en dessus. Tous ces nœuds ne doivent point être trop serrés, pour ne point étrangler la verge dans ses gonflemens : on coupe la bougie au-dessus de l'endroit où elle est attachée. La verge doit être serrée dans la culotte, de manière que le gland soit en haut. Pour moi, j'use d'une méthode bien plus simple, que je crois aussi bonne, & qui demande beaucoup moins d'apprêt. J'enfonce la bougie un peu plus loin que le mal, un pouce environ; je replie l'excédent de la bougie en dehors, je l'attache autour de la verge avec un petit ruban, & je fais tenir de même la verge en ligne perpendiculaire dans la culotte. Si l'on veut pisser, on tire sa bougie, & on peut la remettre en très-peu de temps : au surplus, nous laissons le choix, & on pourra s'accommoder de la manière qui paraîtra mieux convenir. Il n'est guère nécessaire de dire qu'il faut uriner avant l'introduction de la bougie. On la garde le plus long temps qu'il est possible, cinq, six, sept, huit heures par jour, & toute la nuit; on ne la quitte point enfin à moins qu'une forte envie d'uriner ne commande de l'ôter; après avoir retiré une bougie, & avant d'en mettre une autre, on s'injecte avec l'eau de racine de guimauve, dans laquelle, sur un verre, on met deux cuillerées à café de la solution n°. 3. Il y a des personnes qui ont le canal de l'urètre fort sensible & facile à irriter, & qui ne peuvent garder long-temps une bougie, sans ressentir des ardeurs d'urine, & une légère inflammation dans le canal; alors il faut discontinuer l'usage des bougies un ou deux jours, & faire des injections avec l'eau de guimauve & l'eau sublimée, comme il est dit ci-dessus. Il n'est pas besoin de dire que si l'écoulement jaune ou verdâtre annonçait qu'il y eût un reste de virus, ce qu'on reconnaît, comme il est dit au §. 37, p. 30, on ferait usage intérieurement de la solution du sublimé n°. 3 ou du chocolat. Avant que de finir de parler des bougies, il faut avertir ici d'un accident qui peut quelquefois arriver, & qui, ordinairement, est plus effrayant que dangereux. Une bougie peut se casser dans le canal; ou si le malade l'a enfoncée trop avant, elle peut lui échapper. S'il n'est point dans un état de strangurie ni d'ischurie, il est facile d'y remédier. Le malade, en se pressant la verge de bas en haut, peut la faire sortir, ou, si elle est trop avant, qu'il boive subitement une pinte de tisanne quelconque, dans laquelle il mettra un demi-gros de sel de nitre, & l'éjaculation de l'urine poussera au-dehors ce corps étranger. Si au contraire le malade est dans un état où l'urine ne puisse la chasser, il faut qu'il appelle du secours, car la fente de l'urètre est assez communément le seul remède qu'on puisse apporter à cet accident. Une bougie ne se cassera jamais, à moins qu'elle ne soit faite avec du papier, ou simplement avec de l'emplâtre roulée en petits magdaleons entre les paumes des mains. Un Apothicaire de Paris m'a joué, par impéritie, ce dernier tour; ne pouvant réussir à faire des bougies avec la toile, il imagina d'en faire

Danger des bougies qui se cassent ou se perdent dans le canal de l'urètre.

avec l'emplâtre seule; il s'applaudit de son idée & il m'en envoya de faites de la sorte : mais cette étourderie a failli coûter cher à quelqu'un à qui je les donnai. Revenons à la couleur de l'écoulement de la gonorrhée habituelle. Si elle est cendrée ou crystalline, elle annonce un relâchement des tuyaux excrétoires des glandes prostates, & alors le pus sort pêle-mêle avec l'urine. Celui-ci est plus difficile à guérir; & il faut employer les remèdes internes que nous avons proposés à l'écoulement de couleur laiteuse, & tenter l'usage des bougies. Il sera facile de voir si elles opèrent, parce qu'elles seront chargées, les premiers jours, de matière à leur extrémité qui touchera la prostate; dans cette occasion, il est inutile d'avoir une bougie entièrement médicamenteuse, ce qui pourrait irriter les glandes excrétoires du canal de l'urètre : on se sert d'une bougie faite avec l'onguent diapalme qu'on enduit par le bout, à la hauteur d'un pouce, avec la composition appropriée au mal. La gonorrhée habituelle peut encore venir du relâchement des glandes qui sont parsemées dans le canal de l'urètre; parce que le gonflement & l'irritation qu'elles ont éprouvés, ne leur ont pas permis de prendre tout-à-coup leur ressort, sur-tout si l'on a fait usage du coït, ou qu'on se soit pollué; dans cette occasion la matière est encore de couleur crystalline, mais la guérison n'est pas difficile; il suffit de faire des injections avec l'eau rose & l'eau de plantin, auxquelles on ajoute, sur un verre ordinaire, une cuillerée à café d'eau sublimée n°. 3; & l'on en voit bientôt la fin.

Gonorrhée habituelle dans les femmes.

44. Les femmes sont bien moins sujettes à cette maladie que les hommes, & le plus souvent elles ne s'en apperçoivent point; elles prennent ces écoulemens pour des fleurs-blanches, & vivent tranquillement avec cet ennemi. Elle vient, comme celle des hommes, à la suite des

gonorrhées virulentes négligées; il se filtre alors par le canal de l'urètre quelques gouttes de matière blanche ou un peu jaune; quelquefois aussi, en pressant les glandes de la vulve, on en voit sortir cette espèce de matière. Le régime & les remèdes indiqués pour les hommes, dans l'écoulement qui provient du relâchement des vésicules séminaires, est ici approprié: les femmes ont plus besoin de remèdes toniques que les hommes, parce qu'elles ont la fibre plus relâchée. Elles se laveront régulièrement avec une décoction de balaustes, de mille-feuille, de sanicle & de cerfeuil. Si elle a son siége dans l'urètre, ce qui est facile à distinguer par le petit picotement qui se fait ressentir en urinant, & quelquefois même par la légère ardeur d'urine, on peut faire usage de bougies appropriées au calibre du passage. Il n'est guère possible de les employer sans le secours d'un Homme de l'Art; & les femmes, ou par honte, ou par négligence, ou par ignorance de cause, n'apportent point remède à ces accidens, qui, s'ils ne sont souvent pas très-dangereux, au moins sont désagréables, à cause de la malpropreté qui en est presque toujours inséparable.

Gonorrhée externe dans les hommes.

45. La gonorrhée externe chez les hommes est bien plus rare que les gonorrhées des autres espèces: mais cependant elle existe, & existe plus souvent qu'on ne croit. Elle est seule, ou accompagnée de chaudepisse interne. Elle a son siége dans les glandes sébacées qui couronnent le gland. Elle occasionne quelquefois des ulcères, le pus venant à se ramasser sous le prépuce & à excorier l'épiderme. Ce suintement est plus limpide que celui qui découle de l'urètre; il n'est pas ordinairement si abondant, quoiqu'on ait des exemples du contraire. M. Arnaud qui, pour les gonorrhées, nous a fourni beaucoup de matériaux, que

l'expérience nous a fait approuver, dit qu'un homme sage peut être attaqué de cette espèce de gonorrhée : mais nous sommes portés à croire qu'il se trompe. Il est bien vrai que ces glandes filtrent toujours une humeur d'une odeur un peu forte dans les adultes, ce qui les a fait aussi nommer odoriférantes; & que, si cette liqueur vient à séjourner entre le gland & le prépuce, elle occasionne de légères écorchures que l'on nomme chancres de malpropreté, & qui disparaissent en les lavant avec un peu de vin chaud, ou simplement avec de l'eau tiède. Les personnes qui ont ces glandes fort apparentes en dehors, semblables à de petits points blancs, & saillans comme la tête d'une épingle qu'on appelle camion, peuvent avoir un flux plus considérable : mais il est toujours bien différent du suintement de la gonorrhée; celui-ci est presque toujours précédé d'un prurit ou chatouillement à cette partie : le gland se gonfle, & souvent le prépuce; la liqueur est plus âcre, plus corrosive, plus puante que de coutume, & n'est point aussi limpide; elle est plus gluante, plus tenace, & teint même le linge en brun foncé. Si cette gonorrhée & la virulente sont de compagnie, on suivra le traitement indiqué pour cette dernière; si elle est seule, & que l'enflure du prépuce & du gland fassent craindre pour le phimosis, il faudra se laver dans la décoction indiquée pour cet accident §. 34, & se traiter comme pour une gonorrhée simple. Si après l'usage des remèdes continués pendant le temps convenable, elle ne cessait pas de fluer, on y mettrait un peu de blanc-rhasis ou d'onguent n°. 93 ce qu'il ne faut employer qu'après l'usage des remèdes internes, afin de ne point répercuter l'humeur. Si elle succédait à une gonorrhée virulente, & que celle-ci eût été traitée comme nous l'avons prescrit, il serait seulement à propos de se laver le gland deux ou trois fois par jour, & de le laisser tremper dans une décoction de fleurs de grenadier *(balaustiæ)*, de sanicle, de mille-feuille, à laquelle on ajouterait de la solution n°. 3, & on l'envelopperait de même avec un linge couvert de blanc-rhasis ou d'onguent n°. 9.

46. La gonorrhée externe dans les femmes, a son siége, comme chez les hommes, dans les glandes sébacées. Elle leur est plus familière qu'au sexe masculin ; elle commence ordinairement par un chatouillement au clitoris, une démangeaison forte aux nymphes & aux lèvres de la vulve : mais rarement on fait attention à ces symptômes, & l'on finit par prendre ces écoulemens pour des fleurs-blanches. Le traitement est absolument le même que pour les hommes.

Gonorrhée externe dans les femmes.

47. Les embarras de l'urètre, que les uns nomment carnosités ou excroissances fongueuses, hypersarcoses, callosités ou cicatrices, caroncules, &c. qui viennent toujours à la suite de gonorrhées mal guéries, qui, occasionnent la dysurie, ou douleur cuisante lorsqu'on urine ; la strangurie, ou envie fréquente d'uriner, en ne rendant l'urine que goutte à goutte, avec chaleur & cuisson ; l'ischurie ou rétention totale ; les dépôts urineux ; & les fistules le long du membre viril & aux bourses, qui sont toujours la suite des dépôts, n'existent, presque généralement, que dans l'idée de ceux qui sont intéressés à vendre leurs bougies médicamenteuses. On peut voir en quels termes Morgagni s'explique à cet égard. Voyez son nom. M. Petit, Mémoires de l'Académie Royale des Sciences, année 1718, page 32, fit voir la vessie d'un homme mort de suppression d'urine, qui était le douzième qu'il eût ouvert, mort de cette maladie, sans lui trouver aucune carnosité dans l'urètre ; & le troisième dans lequel la prostate faisait saillie dans la cavité de la vessie,

Le rétrécissement du canal de l'urètre, les callosités ou embarras de ce canal.

à l'endroit du col, empêchait la sortie de l'urine & rendait l'introduction de la sonde difficile. Enfin il est reconnu aujourd'hui par tous les Praticiens Anatomistes qui ne vendent point de bougies cathérétiqnes, que les embarras du canal de l'urètre ne sont, presque toujours, autre chose que les prostates ou le *verumontanum* devenus squirreux, ou le rétrécissement du canal de l'urine, qui quelquefois ne permet pas même l'introduction d'une corde à violon nommée *chanterelle*. Cependant les excroissances ne sont point absolument imaginaires. Morgagni & d'autres Anatomistes en ont trouvé : ce premier même en a observé une dans l'urètre d'une femme ; cas bien plus rare encore que chez les hommes. Quoi qu'il en soit, ces différens accidens sont toujours, comme il est dit ci-dessus, la suite de quelques gonorrhées négligées, guéries par répercussion, & demandent le secours des bougies ou des sondes ; ces bougies ne diffèrent que par la manière de les composer.

Si le mal est occasionné par un squirre à la prostate, ou au *verumontanum*, on le connaît à une certaine dureté qui existe au périnée, & que l'on sent plus facilement en introduisant un doigt dans le rectum, & en touchant ainsi la prostate ; on le connaît encore lorsqu'on insinue facilement la sonde ou l'algalie jusqu'au siége du mal ; en un mot, lorsque la région de la prostate est douloureuse, & que l'on ressent quelquefois un certain chatouillement aux environs de l'anus & du *verumontanum* : il faut dans ce cas employer des bougies fondantes faites avec l'onguent nº. 9, auquel on ajoute une suffisante quantité de cire, pour leur donner la consistance. On n'enduit d'onguent la bougie qu'à son extrémité ; d'ailleurs elle est simplement faite avec de la cire jaune. On applique au périnée des cataplasmes émolliens, ou l'emplâtre de ciguë.

S'il existe véritablement des excroissances, ce que l'on doit appercevoir en introduisant l'algalie, ou simplement une bougie de cire, parce que l'instrument s'arrête absolument à l'endroit de l'excroissance, qui doit toujours être depuis la fosse naviculaire, jusques vers le *verumontanum*; parce qu'on ressent une certaine douleur lors que la carnosité est touchée par l'instrument, d'autant que celui-ci sort souvent teint de sang à son extrémité; parce qu'enfin, aussi-tôt que la sonde est retirée, le malade est empêché d'uriner comme auparavant; on se servira les premiers jours des bougies simples de Goulard; au bout de trois jours on en prendra d'autres d'un degré plus fort, ou simplement faites avec l'onguent nº. 9: on les continuera jusqu'à parfaite guérison. La fin des souffrances, la cessation du pus, les urines qui sortent à plein canal, les fistules s'il y en a, qui se trouvent cicatrisées, sont le signal de la guérison; car s'il existe des fistules le long de l'urètre & au périnée, comme il arrive souvent, on ne peut espérer son salut que des bougies.

Si le mal vient enfin du rétrécissement du canal, les urines ne seront pas interceptées tout-à-coup, ni tout-à-fait, mais elles couleront depuis longtemps goutte à goutte : lorsqu'on introduira une bougie, sonde ou algalie, elle ne pourra passer outre la fosse naviculaire; mais au contraire, si on en prend une qui soit très-déliée, ou plutôt une corde à boyau, cette petite sonde se fera passage sans que le malade ressente de douleur, & en prenant ainsi par gradations des sondes de différentes grosseurs, on parviendra à élargir le calibre de l'urètre, & à donner un libre cours aux urines : enfin lorsque les eaux seront parvenues à couler avec plus de facilité, le canal de l'urine restera libre au moins pendant quelques jours, & si on discontinue l'introduction des sondes, il reprendra ſon premier état. On ne peut guère pour cet accident eſpérer de guériſon complette, ſur-tout ſi le ſujet eſt vieux ; il faudra qu'il ait une ſujettion continuelle, & qu'il ſe ſerve ſouvent d'une ſonde de plomb, que je préfère pour cet uſage aux bougies de cire, qui ne ſont pas ſi fermes, & par conſéquent qui ne ſont pas ſi propres à diſtendre ce canal. On doit aiſément ſentir pourquoi dans le rétréciſſement de l'urètre, les bougies médicamenteuſes ordinaires nuiraient plutôt qu'elles ne ſerviraient. Il ne faut que chercher la cauſe de ce rétréciſſement ; l'âcreté de la matière gonorrhoïque qui était logée dans les glandes qui parſèment le canal, les a racornies & corrodées. Leur ſubſtance étant altérée, elles ne peuvent fournir, comme auparavant, à la ſecrétion & à l'excrétion du ſuc que la Nature a deſtiné à lubrifier la membrane qui tapiſſe l'urètre : alors les ſels des urines agiſſant immédiatement ſur cette membrane, la deſſèchent encore plus, & ſes fibres doivent naturellement ſe contracter ; ſemblable, à peu-près, au parchemin que l'on expoſe au ſoleil, ou qui ſe trouve dans quelque lieu chaud. S'il eſt vrai que le rétréciſſement du canal provienne de cette cauſe, comme nous croyons l'avoir démontré, il eſt indubitable que des bougies deſſicatives ou cathérétiques ne feraient encore que deſſécher davantage des corps qui le ſont déjà trop, & de tels remèdes ſont évidemment contre-indiqués. Il eſt donc néceſſaire, comme nous l'avons dit, de diſtendre d'abord le calibre du canal, il faut ramollir enſuite ſa membrane par des injections muqueuſes, telles que celles que l'on fait avec l'eau de racine de guimauve, & lorſque le canal eſt ſuffiſamment diſtendu, que les urines coulent librement, on peut introduire des bougies faites avec l'emplâtre de mucilages, ſans gommes : dans cette circonſtance, on tient les bougies de conſiſtance un peu plus molle que celle qu'on leur donne ordinairement. Par cette méthode, les jeunes gens peuvent espérer de se voir guéris. D'ailleurs dans ces différens cas, on observera le règime & les précautions prescrites au §. 43, page 34. Si l'on croit, comme quelquefois il n'y a guère à en douter, qu'il existe un vice vénérien, on accompagnera l'usage des bougies du traitement simple, ou moyen, ou complet, selon que la malignité du virus l'exigera. Quand il y a ischurie, il faut se servir en première instance, s'il est possible, d'une sonde ou bougie creuse faite seulement avec l'emplâtre diapalme, ou simplement avec la cire jaune, pour vuider la vessie; on introduit ensuite des bougies convenables. S'il y a des fistules le long du canal de l'urètre, il faudra se servir, jusqu'à ce qu'elles soient fermées, de bougies creuses faites avec l'onguent n°. 9, parce que les sels de l'urine qui arroserait nécessairement ce passage, empêcheraient les chairs de se réunir, & par conséquent nuiraient à la guérison; mais il est inutile de nous étendre davantage sur ces sortes d'accidens, pour lesquels on appelle toujours un homme de l'Art. On trouve au nom ALLIÉS, la manière de faire les bougies creuses.

48. Nous avons exposé le plus clairement qu'il nous a été possible, les accidens auxquels on peut, sans rien risquer, remédier soi-même; pour ceux qui demandent les secours d'un homme de l'Art, nous les avons passé sous silence, comme nous l'avons déjà dit au commencement de ce manuel: nous ne pouvons trop recommander de n'être point négligent pour recourir à un Praticien habile, lorsqu'il en sera besoin; le retard ou l'impéritie ont causé bien des malheurs, souvent irréparables. Dans un Traité complet des maladies vénériennes que nous comptons donner, nous espérons que les gens de l'Art, comme ceux

Conclusion.

qui lui ſont étrangers, trouveront pluſieurs choſes capables de fixer leur attention, & peut-être même de quoi les inſtruire. Sans cependant négliger les autres branches de guérir, nous avons fait une étude plus particulière de celle que nous traitons aujourd'hui : & l'expérience jointe à nos travaux, ne contribuera peut-être pas peu à nous mériter la confiance du Public, que nous ambitionnons, & à nous rendre dignes du grand Maître ſur les pas de qui nous eſſayons de marcher.

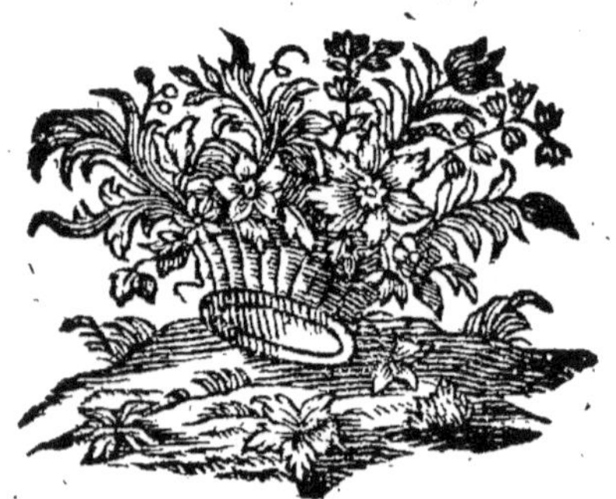

FORMULES.

MÉDECINE EN POUDRE.

N°. 1. Jalap,
Séné,
Sel végétal,
Crême de tartre, } de chaque vingt grains.

Une personne faible, ou une femme grosse, n'en prendra que quinze grains; un enfant de dix à quatorze ans dix grains. On enveloppe cette poudre dans du pain à chanter, ou entre deux soupes, ou dans un peu de confiture, ou dans du bouillon, & on l'avale. Les personnes qui vomissent aisément les drogues boivent par dessus une ou deux cuillerées de café sans sucre. Une demi-heure après l'avoir prise, on boit une tasse de thé, une heure après un bouillon aux herbes. On continue alternativement ces breuvages en abondance, pendant le temps de son effet : le soir on peut prendre un lavement à l'eau tiède, avec une cuillerée d'huile d'olive ou d'amandes douces.

MÉDECINE LIQUIDE.

N°. 2. Manne en sorte, deux onces.
Tamarins, une once.
Sel végétal, un gros.
Follicules de Séné, deux gros.

Cette médecine se fait selon l'Art. Ceux qui ont répugnance pour le goût doucereux y feront ajouter deux gros de jus de citron. Les personnes qui auront la poitrine délicate, retrancheront le jus de citron, & le remplaceront par huit grains de fleurs de soufre.

SOLUTION DE SUBLIMÉ CORROSIF.

N°. 3. Dans une bouteille de pinte, mesure de Paris, on dissout parfaitement quinze grains de sublimé corrosif, dans un mortier de verre, avec un pilon de même matière.

CHOCOLAT ANTI-VÉNÉRIEN.

N°. 4. Pâte de cacao Caraque, une livre & demie.
——— des Isles, quatre onces.

Sucre en poudre fine, une livre & demie.

Extrait d'orge mondé, quatre onces.

On met le tout sur une pierre à Chocolat, on y place une poële de braise bien allumée, & suffisamment couverte de cendres; de sorte que la chaleur puisse ramollir les pâtes dans l'espace de neuf heures. On met ce mélange dans une bassine d'argent, que l'on tient sur des cendres chaudes. On broye cette pâte peu-à-peu. Alors on mélange le tout. On sépare la masse en quatre parties égales, que l'on a soin de tenir chacune, quoique séparées, dans un endroit chaud.

Prenez sublimé corrosif, seize grains.

Esprit de froment, quantité suffisante pour tenir le sublimé en dissolution.

Baume du Pérou liquide, quatre gros.

Pâte

Pâte de Cacao préparée, quatorze onces.
Sucre en poudre fine, deux onces.

Ce ſucre ſert à faire avec le baume du Pérou un *oleoſaccharum*. On fait ce dernier mélange dans un mortier de porcelaine de Sève, ou de verre, avec un pilon de même matière. Une livre de chocolat doit faire trente-deux priſes : on fait ordinairement chaque tablette de trois ou quatre priſes.

M. MARTIN, Apothicaire, rue Croix des Petits-Champs, vis-à-vis celle du Boulloi, en tient toujours de préparé, & le vend 15 francs la livre.

TISANNE DE GAYAC.

N°. 5. On prend du bois de Gayac choiſi comme il eſt dit page 7. On le rape avec une lime à bois : on fait bouillir de l'eau ; lorſqu'elle bout on y jette cette rapure (une once par pinte) on la laiſſe encore au feu pendant une demi-heure, on la retire & on la paſſe. On boit deux pintes par jour de cette décoction, s'il eſt poſſible ; mais au moins on en boit une.

POMMADE MERCURIELLE.

N°. 6. Mercure revivifié du cinnabre.
Graiſſe de porc, de chaque égales parties.
Suc d'oſeille, quantité ſuffiſante.

On triture enſemble dans un mortier de marbre, avec un pilon de bois, le ſuc d'oſeille & le mercure juſqu'à parfaite extinction ; ce que l'on reconnaît, lorsqu'après en avoir frotté un peu avec le bout du doigt sur le dos de la main, & qu'en regardant avec une bonne loupe, il ne paraît aucun globule de mercure. On ajoute ensuite l'axunge, & l'on triture de nouveau, jusqu'à ce que les substances soient parfaitement mêlées.

LAVEMENT.

N°. 7. Prenez de racines de guimauve une once.
de graine de lin demi-once.

Faites bouillir ces drogues ensemble dans trois pintes d'eau que vous ferez réduire à deux; jetez l'eau bouillante sur

Feuilles & fleurs de mauve Fleurs de Camomille, de Sureau,	de chaque une poignée.

Laissez infuser pendant un quart-d'heure; passez ensuite.

CALEÇONS ANTI-VENERIENS.

N°. 8. Prenez quatre onces de vif-argent revivifié du cinnabre.

Eteignez-le dans le *mucus* animal. Quand il sera parfaitement éteint, ajoutez-y six blancs d'œufs. Triturez bien le tout ensemble, pour amalgamer parfaitement. Prenez la quantité de toile grise suffisante pour faire un caleçon; trempez-la dans ce mêlange : quand elle l'aura tout absorbé, & qu'elle en sera empreinte partout également, vous la ferez sécher : vous la frotterez ensuite entre les mains pour l'amollir, & vous en ferez un caleçon.

ONGUENT.

N°. 9. Prenez huile d'olive dix onces.
graisse de poule, une once.
Minium, } de chaque une once &
Céruse, } demie.

Faites fondre ces drogues dans l'huile qui sera mise dans un pot de terre vernissé; ajoutez-y
Cire-vierge, deux onces.

Remuez le tout pendant une demi-heure ou trois quarts d'heure, avec une spatule de bois; retirez le vase du feu, agitez encore la matière pendant un demi quart-d'heure, ajoutez enfin
De pommade mercurielle n°. 6, une once.

Remuez encore pendant une autre demi-heure; versez l'onguent dans des pots convenables, & laissez refroidir.

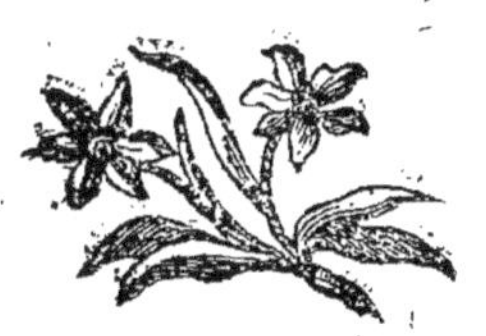

SUITE
DE
LA BIBLIOGRAPHIE
DE M. ASTRUC.

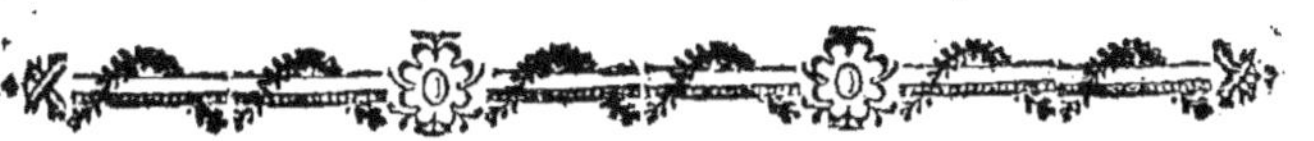

ABRÉGÉ
DE LA VIE
DE M. ASTRUC.

ASTRUC (Joannes), *Salubris Consilii Regii Socius; Archiatrus Augusti II, gloriosæ memoriæ, Poloniarum Regis, S. R. I. Electoris & Ducis Saxoniæ; Medicus ordinarius Seren. Principis Ducis Aurelianensis; & in Regio Franciæ Collegio Professor Medicus :* De morbis venereis libri novem in quibus disseritur tùm de origine, propagatione, & contagione horumce affectuum in genere : tùm de singulorum naturâ, ætiologiâ & therapeiâ, cum brevi analysi & epicrisi operum plerorumque, quæ de eodem argumento scripta sunt. Editio altera auctior & emendatior, in quâ additæ sunt duæ Dissertationes novæ. Lutetiæ Parisiorum, apud Guillelmum Cavelier, viâ Jacobeâ, sub signo Lilii aurei, 1740. *Cum Approbatione & Privilegio Regis.* Duo Tomi in-4°. 1196 pag.

Nous avons cru devoir sortir cet Ouvrage du corps de notre Bibliographie. Il était à propos que nos Lecteurs vissent en tête celui dont nous donnons la continuation. Depuis l'impression de ce livre,

M. Aſtruc a fait en ce genre pluſieurs morceaux polémiques : mais on les trouvera à ſon nom, qui gardera l'ordre alphabétique. La réputation de ce grand Maître nous tient quittes d'analyſer ce chef-d'œuvre immortel : l'Europe littéraire a ſu l'apprécier. Il eſt traduit en pluſieurs langues, malgré tous les abboyeurs qui ont fait de vains efforts pour l'empêcher d'être lu de nos Neveux. Telles ſont les vagues qui viennent ſe briſer contre un rocher, & dont la fureur menaçante ſe diſſipe en écume.

Il eſt à propos de donner ici une légère idée de la vie de M. Aſtruc. Nous ne ferons que l'eſquiſſer : on peut la lire plus au long à la tête de ſon Ouvrage intitulé : *Mémoires pour ſervir à l'Hiſtoire de la Faculté de Montpellier*, publiés par M. Lorry.

Jean Aſtruc naquit à Sauve, ville du bas Languedoc, Diocèſe d'Alais, le 19 Mars 1684, d'un père Miniſtre Proteſtant : mais ayant fait abjuration peu de temps avant la révocation de l'Edit de Nantes, & embraſſé la profeſſion d'Avocat, le fils fut élévé dans la Religion Catholique. Le jeune Aſtruc, ainſi que ſon frère, eurent leur père pour Inſtituteur, qui ſe chargea ſeul du ſoin de leur apprendre la Langue des Romains. Jean ſe rendit enſuite à Montpellier pour y faire ſa Philoſophie, & fut reçu Maître-ès-Arts en 1700. Son goût le porta à étudier la Médecine; il s'y livra tout entier. Il fut reçu Bachelier dans la Faculté de Montpellier en 1702, Licencié le 12 Octobre de la même année, & Docteur le 25 Janvier 1703.

Le nouveau Docteur commença alors à lire les Auteurs anciens & modernes, qu'il comparait les uns avec les autres, & dont il faisait des extraits. Il fit aussi des cours particuliers d'Anatomie. En 1706, lorsque Chirac suivit à l'armée M. le Duc d'Orléans, il choisit Astruc pour le remplacer durant son absence; la Faculté y consentit. Il s'acquitta de cet emploi avec honneur jusqu'en 1710 qu'il alla concourir à Toulouse où vaquaient alors trois Chaires. Il obtint celle d'Anatomie qu'il desirait, & il en prit possession en 1711. Il l'occupa jusqu'en 1715 que Chirac lui accorda la survivance de sa Chaire à Montpellier; mais Chatelain étant mort, Astruc, qui n'était que survivancier, & qui par conséquent ne jouissait d'aucun émolument, demanda sa place & en fut pourvu en 1716.

La réputation de M. Astruc, déjà bien établie, s'étendit de plus en plus, & son nom devint célèbre dans toute l'Europe. Après avoir enseigné pendant près de vingt-quatre ans, tant à Toulouse qu'à Montpellier, il quitta enfin cette dernière Ville & se rendit à Paris, pour y mettre la dernière main à son grand Ouvrage *De morbis venereis*. A peine y était-il que le Roi de Pologne, Electeur de Saxe, le nomma ſon premier Médecin en 1729. M. Aſtruc ne fit preſque que ſe montrer à cette Cour où l'appelaient les honneurs & la fortune. Quelles que furent les raiſons qui l'engagèrent à ſe retirer, il revint à Paris: ce fut dans ce tems que la ville de Toulouſe le nomma Capitoul; &, en 1730, le Roi le mit au nombre de ſes Médecins conſultans. L'année ſuivante 1731, il fut choiſi pour ſuccéder à M. Geoffroy, Médecin de Paris, qui occupait une Chaire au Collége Royal. M. Aſtruc en remplit les fonctions avec zèle, avec aſſiduïté, avec applaudiſſement juſqu'à ſa mort. Il était conſulté & appelé de tous côtés: mais comme il était laborieux, & qu'il mettait à profit le peu de tems qui lui reſtait, il acheva bientôt ſon Traité *De morbis vener.* qui parut in-4°. en 1736 en un vol. & bientôt en deux vol. in-4°. en 1740.

M. Aſtruc vivait dans la Capitale au milieu des Membres de la Faculté; il deſirait d'être attaché à cette Compagnie ſavante, qui elle-même, par cette adoption, ne pouvait qu'augmenter ſes forces. Elle y conſentit; M. Aſtruc fut coopté en 1743. Cette manière d'entrer dans la Faculté de Paris eſt d'autant plus honorable qu'elle eſt rare; dans l'eſpace de cinq cens ans on ne compte guère que ſix ou ſept Médecins étrangers qui ayent joui de cette grâce, entre autres Anſelme, en 1492 ou 1493; Jean Chapelain (*Capellanus*), en Octobre 1509; Pierre de Gorris, Médecin de Poitiers, en 1511, au mois de Janvier; Jean Pidoux, vers 1587.

Avant que d'être Membre de la Faculté de Paris, M. Aſtruc avait travaillé pour ſa défenſe; le bon droit ſeul de ce Corps célèbre lui fit prendre la plume : mais depuis il s'y porta par le même motif, ſoutenu de l'attachement & de la reconnoiſſance. Son zèle, ſon ardeur, ſon exactitude pour tous les devoirs de ſa profeſſion, ne ſe ſont jamais démentis juſqu'à ſa mort; il finit ſa carrière le 5 de Mai 1766, âgé de 82 ans 2 mois 16 jours.

Voici la liſte des Ouvrages que ce Médecin a mis au jour.

Theſis Medica, de cauſâ fermentationis. Monſp. 1702. in-12.

Mémoires ſur les pétrifications de Boutonnet, petit village près de Montpellier. A Montp. 1708. in-8°.

Conjectures ſur le redreſſement des plantes inclinées à l'horizon. Mém. de l'Académie, 1708.

Diſſertatio phyſico-Anatomica, de motu muſculari. Monſp. 1718. in-12.

Traité de la digeſtion des animaux, pour montrer qu'elle ſe fait par le moyen d'un levain. A Paris, 1710. in-12.

Mémoire sur la cause de la digestion des alimens. A Montp. 1711. in-4°.

Traité de la cause de la digestion, où l'on réfute le nouveau systême de la trituration & du broyement, & où l'on prouve que les alimens sont digérés & convertis en chyle par une véritable fermentation. A Toulouse, 1714. in-8°.

Epistolæ, quibus respondetur epistolari dissertationi *Thom. Boeri* de causis concoctionis. Tolos. 1715. in-8°.

Diss. Chirurg. de fistulâ ani. Monsp. 1718. in-12. *Elle a paru à Londres en* 1738 *in-8°. traduite en Anglais.*

Diss. Med. de hydrophobiâ. Monsp. 1719. in-12.

Quest. Med. de naturali & præternaturali judicii exercitio. An judicii exercitium depravatum à cerebri mechanismo & quâ ratione pendeat? Monsp. 1720. in-4°.

Dissertation sur la peste de Provence. A Montp. 1722. in-12.

Thesis Med. de phantasiâ & imaginatione. Monsp. 1723. in-8°.

Dissertation sur la contagion de la peste, où l'on prouve que cette maladie est véritablement contagieuse, & où l'on répond aux difficultés que l'on oppose à ce sentiment. A Toulouse, 1725. in-8°.

Mémoires pour l'histoire naturelle de la Province de Languedoc, divisés en trois parties, ornés de figures & de cartes en taille-douce. A Paris, 1737. in-4°.

Cinq Lettres dans le procès des Médecins contre les Chirurgiens. A Paris 1737. in-4°. *Elles parurent d'abord séparément, ensuite elles ont été réimprimées & tirées avec ce titre :* Lettres de J. Astruc, Jean-Louis Petit & autres, sur les disputes qui se sont élevées entre les Médecins & Chirurgiens, avec leurs Réponses. A Paris, 1738. in-4°.

De morbis venereis libri novem, &c. edit. altera. Tom. I, II. Lutet. Paris. 1740. in-4°. *La première édition de cet Ouvrage, traduit en Français, excepté le vol. de Bibliographie, a paru en 1740, in-12. in-4°. 3 vol. & la dernière en 1755, in 12. 4 vol. par M. JAULT. Le même Ouvrage a été rendu en Anglais, par SAMUEL CHAPMANN, à Londres, 2 vol. in-12. 1755. En Allemand, par JEAN-GOTTLOB HEISE, en 1764. in-8°. A Francfort & Leipsic. La première édition faite par l'Auteur, en six Livres seulement, parut en 1736, in-4°. Il en a encore été fait une Latine à Venise en 1760, in-4°. vol. 2.*

Tractatus Pathologicus, Genevæ, 1743 & 1753. in-8°. Parisiis, 1766. in-12.

Tractatus Therapeuticus, Genevæ, 1743. in-8°.

Quæstio Medica, an ex Anatome subtiliori Ars Medica certior? Paris. 1743. in-4°.

Quest. Med. an sympathia partium à certâ nervorum positurâ in interno sensorio? Paris. 1743. in-4°.

Etat des contestations entre la Faculté de Médecine & la Communauté des Chirurgiens. A Paris, 1747. in-4°.

La nécessité de maintenir dans le Royaume les Ecoles de Chirurgie, qui y sont établies dans la Faculté de Médecine. A Paris, 1749. in-4°.

Quæst. Med. an morbo colicæ pictonum dicto venæ sectio in cubito? Paris. 1752. in-4°.

Conjectures sur les Mémoires originaux dont il paraît que Moïse s'est servi pour composer le Livre de la Genèse, avec des remarques qui appuient ou qui éclaircissent ces conjectures. A Bruxelles & à Paris, 1753. in-12.

Dissertation sur l'immatérialité & l'immortalité de l'âme. A Paris, 1755. in-4°.

Doutes sur l'inoculation de la petite vérole, proposés à la Faculté de Médecine de Paris. A Paris, 1756. in-12.

Quæst. Med. an saccharum alimentum? Paris. 1759. in-4°.

Traité des tumeurs & des ulcères, &c. vol. I, II, 1759. in-12. *Ce Traité a été traduit en Langue Allemande par* GEORG. LAIUS RUMPELT, *à Dresde & à Varsovie, 1761, in-8°.*

Traité des maladies des femmes, où l'on a tâché de joindre à une théorie solide la pratique la plus sûre & la mieux éprouvée; avec un Catalogue chronologique des Médecins qui ont écrit sur ces maladies. A

Paris, in-12. vol. 7. *Les quatre premières parties de cet Ouvrage parurent en 1761. La cinquième & la sixième en 1765, la septième en 1766 avec ce titre :* L'art d'accoucher réduit à ses principes, où l'on explique les pratiques les plus sûres & les plus utiles dans les différentes espèces d'accouchemens, avec l'histoire sommaire de l'art d'accoucher & une Lettre sur la conduite qu'Adam & Eve durent tenir à la naissance de leurs premiers enfans. *Ce Livre a été traduit en Langue Anglaise, à Londres, 1762, in-8°. En Langue Latine, à Venise, 1763, in-8°. En Langue Allemande, par* CHRISTIAN-FRÉDÉRIC OTTO, *à Dresde, in-8°.*

Lettre sur l'espèce de mal de gorge gangreneux qui a règné parmi les enfans l'année 1748. A Paris, in-4°.

Mémoires pour servir à l'Histoire de la Faculté de Montpellier, revus & publiés par M. Lorry, Docteur-Régent de la Faculté de Médecine de Paris. A Paris, 1767. in-4°.

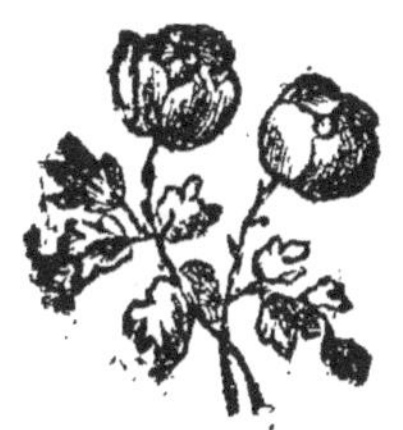

SUITE
DE
LA BIBLIOGRAPHIE
DE M. ASTRUC.

ADOLPHE, (Chriſtia. Mich.) Acta phyſico-medica Academiæ Cæſareæ naturæ curioſorum exhibentia ephemerides, ſive obſervationes, hiſtorias, & experimenta, à celeberrimis Germaniæ & exterarum regionum viris habita & communicata, ſingulari ſtudio collecta. Norimbergæ 1727, pag. 549, obſervatio CCXLII. *Vermes ordinariò luem veneream comitantur.*

1727. Nous allons traduire en entier cette courte obſervation.

Je me ſuis apperçu que ceux qui étaient attaqués du mal vénérien avaient en même-temps des vers dans le ventricule & dans les inteſtins, ce qui arrive ſans doute, parce que le ſang circule avec plus de lenteur, qu'il a perdu la plus grande partie de ſon baume, & qu'il eſt ſi corrompu qu'on pourrait le comparer à du vin éventé; il arrive de-là que la lymphe & la bile deviennent plus viſqueuſes, & toute l'habitude du corps tombe dans la cachexie; on voit même que dans les cachexies non véroliques, la putridité & la propagation vermineuſe ne ſont pas rares. N'eſt-il pas des Auteurs qui prétendent que le virus vénérien n'eſt qu'un aſſemblage de vers?

AGIRONY, *Botaniſte*, des bons effets d'un remède

remède végétal anti-vénérien, autorisé par Lettres-Patentes du Roi enregistrées au Parlement, portant privilége exclusif pour le distribuer, administrer dans tout le royaume; avec la manière d'user dudit remède, & de la conduite qu'il faut tenir en en faisant usage.

Si quid novisti rectius istis
Candidus imperti: si non, his utere mecum.

Si vous connoissez quelque chose de mieux, apprenez-le-moi, sinon suivez ma méthode.

Hor. Ep. VI. Liv. I.

à Paris, de l'Imprimerie de Quillau, rue du Fouare. *Avec Approbation & Privilége du Roi*, 1771. *in*-12 32 pages.

Il était réservé aux Agirony, aux Velnos, aux Nicole, &c. de donner un démenti formel à la Médecine, & de rendre au règne végétal la préférence que depuis long-temps l'expérience la plus soutenue a accordée au minéral. Mais ce qu'il y a de plus étonnant, c'est que les Médecins respectables qui donnent des certificats authentiques à ces Guérisseurs, continuent, pour leur compte, d'administrer le mercure. Puisqu'ils ont connoissance des plantes qui entrent dans la composition de ces remèdes secrets, & qu'ils sont convaincus de leurs heureux effets, (comme ils l'attestent), & de la préférence que les simples méritent sur le mercure; pourquoi continuent-ils de se servir d'une méthode qu'ils reconnaissent dangereuse (1)? Leur 1771.

(1) Il faut que ceux qui donnent des certificats à ces sortes de gens reconnaissent le mercure pour être un remède dangereux, puisqu'ils mettent le sceau de leur approbation aux imprimés de ces Charlatans, qui ne sont, à proprement parler, que des libelles contre le mercure.

E

probité, & les droits que l'humanité a sur leur cœur, ne leur reprochent-ils pas leur conduite? Mais laissons aux Casuistes le soin de lever cette difficulté, si c'en est une. Tout ce que nous pouvons dire de M. Agirony, c'est qu'il invite assez le Public à acheter son remède, & en cela, je trouve qu'il n'a pas tort. Cependant il est un peu cher. Il le vend trente sols l'once : une prise est de deux onces; il n'en faut pas moins que vingt pour un traitement; & si le mal est opiniâtre, il faut doubler & quelquefois tripler. Je crois qu'avec un pareil remède, bien des gens seraient ruinés, s'ils se mettaient trois ou quatre fois dans le cas d'en avoir besoin. Il rapporte des certificats, des Lettres-Patentes, une Annonce d'un Journaliste, le tout en faveur de son remède. Il ne fait pas même grâce du privilége de sa Feuille; car M. Agirony n'est pas homme à se mettre en campagne sans priviléges. Il a beaucoup voyagé en Italie, en Espagne, en France, &c. Par-tout il a fait des cures admirables; il a par-tout été fêté : mais je voudrais bien lui demander s'il l'a été à Avignon, à Marseille & autres lieux que je pourrais citer. Nous avons aussi passé dans les endroits qu'il a parcourus, & avec nous, le proverbe est en défaut. En finissant cette Dissertation, je voudrais prier M. Agirony de me résoudre une question. Que mériterait de la rigueur des loix un homme qui, non content d'en imposer par le mensonge le plus atroce, d'exposer la santé, &, qui plus est, la vie des Citoyens, par des remèdes mal administrés ou dangereux, chercherait encore à décrier, par les moyens les plus faux, une méthode universellement reconnue bonne & seule, & qui, par persuasion, empêcherait le Public d'y avoir recours dans son besoin; & lui ferait ainsi, par prévention, conserver une maladie dont sa postérité devrait encore être la victime? Nous ne parferons point des éditions à l'infini, que le sieur Agirony fait faire tous les jours de ses Feuilles, dont il inonde le Public, sur le Pont-Neuf & autres lieux.

*Lettre de M. le Chevalier de ***, à M. Agirony, au sujet de son remède végétal anti-vénérien*, 1771, 1771
in-12. 8 pages.

Le Chevalier qui est prétendu avoir écrit cette Lettre, est quelqu'un qui, fatigué de tous les remèdes mercuriels, & particulièrement des dragées de Keyser, a eu recours au remède de M. Agirony : mais, avant que d'en faire usage, il a voulu s'assurer si réellement il n'entrait point de mercure dans sa composition : à cet effet, il a prié son Médecin, Docteur de la Faculté de Paris, d'en faire l'analyse : celui-ci s'est reposé de cette commission sur MM. Darcet, Médecin de la Faculté ; Cadet, Apothicaire, & de l'Académie des Sciences ; & Brocot, aussi Apothicaire, qui chacun ont envoyé chercher chez M. Agirony deux onces de sirop, dont ils ont fait l'analyse, & qui ont signé n'y avoir trouvé aucune particule quelconque de mercure, ni de sublimé. Que doit-on conclure de ces trois analyses? Qu'il n'y a point de mercure ni de sublimé dans le remède de M. Agirony ? On aurait tort. On est trop au fait de ces *marottes* pour donner dans de tels pots au noir. Quelqu'un protége sourdement M. Agirony : ce quelqu'un connaît des Chimistes ; il les prie d'analyser son sirop ; il lui est facile de savoir par qui, à quelle heure ils en enverront chercher, & combien ils en prendront : il prévient le Charlatan qui n'a garde de donner du sirop qu'il distribue à ses malades ; on en fait l'analyse, & les Chimistes qui sont dans la bonne foi, attestent que le remède est exempt de mercure. Mais ils devraient dire, en donnant le sceau de leur approbation : nous n'avons trouvé aucunes particules de mercure dans tant d'onces de syrop, que nous avons soumises à l'analyse ; mais nous ne prétendons point en inférer, que tout celui que le sieur Agirony distribue en soit exempt.

Quand on veut faire une analyse authentique, & contre laquelle il n'y ait point à revenir, voici la manière dont on s'y prend. Le Guérisseur porte à l'Hôtel de Ville cinq bouteilles de sa liqueur ; ces fioles sont enfermées sous les yeux du Prévôt des Marchands, ou Maire & Echevins : on choisit quatre malades auxquels l'on fait administrer quatre bouteilles sous les yeux de quatre Médecins & de quatre Chirurgiens : on suit pour le traitement la route que prescrit l'Auteur qui est présent. Ces malades sont dans une salle quelconque de l'Hôtel de Ville, enfermés sous clef, avec un sentinelle à leur porte, pendant tout le traitement, afin que l'Auteur du remède ne puisse les voir sous aucun prétexte, hors la présence des Commissaires & des Magistrats. Pour lors, quand les malades sont guéris, on remet la cinquième bouteille qui est restée enfermée & intacte, à l'Académie des Sciences, pour en faire l'analyse. S'il ne s'y trouve point de mercure, la palme est justement méritée à l'Auteur, & on doit la lui décerner. S'il s'y trouve du mercure, au contraire, on le punit comme imposteur. Quand M. Agirony aura passé par cette épreuve, je croirai que son remède est réellement tout végétal : qu'il ne vienne point nous opposer la difficulté qui se rencontrerait à faire de telles preuves ; il n'y en a aucune. Les Magistrats qui gouvernent Paris, & toutes les Villes du Royaume, sont trop amis de l'humanité, pour ne pas se prêter à ce qui peut contriber au soulagement des malheureux, & à la santé des Citoyens. Je suis même sûr qu'ils feraient les frais de dépense pour le traitement des malades, si le succès répondait à leur intention, & que le remède fût réellement neuf.

Lettre de M. DARCET, Docteur Régent de la Faculté de Médecine de Paris, & Ancien Professeur de Pharmacie de la même Faculté, *au sujet du remède végétal Anti-Vénérien, du sieur Agirony, en date du 20 Avril 1772;* extraite du Mercure de France, du second volume du mois de Juillet 1772, page 195, où elle contient trois pages in-12. 1772.

M. Darcet, dans cette Lettre, proteste contre l'analyse & le certificat qu'il a donné au mois de Décembre 1771, au remède du sieur Agirony. Après avoir dit que c'était à la sollicitation réitérée d'un de ses Confrères qu'il avait fait cette analyse, voici comme il s'explique: » Il est clair que c'est » une intrigue pleine de dol & de supercherie. « Je proteste hautement contre mon certificat; » 1°. parce qu'ayant été donné uniquement pour » tranquilliser la tête d'un malade, & à la réquisi- » tion de son Médecin, il était fait pour mourir » dans le secret. 2°. Qu'il a été imprimé sans mon « aveu, contre ma volonté & à mon insçu. 3°. Que » par le fait, ce certificat ne signifie rien; parce que » rien ne peut constater que le sirop que j'ai » envoyé chercher chez Agirony, & dans lequel » je n'ai point trouvé de mercure, soit en effet » son véritable remède anti-vénérien. J'en suis » d'autant moins sûr, que c'était un piége qui » était tendu, & qu'il est plus que vraisemblable » qu'Agirony était à la tête de cette intrigue. » 4°. Et ceci est capital, que cette légère analyse » n'a été faite que sur deux onces de sirop: c'en » pouvait être assez pour tranquiliser la tête d'un » malade, mais non pour faire une analyse authen- » tique, ostensible, démontrée, & telle que je » sais bien qu'on doit la faire, quand on a pour » objet de lui attacher le sceau de la publicité, en » un mot de mettre un remède à l'abri de la

„ critique, & lui mériter la juste confiance du „ Public “.

AGUSTINI, (Antonius) *M. D.* Stranguria quæ venerea dicitur, mercurii aliquandò esse potest effectus. Observationes id probantes, editæ ab *Antonio Agustini*. Venetiis, *in*-8°. 1763. Typis Anton. Zatta; 64 pag.

1763. L'Auteur prétend que la strangurie qui suit la gonorrhée virulente, ne vient point des ulcères parsemés dans le canal de l'urètre, ou des carnosités, comme plusieurs le pensent; mais des particules mercurielles qui roulent avec les humeurs. Il apporte à l'appui de son opinion, celles de quelques Auteurs anciens, qui ont cru que le mercure pouvait produire cet effet, & plus même donner naissance à des ulcères dans le corps; ce que peut-être l'on doit rapporter, selon lui, à sa pesanteur spécifique, qui est à celle du sang, comme de 14 à 1. Il cite ensuite cinq observations qui tendent à favoriser son systême. A leur suite, l'Auteur en place d'autres qui regardent la maladie vénérienne; elles n'ont rien de neuf ni d'important; elles font voir que le levain vérolique peut long-temps rester assoupi; qu'il se communique par d'autres voies que celle de l'impureté; qu'il se guérit en excitant le ptyalisme avec des remèdes mercuriels, &c.

ALBERTI, (Christlieb. Lebeurecht.) Dissertatio
1758. inauguralis, *de istis mercurii partibus, quæ imprimis miasma venereum in corpore hærens destruere valent..., quam præside* CAR. FRID. KALTSCHMIED, pr. Med... subjiciet *Christ. Leber. Alberti*. Jenæ, *in*-4°. 1758.

☞ ALBERTI, (Elias) Liebemuhlensis Borussus. Publico examini exponet Dissertationem inauguralem medicam *de lue venereâ*..., præside divino Numine.... pro licentiâ... ad diem 23 Junii, A. C. 1702. Altdorffi. Literis Henrici Meyeri, Universf. Typogr. *in*-4°. 20 pag.

1702. Cette Dissertation est un Traité en petit de la

maladie vénérienne. L'Auteur, après avoir parlé de son origine, parcourt la nature du virus, comment il se communique, de quelle manière il se guérit, & les différens symptômes qui le caractérisent. Ses préparations se réduisent à celles que l'on connaît. Après avoir purgé avec des minoratifs, il fait prendre une décoction des bois, semblable à la tisanne de vinache; il procure ensuite, lorsque le cas l'exige, la salivation, pourvu que le malade soit en état de la supporter; car il la regarde comme pernicieuse en plusieurs occasions, telles que dans la respiration difficile, dans la pulmonie, l'atrophie générale, &c. Il fait ainsi son onguent : *mercure bien purifié, deux onces; soufre vif, un gros & demi;* blanc-rhasis & axunge de porc, de chaque deux onces; huile de lauréole, trois gros; thérébentine, deux gros; thériaque d'Andromaque, deux gros & demi; deux jaunes d'œufs. Et on emploie à chaque fois deux gros de cet onguent, ou plutôt de ce salmi incompréhensible.

ALBERTI, (Mich.). Voyez SCHRIMPFF.

ALIBOUR, (*d'*) *Chirurgien-Major de la Gendarmerie, & Chirurgien en chef des Armées de Louis XIV.* Avis important au Public, touchant plusieurs remèdes particuliers. *Extrait du Mercure de France, du second volume du mois d'Avril 1760, page 187, contient 5 pag. in-12.* 1760.

M. Jaussin, dont M. d'Alibour était le grand père maternel, annonce les remèdes secrets de celui-ci, dont les recettes & la possession lui ont passé, à ce qu'il dit. Il en a de six sortes, & nous n'en faisons mention ici, que parce qu'il en a un pour les gonorrhées virulentes. M. Jaussin s'annonce avec un air séduisant & neuf pour le métier qu'il fait. Nous allons rapporter son prologue, & quelque Charlatan sera bien aise un jour de le trouver ici & de s'en parer. » On respecte » trop le Public, pour lui parler de ces remèdes,

» avec l'étalage ridicule & trompeur de lettres, de » certificats, & d'atteſtations mendiées ou achetées, qui n'ont d'autre objet que de vanter, » ſans connaiſſance de cauſe, & par des vues » ſordides d'intérêt, des médicamens fort ſouvent » incertains, mal combinés & conſéquemment » très-dangereux, auxquels néanmoins on attri» bue des vertus miraculeuſes qu'ils n'ont point. » On n'aura pas non plus l'impudence d'avancer » que ces mêmes compoſitions ſont capables de » guérir indiſtinctement toutes les maladies qui » affligent l'humanité. Ces baſſes démarches, ces » diſcours téméraires, abuſifs, pleins de contradic» tions & d'abſurdités, conviennent à des menteurs, » à des ignorans, à des fourbes; en un mot aux » Charlatans, qui inondent de jour en jour cette » Capitale, &c. &c. &c. «

ALLAMAND, (Fredericus) *Medicinæ doctor, Holmienſis*, nova acta nat. curios. Tom. IV. Norimbergæ 1770, in-4° Obſ. 23. p. 87. *Hiſtoria luis Indicæ.*

M. A. ne dit ſur cette maladie rien de plus
1770. neuf, que ce que l'on verra en différens endroits
de cet Ouvrage. Il met le mercure; l'æthiops minéral, pris dans une décoction de racine d'eſquine, de ſalsepareille & de gayac; le ſublimé corroſif; au nombre des remèdes propres à combattre l'épian. Enfin quoique l'épian diffère de la maladie connue ſous le nom de vérole, il lui paraît avoir beaucoup d'affinité avec elle, & lui devoir même ſon origine.

ALLEAUME, (Jacob. Lud.) *Pariſinus, ſaluberrimæ Facultatis Medicinæ Pariſienſis Baccalaureus.* Queſtio medica, quodlibetariis diſputationibus manè diſcutienda, in ſcholis medicorum, die mercurii, decimo-nono menſis Novembris 1749. M. CAROLO DIONIS, Doctore Medico, præſide. *in*-4°. 4 pag. *An incerta luis venereæ curatio, abſente medico?*

M. Alleaume, après avoir exposé succinctement les qualités que doit avoir un Médecin, conclut que la guérison de la vérole est toujours douteuse, en l'absence du Médecin. Le Chirurgien est bien utile en certains cas, mais il ne peut diriger les effets du mercure & des autres remèdes, qui agissent à l'intérieur, pour combattre le virus, quoiqu'il semble souvent qu'ils ne soient que de simples topiques, les frictions sont de ce nombre, & ne sont un remède extérieur qu'en apparence. Tout irait mieux sans doute, si cette Dissertation avoit force de loi. 1749.

ALLEN, (Henricus) Dissertatio *de fluoris albi charactere & notis quibus cum gonorrhœâ convenit, vel differt & utriusque curatione.* Lugd. Bat. *in*-4°. 1751. 1751.

ALLIÈS, *Expert Lithotomiste reçu à S. Côme.* Lettre sur quelques cures, *extraite du Mercure de France, du mois d'Avril* 1750, *page* 219, *contient trois pages* in-12.

Cette Lettre est censée écrite par quelqu'un qui pour déterminer un de ses amis à se mettre entre les mains de M. Alliès, lui rapporte quelques cures faites par ce Chirurgien. 1750.

Traité des Maladies de l'urètre, contenant l'origine, les progrès, la guérison radicale des carnosités, callosités, rétentions d'urine, & la composition des bougies de toutes espèces. A Paris, chez Guillaume Desprez, Imprimeur ordinaire du Roi, rue Saint Jacques, à S. Prosper & aux trois Vertus, 1755; *avec Approbation & Privilége du Roi; in*-12. 150 pages.

Quoique l'Auteur ne dise rien de neuf dans cet Ouvrage, on ne peut nier cependant qu'il ne doive être utile aux gens de l'Art. M. Alliès mérite d'autant plus l'estime générale, qu'il ne se ressent point de la contagion du siècle, je veux dire de la charlatanerie. Il dit sans déguisement ce qui 1755.

entre dans la composition de ses bougies, & la manière dont il les fait. Un remède connu, il est vrai, semble perdre de son efficacité aux yeux du vulgaire : mais l'homme raisonnable, sans être de l'Art, sait qu'un remède secret n'est le plus souvent qu'une préparation connue peut-être depuis bien des siècles, & dont la plupart des dispensaires font mention. Le voile du mystère en fait tout le séduisant & donne seul la vogue à celui qui le débite. M. Alliès donne son adresse dans son Livre, mais c'est sans chercher de détours, & sans prendre ces tournures de lettres, ces essais polémiques où on la glisse adroitement, pensant que le Public y doit prendre le change. M. Alliès est un homme dont les travaux & ceux de son père sont connus; il ne subtilise pas la confiance du Public, par les éloges pompeux dont les Charlatans ont coutume de se régaler dans leurs Ouvrages. Le Traité dont nous parlons n'est point muni de certificats imposans ; on y lit des observations judicieuses qui n'ont rien que de simple, & qui respirent la vérité & la saine pratique. L'Auteur rapporte les sentimens des Anciens & des Modernes, sur le siége & l'espèce des gonorrhées ; il n'a point de sentimens à lui ; il s'attache à ceux des grands Maîtres, & à ceux qui lui paraissent avoir le mieux pensé. Il préfère la cure de son malade, à ces sophismes qui n'ont pour eux que des phrases illusoires : aussi la lecture de cette brochure sera-t-elle utile en tous temps à ceux qui s'appliquent à cette partie de l'art de guérir. Et ces gens à secrets qui n'ont pour persuader que des mots arrangés avec art, & des certificats, n'ont que l'accueil que procure la nouveauté, & tombent ensuite dans le dernier mépris. Je rapporterai d'après M. Alliès, la manière de faire les bougies „Pour faire des *bou-* „ *gies creuses*, on se sert d'une espèce de sonde plus

» ou moins grosse, suivant la proportion qu'on doit » garder à l'égard du canal de l'urètre. Cette sonde » sert de moule au calibre de la bougie. On choisit » un fil de laiton très-fin (1), dont on couvre la » sonde ou le moule, qui doit être plus menu par » l'une de ses extrémités. On tourne ce fil de laiton » autour de ce moule, en commençant par l'extré- » mité mince; on continue ainsi jusqu'à l'autre ex- » trémité, qu'on termine par un petit anneau: on » roule ensuite par dessus une languette de toile fine » coupée un peu de biais, large d'un pouce plus ou » moins, suivant la grosseur de la toile, & celle de » la bougie qu'on veut former. Cette toile doit être » trempée dans la composition ordinaire pour former » les bougies. On roule proprement cette toile ainsi » préparée autour du moule; on retire ensuite la » sonde; le fil de laiton reste avec la bougie, qui » forme un canal pour le passage des urines. *Manière* » *de faire les bougies pleines*. On laisse un peu refroi- » dir la matière avec laquelle on doit les composer, » on y trempe un morceau de toile de coton ou » d'autre toile, de la longueur d'environ neuf pou- » ces. Il faut qu'elle soit coupée à droit fil, pour » qu'elle soit moins cassante. A l'égard de la largeur, » elle peut-être plus ou moins, suivant l'étendue du » vaisseau où est la matière fondue, ou la largeur » de la toile. Toutes sortes de toiles peuvent servir, » pourvu qu'elles soient fines & de résistance conve- » ble. On tient le morceau de toile par les deux » coins d'une de ses extrémités, avec les deux pou- » ces & les doigts indices. Pendant qu'on trempe la » toile dans la composition, une autre personne » tenant une spatule de bois de chaque main, les » passe d'un côté & d'un autre de la toile. Lorsqu'on

(1) Ou, encore mieux, un fil de fer qui sert à faire les carcasses qui soutiennent les coëffures des femmes.

» la retire en commençant près de l'extrémité où » on la tient, on la relève, afin qu'elle passe également entre les deux spatules, pour être également » chargée. On peut ensuite tremper l'extrémité de » la toile qui n'a pas été trempée également, afin » d'achever de la garnir ; on étend ensuite cette » toile sur une table pour la laisser refroidir. On » remet réchauffer la matière quand on veut en » charger un autre morceau de toile. Si la toile avait » pris plus de composition dans un endroit que dans » un autre, on la rendrait égale avec une lame de » couteau, en la ratissant légérement, après l'avoir » coupée en languettes pour former chaque bougie. » Les languettes doivent être coupées obliquement, » afin de laisser à la bougie une extrémité plus » mince que l'autre (1). A l'égard de la largeur des » languettes, elle doit être d'environ un pouce au » moins, suivant la grosseur qu'on veut donner à la » bougie. On roule cette languette avec le pouce » & l'*index*, par un des côtés en forme d'ourlet » long, successivement jusqu'à l'autre côté. On » affermit ensuite cette bougie, en la roulant sur » une table polie, soit de bois, soit de marbre, » avec les deux paumes des mains, ou avec un mor- » ceau de bois ou de marbre bien poli, & de la » longueur d'un pied, large de six pouces, & garni » d'une poignée pour le tenir «. On doit consulter l'Auteur pour la composition des bougies simples ou dilatantes; des bougies composées, savoir les

(1) M. Arnaud prétend, & je suis assez de son avis, que les bougies pleines ne doivent point être faites en cône, mais bien d'une égale grosseur par haut & par bas, ayant seulement soin de faire une petite pointe par le bout, pour faciliter l'introduction, parce qu'une bougie effilée ne touche point immédiatement au mal : mais reste oisive au milieu du canal de l'urètre, & par conséquent devient inutile, surtout si les ulcères sont à la fossette naviculaire.

ſuppuratives, les incarnatives, les deſſicatives & les fondantes : car il prétend qu'on ne peut guérir toutes les maladies de l'urètre indiſtinctement avec une même eſpèce de bougies.

ALVAREZ. Lettre à M. DE LA FAYE, *de l'Académie Royale de Chirurgie.* Extraite de la Gazette de Médecine, in-8°. N°. 33. du Samedi 23 Octobre 1762.

Cette Lettre de M. Alvarez eſt pour revendiquer ſur M. de Van-Swieten, en faveur de M. de Sanchez, l'honneur d'avoir renouvelé dans nos climats l'uſage du ſublimé corroſif, pour la cure des maladies vénériennes : M. de Sanchez, dit M. A., a communiqué l'idée de ce remède au Baron Van-Swieten, en lui écrivant de Petersbourg à Leyde, en 1742, 1743 & 1744. C'eſt à ſon inſtigation que le ſieur SHREIBER a employé ce remède dans l'Hôpital de Petersbourg. Lui-même, (M. de Sanchez) tenait cette méthode d'un Chirurgien revenant de Sibérie à Petersbourg; M. de Van-Swieten a reconnu dans une Lettre qu'il a écrite au Docteur Sanchez, qu'il lui devait l'idée de ce remède. Voici les paroles de feu le Médecin de l'Impératrice-Reine : *Il faut toujours attendre à voir les ſuites de tous les nouveaux remèdes; car ils tombent quelquefois. Pour votre ſublimé, je vous en réitère mes remerciemens. Je m'en ſuis ſervi utilement : à Leyde,* 28 *Avril* 1747, totus tuus. *Signé Van-Swieten.* M. A. rapporte que les Japonois font fréquemment uſage du mercure ſublimé dans une certaine liqueur fort eſtimée; *(much in vogue)* pour guérir les ulcères, les cancers & toutes les maladies de la peau, il a lu ce paſſage dans un Livre Anglois intitulé : *The modern part of an univerſal hiſtory*, vol. 9. page 10. On voit par-là, que ce n'eſt pas ſeulement en Sibérie que l'on a fait uſage de ce ſel mercuriel.... On remarquera que M. A. dit au commencement de ſa

1762.

Lettre, que les Moscovites font usage du sublimé corrosif, sans aucun véhicule, ou dans de la bouillie aigre, ou dans de la soupe faite avec du gruau d'avoine.

Lettre de M. Sanchez à M. Gobets. Extraite des Observations qui sont à la suite de l'Histoire du Sublimé, par M. le Begue de Presle, n°. 45. page 227.

M. de S. remercie M. Gobets de lui avoir procuré le n°. de la Gazette de Médecine, où la Lettre de M. Alvarez est insérée. Il se plaint de ce que ce Médecin a rendu public ce qu'il lui avait dit en particulier. Il lui reproche plusieurs erreurs dans sa Lettre; celle qu'il cite écrite par M. de Van-Swieten, n'est point datée de Leyde, mais de Vienne. M. de S. ajoute qu'il est vrai que ni le premier Médecin de l'Impératrice-Reine, ni lui, ne sont point les premiers qui ayent employé à l'intérieur le sublimé corrosif, puisque le grand Boerrhave, a dit dans le second volume de sa Chimie, pro. 198. *Gramen unum aquæ unciâ dilutum dat remedium cosmeticum...... Si drachma talis mixturæ syrupo violaceo mitificata potatur bis terve in die, mira præstat in multis morbis incurabilibus; sed prudenter à prudente medico; abstine, si methodum nescis....* Au surplus, ajoute M. de S. M. Van-Swieten n'a pas besoin, pour soutenir sa grande réputation, due si légitimement à son grand savoir & à sa grande pratique, d'être l'inventeur de ce remède. Ce qu'il dira sans doute dans son cinquième volume des Commentaires sur les aphorismes de son Maître, de l'usage & de la manière d'administrer le sublimé corrosif, lui sera plus glorieux, & sera plus nécessaire au bien public, que la petite gloire d'avoir mis le premier en usage ce sel mercuriel.

ANDRÉ, *Maître en Chirurgie: Chirurgien de la Charité de la Paroisse de Versailles, & ancien*

Chirurgien de la Maiſon Royale de S. Cyr. Diſſertation ſur les maladies de l'urètre qui ont beſoin de bougies ; à Paris, chez Pecquet Libraire, rue de la Huchette, au Nom de Jéſus ; & à Verſailles, chez M. André, rue de l'Orangerie ; 1751. *Avec Approbation & Privilége du Roi. in-12. 226* pages.

M. André, dans cet Ouvrage, rebat tous les lieux communs dont ſes Prédéceſſeurs ſe ſont ſervi. L'ordre même n'eſt pas ſa paſſion prédominante : il tâche, pourtant au milieu de l'obſcurité, de faire valoir ſes bougies autant qu'il peut, car il condamne ſans appel les méthodes de ſes devanciers, de ſes contemporains, &, qui plus eſt, de ſes ſucceſſeurs ; les ſiennes ſont les ſeules *bonnes par excellence.* Selon lui, ceux qui ſe ſervent de bougies de différentes qualités, ſelon la diverſité des cas, ne ſont que des mal-aviſés & des ignorans. Il a trouvé le ſecret de rendre les ſiennes à la fois digeſtives, ſuppuratives, mondificatives, déterſives & deſſicatives ; elles conviennent à toutes perſonnes : car c'eſt en quoi conſiſte la *ſingularité*, la bonté & la vertu de ſes bougies. (De ces trois qualités, un mauvais plaiſant pourrait ne convenir que de la première). Enfin, il a eu une gratification du Roi, il a guéri des malades, à ce qu'il prétend, il entreprendra tous ceux qui ſe préſenteront ; ſon ſecret n'eſt ſu de perſonne : donc il eſt bon, donc il eſt excellent, donc il eſt meilleur que tous les autres. Il donne une chaſſe vigoureuſe à M. Cantwel, Médecin ; c'eſt un ignorant qui veut ſe mêler de compoſer des bougies, ſans ſe douter ſeulement de la manière de les faire. Ce Médecin appelle de la bonté de ſon droit à la Faculté : mais M. A. appelle de la bonté du ſien à ſes Confrères. Qui ſauront le mieux des Médecins ou des Chirurgiens la compoſition des bougies ? Ces derniers à tous égards ne doivent-ils pas l'emporter ? Enfin il certifie à M. Cantwel, qu'il eſt inconnu dans la Médecine pour la guéri-

1751.

ſon des maladies de Chirurgie. Voilà comme raiſonne d'un bout à l'autre le pauvre M. André. Il croit bonnement qu'un Médecin ne ſait pas plus panſer une plaie, que lui & ſes pareils ordonner une médecine. Il ignore que le Médecin embraſſe l'univerſalité de l'Art; il ignore que les Pharmacopées ſont faites par les Médecins; il ignore en un mot, qu'un Médecin doit & a le droit de faire voir toutes les opérations de haute Chirurgie, & qu'un Chirurgien n'a pas le droit, & ſouvent ne ſait pas adminiſtrer une purgation; qu'il va, en l'ordonnant, ſur les briſées du Médecin, & que le malade, le plus ſouvent, eſt ſeul la dupe de ces excurſions.

Lettre de M. André, &c. touchant les maladies de l'urètre; à M. Hoin, Maître ès Arts & en Chirurgie à Dijon, Penſionnaire dans la claſſe de la Médecine à l'Académie des Sciences & des Belles-Lettres de Dijon. Extraite du Mercure de France, du mois d'Août 1752, page 203; contient trois pages in-12.

1752. M. André remercie M. Hoin, de l'accueil favorable qu'il a fait à ſa Diſſertation ſur les maladies de l'urètre, & il dit que ſon ſuffrage le dédommage de tout ce que ſes Adverſaires en ont pu dire.

Nous avons entre les mains une Lettre de M. André, qui acompagnait un envoi de bougies fait à un Chirurgien d'Hôpital de province, par ordre du Miniſtre; elle eſt de huit pages *in*-8°. à Verſailles, ce .... Avril 1759; elle ne renferme rien d'intéreſſant: mais puiſqu'elle eſt imprimée, nous avons cru devoir en faire mention. On lit auſſi dans le Mercure de France du mois de Décembre 1758, page 166, un extrait d'une Lettre écrite par M. de Cremille, à MM. les Intendans, en leur envoyant des bougies anti-vénériennes, compoſées par le ſieur André.

Lettre de M. André, &c. à M. Fiſte, ancien Chirurgien

Chirurgien-Major de la Marine, & pensionné du Roi; au sujet de sa Lettre à M. Courpier, Médecin à Londres, insérée dans le Mercure de France du mois de Janvier 1753. Extraite du même Ouvrage, du premier volume du mois de Juin 1753, page 211, contient trois pages in-12.

M. André est scandalisé de ce que M. Fiste a dit dans sa Lettre qu'il n'y avait que les bougies de M. Daran qui fussent précieuses à l'humanité. Quel compte tient-il donc des siennes, qu'il a eu tant de peine à faire connaître, par ses écrits, à différentes reprises? 1753.

Observations pratiques sur les Maladies de l'urètre, & sur plusieurs faits convulsifs, & la guérison de plusieurs maladies chirurgicales, avec la décomposition d'un remède propre à réprimer la dissolution gangreneuse & cancéreuse, & à la réparer; avec des principes qui pourront servir à employer les différens caustiques. A Paris, chez de Laguette, &c. 1756. *Avec approbation & privilége du Roi, in*-8°. 455 pages.

Ce Livre annoncé dans la Dissertation de M. A. 1756.
sur les maladies de l'urètre, n'est rempli que d'observations qui, pour la plupart, sont suivies de réflexions sur la pratique. Nous jugeons que de tous ses Ouvrages, celui-ci peut-être le plus utile; au moins un Chirurgien y puisera quelques leçons de conduite. La moitié du Livre est remplie d'observations sur plusieurs maladies chirurgicales étrangères à ses bougies, &c, s'il a été aussi heureux qu'il le prétend, ces cures doivent lui faire le plus grand honneur; particulièrement celle du tic, qui est occasionné par le mouvement spasmodique de certains nerfs, pour lequel l'Art a bien peu de ressources.

Manière de faire usage des Bougies ou des Sondes anti-vénériennes, médicamenteuses & chirurgicales, propres à guérir toutes les espèces de rétentions d'urine, maladies de l'urètre & de la vessie. à Paris, de l'Imprimerie Royale, 1758, *in*-8°. 46 pages.

1758. Cette Brochure ne contient que la manière de se préparer à l'usage des bougies de M. André, & celle de s'en servir ; le tout est terminé par quelques observations qui tendent à prouver que dans les maladies vénériennes, sans les bougies, point de salut, & sur-tout sans les bougies de M. André qui sont les seules bonnes, salutaires & efficaces.

Il nous est tombé entre les mains une autre Brochure de M. A. portant le même titre que celle-ci, avec cette augmentation : *avec quelques observations raisonnées, qui prouvent la nécessité de leur usage, & une idée de la nature du mal vénérien, & des effets des remèdes* ; *in*-12 de 42 pages : mais elle est la même que celle dont nous venons de faire mention.

Lettre en forme d'Avis à M. de la Place, Auteur du Mercure de France, par M. André, &c. extraite de ce Journal pour le mois de Septembre 1764, page 180, contient cinq pages in-12.

1764. M. Dibon, comme on peut le voir, avait proposé un défi en 1764, dans son *Mémoire concernant différens remèdes*, &c. à M. Keyser ; il n'y était pas dit un mot de M. André, & celui-ci fâché de ce qu'on ne l'avait point appelé au concours, écrivit cette Lettre pour y demander place & rang, comme étant aussi privilégié & pensionné du Roi. On sait que toutes ces Lettres & tous ces défis ne tendaient qu'à barbouiller du papier, & à afficher son nom & sa demeure : M. André ne voulait point être en retard. Mais il nous permettra d'admirer ici son caractère : il était, je crois, le seul de tous les vendeurs de Mithridate que M. Dibon eût épargné, & il l'attaqua pour qu'une autre fois il ne fut point oublié. On peut dire que sa fureur est qu'on parle de lui, dût-on en parler mal.

Nouvelles Observations de M. André, Maître en Chirurgie, Chirurgien de la Charité de la Paroisse Royale de S. Louis à Versailles, ancien Chirurgien de la Maison Royale de S. Cyr; chargé de la part du Ministre, de la fourniture des Bougies chirurgicales pour les Hôpitaux Militaires de terre & de mer, sur les maladies de l'urètre & de la vessie, causes des rétentions d'urine; où l'Auteur démontre contre les assertions de M. le Cat, Chirurgien-Major du grand Hôpital de Rouen, & de ses partisans, le vrai déguisement des maladies secrettes, & l'impossibilité de les guérir, sans l'usage de ses bougies & de sa méthode. A Amsterdam, & se vend à Paris, chez P. Fr. Guessier, au bas de la rue de la Harpe, à la Liberté, 1766 *in*-12. 29 pages.

Quel *Sacrogorgon!* Je n'ai jamais vu en Littérature de bravache plus insigne. Il attaque M. le Cat, & pourquoi? Parce qu'il s'est déclaré en faveur des dragées anti-vénériennes. On sait que lui, (M. A.,) s'est récrié contre leur insuffisance: donc personne n'en doit prendre le parti, & qu'il est autorisé & de reste, à poursuivre tous ceux qui en ont parlé & en parleront en bien. Partant de-là nous le voyons par les champs, la dague au poing, le casque en tête, marcher contre tous ceux qui favorisent non-seulement les dragées, mais encore toute autre manière de guérir. Cependant il est prêt à se radoucir, & il entrera en composition si l'on veut marier les dragées avec ses bougies, (ce sont ses termes p. 6. lig. 2.) car les dernières leur donneront la vertu anti-vénérienne. Or sus, sans attendre davantage, pour savoir s'il plaît à M. Keyser de conclure cette alliance ou non, il continue de battre l'estrade. *Puissent*, dit-il, *les yeux des personnes en place se dessiller! Les systêmes seront appréciés, le mien ne manquera pas d'être couronné*. 1766.

& l'on ne pourra se dispenser d'adopter publiquement & universellement ma méthode & mes moyens.... mais aujourd'hui que j'offre des moyens efficaces, & dont la sûreté est prouvée, est-il permis de rester dans l'inaction? Pourroit-on sans crime ne pas les mettre en œuvre? Toute la société n'a-t-elle pas le droit de réclamer en leur faveur? Les sujets ne peuvent-ils pas porter leurs cris jusqu'au pied du Trône, & demander qu'il soit ordonné qu'on leur administre, &c..... *Je parle de la cause du cancer, & du fondant du cancer. Ce n'est plus un problême: l'origine du cancer d'acquisition & même d'hérédité, doit être attribuée à la vieillesse & aux progrès du vice vénérien. Le mercure bien administré, uni à mon remède, est le véritable fondant du cancer, pourvu qu'on n'ait pas laissé faire au mal un trop grand progrès avant que de l'attaquer: le dénouement est simple; je l'annonce avec satisfaction; il ne peut que me faire honneur.* Mais laissons voyager cet intrépide chevalier: sa course est trop rapide, & nous ne pouvons le suivre que de très-loin; il nous suffit de dire que par-tout il est tel qu'on le voit ici, & que pour jouir de ses exploits, il faut en être soi-même le témoin.

ANEL, *Chirurgien-Major du Régiment de Cuirassiers* du Comte de Gronsfelt, *Voy.* Helvetius.

ANGELUS (Daniel), *Illustris. Comitis Odoardi de Pepolis, Castilionis, Baragaciæ, Sparvi, &c. Comitis & Senatoris Bononiensis medicus.* Miscellanea curiosa sive ephemeridum medico-physicarum Germanicarum Academiæ, natur. curiosor. annus octavus anni 1677. Vratislaviæ & Bregæ, 1678. Observat. 78. page 125. *De bubonibus venereis inunctione retropulsis.*

1678. Le Militaire qui fait le sujet de cette observation, fit rentrer deux bubons qu'il avait aux aînes, en se frotant la partie affectée avec de l'huile d'olive & de nénuphar, &c. Le mal ne tarda pas à reparaître avec des symptômes plus sérieux, plus cruels & plus rapides. Un homme peu habile dans son métier fit prendre au malade une certaine décoction hydrotique, ou sudorifique, mais sans aucun succès, au contraire; car ce remède n'ayant procuré aucune excrétion ni par les sueurs, ni par les urines, il tomba dans une atrophie générale. Ce fut dans cet état que M. Angelus en prit soin. Il avait une tumeur œdémateuse au scrotum, grosse comme la tête d'un enfant, que ce Médecin ouvrit de la même manière qu'une hernie aqueuse, avant que d'avoir recours aux remèdes généraux; ensuite il mit son malade à l'usage des hydragogues légers; entre autres, il lui donna le vin d'absinthe chalibé, & le malade revint bientôt en parfaite santé.

ANONYME Français, *Le Spectre*, apparition première; prix 30 sols; à Cologne, chez Pierre Marteau, à la nouvelle Alliance, 1743, *in*-8°. 64 pages.

Il n'est pas possible de lire quelque chose de plus plat, de plus absurde, de plus mauvais & de plus mal écrit, que cette espèce de conte. C'est un Chirurgien ennemi de M. Astruc & de tous les Médecins, qui a fait cette diatribe. Pour récréer davantage son Lecteur, il a pris la forme romancière, & il a lardé sa fable de pensées métaphysiques, physiologiques, & de comparaisons; l'on peut dire enfin que c'est une vraie rapsodie, sans commencement & sans fin. Nous allons cependant en régaler nos Lecteurs; car ils croiraient que la prévention guide notre plume. C'est l'ombre d'un ami nouvellement mort, qui apparaît à son ami, pour le dissuader de la confiance qu'il pourrait avoir dans les Médecins. Il combat les préjugés de son ami, qui ne croit point à une autre existence après la mort, & voici comme il s'explique: » La » matière toute seule resterait immobile sans le 1743.

„secours d'un agent qui la fait mouvoir ; & pourquoi „ ne veux-tu pas que cette ame infiniment plus noble, „ne puisse ébranler les atomes qui l'environnent pour „ t'entretenir “. Il lui apprend les causes & l'auteur de sa mort, & il remonte jusqu'à l'origine de ses derniers maux. Il les doit à la connoissance d'une femme nommée Madame de R.... qui, sans le connaître, lui écrivit familièrement un petit billet d'invitation, pour venir répondre à l'amour qu'elle avait conçu pour lui : de Spée, (c'est le nom du mort) est trop homme du monde pour manquer à une bonne fortune ; il se rend chez la Dame, rue d'Enfer : les premiers momens de l'entrevue sont consacrés à se donner mutuellement des preuves d'une tendresse physique : quand on est las des ébats amoureux, on conte des histoires ; (c'est le grand refuge des mauvais Romanciers). La Dame commence : elle était veuve de deux Officiers, l'un son mari, l'autre son amant ; le canon avait enlevé l'un & l'autre : & il ne lui restait pour toute consolation que trente-mille livres de rente que lui avaient laissées ses pères; l'un dont elle portait le nom, l'autre dont réellement elle était fille, & qui était le Commis du premier; accord fait à l'amiable entre sa mère, son époux & ce Commis. Ces trois personnages n'étaient plus, grâce aux Médecins. Cette Histoire mal-honnête & embrouillée une fois finie, l'ombre, en forme de réflexions, fait une sortie sur M. Astruc & sur tous les Médecins : il établit gauchement la préséance que doit avoir la Chirurgie sur la Médecine, il préconise son utilité : selon lui, qui est Chirurgien est Médecin, & qui est Médecin seulement, n'est rien : & voici comment il le prouve ». Crois-tu que la „P***, pour se charger du titre respectable de „ Médecin, ait été dans la contrainte de prolonger „ ses veilles studieuses ? Il lui a suffi de rentrer en

» lui-même, & le produit de cette pensée : je suis » Chirurgien, lui a justement fait décider je suis » Médecin ; & dès-lors la sagesse qui guide les » Rois, par un aveu public, a confirmé cette déno- » mination. La chrysalide pour changer sa forme ne » fait point d'emprunt; elle est papillon sous l'enve- » loppe de la chenille, comme elle se perpétue che- » nille sous celle de papillon«. Quelle riche compa- raison ! Après avoir ainsi assuré la prééminence aux Chirurgiens, l'Auteur Anonyme parle des grands personnages qui ont illustré cet Art par leurs utiles découvertes; il cite les noms des Dibon, des Arnoult, des Sigogne, &c. Peut-on, dit-il, douter d'après les certificats dont ils sont munis, de l'efficacité de leurs remèdes ? Il fait ensuite une sale plaisanterie sur le compte de M. Astruc, qui s'était trouvé à dîner avec Sigogne chez l'Evêque de Verdun ; & après ces épisodes légers, il reprend le fil de son Roman. Madame de R..... fait connoissance avec d'autres élégans, qu'elle traite avec la même bonté que le Chevalier de Spée, dont elle cultive toujours les services; & par reconnoissance, elle lui communique un jour les aspérités de Vénus : il s'agit d'y apporter le remède ; la Dame court chez M. Petit, Chirurgien : le Chevalier se réfugie chez M. Astruc ; la première guérit ; l'infortuné de Spée périt, à la cinquième friction, d'une dyssenterie cruelle. Voici comment le Revenant explique, par la bouche de l'Anonyne, la cause de sa mort : » Le mercure éteint dans le miel & fourni trop » abondamment, en fondant les globules de mon » sang, força le diamètre de ses vaisseaux & » augmenta son volume. La rejection se fit dans les » capillaires véneux & lymphatiques, & ce fluide » roulant à travers les interstices des parties, se fit » une issue dans les intestins, dont l'écoulement » diminuant la force de la systole & de la diastole,

» dégagea mon ame des liens qui la resserraient, & » dont elle se délivra heureusement, par la cessation » du mouvement que mon sang trop diminué ne » put fournir au cœur «. Ici finit la première apparition : l'aurore paraît, l'ombre fuit. Je ne sais si ce Savant Anonyme a continué ses ingénieuses fictions : nous ne connaissons que celle-ci ; & elle est plus que suffisante pour nous faire juger de l'esprit & du cœur de son Auteur.

Anonyme Allemand, *Neue anweisung zu der gründlichen erkenntniss und glücklichen curirung derer innerlichen menschlichen kranckheiten. Leipz.* 1744. C'est-à-dire, *Nouvelle Introduction à la connoissance fondamentale, & à la méthode heureuse de guérir les maladies internes de l'homme.* A Leipsic, 1744.

1744. L'Anonyme parle dans cet Ouvrage de la maladie vénérienne. Nous ne savons en quel endroit, ne le connaissant pas.

Anonyme Anglais, Histoire d'une maladie que les Africains appellent le *Yaw*, avec la vraie manière de la traiter : par M.... *Article* 77. *page* 419. *du sixième vol. de la Traduction Française des Essais & Observations de Médecine de la Société d'Edimbourg.* Paris 1747, *in*-12. contient 23 pages.

1747. Nous avons rendu compte de cette Observation au mot Boissier de Sauvages. On la trouve aussi toute entière dans le grand Dictionnaire de Médecine de *James*, au mot Yaws.

Anonyme Anglais, A Dissertation on the origin of the venereal diseases ; proving that it was not brought from America. London, 1751. *C'est-à-dire*, Dissertation sur l'origine du mal vénérien : pour prouver qu'il n'a point été apporté d'Amérique. A Londres.

1751. Nous ne connaissons point cet Ouvrage : mais il

y a apparence qu'il est traduit du Français de M. DE SANCHEZ.

ANONYME ITALIEN. Appendice al trattato dell' uso del mercurio; sempre temerario in medicinâ, in giustificatione di Lorenzo-Gaëtano Fabbri, Lettore della Medicina è physico nel grande Spedale di Firenze; in Luccâ, 1752, *in*-4°. *C'est-à-dire*, Appendix ou Traité sur l'usage du Mercure, qu'il est toujours téméraire d'employer en Médecine; pour la justification de L. Gaëtan Fabbri, Lecteur de Médecine, & Médecin du grand Hôpital de Florence; à Lucques 1752, *in*-4°. 1752.

ANONYME ALLEMAND. *Der geschickt franzozen-Doctor; oder gründliche anweisung alle venerische Kranckheiten sicher und leicht, auch ohne hülfe eines Medici zu curiren. in*-8°. 1752. C'est-à-dire, *Le Médecin habile pour les Maladies Vénériennes, ou Instruction sur la manière de les guérir avec certitude & sûreté, même sans le secours d'un Médecin.* 1752.

ANONYME FRANÇAIS. *Traité des Maladies Vénériennes, par M. Herman Boerhaave; traduit du Latin; à Paris, chez Durand, rue S. Jacques, au Griffon*, 1753; avec Approbation & Privilége du Roi. *in*-12. 324 pag. un Discours préliminaire de 58, & une table des matières de 40.

Cette traduction, dont l'Auteur ne nous est pas connu (car elle ne peut avoir été faite par M. de la Mettrie, vu qu'il est mort le 11 Novembre 1751) est celle des *Prælectiones Academicæ*, &c. Elle est littérale & paragraphe pour paragraphe. Le style est correct & ne se sent point de la version. Nous n'avons point d'autre compte à rendre de cet Ouvrage, dont nous avons parlé à l'article de BOERHAAVE. Le discours préliminaire qui se trouve ici est la traduction de la Préface de l'*Aphrodisiacus* de Boerhaave, par M. de la Mettrie, donné en 1735. M. Astruc en a parlé, & nous y renvoyons. 1753.

ANONYME ALLEMAND. *Extract der medicinischen*
1755. *fama wie die schwindsucht, scorbut, podagra, und beſleckte venus, auch andere langwierige kranckheiten zu heilen ſeyn, abgefaſſt von* Joh. Aug. Oehmens. *Wittenberg, in-8°.* 1755. C'eſt-à-dire, *Extrait du livre de M.* Jean-Aug. Oehmens, *qui a pour titre: La renommée médicinale, contenant la manière de guérir la phthiſie, le ſcorbut, la goutte & les maladies vénériennes, ainſi que les autres maladies chroniques.*

ANONYME ALLEMAND. Medicus, *Sammlung von beobachtungen aus der arzney wiſſenschafft. 2 ter band.* C'eſt-à-dire: *Le Medecin, ou recueil d'obſervations de médecine; 2 vol.*

Nous ne connaiſſons point cet Ouvrage : mais nous ſavons qu'il contient quelque choſe qui regarde la maladie vénérienne.

ANONYME ALLEMAND. *Hamburgiſches magazin, oder geſammlete ſchriften aus der naturforſchung und den angenehmen wiſſenchaften überhaupt. funfzehenter band. Hamburg und Leipzig. 1755, in-8°. C'eſt-à-dire*, Magaſin de Hambourg, ou collection d'écrits, concernant principalement la Phyſique & les Sciences agréables. Vol. XV; à Hambourg & à Leipſic, 1755.

1755. On lit dans ce volume, page 526, n°. 5, l'obſervation d'un Anonyme; il s'agit d'*un teſticule enflé par la ſuppreſſion d'une gonorrhée virulente, & heureuſement guéri.* Cette gonorrhée, accompagnée de phimoſis, & qui déjà était en train de guériſon, fut ſupprimée, parce que le malade but du vin d'Eſpagne, ſans doute frelaté avec de la litharge. Il ne fallut pas moins qu'un long uſage de remèdes appropriés pour rappeler cet écoulement.

Cette obſervation n'a rien d'aſſez rare pour être miſe dans un recueil; c'eſt un accident qui arrive tous les jours, & que les *Majors* des Barbiers ſavent guérir.

Vol. XVII, part. II, n°. 2, p. 133, un Anonyme rapporte l'histoire d'*un chien travaillé d'une gonorrhée virulente, & des épreuves faites sur deux chiennes.* Un chien fort lubrique gagna une gonorrhée ; elle coulait plus abondamment lorsqu'il avait pissé ; elle augmenta de jour en jour, & sa lubricité fit des progrès avec elle : insensiblement aussi la matière, de blanche qu'elle était, prit une couleur jaune & verte. Ce chien se plaignait & hurlait ; il jappait après ceux qui entraient dans l'endroit où il était, & lorsqu'il se levait sur les pattes de derrière, l'écoulement était plus abondant. La matière devint de jour en jour plus âcre & plus purulente. Sa verge enfla, les poils lui tombèrent, & il lui vint des ulcères. Malgré ses hurlemens, signe de la douleur, sa passion était réveillée lorsqu'il voyait une chienne : enfin l'Auteur de cette observation lui en procura une. Bientôt notre vérolé se livra à ses plaisirs qu'il mit à fin, malgré ses souffrances. La chienne, qui auparavant n'avait aucun mal, en ressentit quelques heures après : notre Observateur l'enferma séparément ; elle refusa les alimens & parut plus encline au coït : il lui vint des exanthêmes fétides sur la peau ; elle jeta des cris continuels : enfin l'Anonyme l'étrangla, & l'ouverture de son cadavre montra les phénomènes suivans. La matrice parut beaucoup enflammée & enflée ; son orifice particulièrement l'était au point qu'à peine on pouvait y introduire une soie. Au dedans de l'uterus on vit un amas adhérent de matière visqueuse verte, & pesant environ un gros & demi. Les reins commencaient à s'abcéder. Il y avait peu de liquide dans la vessie & la vésicule du fiel. Les exanthêmes de la peau fournirent aussi beaucoup de pus. Les chairs tenaient peu à la peau & étaient gonflées. Pour le chien, il allait toujours de mal en pis. La verge se tendait de plus en plus, & forma l'arc. Quand cette corde subsistait, il ne se faisait aucune perte de matière : mais sitôt qu'elle cédait, elle reprenait son cours. Il laça encore une autre chienne qui éprouva les mêmes symptômes que la première, & mourut misérablement; l'infection que répandait son cadavre empêcha l'Auteur d'en faire la dissection. Enfin le chien jouit encore du congrès avec une troisième chienne, mais avec des souffrances terribles, & il n'éjacula que peu de matière dans l'uterus. Cette dernière victime se trouva moins mal que les premières; elle ressentit cependant des douleurs, & il lui vint des pustules à la peau; notre Anatomiste disséqua sa matrice qu'il trouva enflammée & sanguinolente. Pour le mâle, après avoir enfin perdu tous ses poils & avoir le corps tout couvert d'ulcères, il tomba dans la dernière consomption. De tout ceci, l'Auteur conclut qu'il croit qu'il est suffisamment prouvé que quelquefois une gonorrhée bénigne peut dégénérer en virulente, & que cette dernière peut par conséquent s'acquérir par une autre voie que celle de la dissémination. Il se réserve à donner, dans un autre temps, plus d'étendue à cette idée.

1755. ANONYME ANGLAIS. OBSERVATIONS ON VENEREAL COMPLAINTS AND ON THE METHODS RECOMMENDED FOR THEIR CURE; LETTER THE SECOND. London. in-8°. 1755. *C'est-à-dire*, Observations sur le mal vénérien & sur les méthodes recommandées pour le guérir, seconde Lettre. A Londres.

1755. ANONYME ANGLAIS. A COMMENTARY ON BOERHAAV'S APHORISMS ON THE VENEREAL DISEASE. BY THE AUTHOR OF *Tabes Dorsalis* OR THE CAUSE OF CONSUMPTION IN YOUNG MEN. London. in-8°. 1755. *C'est-à-dire*, Commentaires sur les aphorismes de BOERHAAVE, sur le mal vénérien. Par l'Auteur du *Tabes Dorsalis*, ou de la cause de la consomption d'un jeune homme. A Londres.

ANONYME FRANÇAIS. *Lettre d'un ancien Pro-*

fesseur en Médecine de la Faculté de Paris, à M. Vandermonde, Auteur du Journal de Médecine, Censeur Royal, &c. pour servir de réponse à la lettre d'un Médecin de Province à un Médecin de Paris. Cette lettre fait la troisième pièce d'un écrit intitulé : Recueil de plusieurs pièces concernant le traité des tumeurs & ulcères, &c. A Amsterdam ; & se distribue, *gratis*, à Paris chez Vincent, Imprimeur-Libraire ; 1759, in-8°. 29 pag.

Cette lettre doit être attribuée à M. Vander- 1759.
monde ; mais on doit lui rendre justice, & dire qu'il réfute avec plus d'honêteté & de solidité l'Auteur du traité des tumeurs, que celui-ci n'avait fait. Il répond aux faits, & laisse de côté les mauvaises plaisanteries. Chaque page de cette pièce polémique est divisée en deux colonnes : d'un côté est la réponse de M. Astruc, de l'autre la réfutation de l'ancien Professeur.

ANONYME LATIN. *De morbis venereis libri no-* 1760.
vem, Auctore JOANNE ASTRUC. *In hâc novissimâ editione præter novas duas auctoris dissertationes, accedunt epistolæ tres Cl. Gerardi L. B.* VAN-SWIETEN *de specifico ab ipso-met invento & experimentis probato ad profligandam luem veneream absque ptyalismo ; nec non dissertatio Cl. Viri Josephi* MARIÆ-XAVERII BERTINI *de usu interno mercurii, ex italico in latinum sermonem conversa.* Venetiis, in-4°. vol. 2. 1760.

ANONYME ANGLAIS. A LETTER ON THE VENEREAL DISEASE *C. A. D.* Lettre sur le mal vénérien. à Londres 1761, contient 6 pag. in-12. dans le Journal Encyclopédique.

Voici comment s'expliquent les Auteurs du Jour- 1761.
nal, au sujet de cette Lettre : *elle contient un mélange bizarre d'esprit & de folie.* On la trouve traduite au long dans la deuxième partie du mois de Juin 1761, page 122, à quelques réticences

près, que l'honnêteté ne leur a pas permis de traduire. Il y a des expressions de toute singularité, telles sont celles-ci : *Quand on voit les rejetons des plus opulentes & des plus nobles familles, enroués, morveux, pâles, chancelans, abattus, & qui semblent avoir été façonnés par les savetiers de la Nature.... que toute la postérité ne dégénère en espèces d'animaux indéfinissables, auxquels l'imagination la plus créatrice ne pourra attacher une idée distincte.* L'Auteur propose deux moyens pour déraciner en peu de temps le vice vérolique. Sans avoir recours, dit-il, à l'autorité des loix, sans assujettir les lieux de débauche à ces règles établies chez plusieurs Nations policées, sans ruiner les honorables gouvernantes des lieux infames, lesquelles feraient au contraire une fortune rapide, en exerçant leur ministère d'une manière intelligente & *conscientieuse;* voici comment on pourrait s'y prendre, (les Journalistes ont passé ce premier moyen). Mais voici le second tout au long. » Que le Parlement » (*d'Angleterre*) établisse une loi, par laquelle, après » certain temps fixé, toute personne qu'on trouvera » infectée du mal vénérien, sera déclarée coupable » de félonie, sans en excepter le Clergé ; & afin » qu'on ne puisse pas alléguer la pauvreté pour » excuse, on entretiendra des Hôpitaux aux dépens » du Public, pour y recevoir ceux dont la fortune » ne permettra point qu'ils se fassent traiter chez » eux. Dans tous les ports de mer, on établira des » Officiers de santé, qui, sous la direction des » Chirurgiens, examineront toutes les personnes » qui aborderont en Angleterre ou en Irlande ; si » elles sont saines, elles recevront des certificats de » santé ; si elles sont attaquées de ce cruel mal, on » aura soin de les séquestrer jusqu'à leur guérison, à » laquelle on travaillera à leurs frais, si elles ont de » quoi faire la dépense ; dans le cas contraire, ce » sera aux dépens du Public «.

ANONYME FRANÇAIS. Parallèle des différentes méthodes de traiter la Maladie Vénérienne;

Quæsitæque nocent artes : cessêre magistri
Phillyrides Chiron, Amythaoniusque Melampus.

Virg. Georg. Lib. III, carm. 549 — 50.

à Amsterdam, chez François Changuion 1764, *in*-8°. de 290 pages, y compris une Table des Matières raisonnée.

Lorsque cet ouvrage parut, on l'attribua à M Louis, 1764.
Chirurgien, ou à M. Barbeu Dubourg. Ni l'un ni l'autre ne peut en être l'Auteur; ils sont trop jeunes, puisque l'Auteur dit page 106, qu'il a vu dans sa jeunesse le traitement des maladies vénériennes dans l'Hôpital de Strasbourg, après les siéges de Landau & de Fribourg en 1713 (1). Cette époque a soixante ans : l'Auteur doit avoir près de soixante-dix-huit ans, en ne lui en supposant alors que dix-huit. On sait que M. Louis n'a point cet âge, & que suivant la France Littéraire, M. Dubourg est né à Mayenne le 12 Février 1709 : donc en 1713 il n'avait que quatre ans. D'ailleurs ce dernier ne peut raisonnablement l'avoir fait, vu que l'Auteur se déclare en faveur des Chirurgiens au détriment des Médecins.

L'Auteur de ce Livre, quel qu'il soit, paraît posséder ses Auteurs, & écrire avec connaissance de cause. Ses trois premiers chapitres sont traités avec supériorité. Il se déclare dans le troisième Chapitre pour les frictions par extinction. C'est dans le quatrième, où il traite des *préparations mercurielles intérieures*, que sa bile commence à

(1) On ne doit peut-être pas regarder cette époque comme tout-à-fait convaincante ; l'Auteur aurait pu la mettre pour dépayser le Lecteur.

s'échauffer : toutes, selon lui, ne sont que palliatives, si plutôt elles ne sont dangereuses. Il fait cependant grâce à l'éthiops minéral & aux pilules de Belloste. Mais dans le sixième chapitre qui a pour titre *de l'usage interne du sublimé corrosif*, il tombe à bras raccourci sur M. le Begue de Presle. » J'ai reçu, *dit-il*, de Paris une compilation qui » pourrait devenir aussi funeste au genre humain, » qu'elle est favorable à l'empirisme & injurieuse à » la Médecine «. Nous ne sommes point faits ici pour nous *échafauder* en défenseurs de qui que ce soit ; mais nous devons à la vérité de dire que M. le Begue de Presle est à l'abri de tels reproches, & qu'il a parlé dans son Mémoire avec toute l'impartialité d'un rapporteur désintéressé. Nous sommes même presque sûrs que si l'Auteur Anonyme écrivait actuellement, il rendrait plus de justice à ce Médecin, & qu'il reviendrait de sa prévention contre le sublimé, en voyant les succès répétés qui le couronnent tous les jours. Il veut jeter aussi du louche sur la conduite de M. de Van-Swieten, à l'égard des cures qu'il prétend avoir faites avec le sublimé. » Est-il bien prouvé, *dit-il*, que les 500 » personnes traitées à Vienne au mois de Mars & » d'Avril 1755, avec la dissolution de sublimé, » avaient toutes la vérole, & que celles qui » l'avaient réellement, ne l'ayent pas gardée, & » qu'il n'y ait eu personne de maléficié par ce » poison, si ménagé qu'on le suppose ? J'établis » mes doutes : & j'ai assez vu comment les choses » se passaient, pour assurer qu'ils ont les fondemens les plus solides «. Sûrement que M. de Van-Swieten a toujours été d'une probité au-dessus des doutes, & si l'Auteur avait voulu convaincre le Public, il eût du moins avoué son Livre. Plus loin il dit encore en parlant de M. Locher : » il consulte l'Illustre Van-Swieten, comme il a coutume de faire, dans les cas les plus difficiles ; » celui-ci

» celui-ci lui communique avec sa bonté ordinaire » le remède anti-vénérien, &c.... «. Un pareil ton de persifflage ne fera jamais fortune, quand il roulera sur l'ancien Premier Médecin de sa Majesté Impériale & Royale. Mais finissons sur cet article: la mémoire de ce Médecin célèbre n'a pas besoin d'un Apologiste tel que moi; il pourrait, s'il vivait, me dire ce que les Sénateurs de Venise dirent à un Français qui avait préconisé la République. Enfin l'Auteur finit par donner la chasse à M. Keyser. Ce procédé peut-être a plus de fondement, & trouvera plus d'approbateurs. On ne peut nier cependant que les dragées n'ayent eu quelques succès : mais le mal a été plus général que le bien, & c'est le sort de ces recettes universelles que l'on donne à tout venant, sans distinction ni de tempérament, ni de circonstances. Le meilleur remède donné de cette manière, produirait les mêmes inconvéniens.

Anonyme Italien. Osservazioni pratiche sopra le malattie venerée, tradotte dal Francese dal sign. Coste, Professore di Chirurgie; in Venezia, *in*-8°. 1765. *C'est-à-dire*, Observations Pratiques sur la maladie vénérienne, traduites du Français de M. Coste, Professeur de Chirurgie; à Venise, *in*-8°. 1765. 1745.

Anonyme Français. *Dissertation sur les Maladies Vénériennes, Ouvrage pratique, traduit de l'Anglais de Turner, Docteur en Médecine, deux volumes*; à Paris, chez P. François Didot le Jeune, Quai des Augustins, près du Pont Saint Michel, à S. Augustin, 1767; *avec Approbation & Privilége du Roi*. Le premier volume contient 348 pages, & le second 435.

L'Auteur de cette version qui a gardé l'anonyme, a traduit encore, après les deux Parties qui composent l'Ouvrage & les Observations, les Remarques sur la Traduction du Docteur Willoughby, 1767.

de la méthode curative de M. Chicoyneau, qui a pour titre : *La pratique de la salivation paraît n'avoir aucune utilité, ni aucune efficacité dans la cure des maladies vénériennes ; elle y est même très-préjudiciable.* Avec une Lettre de M. Samuel Palmer, à l'Auteur de ces Remarques, par M. Daniel Turner, M. D. & un *Discours sur la cause & la cure des gonorrhées, avec un récit préliminaire & quelques remarques sur le traité des maladies vénériennes du grand Boerhaave, par Daniel Turner, M. D.* M. Astruc a rendu compte de ces différens Ouvrages en Anglais, pages 1052, 1083 & 1086. Au reste, ces versions nous ont paru assez bien faites.

ANONYME FRANÇAIS. *Projet raisonné & moyens immanquables pour arrêter les progrès, empêcher la circulation, & détruire jusqu'au principe des maux vénériens, dans toute l'étendue du Royaume ;* à Londres, 1769, *in*-8°. 15 pages.

1769. Nous ne nous attendions point à voir un Français se donner la peine de traduire, ou à peu-près, la *Letter on the venereal disease*, dont nous avons parlé plus haut ; à le voir venir nous l'apporter comme une production de son chef, & jouer de sang froid le grand politique. L'Anglais établissait son inquisition dans tous les ports de mer ; celui-ci se restreint, & il place seulement la sienne vis-à-vis des Bureaux établis aux barrières de la Capitale, pour fouiller les arrivans. Deux Inquisitions ! Oh ! qui osera jamais entrer dans Paris ? Enfin l'Auteur place dans des loges établies à cet effet aux premières barrières, deux femmes & deux hommes, avec les noms pompeux d'Inspecteurs & d'Inspectrices, & de Vérificateurs, pour les secondes. Les hommes, femmes, filles y seront examinés, visés, inspectés & vérifiés. Si l'on est pris en flagrant délit, c'est-à-dire, avec la vérole, on sera envoyé hors la Ville, à la Maladrerie, pour y être guéri à ses frais ; si l'on refuse d'aller dans ces refuges, l'on ſera obligé de rebrouſſer chemin & de laiſſer la moitié de la ſomme que l'on aurait payée à la Maladrerie. *Rien de plus ſimple, rien de plus facile* que cette concuſſion, dit notre Calculateur: *on ſent*, pourſuit-il, *néanmoins qu'il conviendrait qu'il y en eût beaucoup d'exceptés*: mais il aurait dû *ſentir* auparavant, que s'il en excepte beaucoup, le projet manque ſon effet, puiſque les *exceptés* aux barrières, ne ſeront peut-être point *exceptés* du nombre des vérolés: ou plutôt il devait *ſentir* que ſon projet était ridicule, & qu'il ne ſerait jamais *ſenti* des gens honnêtes & tant ſoit peu raiſonnables.

ANONYME FRANÇAIS. *Le Pornographe, ou Idées d'un honnête homme, ſur un projet de Règlement pour les Proſtituées, propre à prévenir les malheurs qu'occaſionne le publiciſme des femmes: avec des Notes hiſtoriques & juſtificatives.*

Prenez le moindre mal pour un bien.

Machiavel, livre du *Prince*, chap. XXI.

in-8°. A Londres, chez Nourſe, & à la Haye, chez Goſſe Junior & Pinet, 1769, in-8°. 368 pages.

Nous n'avons d'abord connu ce Livre que par l'analyſe que les Auteurs du Journal Encyclopédique en ont faite dans le deuxième volume d'Octobre 1770, page 230. Et pour donner à nos Lecteurs une idée de cet Ouvrage, nous avions extrait l'extrait des Journaliſtes: mais nous venons de le recevoir en même temps que nous corrigeons cette feuille; nous l'avons lu d'un bout à l'autre avec rapidité. L'Editeur, ou plutôt l'Auteur nous paraît être Français, on nous a dit même qu'il était un ancien Avocat célèbre du Parlement de Paris; pour l'Ouvrage, il a été imprimé à 1769.

Paris. Au premier abord, un homme sensé & honnête regarderait ce projet comme ridicule & contraire aux mœurs : mais après l'avoir lu, on ne peut nier qu'il ne soit bien digéré & réfléchi, & qu'à quelques corrections près, il ne pût même avoir une grande utilité. Quoi qu'il en soit, nous croyons ne devoir rien changer à l'extrait que nous avons fait d'après celui du Journal Encyclopédique.

Ce n'est point, dit l'Auteur sous le nom d'Editeur, dans une tête Française, que l'idée de cet Ouvrage est née ; c'est un jeune Anglais (Lewis Moore) qui, voyageant en France, but à longs traits le poison des Antilles dans la coupe du plaisir : c'est cet Anglais qui de retour dans sa patrie, accablé de honteuses maladies, caduc à trente ans, employa les derniers jours de sa languissante existence à tracer un plan de réforme dont il avait eu le malheur de se mettre hors d'état de profiter. Sous le nom de M. d'Alzan, il écrit à M. des Tianges, & lui fait part de son plan de réformation. Après avoir examiné que la prostitution est un mal nécessaire, & avoir représenté ses tableaux avec énergie, il rapporte les règlemens actuellement en vigueur sur cet objet, en Italie, à Rome, & ceux auxquels les *Ribaudes* ou filles publiques étaient assujetties par les Rois de France, à Paris, à Narbonne, à Toulouse, à Avignon, à Beaucaire, à Troye, &c. M. d'Alzan veut d'abord que l'on construise dans la Capitale, ainsi que dans les Villes des Provinces, des Edifices grands & commodes, qui porteront le nom de Parthenions. Là, toutes les filles publiques actuelles, de tout âge, seront obligées de se rendre, sous peine de punition corporelle. Pour ne point attenter à la liberté des Citoyens, il excepte de cette loi les filles entretenues par un seul homme. Chaque Parthenion sera régi par un conseil de 12 Citoyens, remplis de probité, distingués par leur rang, & qui auront au-dessous d'eux, pour gouverner l'intérieur de la maison, des femmes dont la jeunesse, à la vérité, se sera passée dans le désordre, mais en qui on aura reconnu de la capacité, de la douceur, & qui n'auront aucun des défauts incompatibles avec la place qu'on leur fera occuper. Ces gouvernantes tiendront une note exacte des sommes qu'elles auront vu remettre chaque jour au dépôt, & qu'aucun Administrateur ne pourra demander à voir. La Supérieure remettra tous les soirs ces feuilles au commis du greffe du Tribunal, devant lequel les comptes doivent se rendre. Du reste, nul Administrateur ne pourra entrer dans le Parthenion pendant sa régie, soit comme administrateur, soit comme particulier qui demande une fille, sous peine d'être déshonoré, & honteusement expulsé du corps de l'administration. Toutes les jeunes filles qui se présenteront, seront reçues sans informations sur leurs familles; mais on sera très-scrupuleux sur l'examen de leur santé; & l'Auteur veut qu'elles soient très-soigneusement examinées, & guéries, si elles sont incommodées. Il ne dépendra point des parens de réclamer leurs filles, qui ne sortiront point malgré elles du Parthenion; cette maison sera pour elles un asyle respecté. L'Auteur donne aussi des projets de correction & parle de la situation des Parthenions. L'on y viendra masqué, si l'on veut; mais on sera obligé de laisser son masque à la gouvernante, qui ouvrira la porte du corridor dont on aura fait choix. Le détail des règlemens des Parthenions est immense, & nous ne suivrons point M. d'Alzan. Il entre dans les moindres détails de dépenses, & il fait voir les avantages de toute espèce qui résulteraient de cet établissement. Nous passerons aussi sous silence la seconde Partie de l'Ouvrage, qui contient des Notes historiques & choisies sur l'état de la prostitution chez les Anciens & chez les Modernes.

ANONYME FRANÇOIS. Observation sur une maladie vénérienne, guérie en 1769, par la méthode Van-Swietenne; *extraite du Journal de Médecine, du mois de Juin 1772, page 496; elle y contient trois pages. in 12.*

1772. L'Auteur Anonyme de cette Observation expose la maladie d'une jeune Paysanne attaquée d'un ulcère derrière chaque oreille, avec un écoulement jaunâtre & fort fétide, de deux condylomes fongueux de la grosseur d'un œuf autour du fondement, elle avait encore la vulve tuméfiée, parsemée d'ulcères chancreux, de pustules dures, plattes, furfuracées, sur toute l'étendue du corps; & ressentait des douleurs nocturnes. Il lui fit prendre la solution de sublimé selon la méthode de M. de Van-Swieten, il la purgea tous les quinze jours avec un bol drastique, & il lui fit parfumer tous les huit jours sa chemise & ses bas, & tous les soirs son lit, en faisant fondre dans la bassinoire, un gros de pommade mercurielle, remède auxiliaire que l'Auteur tient de son Ayeul, auquel il avait souvent été utile. La malade guérit en moins de deux mois, sans s'appercevoir d'aucune excrétion sensible.

ANONYME FRANÇAIS. L'Anti-Syphillitique, ou la santé publique; Mémoire sur un moyen certain de se garantir de toutes les maladies vénériennes, & de s'en guérir soi-même par l'usage d'une eau anti-vénérienne, dite eau de sécurité.

Quò non ars penetrat? Ovide.

Prix 24 sols. Londres, in-12. 44 pages.

1773. On n'a point marqué l'année où cette brochure a été imprimée, mais elle parut en 1773. On a déchiré à la page 39 trois ou quatre lignes à dessein. On présume que c'était la demeure de l'Auteur. Cet opuscule est rare, parce que le Chef de la Commission Royale a eu soin d'en faire arrêter la distribution & de la prohiber. Malgré toutes les recherches que nous avons faites, nous n'avons pu nous le procurer. On l'attribue à M. le Comte de Milly, connu dans la littérature pour avoir lu à l'Académie des Sciences de Paris un Mémoire sur l'art de faire la porcelaine. L'Auteur y annonce un remède prophylactique & anti-vénérien dont il tait la recette, étant bien aise de la faire valoir pour son compte. L'histoire du secret est ce qui le rendait compétent de la Commission Royale, devant laquelle il devait se pourvoir pour avoir la liberté de distribuer publiquement son remède. Quoi qu'il en soit, on soupçonne violemment que ces remèdes sont les mêmes que ceux que M. de Préval employe, & l'on soupçonne de même que l'anti-vénérien de celui-ci n'est autre que celui dont M. Gardanne a gratifié le Public, savoir une eau phagédénique adoucie. Nous en avons dit notre sentiment à l'article de ce dernier Auteur. Il faut que les remèdes secrets soient un bien bon commerce, puisque les personnes qui, par leurs noms, annoncent la qualité, ne rougissent point de les vendre eux-mêmes & de faire courir des imprimés; usages seulement pratiqués jusqu'ici par ces êtres vils qui, par des *calambours*, réjouissent & dupent la canaille qui les environne en place publique. Il m'arrive à l'instant une lettre circulaire qui fait connaître un autre secret, la pâte d'orge inventée, ou qui passe pour l'être, par le fondateur de la petite poste de Paris (feu M. de Chamousset); cette lettre est signée par M. le Comte d'Amfreville, qui tient les rênes de ce commerce au nom de Madame son épouse, tante & légataire de l'inventeur du secret.

ARIZARRA (Gaët.) *Chir. Xenod. St Mar. Novæ*. Nuovo methodo per librare il corpo umano con sicurezza dal male venereo, &c. Firenze,

1743. *C'eſt-à-dire*, Méthode nouvelle pour délivrer le corps humain, avec ſûreté, du mal vénérien, &c. A Florence.

1743. Cet Auteur garde devers lui le ſecret de ſes compoſitions anti-vénériennes.

ARNAUD. A TREATISE ON VENEREAL MALADIES, &C. TRANSLATED FROM THE FRENCH OF *Jourdan de Pellerin*; TO WHICH IS SUBJOINED A DISSERTATION ON HERMAPHRODITS, BY *George Arnaud*. London. in-8°. 1750. *C'eſt-à-dire*, Traité ſur les maladies vénériennes, &c. traduit du Français de *Jourdan de Pellerin*; on y a joint une Diſſertation ſur les hermaphrodites, par *George Arnaud*. A Londres.

1750. Nous avons ſuffiſamment fait connaître l'original de cette traduction. Nous croyons ſeulement que M. A. aurait pu mieux employer ſon temps. Pour la Diſſertation, elle eſt fort curieuſe; elle eſt accompagnée de quatre planches en taille-douce, choiſies, deſſinées & gravées avec beaucoup de préciſion & de goût.

PLAIN AND FAMILIAR INSTRUCTIONS FOR PERSONS AFFLICTED WITH RUPTURES, IN WHICH ARE GIVEN DISTINCT NOTIONS OF THESE MALADIES AND THE MOST PROPER MEANS OF CURING THEM, WITH RULES AND DIRECTIONS ON THE USE AND APPLICATION OF TRUSSES; TO WHICH IS ADDED A DISSERTATION UPON THE DISORDERS OF THE URETHRA, BY *George Arnaud*. London. in-8°. 1754. *C'eſt-à-dire*, Inſtructions claires & familières pour les perſonnes affligées de hernies; on y donne des notions diſtinctes ſur ces maladies, & les moyens les plus propres pour les guérir, avec les règles & la conduite que l'on doit obſerver dans l'uſage & l'application des bandages; on y a joint une Diſſertation ſur les maladies de l'urètre, par George Arnaud. A Londres.

1754. Cet Ouvrage eſt le canevas, comme on va le

voir plus bas, de ses instructions sur les maladies de l'urètre.

PLAIN ET EASY INSTRUCTIONS ON THE DISEASES OF THE BLADDER AND URETHRA, BY G. ARNAUD. Lond. in-12. 1763. *C'est-à-dire*, Instructions exactes & faciles sur les maladies de la vessie & de l'urètre, par G. Arnaud. A Londres.

Cet Ouvrage, que nous ne connaissons point, semble, par le titre, avoir bien de l'affinité avec le suivant. 1763.

ARNAUD (George), *ancien Membre de l'Académie Royale de Chirurgie de Paris, & un des Membres de la Société des Chirurgiens de Londres.* Instructions simples & aisées sur les maladies de l'urètre & de la vessie, mises à la portée des personnes qui en sont affligées, & pour l'avantage des jeunes Chirurgiens; dans lesquelles on donne une description des parties de la génération qui appartiennent à l'un & à l'autre sexe, avec quelques observations physiologiques & pathologiques sur celles des femmes : où l'on explique par de nouveaux principes les différentes espèces de gonorrhées tant dans l'homme que dans la femme, & où l'on donne les moyens de les guérir, de façon à prévenir les maladies de l'urètre connues sous le nom de carnosités & de rétention d'urine, qui en sont les suites fâcheuses. Les carnosités scrupulement démontrées, sont la base de l'ouvrage : l'on y donne le moyen d'y remédier par l'usage des bougies médicamenteuses. L'on explique les rapports réciproques qu'il y a entre les maladies de l'urètre & celles de la vessie. L'on n'a rien avancé qui ne soit fondé sur la structure des parties, vérifié par l'expérience, & prouvé par des observations authentiques adaptées à chaque précepte. L'on explique plusieurs questions intéressantes; l'on a ajouté à l'ouvrage un vocabulaire pour faciliter au Public l'intelligence des termes de l'art.

Per varios usus artem experientia fecit,
Exemplo monstrante viam. Manit.

A Amsterdam, chez François Changuion, 1764. *in*-12. 308 pages.

1764. L'ouvrage dont il est ici question, est la traduction que l'auteur a faite de son traité sur les maladies de l'urètre, publié en Anglais en 1754, à la suite du traité des hernies. Ce traité, de son aveu, n'est, pour ainsi dire, que le cannevas de celui-ci; il dédie cette nouvelle marque de son zèle au Public: il a effectivement besoin de sa bienveillance; car il est homme à secret. Il cherche à se disculper du titre de Charlatan que quelques-uns lui ont donné; « c'est un patrimoine, » *dit-il*, qui m'appartient, dont je suis autant en » droit que MM. Daran & Goulard de conserver » la propriété », mais il a tort de dire que M. Goulard en ait conservé la propriété, & lui-même fait le contraire, car il dit dans une lettre qu'il adresse à ce Chirurgien, pag. 299: « Vous avez eu raison de » vous ouvrir, & de donner libéralement vos se- » crets pour le bien général de la Société; vous » vous fussiez même rendu indigne du nom que » vous vous êtes gravé dans l'immortalité, si vous » eussiez agi autrement ». Quoi qu'il en soit, je ne trouve pas mauvais, & tout le monde s'accordera avec moi sur ce point, qu'un Médecin ou un Chirurgien, qui par ses soins, ses recherches, son expérience, sa pratique enfin, a trouvé un remède efficace, contre une maladie pour laquelle on en avait peu ou point jusques-là, le tienne secret & en fasse son profit; c'est une découverte qui lui appartient aussi légitimement qu'un trésor trouvé dans le coin de son champ. Mais qu'un homme vienne apporter une recette renouvelée des Grecs, un remède qui ne vaut pas mieux, pour ne pas dire moins, que les autres dont on ſe ſert, il eſt un véritable Charlatan. Or, M. Daran & M. Goulard ont précédé M. Arnaud : l'un a gardé ſon ſecret ; cela peut-être juſte : l'autre la divulgé ; tous deux ſont reconnus également habiles pour faire fondre avec leurs bougies ce qu'ils appellent carnoſités : donc M. Arnaud aura peine à ſe diſculper du titre qui l'affecte. Lui-même reconnaît en pluſieurs endroits de ſon livre, la ſupériorité des bougies de ces Meſſieurs que nous venons de nommer, & la ſeule préférence qu'il donne aux ſiennes ſur les leurs, c'eſt qu'elles ſont moins flexibles & qu'elles n'ôtent pas tout-à-fait la liberté d'uriner, quoiqu'on les ait dans le canal de l'urètre. Mais paſſons les qualités, & voyons les détails de l'ouvrage de M. A. Il donne à la gonorrhée le ſiége que la raiſon & l'expérience ont preſcrit à pluſieurs qu'elle devait occuper ; le virus vénérien, lorſqu'il eſt introduit dans l'urètre, eſt conduit directement dans les glandes qui rempliſſent ce canal dans ſa longueur, dont les canaux excrétoires répondent aux lacunes qui y ſont ouvertes ; il en déprave les humeurs par une ſorte de fermentation qui occaſionne un écoulement de matière corrompue, & cet écoulement eſt ce qu'on nomme gonorrhée. M. A. la compare enſuite au *coryza* ou rhume de cerveau ; il continue ſa parité, & prétend que la gonorrhée a les mêmes ſymptômes & parcourt les mêmes périodes que le *coryza*. On ne peut nier que l'auteur ne mette beaucoup d'eſprit & de ſolidité à prouver cette aſſertion, dont Boerhaave avait déjà parlé dans ſes *Prælectiones Academicæ, &c.* ainſi que M. Cantwel & pluſieurs autres. Ce ſentiment eſt même un des plus plauſibles que nous ayons vu juſqu'ici. M. Littre, dans les mémoires de l'Académie Royale des Sciences, année 1711, a dit qu'il s'était convaincu par l'inſpection des cadavres de gens morts ayant la chaude-piſſe, que les glandes & les réservoirs séminaires étoient tous affectés ou en partie; mais il ne s'ensuit pas de-là que toutes les personnes qui ont des gonorrhées doivent avoir les glandes & les réservoirs séminaires attaqués. Ceux que M. Littre a ouverts pouvaient avoir ces parties corrompues par un accroissement du mal, qui, peut-être, avait causé leur mort; mais ils ne les avaient point eu affectés dans le principe de la maladie. Il est bien plus simple de croire qu'il se passe dans l'urètre ce que nous voyons arriver sur le gland: les chancres sont de même nature & commencent comme les ulcères qui fournissent le pus d'une gonorhée. L'assertion de M. A. me paraît d'autant mieux fondée, qu'il fait remarquer que sur trente personnes qui ont la chaude-pisse, il y en a vingt-cinq qui ont un ulcère à la fossette naviculaire, parce que les lacunes qui sont en cet endroit, ainsi que celles qui se trouvent au bulbe, sont bien plus larges que les autres. Il tache aussi de démontrer que les porreaux & excroissances de chair qui naissent sur le gland, sont semblables aux hypersarcoses, ou éminences étrangères qui s'engendrent dans le canal de l'urètre. L'auteur donne encore une règle invariable pour distinguer chez les femmes les fleurs-blanches d'avec la gonorrhée. Cette dernière maladie est fixée dans le sexe aux glandes de l'urètre & de la vulve, & jamais à celles du vagin, ce que M. Astruc croyait aussi. D'après ces principes, voici comment on ne peut en imposer à M. Arnaud sur ces deux maladies. Il garnit avec du linge bien fin ou avec de la charpie toute la cavité du vagin, de manière que la matière qui s'écoule de la matrice, puisse s'imbiber dans le linge ou la charpie qui s'en trouve rempli le lendemain, & quand il est sec, il fait appercevoir la nature de l'écoulement qui est d'une couleur toute différente de celle de la matière de la gonorrhée, dont la chemise ou un linge qu'il place entre les grandes lèvres, se trouve taché. Dans ce cas, l'on peut juger s'il y a une gonorrhée & des fleurs-blanches tout à la fois; car s'il n'y a point de fleurs-blanches, le linge du vagin se trouvera simplement humide & sans aucune tache, quand il sera sec; & celui qui aura été placé entre les lèvres ou la chemise, sera imbibé de la matière de la gonorrhée, & *vice versâ*. M. Arnaud appuie aussi fortement sur la gonorrhée externe qui se filtre par les glandes sébacées & le tissu spongieux du gland. Il dit combien il est important de ne la point négliger. Il guérit les gonorrhées externes des femmes qui viennent aux glandes odoriférantes de la vulve, comme celles des hommes, par de légères scarifications & la suppuration. Enfin il finit sa dissertation sur la gonorrhée par quelques observations variées sur différentes espèces de cas, ce qui ôte une monotonie que n'ont point évitée ceux qui ont gonflé d'observations leurs ouvrages. Suivent quelques questions qu'ont coutume de faire à leurs médecins les gens attaqués de maladies vénériennes. *Un homme peut-il se guérir de la gonorrhée en usant du coït avec une femme saine? Si l'on peut se garantir de la chaudepisse par des injections? &c.* M. Arnaud y répond; & de cette manière il esquive les ennuyeux, qui ne manquent jamais d'avoir des doutes à proposer à un Auteur. Nous devons dire en finissant, qu'à cela près du secret dont M. A. couvre la composition de ses bougies, il a fait un livre utile & bien écrit.

ARNAUD (Guill.), *Docteur en Médecine*. REMARKS ON THE COMPOSITION, &c. *C'est-à-dire:* Remarques sur la composition, l'usage & les effets de l'extrait de Saturne de M. Goulard, & de son eau végéto-minérale. A Londres, chez Cleusley, 1771.

Le Journal Encyclopédique, dans la première

partie du mois de Mars, nous fournit la connaiſ-
1771. ſance de ces remarques; il faut que les Auteurs de ce Journal ſe ſoient trompés en mettant ici Guillaume, d'autant qu'il n'y a point d'autre Arnaud que George, qui ait écrit ſur les maladies vénériennes. Nous pouvons par conſéquent aſſurer à nos lecteurs, que celui-ci eſt le même que le précédent. Voici comment s'expliquent les Journaliſtes ſur cet ouvrage.

» M. Arnaud a reconnu, par l'analyſe, les » bonnes qualités de l'extrait de Saturne & de » l'eau végéto-minérale de M. Goulard. A la ſuite » d'une Diſſertation très-ſatisfaiſante ſur cette » ſolution, l'Auteur annonce que l'extrait de » Saturne qu'il débite en Angleterre, avec privi- » lége excluſif, vaut infiniment mieux que tous » les extraits de ce genre qu'on pourrait ſe procurer » ailleurs. Nous ſommes d'autant plus portés à » ajouter foi à cette annonce, que nous reconnaiſ- » ſons les preuves multipliées que M. A. a données » de ſes talens, & qu'il a apporté lui-même l'at- » tention poſſible à ſa préparation «.

Nous convenons avec les Auteurs du Journal Encyclopédique, des talens de M. A. & nous nous plaiſons ſouvent à adopter ſes principes. Le ſeul regret que nous ayons eſt de voir qu'un homme de mérite perde de la confiance qui lui eſt due, par la charlatanerie qui, dans le fond, n'eſt pas faite pour lui.

ASPOL, *Docteur en Médecine*. Lettre à l'Auteur de la Gazette de Médecine; extraite de cet Ouvrage périodique *in*-8°. où elle eſt inſérée, page 58, n°. 8, ſamedi 22 Août 1761. Elle eſt écrite en date de Lodève le 2 Août 1761.

1761. Cette lettre eſt écrite pour préconiſer certaines pilules anti-vénériennes de M. LOUBEAU, *Chirurgien de Paris*, qui opèrent des cures admirables; il en eſt cité une du premier ordre dans cette épître. L'Auteur dit qu'il ne peut résister à l'envie de faire connaître un remède si efficace & si nécessaire pour l'humanité, que le Chirurgien modeste qui en est l'inventeur, ne veut annoncer que par l'éclat des guérisons.

Nos Lecteurs nous dispenseront de porter notre jugement sur ces rubriques que tout le monde connaît aujourd'hui.

Que dirons-nous du certificat de M. Loubeau qui nous tombe sous la main en feuilletant la Gazette de Médecine, n°. 21, du lundi 28 Septembre 1761, page 157? Il est conçu en ces termes : « Je certifie que je n'ai pas fait mettre dans » la Gazette de Médecine du 22 Août dernier, » l'article qui me concerne, touchant un remède » particulier pour guérir les maladies vénériennes, » & je désavoue formellement ce qui y est dit à » mon sujet. A Paris, le 24 Septembre 1761, signé » *Loubeau* ». Nous laissons aux scrutateurs à percer ce mystère.

ASTRUC. Lettre de M.... Docteur en Médecine, à M. d'Arnouval, Médecin à Clermont, sur un livre de M. Dibon, intitulé : *Suite de la description des maladies vénériennes, &c. avec une réponse à la critique de M. Astruc*, où l'on répond aux plaintes de M. Dibon, & où l'on fait voir que son remède est toujours insuffisant dans le traitement des maladies vénériennes, & souvent dangereux; 1741, in-12. 22 pages.

Cet écrit anonyme est reconnu pour être de M. Astruc; on le trouve même aujourd'hui à la fin du premier volume de la traduction française de son livre *de morbis venereis*. L'Auteur anonyme de cette lettre fait voir que M. Dibon a eu tort de relever la manière avec laquelle M. Astruc avait été obligé de parler de son remède dans sa Bibliographie, d'autant qu'il avait adouci la vérité, loin de la dire avec aigreur; & que son attaque ne sert aujour- 1741.

d'hui qu'à lui faire dire en français, & plus à découvert, des choses qui doivent lui être désagréables. En conséquence il lui rapporte les personnes que son remède a manquées, l'insuffisance & même le danger de sa préparation anti-vénérienne & de celle qu'il ordonne pour les fleurs-blanches, & le peu de confiance que ses certificats doivent inspirer. Il s'offre lui-même à lui rendre justice & à engager M. Astruc à proclamer son remède, s'il veut se soumettre à des épreuves publiques devant des Commissaires nommés par la Faculté; ce qui est à coup sûr la pierre d'achoppement de tous les remèdes secrets.

Traité des tumeurs & des ulcères; où l'on a tâché de joindre à une théorie solide la pratique la plus sûre & la mieux éprouvée : avec deux lettres, I. sur la composition de quelques remèdes, dont on vante l'utilité & dont on cache la préparation. II. Sur la nature & le succès des nouveaux remèdes qu'on propose pour la guérison des maladies vénériennes; 2 vol.

Ego fateor me ex eorum numero esse conari, qui proficienda scribunt, & scribendo proficiunt. D. August. Epist. 143. n°. II.

A Paris, chez Guillaume Cavelier, Libraire, rue St Jacques, au Lys d'or. *Avec approbation & privilége du Roi.* 1759, in-12.

1759. Nous n'avons à parler dans ce Traité que des deux lettres qui finissent le second volume. On les lit page 374 — 429. Ce traité est encore dû à M. Astruc, quoique son nom n'en orne point le frontispice. Dans la première lettre intitulée: *Lettre à M. *** Docteur en Médecine, sur la composition de quelques remèdes*, &c., il donne la composition des remèdes anti-scorbutiques de M. Moret, des bougies de M. Daran & de l'emplâtre noir

noir de M. l'Abbé Doyen. Nous n'assurons point à nos Lecteurs que ces recettes soient véritables. Si l'on en juge par celle des dragées de Keyser, dont il est fait mention dans la seconde lettre, on ne sera pas tenté d'y ajouter foi; quoi qu'il en soit, nous allons copier les formules des bougies, qui sont de notre ressort.

Bougies fondantes.

Prenez d'huile d'olive une livre.
de vin rouge une demi-livre.
un pigeonneau vivant plumé, ou, à son défaut, un petit poulet.

Mettez le tout dans une terrine neuve, & faites le bouillir à un feu égal jusqu'à la consomption du vin; ôtez alors l'animal que vous y aurez mis, & faites fondre dans ce qui reste:

de cire jaune } de chaque, quatre
de poix de Bourgogne } onces.
de blanc de baleine, deux onces.
de diabotanum, un gros.

Ajoutez y alors de la poudre de semelle de soulier brûlée, depuis deux gros jusqu'à deux onces, suivant que vous voudrez rendre les bougies plus ou moins cathérétiques.

Bougies adoucissantes.

Prenez de cire vierge, huit onces.
de blanc de baleine, trois onces.
d'onguent rosat, } de chaque, deux
d'onguent de céruse, } onces.

Faites fondre le tout ensemble, y ajoutant un peu d'huile d'amandes douces, si l'emplâtre paraissait trop ferme. M. de Villiers nous éclairera bientôt sur la foi que l'on doit ajouter à ces compositions, en publiant, par ordre du Gouvernement, le véritable secret de M. Daran. Il s'en faut bien que M. Astruc donne les gants de la nouveauté à ces trois Messieurs à secret : car il les accuse d'avoir pris dans de vieux dispensaires les recettes avec lesquelles aujourd'hui ils éblouissent le Public & lui extorquent son argent. Il ne cite pas les Auteurs d'où elles sont tirées : mais il invite ceux qui auront le temps de feuilleter les livres, de les y chercher, & il les assure qu'il les y trouveront. Nous ne pouvons nous empêcher de dire que ceci est bien léger de la part d'un aussi grand homme ; quand on fait des reproches, il faut les faire preuve en main. Venons présentement à la seconde lettre, qui roule *sur la nature & le succès des nouveaux remèdes qu'on propose pour la guérison des maladies vénériennes.* M. Astruc prétend que ce qu'on propose de nouveau depuis quelques années, peut être rapporté à deux articles. I. Des moyens de rendre plus sûre & plus facile la méthode commune, en dépouillant le mercure, à ce qu'on prétend, de la faculté d'exciter la salivation. II. Des remèdes secrets qu'on tâche d'accréditer à la place des frictions. 1°. Il dit qu'on a cherché à ôter au mercure sa vertu salivante, & que, pour y parvenir, quelques-uns se sont servi du camphre qu'ils ajoutent à la pommade mercurielle. Ces Observateurs se vantèrent d'abord d'avoir trouvé un secret ; tous les Journaux retentirent du mérite de la découverte ; on leur demanda des preuves de ce qu'ils avançaient : ils en promirent, & ne se pressèrent pas d'en donner ; le mystère perça enfin, & l'on vit que le remède était aussi peu nouveau que peu sûr dans son usage. C'est une méprise qui a donné lieu à cette découverte si proclamée : autrefois on regardait le mercure comme un poison froid, & pour le corriger, on y ajoutait beaucoup de drogues chaudes, comme les huiles de laurier, d'anet, de rhue, de vers de terre, &c. On est revenu enfin de cette erreur ; cependant, par une suite de préjugé, Paul Hermann, Professeur de Leyde, a dit dans son Traité de matière médicale, intitulé *Cynosura materiæ medicæ*, que pour corriger le mercure, il fallait ajouter un peu de camphre à l'onguent mercuriel, *pro correctorio, adde*, dit-il, *aliquid camphoræ*, & *si vis*, ajoute-t-il, *oleum laurinum*. Au mot *mercurius vivus*, *pag.* 93. *pars tertia, vol.* 1. De-là on a cru que cet Auteur entendait par corriger le mercure, lui ôter la faculté de faire saliver. 2°. M. Astruc parle des différentes préparations mercurielles, & particulièrement du sublimé corrosif, dont il n'est pas l'ami : il traite avec aussi peu de ménagemens qu'il parle mal de ce sel mercuriel, ceux qui l'administrent, ou qu'il croit l'administrer ; car nous avons dit plus haut qu'il croit que M. Keyser l'emploiait en dragées, ce qui est démontré faux par la preuve. C'est avec bien de la raison que M. Astruc s'élève contre ceux qui donnent le sublimé sous forme solide : mais je suis presque sûr que s'il ressuscitait aujourd'hui, il serait l'Apologiste de la dissolution de ce sel dans un menstrue convenable.

Recueil de plusieurs pièces concernant le traité des tumeurs & des ulcères, & l'extrait qu'on en trouve dans le Journal de Médecine de M. Vandermonde. A Paris, chez P. Guillaume Cavelier, rue Saint Jacques, au Lys d'or, 1759. Avec approbation & privilége du Roi; in-12. 115 pag.

Ce recueil est composé premièrement de l'extrait de M. Vandermonde, qui mène assez mal 1759.
le traité des tumeurs ; nous n'en rendrons point compte, parce qu'il est étranger à notre matière. Pour les lettres qui sont à la fin du Traité, elles ne sont pas analysées plus favorablement par le Journaliste. Il prétend que M. Astruc a eu tort d'avancer que le camphre uni au mercure était toujours insuffisant pour empêcher la salivation ;

plusieurs Médecins, dit-il, en ont éprouvé les plus heureux succès : mais il passe à côté du reproche fait à la nouveauté de cette découverte. Il combat assez victorieusement l'Auteur du Traité des tumeurs, qui avait avancé que les dragées de M. Keyser avaient pour base le sublimé corrosif; il lui démontre clairement l'insuffisance de son procédé analytique, puisque le mercure coulant, mis sur une pelle chaude, s'évapore comme le sublimé. La seconde pièce du recueil est une lettre d'un Médecin de Paris à un Médecin de Province. C'est un Médecin qui est censé envoyer à son ami, Médecin comme lui, un exemplaire du Traité des tumeurs, avec l'extrait du Journal de Médecine. La lettre est amère pour M. Vandermonde; cependant l'Auteur ne peut que s'excuser, en se battant en retraite, sur la fausseté de l'analyse par laquelle il avait cru distinguer du sublimé corrosif dans les dragées anti-vénériennes. Des *peut-être*, des *je crois*, sont ses armes défensives. La troisième pièce est une lettre d'un Médecin de Province à un Médecin de Paris; elle sert de réponse à la première, & réfute, article par article, l'extrait du Journaliste qui est encore persifflé plus qu'honnêtement. C'est à cette pièce qu'un ANONYME FRANÇAIS a répondu de rechef. *V*. p. 92. La quatrième pièce est une seconde lettre d'un Médecin de Province au Médecin de Paris, sur les dragées de Keyser. Celle-ci est plus victorieuse que toutes les autres, & c'est une pièce à laquelle il n'y a rien à répondre. Le Médecin de Province y annonce la véritable recette des pilules, & effectivement elle y est décrite telle que nous la connaissons aujourd'hui. Leur insuffisance y est aussi démontrée & par théorie & par pratique. La cinquième pièce enfin est l'analyse des dragées faites par Messieurs Piat & Cadet. Nous en avons rendu compte en parlant de la réponse de M. Keyser au Traité des tumeurs. Quoique ces quatre dernières pièces paraissent être le résultat d'une correspondance entre deux Médecins, il est aisé de reconnaître au style & à l'intérêt la plume de M. Astruc.

AURIVILLUS (Samuel). *V.* GRAFBERG.

AURRAN, Fils, *Chirurgien & Démonstrateur d'Anatomie à l'Hôpital Royal de Strasbourg.* Lettre écrite à M. Aurran *père*, Maître en Chirurgie à Berre en Provence, contenant plusieurs remarques sur les effets des dragées anti-vénériennes de M. Keyser, & sur l'usage des préparations de plomb de M. Goulard dans le traitement des maladies vénériennes, en date du 15 Novembre 1764. *Extraite des Journaux de Médecine pour les mois de Mars & Avril 1766, pag. 263 & 352*, où elle contient en tout 29 pages *in*-12. 1766.

M. Aurran est prosélyte des dragées de Keyser & du vinaigre de Saturne de M. Goulard ; il cite quelques cures où les remèdes de ces Messieurs lui ont réussi. Cette lettre est pleine de bonnes choses sur la pratique de la Chirurgie, & les jeunes gens ne peuvent que gagner à la lire. Il nous est impossible de les mettre ici sous les yeux de nos Lecteurs, 1°. parce que cela nous mènerait trop loin, & 2°. parce qu'on n'y verrait que des choses sçues de tous les bons Praticiens.

AUTEROCHE (l'Abbé Chappe d'). *Voyez* CHAPPE.

AZIR (Félix Vicq d'). *Voyez* VICQ

BAC BAG

BACHENDORPH (Nicol. Mathias). *Voyez* GASTO.

BACHSTROM (Joa. Frid.) *Tractatio de lue aphrodisiacâ.* in-8°. Venetiis, 1753. 1753.

BAGET (Jean), *Maître en Chirurgie de Paris*

Lettre pour la défense & la conservation des parties les plus essentielles à l'homme & à l'Etat. A Genêve, chez Frederick Bomm, 1750, in-12.
1750. 124 pages.

L'Éditeur dit dans un avis placé au *verso* du frontispice, que, par attachement pour son ancien maître, (M. Baget), il fait imprimer cette lettre, à laquelle il ajoute l'exposé des parties de la génération de l'homme & de la femme, & les maladies qui les affectent. Il craindrait, dit-il, ses reproches, si la distance de Paris à Turin qu'il habite actuellement, ne l'en mettait à l'abri. Nos Lecteurs sont, aussi bien que nous, au fait de ces tours de passe-passe d'Auteurs, qui, jaloux d'être lus, cherchent pourtant à donner le change au Public & sur-tout dans une occasion comme celle-ci, où il s'agit de bâtir sur les fondemens d'autrui. Le but de cette brochure est de répondre aux *observations Chirurgicales, concernant les maladies du canal de l'urètre, traitées par une nouvelle méthode* dont M. Daran est possesseur. M. B. commence par disputer les qualités de M. Daran; il lui dispute ensuite l'invention de son secret, (ce second reproche pourrait être fait avec plus de vraisemblance), il met le Charlatan Charbonniere au-dessus de lui, il déprise ses attestations, il dépèce ses ouvrages, il fait la nomenclature de toutes les personnes que ses remèdes ont manquées, qui le sont venues trouver & qu'il a guéries; enfin, M. Daran est un charlatan, un ignorant, ses bougies sont dangereuses; il n'y a que celles de M. Baget qui soient bonnes; celui-ci est un homme instruit & ennemi de la charlatannerie: avec tout cela, cet ennemi des Charlatans tait le secret des siennes. Que devons-nous donc croire de l'apologie & de l'Apologiste? Mais nous n'entrerons point ici en plus longue discussion. Dans le cours de cette bibliographie, nos Lecteurs ſeront rebattus & ennuyés des ouvrages polémiques de ces eſpèces de gens, qui cherchent à établir leur fortune ſur les ruines de leurs rivaux.

☞ BAGLIVI (Georg). *Med. Theoric. in Romano Archylic. Prof. Societatis Regiæ Londinenſis, Acad. Impérial. Leop. &c. Collega*, opera omnia Medico-practica, & Anatomica. Venetiis, 1752, in-4°.

L'édition que nous avons entre les mains eſt la 1752.
plus récente de toutes celles de cet Auteur, qui ne vit point de nos jours, puiſqu'il naquit à Raguſe en 1666, & qu'il mourut en 1707. On lit dans cet ouvrage, pag, 53—56, un chapitre qui traite du mal vénérien & des affections morbifiques des glandes.

B. prétend qu'une fois infecté du vice vérolique, il eſt plus que difficile de s'en débarraſſer. Les différens ſpécifiques que l'on emploie aſſoupiſſent bien le mal; mais ne le détruiſent point: c'eſt ce qui fait que très-ſouvent il reparaît ſous la forme d'autres maladies, ſur la cauſe deſquelles on prend le change: il dit que plus un homme à l'eſprit fort, plus il eſt apte à l'action de Vénus. La douleur fixe & permanente au milieu de la poitrine, ſans toux, eſt, ſelon l'Auteur, le ſymptôme d'une vérole de pluſieurs années. Le ſigne ſera univoque, ſi cette douleur réſiſte aux remèdes ordinaires; le petit lait & le lait d'âneſſe lui paraiſſent excellents dans la cure de la maladie dont il eſt ici queſtion, pourvu que l'on faſſe uſage des ſudorifiques ou des frictions mercurielles. Dans les fièvres lentes accompagnées de douleurs vagues vénériennes, ſurtout ſi le tempérament eſt âcre, il preſcrit le petit lait, dans lequel on fait infuſer la ſalſepareille, la coriandre; & quelquefois il y ajoute les vipères. Il ſuppoſe que la virulence acide du levain vérolique attaque d'abord la lymphe, enfuite les parties nerveufes & glanduleufes, & que le fang refte long-temps intact; c'eft pour cette raifon, dit-il, que l'on voit tous les jours des vérolés narguer la maladie qu'ils portent & conferver leur air vermeil, frais & bien portant; auffi le mal lorfqu'il fe déclare, eft-il plus difficile à guérir. Une glande attaquée infecte fouvent toutes les autres. Si dans les affections glanduleufes vous n'humectez pas affez, vous faites mal; fi vous humectez trop, vous faites mal encore; il faut donc délayer par intervalles, rendre le ventre libre & difpofer aux fueurs; c'eft alors que le Médecin ne peut-être trop prudent. Les purgatifs & les fudorifiques conviennent particulièrement dans ces circonftances, lorfqu'ils font adminiftrés à propos. Quoique le mercure foit ennemi des nerfs, il convient très-bien dans la paralyfie vénérienne; enfin, B. remarque avec jufteffe, que la vérole fe porte toujours dans un fujet, fur la partie la plus faible. A la fin de ce très-petit traité, l'Auteur dit qu'il avait bien des chofes à dire fur la gonorrhée & les ulcères vénériens pour lefquels il a des recettes fûres & immanquables; mais il en garde la compofition pour lui feul, & s'en tient à avertir qu'une autre fois il en parlera amplement. Nous ne connoiffons dans fes ouvrages aucun endroit où il ait tenu parole. Pour fes opinions & fa méthode, nous laiffons aux Spéculateurs & aux Praticiens le foin de les adopter ou de les réfuter; pour nous, nous fommes perfuadés qu'il a dit de très-bonnes chofes: c'eft au Scrutateur habile de favoir les diftinguer.

☞ BAIER (Joh.Gothofred.) Differtatio inauguralis Medica, *de mercurii in corpus humanum agendi modo fecundùm leges phyficas*. Quam, adfiftente divino Numine... pro licentia... fubjiciet *Joh. Gothofred. Baier*, Vinarienfis d. j. Octobr. a. c,

1739, Altorfii Noric. typis Joh. Georgii Meyeri, Univ. Typog. in-4°. 24 pag.

1739.

M. B. prétend que le mercure se charge des parties salines, âcres & acides, qui coagulent la lymphe, & que, par sa combinaison avec ces sels, il devient soluble dans la lymphe même qui circule avec plus de fluidité, & le charoie dans le sang: la qualité soluble n'est pas la seule qu'il acquère; mais il jouit encore de la qualité saline; c'est à dire, qu'il peut dissoudre les parties fluides & salines de notre corps, plus pesantes que les sels. Enfin, circulant avec le sang & la lymphe auxquels ils est joint, il en est séparé dans les endroits destinés à la secrétion de cette sérosité; elle se fait dans les glandes salivaires ou dans les glandes intestinales, si on l'a dirigé vers ces émonctoires par les purgatifs. Par quelque méthode que l'on administre le mercure, il agit de même; il n'y a que la manière dont il est porté dans le sang, qui diffère: car, il arrive toujours qu'il se décompose, lorsqu'on donne des préparations internes ou il est uni avec quelque autre drogue. Pour le sublimé corrosif, quoique le sel & le mercure chacun pris en particulier, ne soient point des poisons, il n'est cependant point étonnant, que combinés ensemble, ils le deviennent dans un degré éminent, parce que les sels agissent avec d'autant plus de force, qu'ils sont plus concentrés; & la concentration arrive, si plusieurs particules salines occupent un moindre espace que dans leur état précédent. M. B. regarde ce sel comme trop pernicieux, & il conseille dans les cas où l'on veut employer les préparations mercurielles internes, le mercure doux, qui agit avec bien plus de bienfaisance.

BAIER (Joannes-Jacobus), *Altorfinus*, subjiciet pro licentiâ d. 17 Junii 1749, Dissertationem inauguralem medicam *de abusu purgantium in mor-*

bis venereis. Altorfii, Typis Joh. Georg. Meyeri, Acad. Typogr. in-4°. 38 p.

M. B. improuve généralement les cathartiques & les hydragogues dans tous les cas; il fait voir les dangers des uns & des autres: ses principes sont appuyés sur des autorités respectables en médecine; il s'étend particulièrement sur les remèdes qui conviennent dans les différentes espèces de gonorrhées; les sudorifiques, les diurétiques, les balsamiques & toniques sont ceux qu'il conseille.

BALLAY, *Membre du Collége Royal de Chirurgie de Paris.* Traité sommaire des maladies vénériennes. A Paris, chez Debure, quai des Augustins à l'image Saint Paul. Guil. Cavelier, rue Saint Jacques, près la fontaine au lys d'or. D'Houry, Imprimeur-Libraire, rue de la Vieille-Bouclerie. Louis Cellot, Imprimeur-Libraire, au Palais & rue Dauphine, 1762. *Avec Approbation & Privilége du Roi*, in-8°. 224 pages.

Traité sommaire des Maladies vénériennes, nouvelle édition, à Paris chez Debure, quai des Augustins. D'Houry, Imprimeur-Libraire, 1766. *Avec Approbation & Privilége du Roi*, in-8°. 224 pages.

762. Qu'on ne croye pas qu'il y ait eu deux éditions de ce livre. Ce nouveau frontispice de 1766, a été fait pour faire revivre la vente qui languissait selon toute apparence; nous nous étonnons que M. Ballay ait été obligé d'avoir recours à cette astuce de librairie pour se défaire de son ouvrage. Tous les Physiciens & amateurs de Physique eussent dû le rechercher avec empressement: car l'Auteur y traite plutôt de cette science, que des maladies vénériennes. Tout marche dans ce livre par raisonnemens & preuves physiques; & j'avoue que quelqu'un qui a la vérole préfére de se guérir, à savoir qu'une cause physique a produit cette maladie; qu'une autre la lui a fait gagner,

& qu'une autre lui fait digérer les pilules de M. Ballay. Nous allons donner une idée plus étendue de sa physique. Après avoir décrit l'origine de la vérole selon M. Astruc; il cite Gonsale Fernandès d'Oviedo, qui, dans son histoire des Indes occidentales, dit que les Habitans de ce pays aiment beaucoup une espèce de lésard amphibie, nommé *ivana* ou *iguana*, qui, chez ceux qui ressentent des douleurs vénériennes actuelles, les augmente violemment; & qui, lorsqu'elles sont en repos, les renouvelle avec véhémence; ce qui a fait dire à Hister, que ces Insulaires avaient originairement contracté la vérole en mangeant de ce serpent. M. Ballay prouve cette opinion par des faits: » toute plante, » tout arbre, *dit-il*, a son écorce; chaque écorce, en » son espèce, loge de petits œufs que les insectes y » déposent, ou qui lui sont apportés par les vents, » ou enfin qui s'y engendrent d'eux-mêmes & qui » sont fécondés, n'importe comment, c'est un fait; » de même que chaque espèce d'écorce produit en » général différentes espèces d'animaux. » Il passe aux expériences: si l'on fait infuser pendant vingt-quatre heures, dans de l'eau plus chaude que froide, une écorce quelconque; les œufs qu'elle contient éclosent, & on trouve dans cette eau une quantité innombrable d'animaux qu'on ne peut voir qu'avec le microscope solaire dans une chambre obscure. La manière d'ajuster ce microscope est longuement décrite dans M. B. d'après M. Nollet. Cette expérience lui ouvre un vaste champ; il fait des réflexions sur la formation des vers dans notre corps, & des insectes qui s'attachent à sa surface; sur l'analogie des poumons de veau & de renard avec les poumons humains, dans les maladies qui affectent ces derniers, &c. Réflexions qui, pour parler son langage, sont ici *hétérogènes*. Enfin, il infère de tout ce qu'il dit, que si l'on mettait infuser le lésard *ivana*, & qu'on observât au microscope solaire une goutte de cette infusion, on y verrait peut-être le petit animal que nous nommons le virus vénérien. Comme l'ordre n'est pas fort observé dans cette production, il parle ensuite de l'efficacité du mercure dans la maladie dont nous parlons; il ne connaît que le mercure crud qui agisse à raison de sa rondeur, de sa pesanteur & de sa divisibilité. Les sels mercuriels étant de figures différentes, ne peuvent par conséquent agir efficacement; il en donne des raisons physiques. Il passe à un autre système; » il faut, *dit il*, regarder le virus » comme une goutte de pus, qui passe d'une per» sonne gâtée dans une qui ne l'est pas. » Encore des raisons, des exemples & des expériences: celles-ci sont tirées des couleurs du soleil. (Nous suivons l'Auteur pied-à-pied.) Vient l'introduction du virus (cette introduction n'est autre chose que le dernier système dont nous venons de parler : mais n'importe). M. B. s'étend sur les charmes du plaisir dans l'ivresse duquel on pompe le plus subtil poison. Les pores absorbans jouent un grand rôle dans la communication du virus: autre système encore. Le virus peut s'introduire par le canal de l'urètre quand le membre viril est en érection; le canal s'alonge, & son calibre augmente par l'écartement de ses parois; alors il représente un tube, & sa capacité est occupée par une colonne d'air d'un volume égal à son diamètre ; dans cet état il procède à la copulation. Pour que la semence puisse sortir, il faut qu'elle déplace & chasse devant elle la colonne d'air qui occupait le canal : ces deux fluides une fois expulsés, le tube présente un vuide qui est subitement occupé par l'air le plus voisin de son orifice. Cet air est corrompu dans le cloaque impur où siége le virus dans la femme, & l'infection est bientôt portée dans la machine. Viennent à l'appui des raisons, des exemples, des preuves physiques. Il passe à la description de l'ulcère qui se forme dans le canal de l'urètre, & qui produit la chaude-pisse. « Le » virus qui s'est glissé dans ce canal y élève de » petites phlyctènes, dont le sac est fermé par » l'épiderme ; la liqueur qu'elles contiennent est » une lymphe séreuse qui s'est échappée par la » rupture des petits vaisseaux lymphatiques qui » servent à contenir ensemble les deux feuillets » de la membrane. Le sac cède bientôt à l'effort » que fait la lymphe qui s'y était accumulée : » alors la membrane se casse & laisse couler la » liqueur qu'elle contenait ; tous les petits vais- » seaux ouverts qui formaient le foyer de la phlyc- » tène, laissent épancher dans le canal toute la » lymphe qui leur est apportée par leurs anasto- » moses, lesquelles sympatisent avec les glandes » inguinales. Ce qui l'indique, est que la douleur » s'y fait toujours sentir, jusqu'à ce que la sup- » puration soit bien établie ; cette cause donne sou- » vent naissance aux bubons » : suit l'expérience physique. Il parle ensuite de la salivation que le mercure opère : quoiqu'il n'ait pas, dit-il, des vertus *salivatives* ; il ne produit cet effet qu'à raison de sa masse, laquelle est supérieure à tous les autres corps à volume égal. Les petits tuyaux salivaires qui tapissent tout l'intérieur de la bouche, sont obligés de porter un fardeau dix fois plus pesant que celui qu'ils portent ordinairement : ainsi ils faut qu'ils succombent. Leurs fibres trop faibles s'allongent, leurs calibres augmentent, leurs parois perdent leur ressort ; une grande quantité de liqueurs & de mercure y séjourne, ce qui cause leur rupture ; alors la salive & le mercure s'épanchent, & à l'endroit des ruptures se forment des ulcères. On prévient cet accident en essuyant le malade après la friction & le laissant à l'usage des alimens solides, d'autant mieux que le mercure qui s'échappe par les vaisseaux engorgés, dans le temps de la mastication, rentre dans le sang : il est plus travaillé par la filtration qu'il a déjà éprouvée, & meilleur par conséquent au but qu'on se propose : ajoutez à cela qu'il n'est point perdu. M.B. guérit avec les frictions & cinq espèces de dragées, les premières tiennent lieu de tisanne, les secondes sont un purgatif, les troisièmes sont astringentes, les quatrièmes contiennent la savonnette de *Glêne*, les cinquièmes sont purgatives. Il ajoute encore à ce traitement les sudorifiques, & il se sert beaucoup de l'herbe au charpentier dans le traitement de la chaude-pisse; c'est une plante vulnéraire fort astringente que nous ne conseillons pas dans le commencement de cette maladie, & particulièrement aux femmes, à qui elle pourrait causer une suppression. Il donne les recettes de ces cinq espèces de dragées & même de plusieurs autres espèces, pour les maladies qui peuvent se trouver compliquées avec les vénériennes : en tout il y en a de quinze espèces qui sont enfermées dans une boîte qui a la forme d'un livre, appelé Pharmacopée portative; il décrit le plus longuement, le plus physiquement & le plus arithmétiquement la digestion de toutes ces dragées, comment elles se mêlent avec le sang, & leur manière d'opérer. Il fait part de quelques observations, & de trois instrumens nouveaux de son invention : le premier se nomme l'introducteur de l'urètre, qui sert à introduire dans ce canal une mèche de charpie, chargée de digestif, pour guérir les ulcères qui s'y trouvent, instrument dont Bassius sans doute lui a donné l'idée. Le second est un égout pour femme contre l'incontinence d'urine; & le troisième, un nouveau suspensoir. Ils se trouvent, si l'on en desire une plus grande connaissance, chez *Granger*, Coutelier, rue de l'Arbre-Sec. Avant que de finir, nous dirons que M.B. remarque que la scammonée empêche le mercure de porter à la bouche : c'est pourquoi il l'emploie dans ses dragées. Comme notre intention est de chercher à reculer les bornes de l'art dans cette partie de guérir, nous n'omettons rien des découvertes que chacun prétend avoir faites : voici la recette d'un digestif prescrit par M.B. qui nous paraît assez bon pour faire les bougies, s'il existait des caroncules ou excroissances dans le canal de l'urine. Prenez baume d'arceus, onguent de la mere, basilicum & huile d'hypericum, de chaque une once. Faites fondre le tout ensemble ; ajoutez y un gros de troschiques de minium pulvérisés.

BARKER, *Chirurgien-Major du trente-troisième Régiment d'Infanterie, commandé par le Lord* Charles Hay. *Voy*. GORDON.

BARRY (Ed.) *Médecin à Cork, de la Société Royale de Londres*. Observation sur une maladie vénérienne communiquée par suction. *Extraite des essais & observations de Médecine de la Société d'Edimbourg, tom.* 3. *article* 21. *pag*. 394. *de la traduction Françoise* 1742, *in*-12 : elle y contient 12 pag.

Il s'agit dans cette observation, d'une femme 1742.
qui suçait le lait des femmes en couches, & qui, par cette voie, communiqua le mal vénérien à un nombre infini de familles. Plusieurs des malades infectées par cette femme, passèrent par les mains de M. Barry, qui les traita par frictions & salivation ; & celles dont le mal résista à cette méthode, furent guéries parfaitement par la suivante. Il fit faire une espèce de baquet de bois de chêne, long de quatre pieds sur seize pouces de profondeur, de manière qu'une personne pouvait y être assise & avoir les jambes étendues. A ce vaisseau s'adaptait un couvercle qui coulait dans une rainure &

qui entourait exactement le corps de tout côté ; il l'emplissait à la hauteur de huit pouces d'une forte décoction d'herbes émollientes, dans laquelle il faisait dissoudre du sel gemme. Il faisait prendre à ses malades dans la matinée & dans l'après-midi une pinte de décoction de racines de bardane, de salsepareille, de réglisse, de bois de santal rouge, de sassafras. Le soir, une heure après avoir pris la décoction, elles se mettaient dans le bain aussi chaud qu'elles pouvaient le supporter : les extrémités inférieures étaient nues & les supérieures très-couvertes. Au bout de quelques minutes la sueur était abondante ; elles y restaient une demi heure : au sortir du bain, on les essuyait vis-à-vis d'un grand feu, & on les couchait dans un lit chaud, où elles continuaient de suer pendant deux heures. Pendant cette sueur elles buvaient abondamment d'une boisson tiède faite de trois parties d'eau & d'une de lait ; on les changeait encore de linges, elles se levaient pendant deux heures & soupaient légèrement avec du biscuit, du bouillon & du petit lait fait par le moyen du vin d'Espagne : à dîner, M. B. leur permettait de manger de la viande-blanche & de boire du vin d'Espagne avec de l'eau. Après cinq ou six de ces bains, il leur ordonnait une forte décoction de gayac à la place de la précédente, & il leur faisait prendre quelques grains de mercure doux, une heure avant le bain. Dans certains cas, il donnait deux grains de turbith minéral, mêlé avec le mercure doux. Cette préparation opére par la transpiration. Il faisait ainsi baigner ces femmes trois fois par semaines, & peu-à-peu il leur faisait discontinuer l'usage des bains ; il les garantissait de tomber en faiblesse par une boisson abondante de lait & d'eau de gruau & quelquefois de petit lait fait par le moyen du vin d'Espagne.

Remarques sur les bons effets de différents caustiques appliqués successivement, & sur ceux d'un mercuriel

mercuriel altérant très-fort ; par M. EDOUART BARRY, &c. Extraites des essais & observations de Médecine de la Société d'Edimbourg. Tom. 4. art. 4. pag. 32 de la traduction Française, 1742, *in*-12 ; contiennent 4 pag.

M. Barry dit dans ces remarques avoir plusieurs fois employé avec succès dans les véroles invétérées, les gonorrhées opiniâtres & les maladies scrophuleuses le bol suivant, qu'il fait prendre tous les soirs en se mettant au lit; quinze grains de pilules de duobus, (*voyez la pharmacopée d'Edimbourg*) dix grains de turbith minéral, & autant de camphre. Quelque fois ce remède commence par occasionner par jour quatre à cinq selles : mais ensuite il n'agit plus que comme altérant, & l'évacuation qu'il procure est en général fort douce. Malgré les succès du Docteur Barry, nous ne voudrions point en faire usage. 1742.

☞ BARTHOLIN (Thom.) de medicinâ Danorum domesticâ. Dissertationes x. cum ejusdem vindiciis & additamentis. Hafniæ 1666. petit *in*-8°.

Cet Auteur dit très-peu de choses de la maladie vénérienne : car, à proprement parler, il n'en dit rien du tout; il la nomme en certains endroits, mais sans s'arrêter à la décrire. Voici ce qu'il dit de plus à ce sujet pag. 81 *Diss. de morbis Danorum curandis*. « J'avoue que les maladies qui nous sont » apportées par les étrangers, demandent aussi des » remèdes étrangers, tels que ceux qu'on prépare » avec le gayac : cependant le mercure que nous » trouvons abondamment dans nos mines de Norvége, est préférable à cet exotique. *A. Cæsalpin* a » substitué avec succès la rapure de notre bois de » frêne en décoction pour la cure des maladies vénériennes . . . & quoique nos climats ne soient » point très-fertiles, la médecine Danoise n'en est » pas moins parfaite : le territoire fournit suffisam- 1666.

» ment de plantes pour subvenir à la nécessité de » ses habitans. Elles sont plus analogues à nos » tempéraments que les étrangères, que nous » ne leur préférons nullement &c. ». Tout cet ouvrage ne tend généralement qu'à relever les avantages de la médecine, des médecins, & des remèdes Danois.

BASSEVILLE (Jean-Baptiste) Docteur en Médecine de la Faculté de Paris. *Voyez* DE BORDEU fils.

BASSIUS (Henricus) *Med. & Chir. Doct. & Prof. publ. in Academiâ Fridericianâ quondam meritissi.* Tractatus de morbis venereis, quem observationibus auxit & in usum auditorum edidit L. W. B. M. D. Francofurti & Lipsiæ, 1763, *in*-8°. 92 pag.

1763. Ce traité est mis au jour après la mort de Bassius, & l'éditeur y a ajouté quelques légères observations. Cet ouvrage n'a rien de neuf, ni de très-remarquable; l'auteur n'a point de systême à lui. Il décrit la vérole, tous ses symptômes & la méthode de les guérir. Toutes celles qu'on a mises en usage jusqu'à lui sont rapportées, avec la manière de les diriger, de se conduire, & les cas où elles sont propres. Cette pratique nous a paru fort claire & fort utile. Il y a même des maladies que, par certains symptômes, on peut confondre avec le vice vérolique, sur lesquelles Bassius fait de justes remarques & que presque tous nos auteurs ont négligé assez ordinairement de distinguer. Une theorie brillante & séduisante occupe agréablement un amateur dans son cabinet ; mais la pratique est le but qu'un auteur Médecin doit particulièrement se proposer ; il ne doit donc jamais négliger d'éclaircir sa matière par les détails les plus circonstanciés. Il doit même, à l'exemple de Baillou, la rédiger au pied du lit des malades. Nous allons rapporter ces observations judicieuses dont beaucoup de nos lecteurs nous fauront gré. Il eſt ſouvent arrivé que des praticiens peu experts ayent pris une *hernie inguinale* pour un bubon : & cette mépriſe a occaſionné les plus grands accidents. Voici un thermomètre ſûr pour ſavoir les diſtinguer. Le poulain eſt en naiſſant dur au tact : la hernie eſt molle & mobile; & lorſque le malade eſt couché ſur le dos, les feſſes élevées, elle rentre, à moins qu'elle ne ſoit invétérée. Le bubon vient par degrés; le bubonocele paraît tout-à-coup, après un effort quelconque. La hernie inguinale, lorſqu'il y a étranglement, donne lieu à la paſſion iliaque ; ce cas n'arrive preſque jamais avec un poulain. Le bubonocele eſt toujours placé dans la partie ſupérieure de l'aine : le bubon occupe l'inférieure. La figure de celui-ci eſt oblongue ; celle de l'autre eſt ſphérique. Il eſt encore très eſſentiel de diſtinguer l'affection ſcorbutique du vice vénérien : car les remèdes qui conviennent à celui-ci nuiſent preſque toujours au premier. Ces deux maladies ont certains ſymptômes qui ſont communs à toutes deux; cependant voici ce à quoi on les reconnait. La vérole ne tarde ordinairement pas à ſe manifeſter chez ceux où elle a eu accès : les progrès du ſcorbut ſont plus lents ; & un tempérament cacochyme peut en être attaqué long-temps avant qu'il ſe déclare. Le virus vénérien vient à la ſuite d'un commerce impur ; le vice ſcorbutique eſt occaſionné par l'uſage des choſes non naturelles. Le mercure eſt l'antidote de la vérole ; il eſt contraire & ſouvent dangereux aux ſcorbutiques. Les vérolés ont quelquefois au viſage des puſtules crouteuſes & qui occaſionnent des demangeaiſons; le ſcorbut fait naître aux cuiſſes des taches livides ou des ulcères ichoreux. Les parties de la génération ſont le plus ſouvent affectées chez les malades vénériens ; & le ſont très-rarement chez les ſcorbutiques qui ont plutôt les gencives ſanguinolentes.

Les vérolés souffrent beaucoup dans le lit; les scorbutiques s'y trouvent assez bien. Ceux-ci enfin rendent des urines épaisses, de couleur un peu brune comme celle des juments, déposant des sels, couvertes d'une pellicule qui imite les couleurs de l'Iris; ce qu'on ne remarque point dans celle des vérolés, à moins qu'ils ne soient atteints des deux affections.

☞ BAUDE DE LA CLOY (Jo. Lud.), *Audomareus baccalaureus medicus.* Questio medica quodlibetariis disputationibus manè discutienda, in scholis Medicorum, die jovis 12 Novembris 1739, M. GEDEONE DE RABOURS, Doctore Medico, Præside. *in-4°.* 8 pag. *An in lue venereâ, parciores & longiùs dissitæ mercurii doses plenioribus crebrioribusque anteponendæ?*

1739. M. de la Cloy conclut avec raison pour l'affirmative, & il soutient son assertion par les preuves les plus convaincantes.

BAUMER (Jo. Wilh.) *Eminentiss. Electoris Moguntini à conciliis, nec non Collegii Clinic. & Physic. prof. ord.* Observationes quædam clinicæ de morbis venereis... *Acta Academiæ Electoralis Moguntianæ Scientiarum utilium quæ & Erfordiæ est. Tomus II. Erfordiæ 1761. pag. 455.*

De ses observations, M. B. conclut que le vice 1761. vénérien fait plus de progrès en peu de temps chez les enfans que chez les adultes, & que ces petits innocens sont plus punis que ceux qui ont commis la faute. Il dit aussi que l'on ne doit point confier des enfans à des nourrices sujettes aux fleurs-blanches, quoique elles soient à l'abri de tout soupçon de vérole: les suites en peuvent toujours être fâcheuses, à cause de la connexion sympathique qui existe entre les vaisseaux des mamelles, les épigastriques & les lymphatiques. Il guérit les gonorrhées par des injections faites avec quelques grains de mercure doux dans une demi-once d'huile d'hipericum ou de pomme de merveille, & par l'usage interne des diurétiques, ou des tempérants, s'il en est besoin.

☞ BAUMLER (Gott. Sans.) *Phys. Germesch. in Palat. . . mitteidiger arzt:* c'est-à-dire, *le Médecin sensible.* Il y a deux éditions de cet ouvrage, à Strasbourg en 1731 & 1736.

Nous n'avons pas lu cet ouvrage: mais nous 1731.
savons qu'il y a quelque chose qui regarde la 1736.
maladie vénérienne. L'Auteur préfère le mercure à tous les autres spécifiques anti-vénériens, qu'il ne regarde que comme accessoires.

BAYFORD (Thomas), *Chirurgien.* THE EFFETS OF INJECTIONS INTO THE URETHRA, &c. *C'est-à-dire*, Considérations sur les effets des injections dans l'urètre, & sur l'utilité & l'abus des remèdes dans la guérison & la prophilaxe de la gonorrhée. A Londres, chez Whiston, 1763.

Nous ne connaissons cet Ouvrage que par la 1763.
note qu'en donnent les Auteurs du Journal Encyclopédique, dans la deuxième partie d'Octobre 1773. Voici ce qu'ils en disent: « Ces considérations sont détachées d'un Ouvrage fort étendu, » que l'Auteur se propose de publier incessamment » sur le même sujet: il cherche à fixer le temps » & le choix des injections dans l'urètre, lors » d'une gonorrhée virulente: il prouve qu'on » doit les répéter absolument toutes les fois que » l'inflammation est considérable. M. B. rapportera dans le livre qu'il annonce, plusieurs expé» riences sur les liqueurs injectées dans l'urètre » des chiens, pour faire mieux connaître les effets » que ces injections produisent sur le corps hu» main ».

Nous ne savons point si le second Ouvrage

que l'on annonce ici a paru : mais nous n'en avons eu aucune connaissance.

1751. BECKER.... Dissertatio inauguralis medica. *De lue vereneâ....* quam Jo. Christ. Stock, D. M. Præside.... subjiciet *Wolffg. Mich. Becker.* Jenæ. in-4°. 1751.

BEGUE DE PRESLE (le), *Docteur-Régent de la Faculté de Médécine de Paris, Censeur Royal.* Observations nouvelles sur l'usage de la ciguë, dans lesquelles il est démontré que non seulement on peut user intérieurement de cette plante avec la plus parfaite sécurité, mais encore qu'elle est un excellent remède dans beaucoup de maladies que l'on a jusqu'à ce jour assurées incurables ; ou seconde partie & supplément nécessaire ; Ouvrages traduits du latin de M. Antoine Storck, Médecin de Leurs Majestés Impériales ; auxquels on a joint l'histoire de l'usage interne de la ciguë, la figure de cette plante & les cures opérées & publiées en France jusqu'à ce jour. A Vienne, & se trouve à Paris chez P. Fr. Didot, 1762, in-12.

1762. M. le Begue de Presle, Auteur de cet Ouvrage, commence par le mémoire pour servir à l'histoire de la ciguë. Voici l'ordre qu'il a suivi dans ce mémoire. 1°. Les caractères génériques de la ciguë, suivant Tournefort & Linneus. 2°. Les noms donnés à l'espèce de ciguë dont on recommande l'usage, par les Auteurs les plus connus. 3°. La description de toutes les parties de cette plante. 4°. Les pays, les terreins, les expositions où elle croît, le temps de sa floraison, de la récolte, sa durée. 5°. L'analyse faite par M. Geoffroy & les observations de M. de Machi. 6°. La différence des qualités de la ciguë, suivant les pays & les terreins. 7°. Ce qui peut avoir donné lieu à la diversité des sentimens sur cette plante. 8°. Les passages des Auteurs qui en ont recommandé l'usage interne comme salutaire, & qui ont vu en manger. 9°. Ce que M. Storck a fait sur ce sujet depuis 1757 jusqu'à ce moment. 10°. La préparation de l'extrait de ciguë. 11°. La méthode de l'administrer. 12°. Quelques avis, précautions & observations. 13°. Les effets de ce remède & les moyens de remédier aux accidens que peut causer la ciguë donnée en trop grande quantité ou mal-à-propos. C'est d'après ce mémoire que nous avons perscrit le régime que l'on doit observer pendant l'usage de ce remède, & que nous avons fait connaître sa manière d'agir, à l'article de M. STORCK.

Suit immédiatement après ce mémoire la traduction du *libellus secundus* de M. Storck ; nous en avons rendu compte à son article. Viennent ensuite des extraits d'observations sur les bons effets de l'usage interne de la ciguë. M. le B. les a tirées du Journal de Médecine.

Cet Ouvrage de M. le B. est enfin terminé par la traduction du *Supplementum necessarium de cicutâ* de M. Storck, dont nous avons rendu compte à son nom.

Mémoire pour servir à l'histoire de l'usage interne du mercure sublimé corrosif. On y a joint un recueil d'observations faites sur l'usage interne de ce remède en Allemagne, en Angleterre, en Italie, &c.

At prudenter à prudente medico usurpetur. Boerh.

A la Haye, & se trouve à Paris chez P. Fr. Didot, Libraire, quai des Augustins, 1763, in-12. Le Mémoire est de 172 pages & le Recueil d'observations de 315.

Cet Ouvrage de mérite a donné beaucoup de 1763.
peine à son Auteur par les recherches qu'il a été obligé de faire, pour rassembler les autorités du premier ordre qu'il rapporte. Ce livre, qui tend réellement au but que M. le B. s'est proposé, doit être recherché des partisans du sublimé cor-

rosif, qui y trouveront des défenses à opposer à ses ennemis; il doit l'être aussi de ses détracteurs, parce qu'ils y trouveront des raisons convaincantes pour détruire leur prévention : il n'est pas moins utile à ces gens entichés, & que l'évidence même ne peut rapprocher de la justice; parce que si la raison ne peut rien sur leur esprit, peut-être la voix de l'humanité n'est-elle point étouffée dans leur cœur & vaincra-t-elle leur résistance. M. le B. cite, pour convaincre ses Lecteurs de l'utilité du mercure sublimé corrosif, les noms respectables & chers à l'humanité des Van-Swieten, des de Haen, des Pringle, des Locher, &c. Ces hommes célèbres ne peuvent être soupçonnés d'avoir immolé à leur intérêt ou à leur prévention, des victimes humaines. M. le B. remonte à l'origine de la préparation du sublimé corrosif. « On a lieu de » croire, *dit-il*, que Rhases Médecin Arabe, protégé » par Almansor, & qui vivait à la fin du neuvième » siècle & au commencement du dixième, connaissait cette préparation de mercure; du moins » est-il certain qu'Avicenne, autre célèbre Mé» decin de la même Nation, en parle dans une » lettre qui se trouve dans la collection qui a » pour titre : *Theatrum Chimicum*, Vol. IV. & » dans l'Ouvrage de cet Auteur qui a pour titre : » ABUALI-IBN-TSINACANON, Med. L. II, P. II, » pag. 219 ». Il passe ensuite aux différentes manières de préparer le sublimé corrosif, selon MM. Macquer, Boulduc & Cartheuser; il parle de sa falsification par le mélange de l'arsenic; il rapporte les différens systêmes de ceux qui prétendent qu'il peut être falsifié & de ceux qui prétendent le contraire. Il regarde l'arsenic, quoiqu'on lise dans les Mémoires de l'Académie de Mayence & dans Friccius des expériences & des observations qui prouvent qu'on a guéri des malades en le leur faisant prendre, comme laissant des impresſions qui ſont tôt ou tard funeſtes aux malades. Mais je crois que ſi, juſqu'ici, on n'a pu retirer un avantage complet de ce remède, on ne doit pas pour cela le condamner ſans appel. N'a-t-on pas eu les mêmes idées ſur le ſublimé corroſif, dont aujourd'hui nous démontrons l'utilité? Sur l'émétique, &c.? Mais diſons que nous n'avons point encore trouvé des mains aſſez habiles pour diriger ce poiſon & d'aſſez bons cliniques pour connaître ſa juſte application. M. le B. diviſe en deux claſſes ceux qui ont connu & recommandé l'uſage interne du mercure ſublimé corroſif. La premiere comprend ceux qui ſont antérieurs à Van-Swieten. Dans la ſeconde, ce grand homme tient la première place. Baſile Valentin, Chimiſte célèbre du douzième ou quatorzième ſiècle, paraît être, ſelon M. le Begue, le premier qui ait fait prendre le ſublimé. Parmi les plus redoutables ennemis de ce ſel mercuriel, M. le Begue cite Cartheuſer, le Commentateur de Lémery, & Aſtruc; il répond à leurs argumens avec force & conviction, & il ne perd rien du reſpect qui eſt dû à la mémoire de ces deux grands Praticiens & au mérite du premier. M. le B. finit ſon mémoire par donner les différentes manières connues juſqu'à lui, de faire les ſolutions de ſublimé, & la conduite qu'on doit tenir en en faiſant uſage. Il nous apprend que nous devons à M. de Haen le ſoin de faire purger les malades pendant qu'ils ſe guériſſent avec le ſublimé, parce que l'action des purgatifs réveille celle de ce ſel. L'Auteur conſeille auſſi la décoction faite avec les ſudorifiques, pour être l'excipient de ce remède. Après avoir fait l'apologie du ſublimé, M. le B. reconnaît qu'il n'eſt pas univerſellement bon; il cite M. Storck qui le défend à ceux dont la poitrine eſt sèche & échauffée, qui ont la toux, le ſyſtême nerveux aiſé à irriter, qui ſont ſujets aux hémorrhagies. Après ce mémoire, dont nous avons suffisamment rendu compte, viennent les observations. Nous ne conseillons pas de suivre généralement toutes les méthodes de curation que leurs Auteurs enseignent, & particulièrement la manière de faire les opérations chirurgicales dans les maladies vénériennes, par Davies Anglais, & autres : ces Messieurs tiennent un peu trop à la loi de Moïse, & font assez librement la circoncision sans autres formes de procès. M. le B., parmi les pièces justificatives pour servir à l'histoire du sublimé, ne rapporte que deux pièces qui lui soient défavorables : c'est l'extrait des Ouvrages de MM. Bromfield & Dossy. Nous aurons occasion d'en parler en les analysant, ainsi que de plusieurs auteurs dont M. le Begue rapporte des observations. A la fin de ces autorités, l'Auteur nous faisait espérer qu'il donnerait la continuation de son Ouvrage; elle n'a point paru jusqu'ici; nous lui en faisons reproche : car c'est sûrement une perte pour le Public. M. Bercher, premier Médecin de l'Armée pendant la dernière guerre, & ancien Doyen de la Faculté de Médecine de Paris, a des Mémoires instructifs & intéressans qui contiennent des observations qu'il a faites à l'Armée du Bas-Rhin sur l'administration du sublimé corrosif. Ces Mémoires ne sont point imprimés : cependant ils sont très-connus des Savans. La vérité par-tout y guide l'expérience.

Observations sur l'usage interne du colchique d'automne, du sublimé corrosif, de la feuille d'oranger, du vinaigre distillé &c. dans lesquelles on trouve des moyens de guérir plusieurs maladies qui resistent aux remèdes usités. Par MM. Storck, Locher, de Haen, *Médecins de Vienne. Précédées d'un mémoire pour servir à l'histoire des différens moyens de guérison. Par M. L. B. D. P. D. M. P.*

Hoc monitos Lectores meos volo, ut quæ observata communico, ea novis dignentur experimentis urgere. De Haen.

A la Haye, & se trouve à Paris, chez P. F. Didot, Libraire, quai des Augustins. 1764. *in*-12.

Pag. 40 du *Mémoire pour l'histoire &c.* On 1764.
lit trois pages sur l'usage interne du sublimé corrosif. Ce que l'auteur en dit ne sert qu'à confirmer ce qu'il a avancé dans son premier ouvrage sur l'usage de ce sel. Pag. 71, on lit la traduction française des observations de M. Locher sur les maladies vénériennes, l'épilepsie &c. Nous avons analysé cet ouvrage à son lieu. *Voyez* LOCHER. pag. 195, *Supplément sur l'usage de la ciguë*; on voit des observations du même M. Locher sur l'usage interne de cette plante; nous les avons aussi rapportées à son article.

Lettre de M. le Begue de Presle, *Docteur-Régent &c. au sujet de quelques imputations de l'auteur du parallèle de différentes méthodes de traiter les maladies vénériennes, adressée à l'Auteur du Journal de Médecine.*

Cette lettre est insérée dans le cahier de Janvier 1765.
1765, pag. 63, où elle contient 8 pag. *in*-12. Tout le monde a à se plaindre de cet anonyme: mais de tous ceux qu'il a attaqués, il n'en est point qui puisse se récrier à plus juste titre que M. le Begue, auteur d'un livre utile qui manquait absolument à la médecine: il se trouve chicané, critiqué, contrecarré; par qui? par un anonyme, auteur d'un ouvrage pareil à ceux dont notre siècle fourmille. Aussi M. le Begue dans cette lettre, le combat-il avec avantage & même, nous osons le dire, avec plus d'honnêteté qu'il ne mérite.

Lettre de M. le Begue &c. *sur l'usage interne du mercure sublimé-corrosif dans les maladies vénériennes, adressée à l'auteur du Journal de Médecine*, d'où elle est extraite. Février 1765, pag. 143, elle contient 13 p. *in*-12.

Le principal but de cette lettre est de répon- 1765.

dre à M. Fabre qui dans la seconde édition de son traité des maladies vénériennes, a demandé que M. le B. lorsqu'il aurait occasion d'écrire, dît que les pilules antivénériennes dont le sublimé fait la base & desquelles il est question dans la première édition, sont de lui & n'ont point été employées par son maître feu M. Petit. M. le B. ne perd point un instant à rétracter ce qu'il avait avancé à ce sujet dans son mémoire sur l'usage interne du sublimé, en observant très-judicieusement que M. Fabre lui-même l'avait induit en erreur, en disant qu'il ne parlait que d'après M. Petit, & qu'il ne faisait qu'exposer sa méthode. Cette méprise n'est pas la seule que M. Fabre ait faite, il prend dans un endroit du livre de M. le B. le nom de M. Petit, Chirurgien des Gardes-du-Corps, pour celui de M. Jean-Louis Petit, dont il a été le disciple. M. le B. le relève encore pour avoir avancé qu'il (M. le B.) croyait le sublimé corrosif supérieur à tous les autres remèdes anti-vénériens; tandis que ce sage Médecin n'admet aucune généralité en médecine: il part de cette remarque pour faire & faire faire des réflexions sur l'usage inconsidéré de ce sel qui devient un poison entre des mains imprudentes, & qui au contraire peut être regardé, de tous les spécifices contre la vérole, comme celui que l'on peut employer le plus généralement lorsqu'il est administré par des gens habiles, comme l'ont démontré les Van-Swieten, les de Haen, les Storck, les Bercher, les Pringle, &c.

BEHR (G. Heinr.) *M. D. Arg.* Medicina con-
1751. sultatoria. Augsp. 1751.

M. B. parle dans cet ouvrage de la maladie vénérienne. Nous n'avons pu nous le procurer.

BELANGER (Ambrosius-Augustus) *Parisinus, Doctor-Medicus Remensis, saluberrimæ Facultatis Medicinæ Parisiensis baccalaureus theseos auctor.*

Questio medica, quod libetariis disputationibus manè discutienda, in scholis medicorum, die 4 Februar. 1768. M. CAROLO SALLIN, Doctore medico, præside. Typis Quillau, in-4°. p. 4. *An curandæ lui venereæ confirmata methodus extinctionis aliis præstantior ?*

M. B. conclut pour l'affirmative, après avoir dit
que toutes les méthodes usitées & connues, excepté 1768.
celle de l'extinction qu'il adopte, sont ou insuffisantes ou dangereuses.

BELLET, *Docteur en Médecine de la Faculté de Montpellier.* Exposition des effets d'un nouveau remède dénommé sirop mercuriel, rendue publique, conformément à la lettre suivante, adressée à l'auteur, par M. le Duc de Praslin. On y a joint une instruction détaillée sur la manière d'employer ce remède dans les maladies vénériennes de toute espèce, dans les écrouelles & le rachitis, autrement la maladie des enfans noués. A Paris, chez L. F. de la Tour, rue S. Jacques à S. Thomas d'Aquin, 1768. *Avec permission* in-12, 164 pag.

On dit que M. Bellet n'était pas l'auteur de ses 1768.
écrits & de ses défenses, mais qu'il avait & pour auteur & pour Chevalier un des plus fameux Médecins de la Faculté de Paris. Quoi qu'il en soit, M. Bellet assure que l'on avait avancé faussement que le sublimé corrosif faisait la base de son remède. Et nous, nous assurons avec tous les maîtres de l'art, gens auxquels la vie des citoyens est chère & le charlatanisme odieux, qu'il eût été à souhaiter pour ses patients que ce sel mercuriel fût entré dans la composition de son sirop, quoiqu'il pousse l'excès de précaution jusqu'à défendre les viandes salées, de crainte que le sel ne forme avec le mercure une espèce de sublimé (crainte mal fondée qui n'existe que dans la tête de quelques *thaumaturges enfumés*). Nous attesterons donc avec l'auteur

du sirop, que le sublimé n'entre pour rien dans son spécifique anti-vénérien, mais que c'est du mercure tenu en dissolution dans l'esprit de nitre & ensuite adouci avec de l'esprit de vin par les moyens connus; ou du mercure précipité quelconque dissous dans de l'esprit de nitre dulcifié auparavant. Au surplus, nous renvoyons à la savante analyse de Horne, que nous copions ici. Nos lecteurs sont priés de faire attention, qu'à notre égard nous ne prétendons point proscrire ce sirop dans tous les cas: nous nous sommes plusieurs fois expliqués sans prévention, sur tous les différens remèdes anti-vénériens qui ont tous leurs propriétés, mais dont un Médecin éclairé doit rédiger l'application. Nous remarquerons seulement que le sirop mercuriel cause le plus souvent des maux d'estomac, ce dont on peut se convaincre par les procès verbaux de traitement à Brest & à Toulon. Avec quel étonnement ne voyons-nous pas dans les Journaux de la première de ces Villes, qu'en 1768 le remède de M. Bellet, vient de guérir ceux que les dragées de Keyser avaient manqués & auxquels en 1764 on avait delivré, dans le même hôpital, les certificats les plus authentiques de guérison? Les plus belles attestations couronnent enfin la méthode de M. Bellet: mais elles sont bien à lui, si elles lui ont été pesées au même poids qu'à l'inventeur des dragées.

Nous devons, avant que de finir cet article, rendre compte à nos lecteurs de ce que nous savons sur l'ancienneté & la nouveauté de cette préparation: nous leur dirons donc que Harvey a dissous le mercure sous forme de précipité rouge dans l'acide nitreux; que Hartmann, Knobloch, Helmont, Sartorius, de le Boë Sylvius, Sorbait, Gokel, Gaukes, Rauch, Dibon, l'ont dissous dans le même menstrue sous forme d'arcane corallin; que Sara a disſous le mercure dans l'eſprit de nitre, & qu'il le donnait aux nègres pour les guérir de l'épian, & que Dibon l'a loué diſſous dans l'eſprit de nitre & noyé dans beaucoup d'eau; que ce remède a autrefois joui d'une grande réputation ſous le nom *d'eſſence mercurielle.* Hermann-Nicolas Grimm faiſait auſſi diſſoudre le précipité rouge dans l'eſprit de nitre concentré. *Acad. nat. curios. dec II. Annus IV.* On peut voir encore les autres auteurs qui ont connu cette préparation, au mot HERMANN : nous paſſerons ſous ſilence tous les praticiens recommandables qui ont improuvé ces diſſolutions, comme étant trop corroſives.

Expoſition d'un nouveau remède dénommé ſirop mercuriel, rendue publique, conformément à la lettre ſuivante, adreſſée à l'Auteur par M. le Duc de Praſlin. On y a joint une inſtruction détaillée ſur la manière d'employer ce remède dans les maladies vénériennes de toute eſpèce, dans les écrouelles & le rachitis, autrement les maladies des enfans noués; ſeconde édition, augmentée d'un recueil de nouveaux procès-verbaux & certificats, qui eſt précédé de quelques réflexions ſur la brochure de M. de Horne, à Paris, chez P. E. G. Durand, neveu, Libraire, rue St Jacques, à la Sageſſe, 1770. *Avec permiſſion*, in-12, 357 pag.

Nous ne rendrons point un nouveau compte de cette ſeconde édition. On ne fait qu'y répéter ce qu'on a vu dans la première ; elle eſt enrichie ſeulement d'une diatribe indécente qui attaque en termes perſonnels & peu polis M. de Horne, mais qui ne l'offenſe pas. Ce Médecin & ſa brochure ſont au-deſſus des pitoyables raiſons & des ſottiſes des Charlatans & autres, ſur leſquels retombent le ſcandaleux & l'odieux. M. de Horne n'a pas ſuivi la même route en répondant à ce pamphlet qu'il eût peut-être mieux fait de laiſſer tomber dans l'oubli où eſt aujourd'hui l'anti-véné- 1770.

rien. On peut lire à cet égard *la dissertation sur la nature de l'esprit de nitre dulcifié.* *V.* DEHORNE. Les nouveaux certificats & rapports ne persuadent pas davantage que les premiers, les gens qui connaissent ces sortes de fabrications.

BELLOSTE (Augustin), *Premier Chirurgien de feu Madame Royale, Douairière de Savoye.* Traité du mercure, 1756, in-12, 92 pag. & une *Instruction sur le bon usage des pilules de M. Belloste*, qui fait partie du même ouvrage qui contient 12 pages.

1756. Ce traité du mercure a été extrait des ouvrages de M. Belloste & donné par son fils aîné Michel-Antoine Belloste, Docteur en Médecine, qui a seul par testament hérité du secret de son père au préjudice de son frère. Ce traité ne contient rien de remarquable : on y lit plusieurs cures que M. Belloste a opérées avec son remède, dont le mercure crud fait la base ; il prétend que ce minéral n'agit & ne guérit que par son poids, sa rondeur & la vivacité de son mouvement. Il regardait ses pilules comme un remède universel qui lui réussissait dans tous les cas. Quoique M. Belloste le fils ne parût, dans la préface de cette brochure, nullement disposé à donner son secret, je ne sais comment il a été éventé : mais on le trouve dans les élémens de Pharmacie de M. Beaumé, pag. 760 de l'édition de 1770 que nous avons sous les yeux. En voici la composition :

℞ Mercure crud, une once.
Sucre, deux gros.
Diagrède, } de chaque une once.
Jalap, }

avec s. q. de vin blanc : on fait une masse que l'on divise par pilules de 4 grains.

M. Beaumé les a réformées de la manière suivante :

℞ Mercure revivifié du cinabre, une once.

Crême

Crême de tartre, quatre gros.

Diagrède, } de chaque une once.
Jalap, }

On met dans un mortier de marbre le mercure & la crême de tartre, avec un peu de sirop de capillaire; on triture ce mélange jusqu'à ce que le mercure soit éteint. Alors on ajoute les poudres; on les incorpore avec s. q. de sirop de capillaire & l'on fait des pilules du poids de 4 grains chaque.

M. Baumé prétend que, par cette préparation, le mercure avec la crême de tartre forme un sel neutre particulier qui fait toute la vertu fondante & anti-vénérienne de ce remède.

Mais après ces changemens, peut-on leur donner le nom de pilules de Belloste, puisque celui-ci préférait le mercure crud au mercure neutralisé? Nous conseillerons donc à nos lecteurs, s'ils veulent user des véritables pilules de Belloste, de les faire faire suivant, ou à-peu-près, la première formule. On peut, & ce sera mieux, remplacer le jalap & le diagrède par de simples minoratifs. Le mercure crud ne peut opérer qu'un très-bon effet, au rapport de M. Gervaise, Docteur-Régent de la Faculté de Médecine de Paris, qui ne l'administre pas autrement. Mercurialis connoissait aussi le prix de cette méthode. On peut encore s'en rapporter à la manière dont M. Missa réforme ces pilules. *Voyez* Missa. Au surplus les pilules de Belloste sont purgatives, fondantes, désopilatives, vermifuges; elles réussissent contre les dartres vives & dans les rhumatismes.

Revenons à présent au secret de M. Belloste qu'on prétend avoir été divulgué.

M. Baumé dit que M. B. tenait ce secret de M. Grosse, Médecin Allemand, résident à Paris; qu'à la mort du premier, on a trouvé cette formule dans ses papiers qui sont tombés entre les mains de feu M. de la Cloix, médecin de la Faculté de Paris, qui l'a donnée au Public. Ceci est bien contraire à ce que nous lisons dans le livre que nous avons entre les mains. M. Belloste, père, mourut à Turin le 15 Juillet 1730; il a laissé son secret à son fils aîné par testament passé à Turin, le 15 Juin 1730, pardevant le sieur Sappa, Notaire Collégié de ladite ville. Le hasard, dit M. B. père a contribué à me faire connaître mon remède. Sans raisonner, j'ai commencé à m'en servir: les premiers succès m'ont enhardi. La première fois qu'il en vit des effets qui le surprirent lui-même, ce fût en 1681, à Turin, sur un jeune Abbé attaqué de mal vénérien. De ces faits cependant je ne compte point inférer que le remède ne s'est pas trouvé dans les papiers de M. Belloste le fils; mais c'est ce que nous allons tâcher d'éclaircir. Avant tout, M. Baumé, 1°. ne peut dire que M. Belloste le tenait de M. Grosse, puisqu'il le devait à son père; 2°. qu'il était Chirurgien, puisqu'il n'y avait que le père qui exerçât cette profession.

Nous ne citerons point ici comme authenticité le démenti que la Veuve Belloste donne à M. Baumé sur la recette qu'il avance dans sa Pharmacopée être la sienne, dans la gazette de médecine, p. 191, n°. 24 du Mercredi 22 Septembre 1762. Il est de son intérêt de détromper le Public sur cet article: mais ce qui paraît plus vraisemblable, c'est qu'il n'y a guère d'apparence que la Veuve Belloste ait laissé au bras séculier les papiers de son mari, puisqu'en grande partie sa fortune en dépendait. Elle reproche aussi dans le même article à cet Apothicaire, d'avoir dit page 577 que ses pilules contenaient le mercure en globules. Plusieurs Médecins, au rapport du gazetier véridique, un Apothicaire & quelques amateurs se trouvant réunis, voulurent vérifier le fait: on envoya chercher chez la Veuve Belloste trois boîtes de pilules; on les examina scrupuleusement & avec le secours de la loupe, & à peine put-on appercevoir quelques atomes de mercure coulant. Or, le sentiment de plusieurs prévaudra sur celui d'un seul homme, quoique pourtant, comme on va le voir plus bas, ce seul homme n'ait point eu tort dans ce dernier cas.

M. Baumé n'est pas le seul à prétendre avoir le secret des pilules de B. les sieur & Dame Grassi assurent le posséder, dans la gazette de Médecine, n°. 41, Samedi 20 Mai 1762, pag. 328. Le gazetier dit même qu'il paraît prouvé par les titres & certificats les plus authentiques, que M. B. avait communiqué son véritable secret aux sieur & Dame Grassi, & que c'est à tort que la veuve B. accuse leurs pilules d'infidélité, tandis que pour le moins elles sont aussi bien faites que les siennes.

La veuve Belloste réclame à son tour dans la même gazette n°. 46, Mercredi 9 Juin 1762, pag. 367, & fait voir que, nonobstant tous certificats & titres quelconques, il est bien plus clair qu'un Arrêt du Conseil lui donne le droit exclusif de vendre & faire vendre ses pilules. Quant à la négligence dont elle avait été accusée antérieurement par le gazetier, à l'égard de la composition de ses pilules, il assure lui-même (le Gazetier) aujourd'hui, que l'on peut s'y fier en toute sûreté; qu'elle a profité de ses conseils & de ses observations, & qu'elle manipule à présent son remède avec soin. Donc M. Beaumé a eu raison & Mde Belloste aussi.

Toutes ces disputes d'intérêt & de charlatanerie ne font rien à la chose: nous ne parlerons point des différents avis que la Veuve Belloste a fait aussi insérer dans le Mercure de France. Qu'elle fasse un secret ou non de ses pilules, ce n'est point une raison pour qu'il soit neuf & ignoré. Qu'importe que le mercure soit éteint & empâté dans telle ou telle drogue; cela devient assez indifférent. On sait que c'est du mercure crud: Belloste l'a dit lui-même; Plenck l'a éteint dans la gomme arabique; Quercetan, Vigier, Musitan, Knobloch l'éteignirent avec plus de raison dans le suc de limon. Barberousse, qui encore n'en était point l'inventeur, l'étaignait dans la thérébentine & le galbanum: les très-anciens Médecins le donnaient dans la mie de pain & la farine. Le nombre de ceux qui lui ajoutèrent les purgatifs n'est point encore peu considérable; on compte Jac. Sylvius, Blond, Ferrier, Rondelet, Plater, &c. Que ce soit le jalap, le diagrède, l'aloës, la scammonée &c. qui lui soient joints, cela devient peu important: l'on sait même que cette addition de purgatifs est d'autant moins louable, que par cette méthode, le mercure ne séjourne point assez long-temps dans le corps; & qu'il ne peut y circuler, puisqu'il est entraîné subitement par la force drastique de ces médicamens.

Nous donnerons cependant pour la facilité de ceux qui y auront confiance, la manière de faire usage de ces pilules, tirée de l'instruction de M. Belloste même.

Les enfans de deux ou trois ans en prendront deux; ceux de quatre à cinq, en prendront quatre. Les femmes grosses & les nourrices, quatre à cinq, & augmenteront le nombre selon le besoin: hors de ces cas, la prise ordinaire est de sept à huit pilules. Si cette dose procure quatre à cinq évacuations par les selles, cela suffit: si elle en procurait beaucoup plus, il faudrait la diminuer; si elle en procurait moins, il faudrait l'augmenter & pousser la prise jusqu'à 20 ou 25 pilules si le cas l'exigeait. On prend ces pilules de deux jours l'un, le matin à jeun; on boit par dessus du thé ou du bouillon, on mange quatre à cinq heures après. On peut aussi les prendre la moitié le soir, en soupant légèrement, & l'autre moitié le matin. Si on les prend seulement comme médecine, la dose ordinaire pour un adulte est de huit pilules.

Dissertation de M. Belloste, Docteur en Médecine, sur ses pilules mercurielles. in-12. 44 pag.

Cet écrit est gravé & contient substantiellement tout ce qui est dit dans l'ouvrage précédent. Nous ne voyons pas en quelle année il a été gravé.

BENOIST, *Licencié de la Faculté de Médecine de Douay, Grand-Bailli des Ville & Bailliage de Lillers en Artois, & Médecin de la Ville de Dunkerque.* Pour servir d'avis concernant les propriétés & usages de plusieurs spécifiques de sa composition. in-8°. 16 pages.

Il y a apparence que cette feuille n'a point été 1757
imprimée à Paris, car on n'y voit ni date, ni nom d'Imprimeur; nous présumons cependant par une affiche, en date du 7 Septembre 1757, que nous avons entre les mains, qui annonçait que le Cabinet anatomique de M. B. était à vendre, & par cette même vente annoncée dans deux éditions de la feuille dont il est ici question, nous présumons, dis-je, qu'elles doivent avoir été imprimées vers cette année. Ce médecin qui tenait en même temps les rênes de la Justice, sans pourtant savoir parler français, débute dans son discours préliminaire de huit lignes, par dire avec raison: » Jamais rien n'eut besoin de plus de pro» tection que ce que j'avance, particulièrement » mon spécifique anti-vénérien, qui va révolter » une multitude de gens qui traitent ces mala» dies, &c. » Un seul spécifique n'a encore rien de trop révoltant: nous sommes accoutumés à voir des Charlatans; mais vingt-deux sortes de remèdes ont en effet besoin de protecteurs, & de trouver des caractères débonnaires & patients.

BERGMANN (Frid. Conrad.) *Voyez* HUNDERMARCK.

BERNHARDT (Chr.) *Versuch, aus vitriol,* 1759

ſulpeter, ofenruſſ, queckſilber, arſenick, &c. Krüſtige arzneyen zu machen. Leipz. 1755. C'eſt-à-dire, *Eſſais où l'on a pour but de tirer des médicamens efficaces du vitriol, du nitre, de la ſuie, du mercure, de l'arſenic, &c.* A Léipſic.

BERTINI. dell' uſo interno ed eſterno del mercurio; diſcorſo di *Giuſeppe-Maria-Saverio Bertini*, Fiorentino. in-4°. Firenze, 1744. *C'eſt-à-dire*, Diſcours ſur l'uſage interne & externe du mercure, par *Joſeph-Marie-Xavier Bertini*, Docteur & Profeſſeur en Médecine, à Florence.

1744. Il s'étend ſur la maladie vénérienne & la folie. Nous n'avons point vu cet ouvrage.

BERTRAND, *Docteur en Médecine.* Réponſe à M. Dibon, *&c.* à Paris 2 Juin 1754.

1754. Ce M. Bertrand eſt le Collègue de M. Carboneil, Médecins que M. Dibon prétend n'exiſter que dans l'imagination de M. de Torrez, pour ſervir de prête-nom à ſes réponſes. Cet écrit réfute le Chirurgien des Cent-Suiſſes qui avait dit que M. de Torrez ne frottait ſes malades qu'avec de l'onguent populeum qu'il mêlait avec des ardoiſes pilées, qu'il ne traitait qu'avec des préparations internes, & qu'il ne guériſſait aucun malade. Il eſt fait mention dans cette réponſe, de trois lettres que M. de Torrez a écrites, l'une à M. de Sénac, premier Médecin du Roi, en date du 13 Mars 1754; l'autre à M. de la Martiniere, premier Chirurgien du Roi, en date du même jour; & la troiſième à M. Helvetius, premier Médecin de la Reine, en date du 30 Avril 1754; ces lettres ne tendent qu'a demander la protection de ces Meſſieurs, à les prévenir en faveur de ſon remède, & à les prier de ne point écouter ceux qui s'élèvent contre lui. Enfin, M. Bertrand, pour répondre à ce qu'on avait dit, que le mercure de M. de Torrez ne blanchiſſait pas l'or, dit que ce demi-métal ne blanchit les métaux qu'à raiſon de l'arſenic qu'il contient, que ce Médecin le dépouillant de ses parties arsenicales, il perd cette propriété. Il ajoute, « n'oubliez pas surtout de remarquer que cette » même pommade blanchit les métaux quand ils » ont été échauffés; » il s'embarbouille ensuite pour accorder ces contradictions. J'espère que le Lecteur nous saura gré de ne point l'ennuyer des raisonnemens chimiques de M. Bertrand.

Réplique à M. Dibon, par M. Bertrand; avec approbation & privilége du Roi. 12 Juin. 1754. in-12. 24 pages.

Cette petite réplique vaut mieux que la réponse précédente; elle est pleine de feu. M. B. malmène considérablement son adversaire; mais il ne dit rien de trop. M. Dibon était le plus avantageux de tous les empiriques de son tems: son remède était universel, & il n'avait jamais manqué personne. M. Bertrand, dans cet ouvrage polémique le prend par ses dires, & le couvre de honte assez honnêtement. M. Dibon avait annoncé dans la *suite de la description des maladies vénériennes, &c.* qu'il avait guéri avec son remède des glandes squirreuses au sein d'une Dame; un homme attaqué de douleurs de rhumatisme; une hydropisie qu'on estimait incurable; & il avait dit dans un écrit contre M. de Torrez, que le mercure n'avait nulle vertu pour détruire ces maladies. Voici par conséquent une contradiction notoire. Cette feuille est finie par une lettre de M. Morand, Chirurgien des Invalides, qui corrige M. Dibon de l'avoir compromis dans ses écrits. Qu'on nous passe ici une réflexion; il nous paraît bien étonnant que des Médecins & des Chirurgiens, gens bien famés le plus souvent, se mêlent dans ces disputes de charlatanerie, donnent des Certificats, fassent des apologies. N'est-ce pas prêter la main à ces espèces d'ennemis du genre humain, & se rendre, pour ainsi dire, fauteurs des bévues qu'ils com-

1754.

mettent au risque de la vie des Citoyens? Ce n'est pas que je prétende condamner ces remèdes secrets sans les connaître. Je dis plus même : je prétends qu'ils sont bons pour la fin qu'on se propose; mais ne voyons-nous pas tous les jours les meilleurs remèdes devenir pernicieux entre les mains de ceux qui ne savent pas les diriger? Que doivent donc opérer ces spécifiques que l'on confie à gens qui ne sont de l'Art qu'en apparence, & qui les administrent sans avoir connoissance des causes du mal, du tempérament du malade, & des maladies qui peuvent être compliquées avec la vénérienne?

BERTRAND, *Docteur-Régent de la Faculté de Médecine de Paris. Voyez* VELNOS.

BLASCHKE (Christ.) Dissertatio, *de virtute venenorum medicatâ.* Vienn. 1755.

1755. Nous savons que cet Auteur donne les plus fortes louanges au mercure sublimé corrosif. Nous n'avons pu nous procurer son ouvrage.

☞ BLEGNY (Nicol. de) Zodiacus Medico-Gallicus, sive Miscellaneorum Medico-Physicorum Gallicorum, titulo recens in re medicâ exploratorum, uno quoque mense Parisiis latinè prodeuntium annus primus scilicet 1679. Accessêre ejusdem tractatus duo utilissimi, prior de herniis, posterior observationes circà *luem veneream* continens. Genevæ, sumptibus Leonardi Chouët. 1680.

M. Astruc a fait connaître fort au long la vie
1680. orageuse de Blegny : il a aussi fait mention de son livre intitulé *l'art de guérir les maladies vénériennes, &c.* Paris, in-12. Vol. III. 1673; mais il n'a rien dit de l'ouvrage latin dont il est ici question. On lit, pag. 255 — 332, ses *observationes rariores & novæ in artem curandi luem veneream.* Ce traité est divisé en trois sections; la première contient quatre chapitres; la seconde en contient cinq; la troisième est composée de sept. Suit une dissertation qui tend à montrer qu'il est pos-

ſible de guérir la maladie vénérienne ſans le ſecours du mercure, ou de la ſalivation. Les différentes opinions de l'Auteur, & la méthode curatoire, diffèrent peu de ce qu'il dit dans ſon art de guérir; c'eſt pourquoi nous ne répéterons point ici ce qu'en a dit M. Aſtruc; on peut le conſulter p. 960.

On trouve encore quelques obſervations parmi celles que rapporte Blegny, qui ont rapport à la maladie vénérienne.

Page 62, obſervation 7 de l'Auteur, on lit un fait extraordinaire. Un homme, à la ſuite d'une gonorrhée, fut affligé d'une caroncule dans le canal de l'urètre, qui lui était ſi importune, qu'il ne pouvait uriner qu'après un tems fort long, & éjaculer ſans les plus vives douleurs. Les ſouffrances cependant ne l'empêchaient point de s'expoſer aux dangers dont il éprouvait les ſuites horribles. Un jour il gagna une nouvelle chaude-piſſe: la matière qui en découlait était d'une nature ſi corroſive, qu'elle détacha la caroncule qui ſortit avec les urines; elle était de figure ſphérique, de la groſſeur d'un petit pois, & médiocrement dure. La gonorrhée fut guérie par les remèdes ordinaires, & le malade ne s'eſt jamais reſſenti de ſa première incommodité.

Page 70, obſer. 1. de l'Auteur. Il y eſt fait mention d'une femme guérie de la vérole, ſans mercure; elle prenait une tiſanne faite avec le bois de genevrier, la racine de piſſenlit, les feuilles d'aigremoine: des purgations répétées deux fois la ſemaine, compoſées avec égales parties de troſchiques alhandal, de ſcammonée, d'aloës, & la quatrième partie de ſel d'abſinthe; & buvait à quelques jours de diſtance, le matin à jeun, cinq heures avant le repas, huit onces d'eau de coquerer, un gros d'antimoine diaphorétique, avec un demi-gros d'alun de roche, le tout mêlé enſemble.

Page 94, obſerv. 5 de l'Auteur, on lit une recette pour la gonorrhée simple, ou flux de semence qui coule particulièrement chez ceux qui en sont attaqués, à l'approche des femmes, lorsqu'on a bu plus que de coutume; & lorsqu'on se présente à la selle; voici ce remède. Prenez une pinte d'eau-rose, autant d'eau de plantin; dissolvez-y une demi-livre de sucre candi, deux onces d'alun de roche, un gros de camphre; ajoutez à cette mixture six cens germes d'œufs; mettez le tout dans une cucurbite de verre, & distillez au bain-marie. Chaque matin à jeun, quatre heures avant que de manger, buvez quatre onces de cette eau; on en continue l'usage jusqu'à la fin de la maladie; on se sert en même temps d'injections faites avec de l'eau de rémouleur, dans laquelle on dissout demi-gros de troschiques de blanc-rhasis.

Page 108, observation 13 de l'Auteur. Cette observation tend à démontrer que le mercure est souvent nuisible.

Pag. 122, observation 7 du D. Manche. Il s'agit d'un petit garçon de sept à huit ans qui avait gagné une gonorrhée virulente par un commerce impur.

Dans le même ouvrage, *annus secundus* sc. 1680, *Genevæ*, 1682, on lit pag. 75, observation 7 de l'Auteur, la manière de rappeler le ptyalisme supprimé; il tient ce remède d'un Chirurgien Allemand: faites boire au malade par intervalles une cuillerée de lait gras, ou de crême; ce simple secours rétablit le ptyalisme. Ce moyen de rétablir le ptyalisme nous rappelle celui que M. de Sanchez nous a dit avoir toujours mis en usage avec succès; mais il est absolument opposé à celui de M. de B. Nous tenons de ce Médecin érudit (M. de Sanchez), que lorsque ses malades salivaient en trop grande abondance, il leur faisait boire du lait; & que, lorsque cette évacuation n'était point assez abondante, il leur faisait donner un peu de vin.

Page 143, observation 19 de l'Auteur. Cette observation tend à prouver que le mercure agit toujours uniformément, à moins que son action ne soit troublée par quelques causes internes.

Page 159, observation 23 de l'Auteur. Il s'agit de prouver que le mercure qui reste dans le corps peut occasionner les symptômes les plus violens. Blegny guérit un doreur chez qui le mercure faisait les plus grands ravages, par la salivation.

Page 189, observation 4 de l'Auteur. Il guérit un chancre vénérien fistuleux en le cautérisant, à dessein de faire refluer l'humeur dans l'aine & d'y occasionner un bubon, ce qui arriva effectivement; il amena ensuite le poulain à suppuration, & la cure fut parfaite.

Enfin, page 206, observation 3 du D. Hamelius. Cette observation tend à prouver que la quantité superflue des humeurs arrête plutôt le ptyalisme qu'elle ne l'excite.

Nous devons ici avertir nos Lecteurs que nous n'ajoutons pas toute la confiance possible aux faits qui sont rapportés dans ces observations, & encore moins aux recettes qui y sont données.

BOEHMER (Philip. Adolph.) *Voyez* SCHEFFLER.

BOEHM... varias syphilidis therapias pro licentiâ gradum, honores & privilegia Medicinæ Doctoris, ritè impetrandi solemni philiatrorum disquisitioni sistit die 29 Maii a. 1771, *Michaël-Frid. Boehm.*, Argentoratensis H. L. Q. C. Argent. Typis Henr. Heitzii. M. *in*-4° 78 pag.

C'est la Thèse de cet Auteur que nous avons traduite, & qui se trouvera avec les notes 1771.
à la fin de notre ouvrage. Voyez dans notre *avertissement*, les motifs qui nous ont engagé à faire cette version.

☞ BOEHM.... Schediasma medico practicum *de morbo dicto Neapolitano*.... pro licentiâ.... ad diem 30 Aprilis. an. 1738.... Subjicit *Johan-*

nes-Michaël Boehm, Argentinensis. Argentorati. Typis Melchioris Pauschingeri, in-4°. 32 pag.

1738. M. B. prescrit le traitement propre à la maladie vénérienne & à ses divers accessoires : il rapporte le traitement par la salivation, & par les sudorifiques : il donne la préférence à la première méthode. Cette dissertation est on ne peut plus chargée de recettes.

BOERHAAVE (Herman.) *A. L. M. Phil. & Med. Doct. Instit. Colleg. Pract. Botanic. & Chim. Profes. in Acad. Lugd. Batav. Colleg. Chirurg. Præs. Soc. Reg. Scient. Lond. & Acad. Reg. scient. Paris. Sodal.* Prælectiones Academicæ de lue venereâ. Francqueræ, apud Jacobum Brouwer, Typographum & bibliop. 1751. in-8°. 167 pag.

1751. Ce sont les leçons publiques de H. B. dont un de ses écoliers est aujourd'hui l'Editeur. L'on ne doit point s'étonner si ce Médecin recommandable parle pour la guérison des maladies vénériennes, un langage si différent de celui de nos jours. Il vivait dans un siècle où l'Art regardait encore cette maladie comme presqu'incurable ; cependant il n'a pas peu éclairé cette matière. Cet ouvrage est rempli d'une érudition vaste & choisie ; & dans tous les préceptes qu'on y lit, on y reconnaît le grand-Maître. En parlant de la nature de la gonorrhée qui vient de deux mots grecs, de γόνη *genitura* & de ρέω *fleo*, on y voit une idée que MM. Arnaud & Cantwel, Gardane & autres, dans leurs ouvrages, ont retournée & étendue. Voici comment s'explique H. B. *Si membrana pituitosa schneideriana, interni nares succingens, destillet lympham tenuem, pellucidam, acrem, undè dolor, rubor, inflammatio primis diebus oritur, tertio autem aut sequentibus flavescentis coloris muci copia est, qui mucus linteo exceptus, & in aëre aperto siccatus, vel materiei gonorrhææ maximè similis est, vel saltem affinitatem cum gonor-*

rhea habet. Il reconnaît quatre espèces de chaudepisses qui affligent & les hommes & les femmes. Selon lui, la quatrième espèce de gonorrhée chez les hommes est absolument incurable, si l'on n'incise la partie pour mettre les ulcères à découvert, & pour les panser méthodiquement. D'ailleurs la curation interne se borne à boire beaucoup d'eau & à user des purgatifs ; il blâme l'usage du nitre, qui, dit-il, fait former des croûtes entre les lacunes de l'urètre par la matière de l'écoulement ; il condamne aussi les aromates ; il approuve l'usage des injections émollientes ; mais il avertit de prendre garde qu'en injectant, la liqueur ne passe les os pubis, ce qui serait nuisible dans cet endroit. Il dit d'après *Brassavolus*, que lorsqu'on a eu commerce avec une femme impure, on peut se préserver de la contagion, en se lavant avec de l'eau fraîche. Nous pouvons même assurer d'après l'expérience, que cette précaution n'est point infructueuse quelquefois, & qu'elle vaut bien au moins une certaine eau préservative qui a fait quelque bruit parmi les libertins de notre Capitale. H. B. parle ensuite de la vérole & de ses symptômes ; il prétend que si quelqu'un a un ulcère vénérien en quelqu'endroit que ce soit, il ne s'ensuit pas toujours pour cela qu'il ait la vérole. Plusieurs reconnaissent aujourd'hui le louche de ce raisonnement, puisqu'il n'est point d'effet sans cause. Pour la curation de cette maladie, il n'est point partisan du mercure (1). Le levain véro-

(1) M. H. AUDOUIN DE CHAIGNEBRUN, *anc. Chirurg. des Hôp. & Arm. du Roi*, *&c.* dans un Ouvrage intitulé : *Relation d'une maladie épidémique & contagieuse, qui a règné l'été & l'automne* 1757 *sur des animaux*, *&c.* dit que les tumeurs qui arrivent par métastase ne changent de lieu qu'au moyen de la membrane adipeuse & de ses vaisseaux, comme il l'a observé dans les animaux, qui les avaient remplis de matières purulentes, semblable à celle des tumeurs ; que le mal

lique, ſelon lui, a ſon ſiége dans la membrane adipeuſe & la graiſſe; il faut qu'un vérolé n'en ait plus une parcelle pour qu'il puiſſe être guéri. En conſéquence, il propoſe pour première méthode curatoire, tous les alimens qui ne contiennent point d'huile, tels que l'avoine, le millet, les biſcuits, les laitues &c. les exercices qui font tranſpirer &c. La ſeconde méthode conſiſte à donner les bois ſudorifiques, & à faire ſuer le malade ſur un réchaud à l'eſprit-de-vin. Enfin, il décrit la manière dont on doit adminiſtrer le mercure pour ceux qui ſeront obligés d'avoir recours à cette méthode de guérir. De toutes les préparations mercurielles il donne la préférence au mercure précipité blanc, qu'il fait ainſi : il faut à la liqueur limpide & tranſparente qui réſulte de la diſſolution du mercure avec l'eau-forte, ajouter deux fois autant d'eau pure, puis verſer goutte à goutte l'acide du ſel marin : la liqueur alors ſe trouble, devient blanche, opaque, comme une poudre blanche. Cette poudre blanche tombe au fond; elle eſt ſurnagée d'une liqueur limpide que l'on verſe, & le réſidu qui reſte au fond du vaſe doit en être ſéparé à travers un papier brouillard. On verſe enſuite deſſus de l'eau chaude juſqu'à ce que la poudre ne la teigne plus, qu'elle ne ſoit plus acide, & qu'elle reſte auſſi claire qu'elle était auparavant. Après que le malade a pris une doſe de ce mercure, il peut prendre trois grains de turbith, & un narcotique enſuite, afin que le mercure ne ſoit point chaſſé par une diarrhée. H. B. dit, que par cette méthode il ſurvient une ſalivation, ſans laquelle on ne peut obtenir une cure radicale. Voilà le précis

vénérien y a ſon ſiége principal, & que ſouvent dans les autres maladies la matière morbifique y réſide auſſi, quoique les viſcères ſoient même offenſés.

du traitement qu'a prescrit ce Médecin regretté; & quoique ses idées sur les maladies vénériennes soient un peu vieilles, nous ne pouvons que conseiller aux jeunes Praticiens la lecture de ses ouvrages: ils y trouveront toujours des sujets de s'instruire. On trouve la traduction française de cet ouvrage, au mot ANONYME FRANÇAIS. p. 89.

Tractatio medico-practica de lue venereâ; continens hujus affectionis historiam, originem, progressum, causas, symptomata & curationem. Publicâ lectione habitâ à clarissimo viro Hermanno Boerhaave, &c. Lugduni Batavorum Henricum V. D. Deister & Philippum Bouk. 1751, in-8°. 392 pages avec le portrait de l'Auteur très-ressemblant. 1751.

Ce traité ne nous est tombé entre les mains qu'après avoir fait l'analyse de l'ouvrage précédent; mais comme ils ont entre eux la plus grande affinité, nous nous dispenserons d'en rendre un compte détaillé. C'est encore à un des écoliers de Boerhaave, que nous devons la publication de ces leçons. La matière y est traitée avec le même ordre, & selon les mêmes principes; elle est beaucoup plus étendue ici, & ce ne sont ni les mêmes mots, ni les mêmes tours de phrases. B. n'écrivait jamais ses cahiers; il montait en chaire & parlait *ex abrupto*. Ces leçons nous ont paru plus expliquées, plus claires & plus instructives que les premières; & nous sommes étonnés que celui qui a traduit les *Prælectiones Academicæ*, n'ait pas plutôt choisi ce traité. Le Public eût eu lieu d'être plus satisfait, & l'Auteur n'eût pas eu besoin pour faire un volume, d'ajouter au commencement un discours déja connu, qui est la préface de l'*Aphrodisiacus*, traduite par M. de la Metrie.

Nous ne passerons cependant point sur cet ouvrage, sans en dire quelque chose de plus particulier. Voici, selon Boerhaave, la pierre de touche de la vérole; nous n'avions pas remarqué cet article dans les *prælectiones &c.* Ce grand homme après avoir exposé que la chaleur de l'athmosphère, ou celle du tempérament, soit naturelle, soit accidentelle, fait germer avec plus de promptitude le vice vénérien, dit: Si quelqu'un qui vient de se faire traiter de la vérole, doute de sa guérison, voici une règle sûre pour s'assurer de son état: qu'il fasse usage de la thériaque des quatre drogues, du philonium de mésué, du sel de vipère & autres: en un mot, qu'il prenne des médicamens propres à porter le feu dans le corps. S'il lui reste encore la plus légère portion de virus, il ne tardera pas à se déclarer. La même épreuve, je crois, pourrait avoir lieu pour ceux qui sans s'appercevoir d'aucun signe de vérole, sauraient cependant l'avoir méritée, & craindraient d'en porter un grain. Nous ne prétendons pourtant pas donner cette règle comme infaillible. On peut l'éprouver, Boerhaave sans doute ne parlait qu'avec connoissance de cause. Nous recommandons particulièrement aux jeunes gens la lecture de ce traité: nous croyons même que ce serait le meilleur Livre que des pères pussent mettre entre les mains de leurs enfans; car Boerhaave y fait un portrait si énergique du mal vénérien, & de la grande facilité avec laquelle il se dissémine, qu'on prendrait sûrement toutes les précautions possibles pour s'en mettre à l'abri. L'haleine, la sueur, l'air même peut porter d'un corps dans un autre, les miasmes subtils de cette funeste maladie.

Expériences sur le mercure, faites par Hermann Boerhaave. Extraites des Transactions Philosophiques de la Société Royale de Londres, an. 1733, pag. 207 de la traduction française contiennent 22 pages in-4°.

1733. Il est fait mention dans ce mémoire, de quatorze

torze expériences faites sur le mercure : nous allons parler des principales. Le mercure le plus pur, renfermé dans un vaisseau de verre sec & net, & agité par un simple mouvement mécanique, donne une poudre noire très-fine, douce au toucher, d'un goût métallique de cuivre, âcre & pénétrante; donc le mercure par la simple agitation se cache sous une figure de poudre propre à tromper ceux qui ne sont point au fait de ce phénomène, & il perd son goût insipide. Cette poudre noire se revivifie en vif argent pur & coulant si on la pousse à un grand feu; donc la poudre noire ne peut être regardée comme des fèces & des parties hétérogènes séparées du mercure. Par la simple distillation le mercure change; il produit un vingt-huitième de son poids de poudre rouge brillante, nommée précipité *per se*, d'un goût cuivreux & nauséabond : si on le distille de nouveau, ce que Boerhaave a répété 448 fois, à chaque distillation, il se forme de la poudre rouge : donc la séparation de cette poudre ne contribue point à purifier le mercure, puisqu'à chaque distillation, il s'en forme de nouvelle. Cette poudre produite par un feu tempéré, se revivifie à un feu nu & violent. Enfin, de 17 onces de mercure, après le plus long, le plus pénible & le plus dispendieux travail, il n'est resté que quinze grains de matière fixe qui n'ont pu se revivifier; & encore les quinze grains fixes sont-ils des hétérogénéités? C'est un problême qui reste à résoudre. Nous ne suivrons point Boerhaave dans ses autres expériences, qui tendaient à démontrer aux Alchimistes, que le mercure ne contient aucunes particules ni d'or ni d'argent : nous nous contentons de celles-ci pour ouvrir les yeux du Public sur le compte de ces prétendus adeptes à secrets, qui insinuent adroitement que le mercure revivifié du cinnabre est encore rempli de parties hétérogènes & dangereuses, & qu'ils possèdent la manière de le dépouiller de ses fèces étrangères & nuisibles. Leurs beaux dires, leurs fourneaux dont ils font parade sans les allumer, leurs travaux qui ne leur donnent pas grande peine, tout cela n'est que pure charlatannerie, qui tend à éblouir le Public, & à le faire donner dans le faux.

BOISSIER DE SAUVAGES, (Franciscus) *Regis Consiliarius ac Medicus, in Monspeliensi Universitate Medicinæ, olimque Botanic. Professor Regius; Academiæ Scientiarum Monspeliensis, Londinensis, Upsaliensis, Berolinensis, soc. &c.* Nosologia methodica sistens morborum classes, genera & species, juxtà Sydenhami mentem & Botanicorum ordinem. Amstelodami, sumptibus fratrum de Tournes, 1763, *in*-8°. 5 vol.

1763. Vol. III, page 173, classe 9, ordre 3, §. 23. M. B. a rangé le ptyalisme. Nous allons donner les différents noms latins qui désignent le ptyalisme mercuriel, page 350. *Ptyalismus mercurialis*, Nicolas Heinsius, Christ. Roper, *Diss. de salivatione, cap. 2. ab oris ulcusculis*, Stenon; *ptyalismus artificialis*, Zwinger, *de salivâ, Dissert.* 8; *salivatio ab hydrargyrosi*, Astruc, *de lue venereâ*; salivation mercurielle. L'Auteur donne ensuite succinctement la manière de remédier au ptyalisme, & il renvoie à M. Astruc pour ce qui regarde la détersion des ulcères de la bouche.

Même vol. p. 215, même classe, même ordre, §. 30, page 425, il décrit les différentes espèces de gonorrhées. La gonorrhée simple, *gonorrhæa pura*, qui est un écoulement de semence par l'urètre des hommes, sans dysurie, & sans desir amoureux, qui n'est occasionnée par aucun commerce impur. *Gonorrhæa libidinosa*; satyriasis très-singulier, Deidier, *Consultation* 43, Tom. I. page 301, qui est un écoulement involontaire & fréquent de semence, sans érection, mais accompagné d'un violent aiguillon de volupté. *Gonor-*

rhæa oneirogonos, Cælius Aurelianus, *de epilepsiâ*; *Oneirogmos*, Faesius; *gonorrhæa simplex*, Tissot, p. 257, pollution involontaire. D. C'est une éjaculation fréquente & involontaire de semence, accompagnée d'érection & d'un violent aiguillon de volupté, occasionnée par des songes voluptueux. Son nom vient du verbe grec *Oneirossein*, songer à l'amour. *Gonorrhæa syphilitica*; chaude-pisse, gonorrhée virulente. D. est celle que l'on contracte par un commerce impur, & qui est accompagnée au commencement de dysurie. Elle est de deux espèces, ou primitive, ou secondaire. Après avoir parlé succinctement de cette maladie, M. B. renvoie à *Astruc* & *Cockburne*, qui en ont traité fort au long. La gonorrhée habituelle, que les Anglais appellent *Glett*, est la même que la gonorrhée invétérée. *Gonorrhæa spuria*, Astruc, lib. 3. cap. 3. §. 2. L. est un écoulement de pus, ou de mucosité purulente, par la couronne du gland & le prépuce, contracté par un commerce impur. *Gonorrhæa Balani*; gonorrhée du prépuce. L. est celle qui, sans être causée par aucun vice vénérien, affecte le prépuce, & qui y est accompagnée, ainsi que dans le gland, d'une rougeur & d'une légère phlogose, d'un écoulement de mucosité jaunâtre & fétide, & après qu'on a pissé, d'une dysurie, à cause des gouttes d'urine qui restent sous le prépuce. *Gonorrhæa leprosa*, Lévitique, *chap.* 15. Gonorrhée lépreuse. M. B. ignore si elle était une gonorrhée simple, ou si elle était une suite de la lèpre. Il ne décide rien là-dessus. Il nomme les causes de ces différentes espèces de gonorrhées, & dit un mot du traitement qui leur convient.

Même vol. p. 425, classe 10, ordre 4, §. 25, M. B. place le *Frambæsia*, appelé par les habitans de Guinée, *Yaw*; par ceux de l'Amérique, *Epian* ou *Pian*. Cette maladie, selon le Père Labat, est contagieuse & endémique dans l'Amérique, surtout chez les Caraïbes, qui l'apportent quelquefois en naissant. Son principal symptôme consiste dans des fongus qui ressemblent à la framboise par leur figure & leur couleur. A ces symptômes se joignent des ulcères phagédéniques, des exostoses, la carie, l'ankylose, la maigreur. Si les descriptions qu'on en a données à l'Auteur sont vraies, il y en a de deux espèces; l'une que les Africains appellent *Yaw*, & l'autre à laquelle les Habitans de l'Amérique donnent le nom de *Pian* ou d'*Epian*. *Frambæsia Guineensis*, Actes d'Edimbourg, Tom. VI. appelé *Yaw* par les Habitans de Guinée. C. C'est une maladie endémique en Guinée, & familière, chez les Nègres, aux enfans & aux adolescens. Elle est contagieuse, & lorsqu'on l'a eue une fois, on en est exempt pour tout le reste de sa vie. Elle commence par des taches grosses comme la tête d'une épingle, qui grossissent de jour à autre. Pour lors l'épiderme se détache, il se forme une escarre blanche, d'où sort un petit fungus rouge, qui ressemble à la mûre ou à la framboise. Les petits poils qui sont autour blanchissent, & ces fungus acquièrent la grosseur qu'ils doivent avoir au bout de deux ou trois mois. Ces fungus naissent sur toutes les parties du corps, mais sur-tout aux aines, aux parties naturelles, au fondement, au visage, aux aisselles. Leur grosseur de même que leur petitesse, dépendent du plus ou du moins qu'il y en a. Ces fungus ne causent d'autre incommodité que la mal-propreté dont ils sont accompagnés; ils ont du sentiment, mais on n'y sent aucune douleur. Il y en a un plus gros que les autres, qui reste après qu'on les a tous détruits par l'usage de l'aquila alba; on le consume ensuite avec des escarotiques. On guérit cette maladie avec l'onguent mercuriel, ou l'aquila alba, & la salivation : mais on ne doit en faire usage qu'après que les fungus ont acquis toute leur grosseur. Lorsqu'on les emploie trop-tôt, il survient des douleurs nocturnes, des caries, des exostoses. Quand la maladie est invetérée, que le malade a des ulcères, souvent, loin que les remèdes le guérissent, ils empirent son mal. Cette maladie, comme le remarque M. B. n'a rien de commun avec la vérole, quoiqu'on la guérisse par les frictions mercurielles. *Frambæsia Americana*; le *Pian*, ou l'*Epian*. Les malades *Pianistes*. Le mot pian chez les Nègres, signifie une fraise. Le principal symptôme de cette maladie, consiste dans des excroissances qui ressemblent à des fraises par leur couleur, leur figure, leur consistance, & souvent par leur grosseur. L'autre symptôme est un ulcère sordide, par lequel la maladie commence, & qu'on appelle vulgairement la mère des *Pianistes*, ce que signifie le nom de *Mamapian* qu'on lui donne. Le troisième symptôme s'appelle crabe, *craba*; & il consiste dans une excoriation de la plante des pieds, ou de la paume des mains, laquelle est de deux espèces: l'une est appelée *crabe verd*, & l'autre *crabe sec*. L'*Epian* est une maladie chronique & contagieuse, beaucoup plus familière aux Nègres, qu'aux Européens ou aux Blancs. M. *Virgile*, Chirurgien de Montpellier, qui a exercé pendant douze ans sa profession à Saint Domingue, & qui a traité plusieurs milliers de *Pianistes*, a donné à l'Auteur le détail suivant. Cette maladie commence par un ulcère de la largeur du pouce ou quelquefois de la main, lequel est d'abord superficiel & muqueux, & ne diffère des ulcères ordinaires qu'en ce qu'il est plus opiniâtre, & qu'il cède difficilement aux remèdes communs. Cet ulcère vient indistinctement sur toutes les parties du corps, mais sur-tout aux jambes. Il est suivi, tantôt plutôt, tantôt plus tard, d'une quantité de fungus sur toute la superficie du corps, dont le nombre varie, & dont les plus petits sont de la grosseur d'un bouton de petite vérole; mais qui se multiplient tellement, qu'on croirait en voyant le malade de loin, qu'il est atteint de cette maladie. Quelquefois ils sont en plus petit nombre, mais beaucoup plus gros, & il y en a de gros comme une noix. Ces fungus, quel qu'en soit le nombre, sont d'un rouge vermeil, ou pâles, couverts de grains & de petits mamelons, d'où suinte continuellement une mucosité roussâtre, adhérens à la peau, & non point aux ulcères. Moins ils sont nombreux & plus ils sont benins. Lorsqu'il n'en paraît que sept à huit, il est à craindre, quelque bien que le malade ait été guéri, que la maladie ne revienne avec plus de violence; & c'est ce qui fait que les Nègres tâchent d'en faire sortir le plus qu'ils peuvent par le moyen des sudorifiques. Les crabes verds, *crabæ virides*, sont des excoriations larges & opiniâtres sous la plante des pieds, ou dans la paume des mains, qui ne sont accompagnées d'aucune tumeur, mais dont la couleur & la forme sont les mêmes que si le muscle était entièrement dépouillé. Elles sont humides, extrêmement sensibles, & fort incommodes aux Nègres qui vont nuds pieds, parce que leurs bords sont déchirés. Les *crabes secs*, diffèrent des précédens, en ce que la chair dans les endroits où ils se forment, est sèche, coriacée, douloureuse, rude, blanchâtre, farineuse & comme vergetée. L'ulcère appelé *Mamapian*, creuse & ronge peu-à-peu les chairs & les os voisins; & lorsque la maladie est invétérée, il est accompagné de carie, d'exostoses, d'ankyloses dans les articles voisins, & de douleurs qui augmentent pendant la nuit. Ces ulcères sont gluans, pâles: les caustiques n'y causent point d'escarre; ils ne sont couverts d'aucun *Pian* ou fungus: en quoi cette maladie diffère de l'*Yaw* de Guinée, que M. Virgile n'a jamais vu, quoiqu'il ait connu quantité de Nègres d'Afrique. Ces deux maladies ont cela de commun, que celui qui en a été une fois guéri, en est exempt tout le reste de sa vie, pourvu qu'elle ne revienne point dans l'espace de trois mois. Elle n'est accompagnée d'aucune fièvre aiguë; mais lorsqu'on la néglige, ou qu'on ne la guérit pas radicalement, elle jette le malade dans la consomption & dans la phthisie; & à mesure qu'elle vieillit, il se forme de nouveaux ulcères & de nouveaux crabes. Cette maladie est contagieuse, & on la gagne en couchant dans le même lit où un *pianiste* a couché, & sur-tout par le commerce que l'on a avec une femme qui en est attaquée: mais elle n'est accompagnée d'aucun des symptômes de la vérole, tels que les ulcères, les poirreaux, les verrues, les poulains, la gonorrhée, &c. & le *mamapian* ne s'attache pas plutôt aux parties naturelles qu'aux autres parties du corps, ce qui prouve qu'elle diffère entièrement de la vérole. Elle se communique encore par l'entremise des mouches: car si une mouche qui s'est posée sur l'ulcère d'un *pianiste*, se pose sur l'ulcère d'un homme sain, quelque léger qu'il puisse être, cet ulcère, qui était auparavant simple & pur, dégénère en un *mamapian*, & il vient des fungus, non point dans l'ulcère, mais au visage, au tronc & dans les autres parties du corps. On n'a point encore trouvé de remède sûr pour guérir cette maladie. Les Nègres délayent le verd-de-gris qui s'attache aux vaisseaux de cuivre, avec du jus de limon, & l'appliquent avec une spatule sur l'ulcère & les fungus; ils oignent les crabes secs, roides, tendus & douloureux avec du suif, & appliquent sur ceux-ci, de même que sur les verds, du mache-fer en poudre, dont ils composent une espèce d'onguent avec du vitriol, de l'alun, de la suie & de l'esprit de nitre, ils se servent de ce remède pour guérir le *mamapian*. M. Virgile en a guéri quelques-uns en leur faisant prendre 80 bains, & en les faisant passer pendant plus de deux mois par les frictions dans lesquelles il employait dix onces de pommade mercurielle. Un Médecin Anglais mettait dans vingt-quatre livres d'eau de fontaine, douze livres de salsepareille, douze livres de sucre brut; il exposait ce mêlange pendant quinze jours au soleil, dans une bouteille de verre bien bouchée, & en donnait quatre verres par jour au malade, lui interdisant toute autre boisson. Ce remède, qu'on appelle *gool-drink*, a produit infiniment plus d'effet qu'aucun autre qu'on ait employé. Un nommé *Sara* mettait dans deux livres de tisanne de salsepareille, sept à huit gouttes d'une solution de mercure dans de l'esprit de nitre, & la faisait boire aux *pianistes*. Il en a guéri à la vérité plusieurs, mais il en a tué un plus grand nombre en les jetant dans la phthisie. Ce remède, dit M. B., paraît avoir beaucoup d'affinité avec le spécifique anti-vénérien de M. Van-Swieten, qui n'est autre que le sublimé corrosif: mais il s'en faut beaucoup qu'il ait le même succès.

Même volume, page 433, ordre 5, parag. 24. M. B. place la vérole; *syphilis*. Ce mot est composé de *syn*, *cum*, avec, & de *phileo*, j'aime; nous nous aimons mutuellement. L'Auteur prétend que c'est une maladie nouvelle qui nous est venue de l'Isle Saint Domingue. *Syphilis venerea*, vérole commune; *Lues venerea* d'Astruc, provient d'un commerce impur, &c. Cette vérole diffère de l'éléphantiasis, en ce qu'elle affecte au commencement les parties génitales; l'une & l'autre carient les os, rendent l'haleine puante, à cause des ulcères qui se forment dans le nez; mais sa vérole à cela de particulier, qu'elle ne prive point les parties de ſentiment. Elle diffère de la lèpre en ce que celle-ci eſt accompagnée de verrues & de tubercules durs, cruſtacés, ſecs, à placards, de la groſſeur du doigt, ſur le viſage & ſur tout le corps; en ce que la vérole affecte d'abord les parties génitales, ce que la lèpre ne fait point. Nous remarquerons que ceci n'eſt pas toujours vrai, puiſqu'on voit ſouvent des vérolés n'avoir aucun ſyptôme aux parties naturelles & porter des ulcères au palais, à la luette, &c. des engorgemens aux glandes ſublinguales, axillaires, &c. Il eſt vrai que les puſtules véroliques ne reſſemblent point aux lépreuſes, en ce que les premières ſont rouges, de couleur pourprée, en cône arrondi, cernées à leur baſe, d'un noir livide; qu'elles ſont fort ſenſibles, qu'elles viennent particulièrement au front, & que, lorſqu'elles crevent, elles jettent un *ichor* fétide, quelquefois verd & aſſez ſemblable à du ſuif. Au ſurplus l'éléphantiaſis & la lèpre ſont fort rares à préſent, mais il était aſſez ordinaire de voir la vérole jointe à ces maladies. M. B. préconiſe pour la cure de la vérole les frictions par extinction, les dragées de Keyſer & le ſublimé corroſif, particulièrement pour les maladies invétérées; & ſi tous ces remèdes ſont ſans effet, il faut avoir recours à la panacée, aux pilules mercurielles, aux bois ſudorifiques, & autres remèdes ſemblables. *Syphilis Polonica. Voyez* Stabel, *de plica*, Hiſt. 1. Le virus de la plique, lorſqu'il eſt caché dans le corps, produit des phénomènes qu'un Médecin ſans expérience attribuerait au virus vénérien; tels ſont, les douleurs cuiſantes dans la tête & dans les membres, qui durent des années entières, les ulcères ſordides dans le nez & dans le palais, les nœuds & les tubercules ſquirreux dans les mains & aux pieds; mais lorſqu'on employe les frictions mercurielles,

les os du nez se carient, le palais & la luette s'ulcèrent, la tête exhale une sueur fétide, l'imagination se dérange, l'appétit se perd, les ongles deviennent rudes & raboteux. On guérit cette maladie avec des remèdes propres à développer la plique, qu'on apporte quelquefois du sein de la mère, tels que les sudorifiques & les cathartiques, & en se bassinant la tête avec de la décoction de vesse de loup. *Syphilis Indica; lues Indica*, Guill. Pison, appelée par les Espagnols *bubas*; par les habitans du Bresil, *mia*. Quoique cette espèce ressemble à la vérole d'Europe, tant par rapport à quelques-uns de ses symptômes, que par rapport à la manière de la traiter, il y a cependant beaucoup de différence entre elles. Non seulement elle se communique par le coït & par héritage, mais même par le plus léger attouchement, par l'usage des alimens salés, corrompus, & des boissons gâtées. On la guérit plus aisément; elle fait des progrès plus rapides, & affecte les Européens qui vont dans l'Amérique & en Afrique. On la guérit avec des décoctions de salsepareille & du carroube, *caaroba*, que l'on fait précéder des bains. *Pison* a vu guérir des ulcères que les Médecins regardaient comme incurables, avec un onguent composé avec le suc de tabac, le camphre & l'eau-de-vie. Il y a apparence que cette espèce de vérole ne se transporte guères, puisqu'aucun Auteur ne fait mention de l'avoir rencontrée dans nos climats. Ou bien ne serait-ce point elle qui aurait donné lieu au sentiment des Auteurs qui ont écrit que la vérole avait commencé par une épidémie? Puisqu'ils disent que dans le commencement de ce fléau le moindre attouchement, l'air même portait d'un corps à un autre les miasmes véroliques; que l'intempérie des saisons y avait donné lieu, & qu'on la vit dégénérer plusieurs années après:

il pourrait être que cette espèce de vérole eût passé en Europe, eût étonné & effrayé par ses ravages subits, prompts & dangereux, & se fût ensuite éteinte par la facilité que l'on a de la détruire. Ou peut-être encore, semblable à certaines plantes exotiques, qui ne peuvent vivre dans nos climats, ne put-elle y jeter d'aussi profondes racines que la vérole commune. M B. né peut rien dire de certain des véroles des Indes, de l'Amérique, des Moluques, la Médecine n'étant point assez cultivée dans ces pays pour en attendre une histoire fidelle & exempte de préjugés & de fables. On peut en dire autant de celle que les Chinois attribuent aux exhalaisons qui s'élèvent des marais.

Même volume, pag. 449, même classe, même ordre, parag. 6, il parle de l'éléphantiasis; nous ne nous arrêterons point aux différentes espèces de cette affection, parce qu'elle n'est plus commune comme elle l'était autrefois, & parce qu'elle n'a rien de commun avec le vice vérolique. Nous dirons cependant un mot de la sixième espèce, p. 414; *Elephantiasis syphilitica*, Dominique Raymond, *Traité des maladies qu'il est dangereux de guérir, page 353, Tome II.* Ladrerie vénérienne. C. Une femme âgée de 50 ans, & d'un tempérament mélancolique, eut tout-à-coup les yeux rouges & plus gros que de coutume; sa vue s'affaiblit, les poils des cils & des sourcils lui tombèrent; ses lèvres grossirent, sa voix devint faible & rauque, son nez s'applattit, ses narines s'élargirent & rendirent une humeur fétide, son front se rida, ses cheveux tombèrent; elle ne pouvait marcher depuis six mois qu'à petits pas & avec peine; elle avait le pouls petit, faible, profond; l'ouie dure, les lobes des oreilles plus épais que de coutume, la peau lisse & sans poils, luisante, épaisse, rude, inégale, dure dans pluſieurs endroits, une eſpèce de prurit par tout le corps; elle ne mangeait point, elle avait l'haleine puante, la tête peſante, ce qui ne l'empêchait pas de dormir; le ventre libre. Son mari avait eu la vérole; & l'on ne pouvait attribuer ſa maladie qu'à ce ſeul principe. On lui adminiſtra les frictions, & elle guérit au bout de deux mois. Sa peau ſe ramollit, ſes cheveux revinrent, elle recouvra la vue & l'ouie. Cette obſervation montre qu'un Clinique judicieux doit chercher le principe d'une maladie quelconque avant que de la traiter, puiſque l'on voit que la vérole s'était cachée ſous les dehors de l'éléphantiaſis, que le mercure exaſpère, comme le dit M. Raymond dans ſon Traité de l'Eléphantiaſis. *V.* RAYMOND. M. B. parle dans le paragraphe ſuivant de la *Lèpre* des Grecs & non des Arabes. Nous ne nous arrêterons point à cette maladie, qui ne revient point à notre ſujet.

1768. Nous avons le même Ouvrage en 2 vol. in-4°. imprimé à Amſterdam en 1768. Il a été traduit en français par MM. GOUVION & NICOLAS. *Voy.* ces noms.

BONA .... Obſervationes Medicæ Joannis à *Bona*, Veronenſis, Batavinæ Academiæ Profeſſoris, ad praxim in noſocomio oſtendendam, anno 1765. Præmiſſâ oratione primâ in gymnaſio habitâ, & mantiſſæ loco additâ hiſtoriâ aliquot curationum mercurio ſublimato corrodenti perfectarum, olim edita Veronæ 1757. *A Padoue, chez* J. B. Penada, 1766.

1765. M. B. démontre, par pluſieurs obſervations, les heureux effets du ſublimé corroſif dans les maladies vénériennes. Il préfère l'eau pure à l'eſprit de grain pour tenir ce ſel en diſſolution. Nous remarquerons ici que ce Praticien donne ce remède à trop grande doſe à la fois, qu'il eſt diſſous & étendu dans trop peu de fluide, & qu'il n'inſiſte pas aſſez ſur les boiſſons délayantes & adouciſſantes ; ce qui fait que ſes malades éprouvent des accidens que l'on prévient, lorſqu'on l'adminiſtre avec précaution. En général il ne faut pas donner plus d'un grain de ſublimé par jour, en Italie, à un homme robuſte. M. B. a éprouvé, ainſi que nous, que dans les pays chauds on reſſent quelquefois des ardeurs d'urine pendant l'uſage de ce remède. Quelquefois même on eſt obligé de le ſuſpendre. Les bains entiers ou de fauteuil, les boiſſons délayantes ſont fort utiles en pareil cas. M. B. a encore éprouvé les vertus de ce médicament dans l'hydropiſie commençante.

BORDEU (François de), *Médecin à Baréges.* Lettre de M. *** ſur l'uſage des eaux de Baréges dans les maladies vénériennes. *Extraite du Journal de Médecine du mois d'Août 1760, page 175, contient 6 pages in-12.* 1760.

M. de Bordeu, Intendant des eaux de Baréges, prouve, par ſon expérience, que ces eaux ont une efficacité particulière pour adoucir, calmer, diminuer & même faire preſque entièrement ceſſer des ſymptômes véroliques, ſoit qu'on les prenne en boiſſon, en bain ou en douches. Les tumeurs glanduleuſes, les caries des os, les tremblemens, les chancres, les exoſtoſes, les ulcères, les écoulemens de ſemence, les gonorrhées, les écrouelles mêmes cèdent à leur vertu ; elles réparent auſſi les mauvais effets du mercure, tels que les étranglemens des muſcles de la face, les ulcères à la bouche & au goſier, les délabremens des gencives, la maigreur & la faibleſſe. M. de B. a confirmé ces faits par des obſervations qu'on lit dans le même Journal, Mars 1760, page 265. Ce Médecin cependant ne veut point en inférer que les eaux ſeules guériraient ſûrement la maladie vénérienne, ni qu'elles ſoient ſupérieures à l'uſage du mercure : mais il veut démontrer combien elles sont utiles, étant unies à ce minéral.

1749. Bordeu *le fils*, dans sa Dissertation sur le caractère, l'espèce & la cure des tumeurs scrophuleuses, qui remporta en 1751 le prix de l'Académie Royale de Chirurgie, proposé en 1749, conjointement avec M. *Faune*, dit quelque chose *(p. 77 du recueil des pièces qui ont concouru pour le prix de l'Acad. Roy. de Chir. Tom. III. A Paris, chez le Prieur, 1759, in-4o.)* de la vertu des eaux minérales & de celles en particulier, qui contiennent des parties savonneuses, huileuses, sulphureuses, des sels neutres semblables au sel marin & au vitriolique, soit qu'elles soient prises en bain & en boisson, conjointement avec les frictions. Mais il rapporte plusieurs observations relatives à la vérole & à des reliquats de vérole guéris par le secours des eaux, dans sa thèse, dont voici la question:

Utrùm Aquitaniæ minerales aquæ morbis chronicis? Præside *JOANNE-BAPTISTA BASSEVILLE, Doctore-Medico..... proponebat Parisiis, nobilis* Theophilus de Bordeu, *Doctor-Medicus Monspeliensis, olim aquarum mineralium Aquitaniæ inspector Regius, saluberrimæ Facultatis Medicinæ Parisiensis Baccalaureus, theseos auctor 25 Febr. 1754. Typis Viduæ Quillau, in-4o 74 pag.*

1754. Dans cette thèse M. de B. conclut que les eaux minérales de Guyenne conviennent dans les maladies chroniques. Pag. 56, les observations 152 & 153 prouvent que les eaux de Baréges, combinées avec les frictions, en bains & en boisson, sont très-propres à dissiper les taches, les croûtes, l'herpe vérolique; & pag. 59 & 60, les observations 164, 165, 166, 167, 168, 169, 170, prouvent encore que les eaux de Bonnes, de Baréges, des fontaines dites de *la Chapelle*, *de l'Entrée*, *la Royale*, prises de même en boisson & en bains, conviennent également & pendant & après l'usage du mercure, & même sans son usage, quoique toutefois elles n'agissent alors que comme palliatives, dans la gonorrhée virulente & le phimosis, la gonorrhée sèche ou tombée dans les bourses, le flux blanc des femmes & vénérien, les ulcères véroliques, le bubon ouvert & non ouvert, les douleurs, les chancres, &c. On coupe souvent ces eaux avec le lait, sur-tout quand il existe de l'inflammation.

Nous avons aussi un Traité qui n'est point mauvais sur les eaux de Baréges, par un Médecin Anglais, nommé Christophe Meighan, imprimé à Londres in-8°. en 1764. Il est sorti avec ce titre : A TREATISE OF THE NATURE AND POWERS OF THE BATHS AND WATERS OF BAREGES IN WHICH THEIR SUPERIOR VIRTUES FOR THE CURE OF GUNSHOT OR OTHER WOUNDS, &c.

☞ BOREL (Petrus), *Medicus Regius Castrensis*. Historiarum & observationum medico-physicarum, centuriæ IV, &c. Parisiis, apud Joannem Billaine & Viduam Mathurini Dupuis, 1656, in-8°.

Nous n'aurions point fait mention de cet Au- 1656
teur qui, dans tout son Ouvrage, ne rapporte qu'une observation relative à la maladie vénérienne, s'il ne donnait une recette, qui, quoiqu'elle rentre au fond dans beaucoup d'autres connues, a cependant quelque chose de plus singulier. La voici : prenez antimoine crud & salsepareille, de chaque, six onces ; on noue l'antimoine dans un nouet : on met le tout en six pintes d'eau mesure de Paris, on y ajoute 40 coquilles de noix, & autant de ces marques noires qui paraissent au bout des fèves de marais ; on fait réduire le tout au tiers, & le malade boit cette décoction dans un jour, à trois reprises différentes, le matin, à midi, & au soir, à une heure de distance des repas. Cet antimoine peut servir quatre fois. Ce remède, selon Borel, guérit sans exciter les sueurs,

& la ſalivation, & l'on n'eſt point obligé, en en faiſant uſage, de garder ni le lit, ni la chambre. A quoi peuvent ſervir les coquilles de noix dans cette décoction? A rien du tout, puiſqu'elles n'ont aucun ſuc. Nous avons déjà dit ailleurs que l'antimoine eſt auſſi inerte dans ces ſortes de compoſitions; pour les marques noires des fèves, nous ne ſavons quelle dévotion Borel avait particulièrement pour cette partie de ce légume. Les fèves entières y conviendraient mieux, puiſqu'elles contiennent beaucoup de ſels volatils & fixes, & que, ſelon quelques Auteurs, ces ſels ne ſont point inefficaces dans la maladie vénérienne. Il faut peu s'étonner de ces minuties chez Borel, qui était un homme crédule & ſuperſtitieux, comme on peut le voir dans ſon Ouvrage, pages 25, 36, 90, Obſervations 14, 22, 91 & 92.

BORELLI (Philip. Jacob.). *Voyez* SIBECKER.

BORRICHIUS (Olaüs). Actes de Copenhague
1766. années 1671 & 1672, obſ. 76, cet Auteur rapporte qu'un Chirurgien peu expert, pour avoir guéri des ulcères vénériens qui étaient au fond de la bouche, avec l'eau mercurielle, fit perdre la vue à ſa malade par la tranſlation de l'humeur vérolique ſur les yeux. Elle ne put recouvrer l'uſage de cet organe, quoiqu'on employât depuis les meilleurs remèdes.

Le même Auteur, dans les mêmes actes, années 1677, 1678 & 1679, obſ. 52, remarque que dans le Nord il ne ſuffit pas de faire ſaliver pendant trois ſemaines les perſonnes qu'on traite de la vérole, & de les mettre enſuite à l'uſage des bois ſudorifiques pendant trois autres ſemaines, comme cela ſe pratique communément. Il faut, ſur-tout quand la maladie eſt invétérée, continuer la ſalivation juſqu'à ſix ſemaines, & même quelquefois juſqu'à huit ou dix ſemaines entières, avant que d'en venir à la décoction des bois: autrement,

autrement, le mal ne serait que pallié, & reparaîtrait au bout de six mois.

Ces observations sont extraites, obs. 76, pag. 164, & observ. 52, pag. 358, de la collection Académique composée des mémoires, actes ou Journaux des plus célèbres Académies & Sociétés littéraires, des extraits des meilleurs Ouvrages périodiques, des traités particuliers & des pièces fugitives les plus rares, concernant l'histoire naturelle & la botanique, la physique expérimentale & la chimie, la médecine & l'anatomie; traduits en français & mis en ordre par une Société de gens de lettres. Tom. VIIe de la partie étrangère, & le Ier de la médecine séparée. A Dijon, chez François Desventes, Libraire, rue de Condé; à Paris, chez Panckouke, 1766, in-4°.

☞ BOSCHETTI (Bartholom.) *Vicentinus Philosophiæ & Medicinæ Doctor.* Dissertatio de salivatione mercuriali physico-medico-mechanica, in tria capita divisa. Quorum prius continet salivæ naturalis examen, alterum caput ejusdem vitia considerat; tertium salivationem artificialem exhibet. Iis accedunt historiæ felici & lethali experimento comprobatæ. Ad illust. & excell. D. D. Aloysium Pisanum Equitem & D. Marci Procuratorem. Juxta editionem Venetiis editam & diligenter correctam. Veneunt Parisiis, Lugd. Batav. in nundinis Francofortiensibus & Lipsiensibus, nec non per totum Latium, 1732, in-4°. 168 pag.

M. Astruc a fait mention de cet Ouvrage : mais 1732.
il n'a parlé que de l'édition de 1722 imprimée à Venise, chez Jean Radici. Dans celle-ci il n'y a rien d'augmenté; elle est seulement plus soignée. On en a encore donné une depuis en 1744, in-4°. à Venise, imprimée chez Jean Tibertini.

BOURIENNE, *Chirurgien-Major des Armées du Roi, de l'Hôpital Royal de St. Omer, &c.* Observation sur un hydro-sarcocèle; *extraite du Journal de Médecine, du mois de Novembre* 1772, *pag.* 458, *contient* 9 pag. *in*-12.

1772. M. Bourienne rapporte ici la cure d'un hydro-sarcocèle provenant de cause vénérienne; nous allons rapporter de quelle manière il s'y prit pour obtenir sa guérison. Le sujet affecté était un soldat qui avait eu une chaudepisse il y avait sept ans & demi, auquel on avait donné des remèdes astringens qui l'avaient fait cesser; quelques jours après que l'écoulement eut disparu, le testicule devint gonflé & douloureux. Il entra à l'Hôpital de Montpellier, il y prit sept cens dragées de Keyser, quelques légères frictions: le testicule & le cordon restèrent toujours d'un volume considérable; mais comme le malade ne souffrait plus, il sortit de l'Hôpital. Depuis ce tems, il ressentit encore des douleurs au testicule & au cordon; mais il ne voulut point rentrer à l'Hôpital. Cependant, le scrotum du côté droit vint de la grosseur d'un petit melon; la tumeur était alongée & s'étendait jusqu'à l'anneau; & ce fut dans cet état qu'il entra à l'Hôpital de Bastia, où il fut entre les mains de M. B. Ce Chirurgien le prépara par la purgation & les bains, à recevoir les frictions; pendant la préparation il appliqua sur la tumeur les émolliens & les résolutifs. Quinze jours d'usage de ces cataplasmes n'apportèrent aucun changement à la tumeur: l'on faisait des frictions locales tous les deux jours; au vingt-quatrième jour du traitement, il y apperçut un peu de mollesse: il chercha à voir s'il n'y avait point de liqueurs épanchées; il ne put rien appercevoir. Persuadé cependant, d'y avoir senti de la fluctuation, il se décida à donner un coup de trocar à la partie la plus déclive de la tumeur; il le plongea avec précaution: en pointant sur la tumeur, il sentit beaucoup de résistance, & dans l'instant, il entra dans un espace où il y avait du liquide ; il en ſortit près de quinze onces d'une eau jaunâtre & fétide ; la tumeur s'affaiſſa preſqu'entièrement : il ſentit alors le teſticule gonflé & dur ; l'épididyme était d'un volume conſidérable, ainſi que le cordon des vaiſſeaux ſpermatiques juſqu'à l'anneau. Il laiſſa la canule du trocar, afin de faire des injections avec le vin & le baume de fioraventi : le malade fut aſſez bien pendant quarante-huit heures : & tout-à-coup il fut attaqué d'une douleur des plus vives aux environs de l'endroit où l'opération avait été faite : le teſticule & le ſcrotum devinrent auſſi gros qu'auparavant, durs & enflammés. Une ſaignée & les topiques anodins calmèrent la douleur, le gonflement ſubſiſtant toujours. Six jours après, il ſentit de la fluctuation au-deſſus de l'épididyme : il mit de l'onguent de la mère ſur l'endroit le plus éminent. Quatre jours après, il ouvrit le ſcrotum ſur la partie latérale ; il ſortit plus de huit onces d'un pus couleur de lie-de-vin ; il étendit l'ouverture haut & bas pour mettre la plaie à découvert ; il la panſa avec de la charpie sèche, l'emplâtre de mucilages par-deſſus, & des compreſſes trempées dans l'eau végéto-minérale. Dès le ſoir même de l'opération, la fièvre & les douleurs ceſsèrent : le lendemain, il examina le teſticule, qui avait le double du volume ordinaire : l'épididyme & le cordon étaient gonflés & durs ; il y avait comme étranglement à celui-ci près de l'anneau ; il découvrit à la tête de l'épididyme une maſſe de chair très-conſidérable ; il panſa le fond de la plaie avec le digeſtif animé d'onguent mercuriel ; le reſte fut rempli avec des plumaceaux couverts de baume d'arcæus, trempés dans le vin miellé, l'emplâtre & l'eau végéto-minérale comme ci-devant ; il continua ce panſement pendant huit jours. Dans cet eſpace de tems, tout reprit à-peu-près l'état naturel : la ſuppuration étoit de bonne qualité, l'ulcère était détergé, les bords de l'incision se rapprochaient; alors le malade fut pansé à sec, & on employa l'emplâtre de vigo étendu mince pour envelopper la partie. Cependant, malgré les pansemens à sec, les chairs s'élevèrent sur l'épididyme & formèrent un champignon assez considérable; l'auteur le détruisit avec de l'eau mercurielle adoucie, & la plaie ne tarda pas à se cicatriser. D'après cette observation, M. B. fait quelques réflexions, 1°. Sur la suppression des gonorrhées qui occasionnent toujours différens accidents. 2°. Il pense qu'il aurait pu employer les caustiques au lieu du fer, parce que l'inflammation & la fonte suppuratoire qui en résultent, sont souvent très-propres à accélérer la guérison des tumeurs indolentes des testicules: & il conclut, avec raison, que s'il s'en était servi au lieu du trocar, il aurait sans doute épargné au malade, l'inflammation & les douleurs vives qui ont suivi la ponction, occasionnées peut-être par la piqûre de l'enveloppe propre du testicule, ce qui peut arriver malgré toutes les précautions; & par conséquent l'abcès qui en a été le résultat n'aurait point eu lieu. Cependant s'il avait commencé par fendre le scrotum, les derniers accidens, peut-être ne seraient point survenus: & c'est une méthode plus prompte & plus sûre dans l'hydrocèle qui existe (soit dit ici par parenthèse) bien plus souvent que le sarcocèle avec lequel on le confond peu rarement, & pour lequel on se détermine à faire le castration: j'entends particulièrement parler de l'hydrocèle enkysté de la seconde classe, qui est un épanchement aqueux qui se forme entre le cordon des vaisseaux spermatiques, & la surface interne de la tunique vaginale.

BOURRU, *Docteur-Régent de la Faculté de Médecine en l'Université de Paris*. L'art de se traiter soi même dans les maladies vénériennes, & de se guérir de leurs différens symptômes ; Ouvrage fondé ſur une nouvelle théorie de ces maladies, & dans lequel on explique, d'une manière plus vraiſemblable, l'opération des remèdes employés à leur traitement. A Paris, chez J. P. Coſtard, rue St. Jean de Beauvais, 1770. *Avec Approbation & Privilége du Roi. in*-8°. 487 pages.

Pluſieurs éditions, tant à Paris qu'en Province, 1770.
qu'on a faites de ce livre, ſuffiraient ſans doute pour en mieux faire l'éloge, que tout ce que nous pourrions dire, ſi l'on ne voyait tous les jours de mauvais ouvrages ſe débiter, & les bons faire des cornets à poivre ; cependant le Public a jugé celui-ci comme il devait l'être. Il y a très-peu de livres où il règne un ordre auſſi conſtant ; tout y marche par diviſions, ſous-diviſions & ſous-diviſions encore : le Lecteur nulle part ne peut ſe perdre. La théorie de l'Auteur eſt on ne peut pas plus piquante & ſpirituelle. Ce n'eſt plus la maſſe du ſang, ce n'eſt plus la graiſſe, ce n'eſt plus la lymphe qui contiennent le vice vérolique : il a ſon ſiége dans le fluide nerveux. Les miaſmes ſont, à proprement parler, les confins des êtres matériels ; le fluide nerveux, ſa ſubtilité & ſa ténuité leur eſt analogue : donc il eſt bien plus vraiſemblable que les miaſmes vérolíques ſe mêlent avec le fluide ſubtil, qu'avec des corps hétérogènes ; &, pour mieux ſe convaincre de cette aſſertion, on ſait que dans la copulation il s'échappe une grande quantité de fluide nerveux, qui, dans un ſujet vérolé eſt dégénéré : il ſe mêle au fluide nerveux du ſujet ſain, le corrompt & par la ſuite détruit les liquides & mêmes les ſolides. (1) M. Bourru

(1) Quoique M. le Cat, dans un Mémoire lu par extrait ſur les fièvres malignes, & en particulier ſur celles qui ont règné à Rouen à la fin de 1753 & au commencement de

distingue deux sortes de vérole ; l'une universelle & l'autre locale. Il prétend que les chancres, bubons, chaudepisses n'annoncent qu'une vérole locale : l'humidité, dit-il, étant le véhicule des miasmes vénériens, il leur sert de lien, retarde leur introduction dans les nerfs & leur mélange avec le fluide subtil, & ce n'est que lorsque ces chaînes viennent à se rompre, qu'il peut se disperser généralement : jusqu'à ce tems, il n'attaque que les houpes nerveuses qu'il touche, & par ce contact, produit seulement quelques accidents. Il compare les miasmes véroliques, aux miasmes hydrophobiques qui ne font point de progrès aussi-tôt qu'on les détruit par une suppuration abondante. Mais, ne pourrait-on pas demander à l'auteur, en admettant sa théorie : ce qu'il faut à ces chaînes (l'humidité) pour se rompre ? Qui assurera si elles sont rompues ou non ? Si elles le sont, le fluide nerveux étant d'une subtilité indicible, il doit circuler avec la plus grande vîtesse, & par conséquent porter en un instant le vice dans toute la machine. Et d'ailleurs, si le virus n'attaquait que les houpes nerveuses qu'il touche, & que l'humidité, lui servant de véhicule, l'empêchât de circuler, il n'y aurait jamais que le gland, le prépuce, les bourses, & tout au plus l'urètre d'affectés, & les bubons ne pourraient par conséquent être comptés au nombre des symptômes d'une vérole locale, comme le prétend M. B. Quand on est mordu par un chien enragé, on ampute souvent le morceau offensé ; on donne des frictions, on fait suppurer la plaie ; &, malgré ces

1754, dans la séance publique de l'Académie Royale des Sciences, des Belles-Lettres & des Arts de Rouen, le jeudi premier Août 1754, dans lequel Mémoire il prétend que le siége des maladies est dans le fluide nerveux, ait donné cette idée à M. Bourru, on ne peut cependant que lui savoir gré de l'avoir appliquée aussi heureusement & de lui avoir donné de l'étendue.

précautions, on voit encore quelquefois l'hydrophobie se déclarer quelque tems après. On ne peut nier ce fait; il est d'expérience : donc la salive qui est le véhicule de ces miasmes, n'a pu le retenir enchaîné, ni l'empêcher de vicier le fluide en entier : & s'il arrive que le malade ne ressente pas les effets de la rage, il faut, je crois, le rapporter aux remèdes qu'il a pris & qui ont détruit les miasmes hydrophobiques introduits dans le fluide subtil avant qu'il ait pu vicier les liquides. Voilà mes observations que je soumets à l'Auteur, & qu'il est plus dans le cas de juger que tout autre. M. Bourru revendique sur les Chirurgiens, le traitement des maladies vénériennes, comme ressortant de droit de la Médecine, la plupart des Chirurgiens n'ayant pas assez de connoissances pour se conduire dans les différens cas épineux que cette maladie présente. On sait qu'ils se sont emparés du droit de guérir cette maladie, à la faveur des frictions qu'ils regardent comme traitement externe; ils croyent même que le tems leur a assuré cette possession exclusivement; & ce n'est qu'avec le plus grand déplaisir, qu'ils voyent aujourd'hui les Médecins rentrer dans cette branche de commerce & la faire valoir à un dernier bien au-dessous de ce qu'elle leur rapportait. L'Auteur décrit les différentes sortes de traitemens, & la manière de se conduire; mais il finit, sans condamner aucune méthode, par donner la préférence au sublimé corrosif & aux frictions par extinction; il recommande souvent la combinaison des sudorifiques avec le sublimé corrosif. Il reconnaît trois sortes de gonorrhées principales; la gonorrhée virulente, la gonorrhée sèche, & la gonorrhée bâtarde. La gonorrhée virulente peut, par les accidens qui la suivent, occasionner la chaudepisse avortée, la chaudepisse tombée dans les bourses, la chaudepisse opiniâtre &

habituelle, & celle que les Anglais appellent *gleet*. Il prétend qne si dans le premier période & souvent dans le second, le mercure ne guérit point les gonorrhées, c'est par la même raison qu'il occasionne la salivation. Le mercure par son action augmente généralement toutes les secrétions des glandes: la chaudepisse ayant souvent son siége dans les glandes de l'urètre, leur écoulement par conséquent doit être plus abondant. Il reconnaît que la gonorrhée peut également affecter dans les hommes, les vésicules séminales, la prostate, les glandes de cowper, les lacunes de l'urètre: dans les femmes, la prostate, les lacunes qui sont derrière les caroncules myrthiformes, les lacunes du vagin, & même les lacunes de l'urètre. Il n'administre le mercure dans une gonorrhée, qu'au second période, c'est à-dire, quand il n'existe plus d'inflammation. Il donne une méthode aisée pour s'injecter dans le premier période de la chaudepisse, où l'urètre est si sensible, qu'on ne peut y introduire la seringue; nous allons ici la rapporter. On introduira le syphon de la seringue entre le prépuce & le gland; ensuite réunissant les bords du prépuce autour du tuyau, on l'y assujettira avec les doigts de la main gauche. Cela fait, on poussera l'injection, & on retirera la seringue en comprimant fortement les bords du prépuce les uns contre les autres. Jusques-là la liqueur injectée n'est encore qu'entre le gland & le prépuce, qui forme alors une vessie. Pour la faire passer dans l'urètre, on comprimera cette vessie entre les deux doigts de la main droite; & par cette compression, si elle est faite avec adresse, on parviendra à faire passer dans le canal malade, l'injection qui était renfermée dans l'espèce de poche que formait le prépuce. M. B. parle aussi des préservatifs de la vérole; mais il n'en reconnaît de certain, que la précaution de ne pas s'y exposer. Il démontre l'inutilité des redingottes ou *condums*. Ces peaux, dit-il, font remplies de pores; les miafmes vérologiques, qui font de la plus grande ténuité, ne font pas long-temps à les traverfer: qu'on juge, de la confiance qu'on doit y avoir. On voit par cette analyfe, l'utilité qu'on peut retirer de l'ouvrage de M. B. Les Praticiens y trouveront plus à s'inftruire que les Particuliers, qui ne manquent prefque jamais de faire des bévues, lorfqu'on les livre à eux-mêmes, pour mettre à exécution un traitement un peu compliqué.

Des moyens les plus propres à éteindre les maladies vénériennes, pour fervir de fuite à l'art de fe traiter foi-même daus les maladies vénériennes. A Amfterdam, & fe trouve à Paris, chez J. P. Coftard, Libraire rue St. Jean de Beauvais, première porte cochère au-deffus du Collége, 1771. in-8°. 54 pages.

Les fentimens que M. Bourru fait paraître 1771.
font honneur à fon cœur & à fon patriotifme. Ses projets ont pour bafe l'humanité; mais les projets! que font-ils? de la fumée. Et fouvent ceux à qui ils font préfentés, en regardent les Auteurs comme des fous. Il ne fuffit pas d'écrire pour les faire réuffir; il faut faire des démarches, des pufillanimités; & un homme honnête, né libre, en fent trop le défagrément pour s'y prêter.

Pourquoi, dit M. B. ne pas prendre à préfent, que la vérole eft prefque générale, tous les moyens capables de la détruire, fi en 1497, qu'elle ne faifait que commencer, le Parlement de Paris rendit un Arrêt pour chercher à en arrêter les progrès? On a établi des léproferies pour détruire la lèpre; on y eft parvenu. On prend les plus grandes précautions pour oppofer des frontières à la pefte; on y réuffit; & on laiffe paifiblement propager la vérole! Qu'a-t-on fait jamais, non pour la détruire, mais seulement pour donner quelque soulagement aux malheureux qui en sont infectés? Après qu'ils ont été rejetés des Hôpitaux communs, on en a établi de particuliers en 1536, en 1540, en 1559; savoir, la Trinité & St. Eustache, Saint Nicolas, l'Ourcine, & Bicêtre enfin; mais ne voit-on pas tous les jours l'inutilité de ces établissemens, par le peu de malades qu'ils sauvent de cette contagion? Ces malheureux sont à tour de rôle jetés dans la piscine, où ils passent tous indistinctement par le même traitement, & ils sont entre les mains de jeunes Chirurgiens sans expérience & sans savoir, entichés de l'usage qu'ils suivent, & réfractaires, sans écouter personne, & sans se donner à eux-mêmes de raison, aux différens remèdes que l'on présente; qui, s'ils n'étaient pas généralement convenables, seraient utiles au moins à quelques tempéramens. Un Médecin instruit ne reconnaît point de remède universel. Nous n'avons donc que le Magistrat qui tient actuellement les rênes de la Police, qui ait fait dans cette Capitale un établissement qui commence à tendre au but qu'on se propose. L'Auteur de cette brochure desirerait que l'on établît dans toutes les grandes Villes du Royaume, des Hôpitaux pour les seules personnes affectées de cette maladie, dont la conduite serait confiée à un Médecin éclairé, & qui ferait administrer les différens remèdes anti-vénériens convenables à chaque invidu. Il voudrait qu'on punît rigoureusement ceux qui se font un jeu de communiquer cette maladie, & d'infecter une multitude d'êtres. Il voudrait que les maîtresses des lieux publics consacrés à la débauche, répondissent du mal que leurs filles pourraient répandre. C'est dans les mêmes vues de couper racine à cette maladie, qu'il s'élève contre les Charlatans qui entretiennent leurs croyans dans une sécurité dangereuse. Ce n'est pas qu'il veuille empêcher l'émulation de ceux qui, par leurs recherches, font d'heureuses découvertes, & qui sont de vrais secours pour l'humanité; mais si quelqu'un, quel qu'il soit, apporte un remède reconnu neuf & bon, qu'on le lui achette. Cet acte de générosité & d'humanité n'est pas inconnu; nos Rois en ont donné des exemples. Nos Lecteurs applaudiront sans doute avec nous au zèle de M. Bourru, & plaindront l'humanité de ce qu'il n'a pas été écouté. Dans la première édition du livre que je présente aujourd'hui, n'avais-je pas aussi donné un projet? J'établissais à mes frais dans chaque Ville du Royaume, un Hôpital pour y guérir seulement de ces maladies. Je ne demandais que les maisons, les lits, les ustensiles de cuisine & de pharmacie, & j'entretenais d'ailleurs l'Hôpital à mes dépens; j'y gageais les Infirmiers, j'y payais les ministres de la santé qui en auraient eu la direction; & je ne demandais par chaque malade, que 24 liv. pour les guérir, les soigner & les nourrir pendant tout le temps de leur maladie. Ceux qui n'auraient pas été assez affaiblis pour demeurer au lieu de Santé, y auraient trouvé pour 6 liv. tous les médicamens & soins nécessaires à leur état. Les Soldats mêmes y auraient été reçus pour 6 liv. quant aux remèdes & soins, & le Roi se serait chargé de leurs alimens. C'eût été aux bourses de charité à se délier, pour payer la faible pension des Indigens. Toutes les méthodes de guérir y eussent été administrées; on n'aurait eu en vue que le bien public & l'extirpation de la contagion; l'esprit de charlatanisme en aurait été banni, & si les Magistrats avaient secondé nos efforts, on aurait bientôt vu la fin de cetre cruelle maladie. Mais ignorant l'esprit de brigue & de souplesse, ces projets se sont évanouis avec le livre qui les renfermait.

BOYD, *Chirurgien-Major du vingtième Régiment d'Infanterie, commandé par le Colonel* Kingsley. *Voyez* GORDON.

BRENDEL (Joh. Gott.) *Dr. Med.*

Il y a deux ouvrages de ce Médecin, relatifs à notre matière.

1740. 1°. *Fascic. Observ. Med.* Gotting. 1740.

1747. 2°. *Prolusio de hydrargyrosi reliquiis à ptyalismo expellendis.* Gotting. 1747.

BREYER (Julius-Fridericus), auctor & respondens... ALEXANDRO CAMERARIO Præside... Dissertatio *de ophthalmiâ venereâ, & peculiari in illâ operatione.* Tubing. mens. Junii 1734. *Extraite des* disputationes ad morborum historiam & curationem facientes. *Par M. de Haller. Cette dis-*

1734. *sertation contient* 20 *pages* in-4°.

M. Astruc a fait mention de cette excellente dissertation : malgré cela, nous avons cru devoir en donner l'extrait, parce que, dans le cours de cette Bibliographie, nous n'avons point de traité complet, ni même passablement esquissé de l'ophthalmie vénérienne, & voulant, comme nous l'avons dit dans notre Préface, que ces analyses forment une espèce de traité de la maladie vénérienne, nous avons jugé celle-ci indispensable pour remplir notre objet. D'ailleurs nous n'avons point traduit M. Astruc.

Cette dissertation est divisée en deux Chapitres & précédée d'une Préface dans laquelle l'auteur reproche avec raison aux Médecins d'avoir regardé comme au-dessous d'eux, les opérations Chirurgicales, & d'avoir laissé passer cette branche de leur art dans des mains étrangères. Puisque la Médecine & la Chirurgie concourent au même but, savoir à porter du soulagement aux hommes, à les guérir, y a-t-il moins d'honneur à travailler à l'extérieur du corps qu'à son intérieur? C'est un préjugé dont on est revenu trop tard : ceux qui exercent la Chirurgie *ex-professo*, voyent prescription en leur faveur, & en vertu du droit extérieur qu'ils ont acquis sur le corps humain, ils empiétent tous les jours sur l'intérieur. Les Médecins ne pourront donc regagner le terrein qu'ils ont laissé cultiver par d'autres, qu'en s'annonçant, & n'en rougissant plus, pour faire ouvertement la Chirurgie. Nos ancêtres, entraînés par l'amour de la Médecine spéculative, ont cru augmenter leur crédit en se donnant des substituts, (les Chirurgiens & les Apothicaires) : mais loin de-là, ils se sont fait un tort considérable, & ces substituts ayant secoué le joug de la supériorité, ont fait des Corps à part, & ont osé disputer les droits de leurs Maîtres. *Monseigneur, il faudrait élever un mur d'airain entre la Médecine & la Chirurgie*, disait feu M. de la Peyronie au Chancelier d'Aguesseau : mais ce Magistrat plein d'esprit & de sagacité, par un bon mot, lui fit envisager la légèreté de son propos : *de quel côté*, lui répondit-il, *mettra-t on le malade ?* Mais en applaudissant au zèle de M. Breyer, qui selon l'heureuse coutume de son pays, exerce avec distinction la Médecine & la Chirurgie, laissons aux Facultés à décider de leurs droits & à les soutenir.

Le premier Chapitre, traite de l'ophthalmie en général : ceci est étranger à notre matière, & nous allons passer au second qui parle de l'ophthalmie vénérienne. M. Breyer adopte la théorie de Boerhaave sur le siége du virus vénérien, que ce grand homme plaçait dans la membrane adipeuse; il adopte aussi sa méthode de guérir. Il définit l'ophthalmie vénérienne, une inflammation de la conjonctive, produite par le vice vérolique, & qui augmente aux approches de la nuit. L'ophthalmie vénérienne est ou symptomatique, ou occasionnée par la translation de l'humeur morbifique. La symptomatique est celle qui est produite par le levain syphilitique comme par toute autre cause, de ſorte que la matière morbifique ne change point de place. Cette eſpèce eſt aſſez rare : on la diſtingue de l'ophthalmie non-vénérienne, en ce que celle-ci fait ſouffrir en tous temps le malade. La ſymptomatique vénérienne au contraire commence vers le ſoir, augmente avec les ténèbres, & ſe diſſipe avec elles : elle quitte le malade ſans qu'il faſſe aucun remède ; mais elle revient ſouvent. Celle qui n'eſt pas vénérienne ne revient point ſans de nouvelles cauſes, (excepté toutefois ſi elle eſt périodique) lorſqu'une fois on en eſt débarraſſé : enfin celle-ci cède aux remèdes généraux & appropriés ; la vénérienne leur réſiſte opiniâtrement. L'ophthalmie vénérienne produite par métaſtaſe ſe reconnaît aux mêmes ſignes que la ſymptomatique, & diffère de même des autres ophthalmies ; elle parvient ſouvent au troiſième & quatrième degré, & les douleurs ſont plus fortes que dans celle qui n'eſt point vénérienne. On ne ſera point étonné, dit M. B. ſi le mal vénérien affecte cet organe, lorſqu'on réfléchira à la ſympathie qui règne entre les yeux & les autres viſcères du corps & de l'abdomen ; ſympathie qui eſt entretenue par les nerfs & leurs ramifications, comme l'ont dit Stahl, Fred. Hoffman, Elie, Camerarius & d'autres Auteurs : d'autant mieux que le grand ſympathique a communication avec les nerfs de l'organe de la vue, puiſque ce nerf eſt joint dans le ſinus de la dure-mère aux côtés de la ſelle par les os cunéiformes. L'ophthalmie vénérienne ſymptomatique ne doit point être négligée, & on la guerit avec les remèdes généraux uſités pour combattre le vice qui la produit. Pour celle qui vient de métaſtaſe, ou elle eſt complette, ou elle ne l'eſt pas : elle eſt complette ſi toute la matière virulente a quitté les parties de la génération pour ſe fixer ſur la vue. Cette matière ſe raſſemble dans ce corps cellulaire qu'on découvre au moyen du souffle, dans la partie antérieure de l'œil entre la conjonctive & les expansions tendineuses des muscles de l'œil ; on voit ce même tissu entre la membrane interne des paupières & leurs muscles. Si l'on n'y apporte point un prompt remède, elle peut occasionner les plus grands maux, des céphalalgies cruelles, des abcès dans le cerveau, la mort enfin. Sa curation s'opère par la voye Chirurgicale & la Médicinale: celle-ci se réduit à faire user de remèdes anti-vénériens: la première, pas moins nécessaire que la seconde, demande de l'adresse & du savoir de la part de l'Opérateur, & voici comment on y procède: le Malade & le Chirurgien se postent comme pour l'opération de la cataracte; celui-ci tient ferme la tête du Patient un peu en arrière; des assistants tiennent en respect & ses mains & ses pieds, de peur qu'il ne bouge pendant l'opération. Ensuite l'Opérateur tenant les paupières élevées & renversées avec le pouce & le doigt indice ouvre avec un scalpel fort aigu ou une lancette la conjonctive proche la marge circulaire de la cornée transparente, & il continue son incision en forme de cercle, autant qu'il trouve d'endroits infectés de la matière purulente: il coupe les paupières en long, si elles sont enflées; il se garde toutefois de faire une incision trop profonde, de crainte de léser les muscles & les cartilages: c'est pourquoi il n'incisera jamais transversalement: car le moindre accident occasionne la paralysie des paupières. L'opération finie, & la matière évacuée, on panse l'œil avec un digestif de blancs-d'œufs & d'eau-rose, & on couvre l'œil, ou les yeux, si on a fait l'opération aux deux, avec une compresse convenable. M. B. prouve l'efficacité & l'utilité de cette opération par deux observations. Nous croyons cependant qu'elle ne doit être faite que quand l'ophthalmie a résisté aux remèdes antivénériens, ou que le danger est urgent & les douleurs du malade insupportables. On ne doit jamais recourir aux moyens chirurgicaux, qu'après avoir employé tous les remèdes inutilement. Ce morceau de M. B. est des plus instructifs & un des mieux faits que j'aye jamais vus en ce genre: tout y est narré avec ordre, avec clarté, avec précision, & selon les règles de la saine pratique.

BROCKLESBY (Rich.) *Med. Lond.* ŒCONOMICAL AND MEDICAL OBSERVATIONS. London. 1764; *c'est-à-dire :* observations œconomiques & médicales.

1764. Dans cet ouvrage utile on trouve quelque chose de relatif à la maladie vénérienne. Nous n'avons pu nous le procurer.

BROMFEILD (William) *surgeon to her royal Highness the Princess Dowager of Wales, and to Saint George's and the Lock Hospitals.* AN ACCOUNT OF THE ENGLISH NIGHTSHADES AND THEIR EFFETS. WITH THE ORIGINAL CASE OF DR. *Lambergen*, AS DELIVERED IN HIS INAUGURAL THESIS. ALSO PRACTICAL OBSERVATIONS ON THE USE OF CORROSIVE SUBLIMATS, AND *Sarsaparilla*; ON THE DIFFERENT EFFECTS OF MERCURY CRUDE, AND WHEN PREPARED BY CHEMISTRY. AND SOME HINTS OFFERED TO THE FACULTY, ON THE CURE OF THE *Lues venerea*, BY THE SECRETION OF URINE INSTEAD OF SALIVATION. THE THIRD EDITION *London: printed for R. Baldwin, in pater-noster-row, andg. Woodfall, charing-cross,* 1757 [price two Schillings] in-12 94 pag. *C'est-à-dire :* Réflexions sur le Solanum d'Angleterre & ses effets, avec le cas rapporté dans la thèse du Dr. *Lambergen.* On y a joint des observations pratiques sur l'usage du sublimé-corrosif, & de la salse-pareille; sur les différens effets du mercure crud, & sa préparation chimique, & la facilité de guérir guérit la maladie vénérienne par la secrétion des urines plutôt que par la salivation; par M. W. Bromfeild, *premier Chirurgien de S. A. R. la Princesse douairière de Galles, & des Hôpitaux de Saint George & de Lock.* Troisième édition, à Londres, de l'imprimerie &c.

Nous ne savons point en quelle année ont été imprimées les deux premières éditions de cet ouvrage.

M. Bromfeild est contradictoirement opposé 1757.
à son confrère M. Gataker, qui a fait mention dans un ouvrage de plusieurs guérisons faites avec le *solanum lethale.* Ce premier Chirurgien cite ici les désastres qu'il dit que cette plante a plusieurs fois opérés sous ses yeux: mais nous ne rendrons point compte de ce qu'il en écrit; ce serait nous écarter de notre sujet. On voit à la fin de l'ouvrage, une planche où les trois espèces de *solanum* qui croissent en Angleterre sont représentées, le *solanum* des jardins, le *solanum* ligneux, & le *solanum lethale*, que l'on employe.

Peut s'en faut qu'il n'ait aussi peu de confiance dans le sublimé-corrosif que dans le *solanum*: mais l'on peut dire que si généralement il ne le regarde pas comme autant dangereux, au moins il n'en conseille point l'usage à beaucoup près. La salsepareille au contraire est une racine fort utile & dont l'usage est merveilleux. M. B. ne prétend cependant point qu'elle seule puisse guérir la vérole; il dit même ne l'avoir jamais remarqué: mais il juge son usage indispensable après celui du mercure; elle affermit la cure & contribue à dissiper les symptômes.

Il cherche dans le traitement, par le mercure, à diriger son action vers les reins, pour éviter les désordres & les désagrémens de la salivation: pour y parvenir, il fait prendre les bains tièdes; il fait ensuite donner des frictions à petite dose &

à des distances convenables, afin que les globules de mercure ayent le tems de circuler avec le sang, d'atténuer les humeurs épaissies, & de dilater les vaisseaux excrétoires d'une manière graduée. Quelquefois même il fait prendre les diurétiques, & fait faire usage des gargarismes astringens : mais lorsqu'une fois le mercure est déterminé vers les reins, alors il faut faire tous ses efforts pour détruire le virus, on donne les frictions à forte dose vers la fin du traitement, & l'on fait boire aux malades une grande quantité de boissons délayantes. On doit enfin tirer quelques onces de sang du bras le lendemain de la dernière friction, pour donner aux vaisseaux la facilité d'agir sur les fluides qu'ils contiennent : un petit nombre de bains, & une ou deux purgations légères finissent le traitement, au moins pour ce qui regarde le mercure: car on peut donner après, pendant quelque temps, une décoction de salse-pareille coupée avec le lait. On peut y ajouter quelques gouttes de teinture d'antimoine soir & matin, ce qui occasionne une abondante transpiration, pourvu que le malade la boive chaude, & reste au lit une heure environ après l'avoir prise.

Ce traitement peut avoir ses partisans ; & nous n'y voyons rien de contraire à la saine pratique.

BROMFEILD le fils, *Docteur en Médecine de l'Université de Padoue, & Membre de la Société Botanique de Florence.* Observations sur les vertus des différentes espèces de solanum qui croissent en Angleterre ; avec des remarques sur l'usage de la salse-pareille, du mercure & de ses préparations. Par M. Bromfeild *père, premier Chirurgien, &c.* ouvrage traduit de l'Anglais. A Paris, chez P. Alex. Leprieur, Imprimeur & Libraire ordinaire du Roi, de l'Académie Royale & du Collége de Chirurgie, rue St Jacques, à l'Olivier, 1761,

Avec approbation & permiſſion, in-12 127 pag.

Il n'eſt point à demander ſi M. B. le fils, a bien rempli ſa tâche ? Il eſt Anglais, il eſt fils de l'Auteur : ces deux qualités ſont les ſûrs garants de l'exactitude de ſon travail. 1761.

☞ BRUNN (B. M. Joh. Conr. à), *in Hammerſtein, Profeſſor quondam Heidelbergenſis, Sereniſſimi Electoral. domûs Palat. Archiater & conſil. intimus, Acad. N. C. ſub Herophili nomine adſcitus.* Diſſertatio medica *de methodo tutâ & facili, citrà ſalivationem curandi luem veneream, quam experimentis, & obſervationibus practicis firmatam & illuſtratam, alius ſibi comparavit.* Nunc autem publici juris facere, decrevit *Joh. Jacobus filius M. D.* Scaphuſii; Typis & impenſis Joh. Adami Ziegleri, 1739, in-4°. 80 paginæ.

L'Auteur combat la méthode par les frictions & la ſalivation. Il dit que le mercure n'eſt l'antidote du mal vénérien qu'autant qu'il ſéjourne dans le corps. Si on excite la ſalivation, on chaſſe le mercure; par conſéquent il eſt impoſſible de guérir lorſqu'on fait ſaliver. Outre cela, on a ſouvent vu le mercure ſe raſſembler en certains endroits du corps, dans les jointures par exemple, &c. & porter le plus grand préjudice aux os, ſi même il ne contribuait à les calciner, ce qui peut arriver par l'efferveſcence occaſionnée par les ſels des reſtes du virus. Il donne la recette d'une tiſanne des bois à la quelle il ajoute le mercure & l'antimoine liés dans un nouet; il dit que ſon père s'en eſt toujours ſervi avec ſuccès. Dans pluſieurs endroits de cet ouvrage, nous avons apprécié ces ſortes d'anti-vénériens. Il finit ſa diſſertation par pluſieurs obſervations faites vers la fin du ſiècle dernier, qui ſemblent prouver & l'efficacité de ſon remède, & l'inſuffiſance & ſouvent le danger de la ſalivation. 1739.

BRUNNER (Johannes-Conradus) *Conſiliarius*

& Archiater Sereniſſimi ac Potentiſſ. Electoris Palatini, &c. Academicus curioſus. Acad. Nat. Curi. Ephem. cent. I & II. Francofurti & Lipſiæ.
1712. 1712. Obſ. 71. p. 143. *De carunculâ in urethrâ.*

Le malade qui fait le ſujet de cette obſervation, avait été pendant long-temps traité de ce qu'on appelle vulgairement caroncules ou excroiſſances dans le canal de l'urètre. Après ſa mort, on ouvrit ce canal & l'on fut très-ſurpris de n'y trouver aucune excroiſſance ni empêchement prééminens; on vit ſimplement que ſon calibre était rétréci & contracté. Cette obſervation aurait dû faire plutôt ouvrir les yeux ſur ces prétendues carnoſités, que juſqu'au temps des Morgagni, des Petit, des Lieutaud, tous les Chirurgiens ſe ſont toujours acharnés à vouloir détruire & conſommer avec les fondans & les cathérétiques. A la vérité, où en euſſent été les Daran, & tous ſes émules, les vendeurs de bougies médicamenteuſes?

Idem vol. obſ. 97. pag. 200. *de carunculâ in urethrâ, rariùs, quàm hactenùs creditum fuit, exiſtente.*

Cette obſervation vient à l'appui de la première. Un autre homme que l'on avait cru affligé de carnoſités eut le canal de l'urètre ouvert après ſa mort, & on le trouva dans l'état ſuivant. Vers le milieu, il était tellement rétréci & contracté, que l'on eût dit que cet endroit avait été brûlé; les proſtates étaient cicatriſées & ulcérées, le col de la veſſie était dur & ſquirreux, & ſon orifice était bouché par une portion de petite pierre.

BUCHNER (Andreas Eli.) *Sacr. Roman. Imp. nob. Potent. Pruſſiæ Reg. à conſil. intimis, Med. & Philoſ. nat. Profeſſ. pub. ord., imp. Acad. nat. curioſorum Præſid. & Com. Palati. Cæſar.* Voyez STOCKHAUSEN, TELLGMANN, JAENSCH, FRANCK, RICHTER, SIEFART.

BUCHOLZ (Guilielmus-Henricus-Sebastianus) *Poliater Vinariensis, Societatis regiæ Francofurtensis ad viadrum ad incrementum scientiarum directæ assessor, itemque Electoralis Boïcæ Academiæ Scientiarum sodalis, Academicus curiosus.* Nova acta Academiæ naturæ curiosorum. Tomus quartus; Norimbergæ 1770. Obs. 53. p. 261. *de cicutæ efficaciâ in ulceribus faucium & veli palatini venereis.*

Après avoir employé inutilement tous les remèdes mercuriaux & notamment le sublimé corrosif, M. B. eut recours à la ciguë; il la donna pour boisson ordinaire en infusion légère comme du thé, & il la faisait couper avec moitié lait de chèvre. Il pansait les ulcères avec la mixture suivante: d'extrait de ciguë, deux gros; d'eau de chaux vive, deux onces; de miel rosat une demi-once. Son malade ne tarda pas long-temps à ressentir les heureux effets de ces remèdes, & il guérit. 1770.

BURGGRAF (Joa. Phil.) *Practicus Francofurtens. ad Mœnum. Acad. nat. curior. com.* Sectio puelli singulari atrophiâ rhachiticâ defuncti. *Observatio* 135. *T. VI. pag.* 445. *act. Phys. med. nat. curiosor.* Norimbergæ. 1742. 1742.

L'enfant qui fait le sujet de cette observation devait ce vice dégénéré à son père qui avait eu dans sa jeunesse une gonorrhée qui fut mal guérie.

BUROLLEAU DE FESLE (Petrus-Ludovicus). *Facult. Andegav. decan. nec non scholarum Professor, Doct. Med.* *V.* PORTHIER.

1753. CAIRNOAN (Jac.). *Hibernus*. Dissertatio *de morbo venereo*. Lug. Bat. 1753, p. 32.

☞ CALLAC. Instruction sur la tisanne de Callac, son usage & ses propriétés, pour la guérison des maladies vénériennes, à l'occasion de l'acquisition que le Roi vient de faire du secret de cette composition. A Paris, chez Mérigot, Quai des Augustin, 1739. *Avec permission*, in-12. 21 pag.

1739. M. Astruc ne fait point mention de cet homme ni de son ouvrage dans sa Bibliographie: (je ne sais pourquoi); mais il parle de son remède dans son premier volume *Lib. II. Cap. VI. p.* 152. Il dit que cette tisanne n'est autre chose qu'une décoction des bois, à laquelle on dit qu'il ajoutait le *phillyrea* à feuilles étroites & de la chaux d'or. M. Marges dans ses analyses répète la même préparation. *Voyez* MARGES.

Comme nous nous sommes fait une loi de ne point passer sous silence la moindre affiche que nous connaîtrons, nous allons parler succinctement de l'annonce que nous avons entre les mains.

Son auteur est *Meunier Callac*, gendre de Callac, inventeur prétendu de la tisanne. Il commence par l'histoire du remède; ce remède prend son origine, selon l'auteur, dans les connaissances profondes de feu Callac, qui fit, avec son secours, des miracles pendant 30 années; le secret passa ensuite à son gendre (*Meunier Callac*), qui l'a fait aussi valoir pendant plus de 20 autres années : ses succès lui attirèrent bientôt des envieux, & l'on ne vit plus que de faux distributeurs de tisannes frelatées qui ne craignirent pas même d'usurper le nom de *Callac*. En conséquence, M. Meunier eut recours à l'autorité du Roi & se munit d'un privilége exclusif pour vendre & distribuer en paix son remède : ce privilége fut accordé le 27 Décembre 1715. Malgré cet acte, les contrefacteurs ne laissèrent pas de continuer la vente de leur contrebande; le sieur Meunier obtint encore à cet effet le 27 Novembre 1725, une Sentence au Châtelet de Paris qui ordonne que son privilége aura sa pleine exécution, & inflige 1500 l. d'amende au premier qui sera pris en flagrant-délit, c'est-à-dire, faisant cuire à son feu de la tisanne qu'il s'avisera de nommer de *Callac*; de nouvelles Lettres-Patentes en date du 7 Mars 1726, vinrent encore à l'appui du marchand de tisanne; elles furent confirmées par la Commission Royale, le 22 Octobre 1729. Le sieur *Meunier Callac* conclut de toutes ces pièces & contrefactions que son remède est merveilleux & quelque chose d'aussi rare que précieux. En conséquence, il passe à ses usages & propriétés. Il n'est pas besoin de répéter ici ce qu'il dit : le lecteur le devine, & de reste; il engage toutes les personnes de quelque qualité, tempéramens, &c. qu'elles soient, d'en faire usage. Son efficacité, comme on doit bien le prévoir, ne se borne pas à guérir seulement les maladies vénériennes. Enfin viennent les raisons sans réplique qui doivent persuader en dernier ressort en faveur de la tisanne, le fondement du remède, le type de son efficacité, *les certificats & attestations*; ils sont en petit nombre, mais en revanche ils sont marqués au bon coin : on y lit ceux de MM. le Chevalier de Roye; de Carlier, premier Médecin de Mgr le Duc de Berry; de Henri-Aimé, Chirurgien de la Reine d'Angleterre; d'Arbuttenote, premier Médecin de Sa Majesté Britannique; de la Peyronnie, premier Chirurgien du Roi; de Chicoineau, premier Médecin du Roi.

CALVI (Giovani.) *Medico fisico di Milano*, è

Socio della sac. Accademia Fiorentina. Lettera, sopra l'uso medico interno del mercurio sublimato corrosivo, è sopra il morbo venereo, scritta al Dott. Martino Ghisi, Medico fisico di Cremona, è dal Medesimo pubblicata, in Cremona 1762. presso il Ferrari, stampatore Vescovile, è della cita. Con licenza dé superiori. grand. in-8°. 84 pag. *C'est-à-dire* : Lettre du Doct. J. Calvi, Prof. de Méd. à Milan, de l'Académie de Florence, sur l'usage interne du sublimé-corrosif, & sur les maladies vénériennes ; écrite à M. le Docteur Martin Ghisi, Méd. ordinaire de Cremone, & publiée par le même, à Cremone, &c.

1762. Il semble que la lettre de M. Calvi n'a été écrite que pour réfuter celle qui se trouve dans le traité des tumeurs ; ouvrage qu'on soupçonne, dit-il, être de M. Astruc : M. C. cependant ne se rend point aux raisons par lesquelles on voulait prouver dans le temps, que M. Astruc était auteur & du traité & de la lettre, car il s'exprime ainsi : « Je ne saurais me persuader que cette lettre » soit de M. Astruc, parce que je ne le crois pas » capable de prétendre réfuter par des mots, les » expériences réitérées faites par des Médecins éclai- » rés de tous les pays, & exercés d'ailleurs dans » l'art de traiter les maladies ; je le crois encore » moins capable de montrer tant d'obstination sur » un objet de Médecine pratique, qui est d'une con- » séquence infinie ». M. Calvi n'aurait-il affecté du doute sur l'auteur de la lettre, que pour ménager l'amour-propre d'un homme aussi savant que célèbre, mais souvent trop attaché à son opinion? On serait tenté de le penser. Quoi qu'il en soit, M. C. travaille à détruire les craintes que veut inspirer l'anonyme sur l'usage interne du sublimé-corrosif, en rapportant les témoignages avantageux des Médecins & Chirurgiens qui l'avaient employé avant & depuis Boerhaave ;

mais il est surpris que l'anonyme ose avancer que *le succès n'a pas répondu aux espérances que M. Van-Swieten avait données de son remède*, tandis que les faits déposent en sa faveur non-seulement à Vienne, mais en cent autres endroits. Après avoir dit deux mots sur les précautions avec lesquelles on doit administrer le sublimé, il se trouve naturellement amené à parler de la nature du virus vérolique: elle est acide, dit-il, ce qui doit se conclure d'un phénomène constant; savoir, que toutes fois que ce virus s'est introduit dans quelque partie que ce soit, il survient plutôt ou plus tard, fortement ou légèrement, une plus grande condensation de la sérosité du sang, dans lequel il a pénétré & auquel il s'est mêlé. Ceci lui donne occasion de réfuter en passant M. Geoffroy qui est d'une opinion contraire. Il détaille ensuite les différentes manières par lesquelles ce mal cruel peut se communiquer: mais il s'arrête davantage à rechercher l'origine de cette maladie: il n'est point du sentiment de M. Astruc; il est tenté de croire qu'elle existe depuis que le libertinage est entré dans le monde, *io sono dispoto à credere; l'epoca di questo morbo sia antica quanto l'umana impudicizia*: au reste les différentes authorités qu'il produit, nous paroissoient d'un grand poids, & si elles ne renversent pas tout-à-fait le systême de M. Astruc, elles en ébranlent au moins les fondemens.

Nous avons encore du Dr. CALVI, un ouvrage intitulé: *De medicamentis pro nosocomiorum levamine moderandis*. Pisis 1763. Auquel M. BOISSIER a ajouté une lettre à M. *Roncullus*, écrite en 1762. On y dit quelque chose de la maladie vénérienne; mais nous n'avons pu nous le procurer. 1763.

☞ CAMERIER (Eli.) & *Georg. Tobi. Weissmann*, disp. exhibens casum *de salivatione sine salivatione.* Tubing. 18 Decemb. 1711, *extraite des* Disputationes ad morborum historiam, *par M.* DE HALLER, Tom. I, pag. 479, *contient* 13 pages in-4°.

1711. M. Astruc annonce cette thèse : mais il n'en dit rien & ne nomme même pas le Répondant. Un homme grièvement attaqué de la vérole prit les bois sudorifiques, & ne guérit point; on lui administra les fumigations, il ne saliva point; on lui donna les frictions, la sputation ne fut pas plus abondante; on lui fit prendre la panacée mercurielle, tout fut inutile pour le faire saliver : mais il guérit. L'Auteur demande, d'après cette observation, si l'on peut guérir le vice vénérien sans mercure & sans salivation. Il résout la question & dit : il est difficile de guérir sans salivation quelconque; cependant le fait est possible, & l'expérience le prouve. Il sera plus difficile de guérir sans mercure: mais il ne prétend pas que la chose soit impossible. Il met ensuite en problême ce qu'on doit penser des différentes préparations de mercure; il dit qu'il ne veut point infirmer tout-à-fait leur efficacité, & qu'il croit même que quelques-unes d'entre elles peuvent être bonnes. Pour ceux qui annoncent des remèdes qu'on prend sans préparations, sans ménagemens, sans observer aucun régime, il les regarde comme des Charlatans. Cette thèse est pleine d'esprit; une théorie éclairée en fait le tissu, & la saine pratique vient à son appui. Elle est divisée en quatre chapitres.

CAMERIER (Rud. Jac.), *Dr. Med. Voyez* CASPAR.

CAMUS (le), *Docteur-Régent de la Faculté de Médecine de Paris.* Sur les dragées anti-vénériennes du sieur Keyser. *Extrait du Journal Economique Août 1756, pag. 110, & Janvier 1757, pag.*
1756. *135, contient 16 pages in-12.*
1757. C'est M. le Camus qui parle & qui dit avoir

visité différens malades traités infructueusement, & même à leur grand danger, par les dragées de Keyser. Le même fait est à la connaissance de MM. Laurembert & Marteau, Médecins de la Faculté de Paris, M. Brador, Chirurgien de Madame la Duchesse d'Orleans, & M. Goursaut, Chirurgien du Châtelet de Paris. La plupart de ces malades doivent leur guérison à M. Thomas, Chirurgien de Bicêtre.

CANESTRINI (Ant.), Dissertatio *de mercurio*. Œnipont. 1768. 1768.

CANTWEL, *Membre de la Société Royale de Londres, Docteur-Régent de la Faculté de Paris, & Professeur de Chirurgie aux Ecoles de Médecine.* Deo optimo, maximo, uni & trino Virgini, Deiparæ, & S. Lucæ, Orthodoxorum Medicorum Patrono. Quæstio Medica, quodlibetariis disputationibus manè discutienda in Scholis Medicorum, die Jovis vigesimâ-tertiâ Novembris 1741. M. Gedeone de Rabours, Doctore-Medico, Præside. Proponebat Parisiis *Andræas Cantwel*, Hybernus, Doctor Medicus Monspeliensis, Societatis Regiæ Londinensis Socius, Legationis Anglicanæ Medicus ordinarius, Facultatis Medicinæ Parisiensis Baccalaureus, A. R. S. H. 1741 à sextâ ad meridiem. Typis *Quillau*, Universitatis & Facultatis Medicinæ Typographi, in-4°. 8 pag. *An Ptyalismus frictionibus mercurialibus provocatus, perfectæ luis venereæ sanationi adversetur?*

M. Cantwel conclut pour l'affirmative, & dit 1741.
qu'il n'est point nécessaire, pour guérir la maladie dont il est ici question, d'augmenter les secrétions ordinaires. La grande salivation ne sert qu'à expulser hors le corps le mercure qu'on y introduit. Son sentiment est appuyé de sept observations où il est fait mention de gens fort malades, & qu'il a délivrés du fléau vérolique, après avoir été manqués une ou plusieurs fois par les autres méthodes.

Réponse à la Lettre de M. J. P. D. V. imprimée dans le Mercure de Mars. Extraite du Mercure de France de Juin 1749, Tom. I, p. 159. contient 4 pages in-12.

1749. Un Anonyme avait écrit à M. C. pour lui demander son sentiment sur le livre de M. Cheyne, & pour savoir s'il était vrai qu'il eût découvert la composition des bougies de M. Daran. M. C. entre par ce moyen en correspondance & répond qu'il l'entretiendra dans une autre lettre, du livre de M. Cheyne ; qu'il est vrai qu'il connaît la recette de M. Daran, mais qu'il ne veut pas la divulguer, parce que la fortune de ce dernier en dépend. Nous ne dirons rien de la deuxième Lettre de M. C. qui ne parle que de la transfusion.

Troisième Lettre imprimée dans le Mercure du mois de Juillet 1749. A Paris, de l'Imprimerie de J. Bullot, rue Saint Etienne-des-Grès, in-12. 11 pages.

1749. Cette Lettre traite des bougies. L'Auteur démontre que l'usage en est fort ancien, il remonte à près de quatre cens ans, & *il y en a plus de treize cent*, dit-il, *que le seul ingrédient utile qu'on puisse y faire entrer sans risque, est connu des Médecins.* Il reconnaît cependant que M. Daran est le premier entre les mains de qui il ait vu des bougies bien faites. C'est à l'inspection des siennes & à l'observation de leurs effets, qu'il doit la découverte de leur composition : mais puisque M. Daran lui a servi, pour ainsi dire, de guide, il ne veut pas lui nuire par un trait de plume qui montrerait plus de jalousie que de générosité. Le reste de la Lettre roule sur les effets que produisent les bougies, leur nécessité, les précautions qu'on doit prendre dans leur usage, & les accidens qui résultent de l'impéritie de leurs fabricateurs.

Quatrième Lettre de M. Cantwel, &c. Professeur de Chirurgie aux Ecoles de Médecine. Extraite du

Mercure du mois de Septembre 1749, pag. 100. contient 17 pages in-12. 1749

M. C. s'entretient dans cette Lettre de l'action du mercure. Elle est divisée en trois articles. Dans le premier, il est dit quelque chose du virus, & il expose les voies par lesquelles il s'insinue dans la masse des humeurs: dans le second, il regarde la salivation comme un effet accidentel du mercure; il en explique les causes & indique les moyens de l'éviter: dans le troisième, il l'envisage comme un effet qui dépend de quelque qualité inhérente de ce minéral, & il examine si l'on peut le dépouiller de cette vertu. M. C. reconnaît que l'insinuation du virus par les pores de la peau qui couvre la surface du corps, est possible; mais cependant il la croit fort suspecte, & compte peu sur la vertu des personnes qui se prétendent infectées de vice vénérien pour avoir vêtu les habits ou couché dans les draps de quelqu'un qui en était attaqué. Pour la salivation, il la regarde comme tout-à-fait contraire à la guérison du malade; le mercure, qui trouve plusieurs issues qui lui sont ouvertes, par les ulcères & les déchirures qui arrivent dans la bouche, s'échappe & peut laisser les autres parties du corps infectées, même le gosier & la bouche où le mal se remontre quelquefois tout de nouveau, quoique cette partie où le mercure s'est porté davantage, parût être plus nettoyée: mais si l'on considère que tous les vaisseaux de la bouche & de la gorge ne sont pas également gonflés dans le ptyalisme; que les plus dilatés en compriment d'autres que le mercure ne peut enfiler, parce que le cours des humeurs y est gêné, on verra clairement que le virus qui s'y trouve ne peut être détruit. Il paraît enfin à M. C. que la pommade mercurielle faite aux deux tiers est propre à devoir causer peu de salivation, & c'est au Médecin éclairé à en diriger l'action. Enfin il reconnaît la possibilité de dépouiller le mercure de sa vertu salivante, par l'expérience d'un de ses Confrères, homme célèbre, qu'il ne veut pas nommer sans son consentement. Nous avons lu dans un Ouvrage intitulé : *Selectus materiæ Medicæ, Lipsiæ*, 1767, in-8°. de Charles-Guillaume Poerner, *M. D.* page 58, que le mercure ne jouit de la force sialogogue qu'à raison de son poids, de sa figure sphérique, & de sa grande divisibilité; & que si on parvient à lui enlever une de ces trois qualités, que lui seul possède, il n'excite plus le ptyalisme. Il n'approuve point qu'on procure la salivation par l'usage externe du mercure.

Lettre de M. Cantwel, &c. à M. Rémond de Sainte Albine. Extraite du Mercure de France du mois de Février 1750. contient 3 pag. in-12.

1750. C'est en réponse à celle de M. Daran qui l'avait instamment prié de n'avoir aucun ménagement pour lui & de divulguer sa recette, puisque ses recherches la lui avaient fait découvrir. M. C. esquive le coup & se bat en retraite : il promet au Public de lui faire part de ses découvertes, de faire un livre sur les maladies de l'urètre, de former des sujets, & il n'attend, pour couronner ce grand œuvre, que le rétablissement de sa santé; il eut mieux fait aussi, à ce que nous croyons, de l'attendre pour écrire cette réponse. L'avis des Auteurs du Mercure sur une *Lettre de M. Guyot, Chirurgien de Genève, à M. Daran*, qui est immédiatement imprimée après celle de M. C. est une des meilleures critiques qu'on en puisse faire. Le voici : « M. Cantwel promet de guérir les maladies de l'urètre : M. Daran les guérit tous les jours. Le premier aurait à se plaindre si nous avions réfusé d'annoncer les espérances qu'il donne aux malades. Nous ferions injustice au second si nous négligions de publier les services actuels qu'il leur rend ».

La Lettre de M. Guyot est au sujet d'un malade guéri par les bougies de M. Daran.

CARBONEIL, *Docteur en Médecine*, &c. Lettre sur les effets du mercure, de M. de Torrès à M. le Docteur Zeguer, célèbre Professeur de Médecine, à Valence, en Espagne, &c. En date du 10 Mars 1754, *extraite du Mercure de France, du Mois d'Avril* 1754, *pag.* 207, *contient* 9 *pag. in-*12.

M. Carboneil est cet autre Médecin que M. Dibon prétendait n'exister qu'en tête des 1754 feuilles polémiques qu'il plaisait à M. de Torrez de répandre dans le Public. Quoi qu'il en soit, M. Carboneil disserte sur la cause qui produit la salivation quand on fait usage du mercure; il prétend que toutes les fois qu'on dépouillera entièrement ce minéral du soufre arsénical qui le fait sortir de la classe des métaux purs, on possédera ce remède heureux, qui n'occasionne aucun ptyalisme. M. de Torrès a donc trouvé ce secret en 1747, selon M. Carboneil; qui nous paraît aussi mauvais Chimiste que son confrère M. Bertrand, Peut-on croire que le mercure revivifié du cinnabre, soit encore souillé d'hétérogénéités ? Et si M. Carboneil veut faire entrer le mercure dans la classe des métaux purs, c'est-à-dire, de l'or & de l'argent, il faut qu'il change sa nature, qu'il fasse qu'il ne soit plus mercure, ce à quoi les *Sages* n'ont jamais pu parvenir; & quand ce changement serait possible, étant alors or ou argent, il ne serait plus propre à la guérison des maladies vénériennes. Après ce beau discours que M. Bertrand a répété ou à peu-près, cette lettre fait mention de la cure la plus scabreuse & la plus brillante, & l'Auteur en donne la palme à M. de Torrès.

Réponse à la réfutation que M. Dibon vient de faire de deux écrits publiés, il y a un an, en faveur de M. de Torrès. 1755. 1755.

M. Carboneil trouve singulier que M. Dibon

doute de son existence, ainsi que de celle de M. Bertrand. Comment peuvent-ils être tous deux des êtres de raison, comme le prétend le Chirurgien des Cent-Suisses, puisqu'on les voit tous les jours, puisqu'on sait que M. Bertrand est sur le point d'acheter une charge de Médecin ordinaire du Roi? Comment encore peut-il révoquer en doute la guérison de ce Médecin, puisque MM. Morand, Dieuxaide & Fernandès ont constaté l'état de ces malades; & que MM. Falconet, Vernage, Lavirote & Sanchez ont été témoins de sa guérison. Si le fait est en l'air, il faut que ces Médecins & Chirurgiens soient visionnaires, ou ayent dit & signé le faux; de quelque côté par conséquent que M. Dibon se tourne, il leur fait l'injure la plus flétrissante. Enfin, M. Carboneil ne finit point sa Lettre, sans dispenser à son ami M. de Torrès, les louanges qu'il lui croit justement dues. Nous devons cependant dire que si MM. de Torrès, Bertrand & Carboneil, sont effectivement trois individus, au moins leurs écrits ne paraissent point être le produit de trois plumes différentes.

Moyen infaillible de constater la découverte Chimique de M. de Torrès; & de confondre M. Dibon, par M. Carboneil, D. M.

Nous n'avons pu nous procurer cette feuille polémique.

☞ CARVALHO (Jeronymo Moreira de). *M. D.* Methodo verdadeyro par a curar radicalmente as carnosidades. Traduzido do Castelhano em Portugues. por *Felippé de Sousa.* Lisboa. in-8°. 1721. *C'est-à-dire*, Méthode véritable pour guérir radicalement les carnosités; traduit de l'Espagnol en Portugais, par *Philippe de Sousa*, à Lisbonne.

1721. M. Astruc n'avait point sans doute eu connaissance de cet ouvrage; pour nous, nous n'avons pu nous le procurer.

CARYOPHILUS

CARYOPHILUS..... De uſu & præſtantiâ Thermarum Herculanarum quæ nuper in Daciâ Trajani detectæ ſunt *Paſchalis Caryophili* Diſſertatio Epiſtolaris altera, quæ an. M. DCC. XXVII. Kal. Aug. confecta, nunc tertiâ vice prodit. Trajecti ad Rhenum, apud Typographum Hermannum Beſſeling, 1743, in-4°.

Il paraît par la note 3 du §. XXXI de la Diſſertation de M. Boehm, que nous avons traduite, qu'il y a eu deux autres éditions de cet Ouvrage, l'une à Vienne en 1737, & l'autre à Mantoue en 1739.

Page 31, on lit que ces eaux ſont d'une efficacité 1743.
reconnue pour la maladie vénérienne; c'eſt au point qu'il y a une fontaine à laquelle on a donné le nom de *Fontaine de la vérole:* on les prend & en bains & en breuvage; l'Auteur regrette de ne point en avoir l'analyſe, mais il n'a pu l'obtenir de l'Inſpecteur de ces eaux, ſoit à cauſe de la guerre, ſoit à cauſe de la négligence des Médecins qui exercent leur profeſſion dans cet endroit. Cependant, par les effets qu'elles produiſent, effets différens de ces eaux très-chaudes & très-ſulphureuſes que les Médecins ont été obligés d'abandonner par les accidens qui en réſultent, il conjecture que ſi elles contiennent du ſoufre ce doit être en très-petite quantité: mais qu'elles contiennent beaucoup de réſine & de nitre. Elles ſont d'une chaleur très-tempérée, ce qui fait qu'elles ne peuvent allumer davantage les humeurs. L'Auteur prétend que la vérole établit ſon foyer dans le foie qu'elle enflamme, d'où elle porte l'incendie dans tout le ſang. Il dit enſuite que ces eaux ne ſont pas les ſeules qui ſoient reconnues bonnes pour la maladie ſyphillitique; il nomme celles qui ſont près de Véronne, celles d'*Avinio*, dans le territoire de Sienne, celles de Naples, &c. Il finit par avertir que l'on ne doit point ſe

mettre à l'usage des eaux sans s'y être préparé par les purgations & les saignées, s'il y a indication; les personnes exténuées & qui ont la fièvre, qui sont asthmatiques, qui sont attaquées d'hémoptysie, doivent s'en abstenir. On peut prendre deux bains par jour, si les forces le permettent, le matin, & l'après-midi six heures après le repas; cependant on ne doit pas rester dans le bain le soir autant que le matin. Lorsqu'on en sort, on se fait essuyer avec des linges chauds, on se couche dans un lit bassiné, on se couvre bien, & l'on sue; on se promène ensuite: on se garantit du froid, on prend des alimens convenables & sobrement. On ne doit garder sur soi aucun emplâtre dont la graisse bouche les porres de la peau & empêche l'effet des eaux. Lorsqu'on les prend en boisson, on dirige aussi les doses selon les forces & le tempérament du malade.

CASAMAJOR (Antonius). *Censor Regius, Doctor Medicus. Voyez* GUILBERT.

1700. ☞ CASPAR .... Dissertatio inauguralis, *de panaceâ mercuriali....* quam RUD. JAC. CAMERIER. Dr. Med. Præside... subjiciet *Joh. Caspar.* Tubingæ. 1700.

☞ CASPARD (Joan.) *Canastad. Wirtemb. Suevus.* Dissertatio Medico-Chirurgica inauguralis, *de exostosi cranii rariore*, quam pro Doctoratu obtinendo tuebitur; Argentorati, mense Decembris 1730. Cette Thèse est extraite de la traduction Française de la collection des Thèses Médico-Chirurgicales, publiée par M. le Baron de Haller, tom. premier, page 45: contient 3 pages in-12.

1730. Le Serrurier qui fait l'objet de l'observation, est un homme qui premièrement s'adonna au vin, & qui joignit ensuite à ce plaisir, celui des femmes. Il gagna une gonorrhée qui fut mal guérie. Un jour, étant à travailler à son enclume, il fut saisi d'un si violent mal de tête, qu'il tomba à la renverse sans connoissance; il resta dans cet état pendant six heures. On le fit passer par les remèdes. Il parut pendant quelque temps jouir d'une bonne santé; mais un autre jour, après avoir bu, il fut pris de tranchées violentes, & mourut au bout de quelques heures, dans les convulsions. On l'ouvrit; & l'on trouva, les tégumens de la tête étant levés, une exostose spongieuse qui, partant de l'os pariétal gauche, à deux travers de doigt de la suture sagittale, s'étendait sur l'os du front, en passant au-delà de la suture coronale, & allait gagner la suture squammeuse où elle se terminait. Elle était plus élevée à sa partie supérieure, qu'elle ne l'était à l'inférieure; elle avait levé les lames du péricrâne & le muscle crotaphite auquel elle faisait faire une espèce de saillie. On y remarquait plusieurs éminences & plusieurs cavités; elle était traversée dans sa longueur, par un sillon semi-lunaire qui s'étendait de la partie antérieure à la partie postérieure. On enleva le crâne, & on trouva à la partie qui répondait à l'exostose, une excroissance à peu-près semblable à celle qui avait paru à la table externe de l'os pariétal Cette exostose interne différait de l'autre en plusieurs points. 1°. Elle était plus considérable & avait plus d'étendue. 2°. Sa circonférence était plus sphérique. 3°. La substance en était plus molle & la table plus amincie. 4°. La partie inférieure en était plus saillante que la supérieure; & c'était le contraire dans l'exostose externe. La dure-mère qui ne paraissait nullement levée, était attachée fortement à cette exostose. Si l'on eût pu connaître le siége du mal, cet homme eût peut-être été guéri par le trépan. Cette observation qui est due à *Jean Saltzmann*, Professeur en Médecine à Strasbourg, se trouve tout au long dans le deuxième vol. des actes des Curieux de la Nature, in-4°.

1730, à Nuremberg, p. 222. Obſ. 99. Il était de cette Académie.

CAUHAUSEN. (Salent. Ern. Eugen.) *Archidiaces. Trevirens. Proto-phiſicus, Præſidii Electoralis Medicus & Poliater Confluentinus, Acad. curioſ. natu. Com.* Lues venerea per manus obſtetricis propagata. *Act. Phyſ. Medic. nat. curioſor. Cæſar. Acad.* tom. VII. Obſerv. 65. p. 251. Norimbergæ. 1744. in-4°.

1744. Le principal but de cette Obſervation, eſt de démontrer que la contagion vénérienne peut ſe propager par des voies très-indirectes. M. C. a vu une ſage-femme qui, pour avoir accouché une femme dont les parties génitales étaient ſouillées d'ulcères vénériens, a gagné & communiqué ce virus aux autres femmes qu'il lui eſt arrivé d'accoucher depuis. Il ne dit point que cette accoucheuſe eût aux mains ni dartres, ni plaies, ni écorchures, &c. Le fait eſt arrivé en 1737 dans un Village voiſin du lieu qu'il habite, ou des Huſſards étaient en quartier. M. Cauhauſen nous permettra de remarquer que cette manière de recevoir & de communiquer le mal ſyphillitique eſt bien extraordinaire. Si je l'avais vu, j'en douterais encore; & il ne faut pas moins que l'atteſtation de M. C. & l'approbation de la ſociété des Curieux de la Nature, qui ont compris cette obſervation dans leurs actes, pour me convaincre. Cependant, l'Auteur s'eſt-il bien aſſuré que les Huſſards n'ont point contribué à diſſéminer ce virus?

1772. Les mêmes Mémoires de l'Académie des Curieux de la Nature nous fourniſſent, volume 9, année 1772, page 371, l'Obſervation ſuivante de M. Jean-Herm. FURSTENEAU, *miaſma venereum, per obſtetricem longè latèque diſſeminatum.* La Sage-femme qui en fait le ſujet, avait coutume de ſucer & de baiſer ſur la bouche tous les petits nouveaux-nés qu'elle recevait ; & elle tenait des uns le mal dont ensuite elle infecta les autres. Ce fait, au moins, est très-vraisemblable.

Atrophia luem veneream excipiens, fonte Selterano, lacti nupto, curata. Des Mémoires des Curieux de la Nature, tome X, page 307, Observation 85. A Nurimberg, 1754,

On peut voir par les deux Cures rapportées dans 1754.
cette Observation, combien l'eau de Seltz est efficace pour guérir l'atrophie qui succède à la maladie vénérienne ; mais sa vertu deviendrait inutile dans cette occasion, si l'on ne réduisait pas les malades à cet état, par les salivations outrées, & les sueurs excessives ; non-seulement le virus a été chassé par ces traitemens contre nature, mais encore il s'est fait une si grande déperdition des sucs nourriciers, & la machine se trouve dans un si grand délabrement, qu'il ne faut pas moins que les efforts du meilleur tempérament & les plus puissans secours de la Nature, joints à ceux de l'Art, pour récupérer la perte vitale que l'on a faite. La femme dont M. C. fait mention dans cette observation, avait été exténuée par un ptyalisme qui l'avait jetée dans des accidens affreux, & qui ne faisaient que se succéder les uns aux autres, lorsqu'elle lui fut confiée. L'homme dont il parle en premier lieu, avait été entrepris & conduit par ses soins ; il l'avait traité avec la décoction de gayac & de salsepareille, la teinture des métaux, le mercure doux dans la pulpe de casse, après l'avoir mis à la diète prescrite par Boherhaave. Il suivait aussi la théorie de l'Hippocrate Batave ; il croyait le siége du virus vérolique dans les parties huileuses & gélatineuses des humeurs ; & il en était d'autant mieux persuadé, qu'il savait que les Américains,

au rapport de THUAND, *hist. sui temporis*, *lib.* 71. se guérissaient de cette maladie endémique chez eux, en se couchant à la plus grande ardeur du soleil, depuis dix heures du matin, jusqu'à deux heures après-midi.

CÉZAN (de) *Docteur-Régent de la Faculté de Médecine, en l'Université de Paris.* Manuel anti-syphillitique, ou Essai sur les maladies vénériennes; Ouvrage fondé sur l'expérience & l'observation, & rédigé d'après les principes des plus grands Médecins; avec un préservatif de ces maladies. A Londres, & se trouve à Paris, chez Desventes Deladoué, Libraire, rue St. Jacques, vis-à-vis le Collége de Louis-le-Grand, 1774, in-12. 328 pages, non-compris l'introduction de 34 pages.

...... *Si quid novisti rectius istis,*

Candidus imperti; si non, his utere mecum.

Hor. Ep. VI, Lib. I.

1774. S'il est permis de reprendre son bien où on le trouve, que M. de Cézan souffre (quoiqu'il dise dans son introduction qu'il ne nomme pas toutes les sources où il a puisé) que je réclame ici quelques lambeaux d'une misérable petite brochure portant pour titre : *Méthode familière pour guérir les maladies vénériennes, &c.*, que je donnai en 1773, & dont la seconde édition est en tête de cette Bibliographie. Il annonce n°. 38, une formule de solution de sublimé-corrosif agréable : cette formule est copiée mot pour mot d'après celle qui se trouve dans ma *méthode familière*, p. 32. Vers le mois de Janvier dernier, en donnant dans quelques

Journaux (1) la préparation de mon chocolat aphrodisiaque, j'avertissais qu'on ne devait point accorder sa confiance à cette recette; avouant que j'avais annoncé trop légèrement être parvenu à dépouiller le sublimé de son goût cuivreux ou plutôt métallique; & que j'avais écrit sur la foi d'un ami à qui je m'en étais rapporté pour l'exécution du procédé. On peut encore voir ce que j'en dis à mon nom. *Voyez* Le Febure. Par conséquent, si M. de C. eût mis cette recette en pratique, il eût vu par la réussite, que je m'étais trompé. Ce remède n'est point le seul qu'il ait copié d'après nous; p. 228, n°, 19, l'emplâtre pour les cancers dont il donne la formule, se trouve décrit en mêmes termes, p. 57 de notre *méthode*. Ce Médecin ne s'en est point encore tenu là: il a copié en bien d'autres endroits nos sentimens & notre pratique; entre autres, p. 89 en parlant de la *crystalline*, il a dit les mêmes choses que nous en disons, p. 80, p. 92; en parlant du *pian* ou *épian*, il a copié sans guillemets & sans citer l'Auteur ce que nous avons dit p. 85, & suiv. enfin, p. 149, lorsqu'il dit que l'on peut administrer le mercure sublimé-corrosif pour la petite vérole, il dit exactement & sans y rien changer, ce que nous avons écrit p. 88 & suivante. D'après cette revendication, que l'Auteur ne croye pas que nous soyons animés par l'esprit de reproche, ou que nous voyons d'un œil jaloux la table qu'il a faite exprès des Auteurs qui complettent son érudition, & d'ou nous sommes exclus; la petite vanité de nous trouver cités, ne nous a jamais tyrannisés. J'en parle ici, parce qu'il m'est peut-être flatteur de voir mes sentimens adoptés par un

(1) Et particulièrement dans une lettre que nous écrivîmes au mois de Janvier 1774, à M. Roux, Auteur du Journal de Médecine.

Praticien qui compte quinze années d'expérience. Je ne briguais pas moins, dans cette occasion, l'approbation de son Censeur (1). Mais revenons à l'ouvrage.

L'Auteur, parle d'abord de l'origine de la vérole; il croit qu'elle prend sa source dans le principe de la volupté & de la débauche; ses idées à ce sujet, & sa manière de les exprimer, ont encore une grande affinité avec celles de M. Gardane & les miennes exposées dans ma *méthode familiére, &c.* Nous voyons avec chagrin qu'il prétend aussi, avec son ami & son Censeur, que la peste d'Athènes dont parle Thucydide, était plutôt une vérole qu'une peste; mais afin que ce soit ici pour la dernière fois, & qu'aucun Auteur désormais ne soit induit en erreur par les autorités de MM. de C. & Gardane, nous allons ici transcrire tout au long, ce que dit Thucydide des symptômes de cette peste (2). Il passe à la dé-

(1) Le Censeur du Livre de M. de Cézan a été M. Gardane qui censura en 1773 ma *Méthode familière, &c.* On sait qu'en qualité de Gazetier Littéraire il a fait, au mois de Mars 1774, les honneurs de cet Opuscule, qu'il a qualifié du nom de *Brochure dégoûtante.* Il aurait dû, par l'amitié qui l'unit avec M. de Cézan, ne pas souffrir que son ami souillât son Ouvrage par des préceptes & une pratique qui doivent dégoûter les Lecteurs & faire périr les malades. Mais nous attendons le Censeur Journaliste à l'apologie du livre de son intime. Il se trouve entre Caribde & Sylla; s'il dit du mal de l'Anti-syphillitique, il manque & à l'amitié & à la reconnaissance; car à chaque page M. de Cézan lui prodigue des louanges outrées. S'il en dit du bien, il approuve mon Ouvrage, & par conséquent il fait preuve de légèreté, de prévention & d'animosité. A l'heure où l'on tire cette feuille, M. Gardane n'a point encore annoncé l'Ouvrage de son Confrère; s'il en parle, nous ne le laisserons point ignorer à nos Lecteurs. On peut prendre une plus grande connaissance de nos débats avec M. Gardane à son nom & au mien.

(2) *L'Histoire de Thucydide de la guerre du Péloponèse*,

finition de la vérole. Il parle ensuite de la gonorrhée : il distingue trois périodes dans la curation

---

traduction de M. PERROT-D'ABLANCOURT, *à Paris*, 1671, *in-12. Tom. I, pag.* 179. « La contagion fit un bien plus » grand dégât dans Athènes, après avoir ravagé l'Isle de » Lemnos & les environs; ensorte qu'on n'a jamais rien » vu de semblable ni qui ait emporté tant de gens : car les » Médecins n'y connoissoient rien & mouroient plutôt que » les autres, parce qu'ils fréquentoient plus les malades. » Enfin, la maladie étoit sans remède; ni vœux, ni prières » ne contribuoient à la guérison ; les Oracles & les prédic- » tions étoient inutiles, & l'on s'en lassa à la fin, parce que » les esprits étoient abattus par la violence du mal. Elle » commença, à ce qu'on tient, en Ethiopie, d'où elle des- » cendit en Egypte, & de-là gagna l'Afrique & la plupart de » la Perse, puis vint fondre tout-à-coup dans Athènes. Ce » mal prit d'abord au Pirée, & l'on disoit que l'ennemi avoit » empoisonné les puits, parce qu'il n'y avoit point alors de » fontaines; puis il monta dans la ville où il fut plus violent. » Je laisse à ceux qui s'y connoissent à en rechercher les » causes, & je me contenterai de dire ce que c'étoit, comme » l'ayant eu moi-même, & en ayant vu d'autres malades. » Cela pourra servir de quelque instruction à la postérité, » s'il revient jamais. Premièrement, cette année-là fut exempte » de toute autre maladie, & lorsqu'il en arrivoit quelqu'une, » elle dégénéroit en celle-ci. Mais à ceux qui se portoient bien, » elle prenoit tout-à-coup par un grand mal de tête, avec » des yeux rouges & ardens, la langue sanglante, le gosier » de même, une haleine infecte & une respiration difficile, » suivies d'éternumens & d'une voix enrouée ; de-là, des- » cendant sur la poitrine avec une toux violente, elle faisoit » soulever le cœur, & causoit des vomissemens de toute sorte » de bile, avec beaucoup de douleur & d'effort. Il prenoit » souvent un hoquet suivi d'une grande convulsion, qui » s'appaisoit aux uns plutôt, aux autres plus tard. Le » corps devenoit rougeâtre & livide, avec des élevures ou des » pustules, & ne paraissoit pas fort chaud au toucher, mais » brûloit tellement au dedans, qu'on ne pouvoit souffrir la » couverture, non pas même le drap ; si bien qu'il falloit » demeurer nud. On eût pris grand plaisir à se jeter dans » l'eau froide, & plusieurs, mal gardés, se précipitèrent » dans des puits, pressés d'une soif que l'on ne pouvoit

de cette maladie, il lui assigne les siéges que la plupart lui reconnaissent. Nous lisons encore à re-

» éteindre, quoiqu'on bût peu, ou beaucoup. Ces symptô-
» mes étoient suivis de veilles & d'inquiétudes continuelles,
» sans que le corps pourtant s'affoiblît, jusqu'à ce que le
» mal fût arrivé à son période, car on résistoit au-delà de
» toute apparence; desorte que la plupart mouroient au
» septième jour ou au neuvième, de l'ardeur qui les bruloit,
» sans que leurs forces fussent beaucoup diminuées. Que si l'on
» passoit ce temps-là, il descendoit dans le ventre, & ulcérant les
» intestins, causoit une dyssenterie qui faisoit mourir après
» de foiblesse : car il passoit par toutes les parties du corps,
» après avoir commencé par la tête; & si l'on en échappoit,
» il gagnoit les extrémités & se jettoit en dehors, ce qui étoit
» une marque assurée de guérison. Il descendoit tantôt dans
» les bourses, tantôt aux doigts des pieds & des mains,
» dont plusieurs perdirent l'usage. Quelquefois revenant
» en santé, on perdoit le sentiment jusqu'à s'oublier d'abord
» & à méconnoître ses domestiques. Car comme cette mala-
» die étoit au-dessus de toute raison, les accidens en étoient
» de même; & pour montrer qu'il y avoit quelque chose
» d'extraordinaire, plusieurs corps étant abandonnés, les
» oiseaux de proie ni les bêtes sauvages n'en mangeoient
» point, & s'ils en mangeoient, ils en mouroient; tellement
» qu'on n'en voyoit plus paroître ni là ni ailleurs : mais les
» chiens qui vivent parmi les hommes, donnoient des preu-
» ves plus évidentes de l'un & de l'autre. Voilà quel étoit le
» mal, pour ne rien dire des symptômes qui arrivoient hors
» de la règle ordinaire. Du reste, on mouroit avec Médecin
» & sans Médecin, & il n'y avoit point de remède spéci-
» fique, parce que ce qui servoit aux uns nuisoit aux autres.
» Nul corps n'avoit la force d'y résister, non pas même les
» plus vigoureux, ni ceux qui étoient traités le plus métho-
» diquement...... Mais ceux qui avoient le plus de pitié
» des autres étoient ceux qui avoient passé par-là & qui
» étoient hors de danger; car on n'y retomboit pas deux
» fois, ou pour le moins on n'en mouroit point ». D'après la description que fait Thucydide du fléau qui affligea Athènes, je demande si celui à l'imagination duquel tous les objets se présentent ordinairement avec des symptômes de la vérole, peut ici prendre le change? Je n'accuserai point MM. Gardane & de Cézan de ne point entendre le texte grec, puisqu'il est traduit & en latin & en français, & que

gret, que *les fleurs blanches s'aigrissent, & deviennent plus acrimonieuses par les remèdes propres à la gonorrhée.* Tous les meilleurs cliniques ne conviennent cependant point de ce fait : lisez le célèbre Lieutaud & autres. Seraient-ce les délayans & les adoucissans que l'on administre dans le premier période qui leur seraient contraires? Il n'est pas nécessaire d'être de l'Art, pour voir que cette proposition implique. Seraient-ce les remèdes mercuriels en opiats & autres, que l'on ordonne souvent dans le second période? Tous les Maîtres administrent les mercuriaux pour les fleurs-blanches, étant toujours en garde sur l'espèce de ces écoulemens. Seraient-ce enfin les balsamiques, les vulnéraires, les doux astringents que l'on donne dans le dernier période? Ce sont les mêmes remèdes que l'on ordonne pour les fleurs-blanches, après avoir préparé convenablement les malades à la suppression de ces évacuations nuisibles & incommodes. L'Auteur regarde le traitement de la gonorrhée comme encore inconnu, parceque sa curation est longue & incertaine; mais les malades ne sont-ils pas plus difficiles à guérir que la gonorrhée? J'en ai toujours vu la fin quand ils ont voulu principalement faire divorce avec Vénus. Il parle des suites des gonorrhées, il met au rang des accidens qui leur succèdent la hernie vénérienne, ou chaude-pisse tombée dans les bourses, & les carnosités de l'urètre, qu'il regarde pour être seulement des cicatrices. Il annonce pour cet inconvénient un moyen qu'il assure être certain. On introduit dans le canal de l'urètre une corde à boyau connue sous le nom de *chanterelle*, que l'on trempe auparavant dans l'huile. Par son séjour, dit l'Auteur, elle s'abreuve de l'humidité, se gonfle & dilate le canal, ce qui est le point tant desiré dans cette conjoncture. La continuité de ce seul

d'ailleurs ils entendent sans doute parfaitement ces langues: mais je dirai qu'ils n'ont lu ni entendu lire, ni le texte ni les Traducteurs.

moyen dispense d'avoir recours à ces bougies tant vantées. Mais cette corde à boyau élargira tout au plus pour quelques instans le calibre de l'urètre, & n'enlevera pas la cause du mal. Si M. de C. veut croire aux cicatrices, *le point tant desiré* sera de détruire les brides qu'elles forment, & de les mettre au niveau de l'urètre, ce que ne peut faire une simple corde qui n'opère que comme sonde. Je suis surpris que les Auteurs qui ont proposé ce moyen n'ayent jamais fait cette réflexion. Suit dans l'Ouvrage le traitement de l'ophthalmie vénérienne, des chancres, du phimosis & paraphimosis, des bubons vénériens. L'Auteur donne avec raison & prudence les moyens de distinguer le bubon de l'*entérocèle* : ou génériquement *bubonocèle* : car nous disons ici pour quelques personnes qui ne savent point ces distinctions, nécessaires cependant, qu'il y a trois espèces de *bubonocèle*, ou hernie inguinale. On distingue premièrement *l'épiplocèle*, lorsqu'il ne sort que l'épiploon; secondement *l'entérocèle*, lorsque la hernie est formée par l'intestin; troisiémement *l'entero-épiplocèle*, lorsqu'elle est produite par la sortie de l'épiploon & de l'intestin en même-temps, ce qui arrive le plus communément. En général on reconnaît *l'épiplocèle* en ce que la tumeur est inégale, elle retient l'impression du doigt, elle rentre sans bruit, & un peu plus difficilement que l'entérocèle, la peau n'éprouve aucun changement; celle-ci présente une tumeur mâle & unie; & quand on la réduit, on entend une espèce de bruit. Elle rentre assez facilement, à moins qu'il n'y ait des obstacles, tels sont l'engorgement, l'adhérence, une forte portion de mésentère tombée dans l'aîne, l'inflammation, &c. Enfin comme nous ne voulons ici que donner les signes caractéristiques de la hernie inguinale & non la traiter, nous nous bornerons à dire que *l'entéro-épiplocèle* réunit quelques signes de l'une & de l'autre hernie. V. la Table des Matières au mot *bubon* & *bubonocèle*. M. de C. parle ensuite des poireaux, verrues, condylomes, &c. des exostoses, & autres maladies des os; des dartres, de la gale, de la crystalline, du pian ou de l'épian, des signes de la vérole, du siége du virus vénérien. L'Auteur concilie dans cet article l'opinion d'Astruc & de Boerhaave; le premier plaçait le siége du virus dans la lymphe; le second dans la graisse. Il conclut que la lymphe & la graisse ne diffèrent entre elles que par une légère modification des principes; & que par conséquent il y a de très-grands rapports entre ces deux humeurs. Cet article nous a paru bien fait. Les suivans font mention des voies par lesquelles le virus vénérien se communique. Il passe à l'usage du mercure; l'Auteur regarde ce métal comme le premier antidote du vice vénérien. Vient celui des frictions; l'Auteur les rejette. Il parle après du sublimé-corrosif, & de sa manière d'agir sur le virus vénérien. M. de C. est très-grand partisan de ce sel; il croit qu'il agit sur le virus par l'excès d'acide qui a servi à sa composition, qui stimule les fibres & les membranes des vaisseaux, irrite le systême vasculaire, & lui communique un degré assez considérable d'irritabilité, pour broyer la lymphe viciée qui constitue ce mal. Il l'administre dans l'eau distillée. Il dit un mot du mercure gommeux, & du mercure siropeux; il n'est point partisan de la méthode de M. Plenck; il n'ouvre point son sentiment sur celle de M. Gervaise. Viennent les fumigations; il adopte cette manière de traiter, en quelques circonstances. Les sudorifiques; il aime particulièrement à les allier au sublimé en bien des cas. Les pilules de Keyser; il les tient pour insuffisantes. Les lavemens anti-vénériens; il les rejette absolument, & ne les permet qu'aux pédérastes. Il parle d'un homme à lavemens, nommé *Lafond*: nous ne savons pas s'il est le même qu'une personne du même nom, dont nous avons parlé à son lieu, & qui recommande de petits topiques pour les carnosités. Viennent enfin les préservatifs; l'Auteur s'étend amplement & avec érudition sur l'utilité des remèdes prophylactiques. D'après les raisons & les faits qu'il allégue, on ne peut blâmer ceux qui s'occupent de la découverte de ces remèdes. Il blâme & regarde comme insuffisans tous ceux qu'on a vantés jusqu'à lui: le sien qu'il dit être son enfant est le seul bon; il en donne la recette n°. 7. Le voici: prenez sublimé-corrosif, demi-gros, pour quatre pintes d'eau de rivière distillée. Mêlez avec autant d'eau de chaux première; suivez les procédés ordinaires de la dissolution du mercure sublimé-corrosif par l'esprit de vin, & masquez l'ensemble par une décoction de vulnéraires. Voilà, ce me semble, l'eau phagédénique de M. Gardane, celle qu'on attribue à M. de Préval, & nous ne voyons rien de neuf dans ce procédé que la décoction vulnéraire; qui plus est, s'il nous est permis de dire notre avis, nous ne croyons point à sa vertu. Malgré que M. de Cézan tienne pour insuffisant de se frotter le gland, la verge, & les bourses, avant l'acte du coït, avec de l'huile, ou du beurre, ou encore mieux avec de l'onguent mercuriel, nous donnerons cependant la préférence à cette méthode, parce que ces huileux bouchent exactement les pores, & s'opposent à l'introduction du virus, de quelque nature qu'il soit. L'injection après l'acte, est sans doute fort utile; mais de l'eau tiède avec du vin, de l'eau de guimauve avec un peu de solution légère de sublimé, ou avec l'extrait de Saturne ordinaire, ou de Goulard, remplissent à merveille l'indication: & la meilleure de toutes les méthodes encore, est d'uriner immédiatement après: lorsqu'on s'y est accoutumé, il n'est pas difficile de le faire. Cependant on sait que tous ces remèdes prophylactiques seront en déroute, lorsqu'une personne passera la nuit avec une femme pour laquelle il sentira quelque penchant; il ne voudra, ne pourra même prendre ces précautions : & s'échauffant dans les instans voluptueux de la copulation, les miasmes véroliques s'exalteront, & s'introduiront malgré tous les préservatifs. Ces remèdes ne sont bons que pour ceux qui, pour satisfaire la nature & leur grossière luxure, se livrent avec brutalité à la première femme qui leur tombe sous la main. L'Ouvrage de M. de C. est terminé par trente formules, & la liste alphabétique des Auteurs cités ou employés dans son Manuel.

CHACHIGNON (la veuve) *Apothicaire*, rue St Honoré.

Cette Dame s'est fait annoncer dans la Gazette de Médecine, in-8°. n°. 49, du Vendredi 24 Juillet 1761, p. 391, pour vendre des bougies pleines & creuses, qu'elle dit avoir été examinées par plusieurs Docteurs en Médecine de Paris, qui les ont trouvées bien dispensées, & les jugent très-utiles pour les maladies de l'urètre. 1761.

C'est se faire annoncer pour assez peu de chose.

CHAPMAN (Samuel), A TREATISE ON THE VENEREAL DISEASE, CONTAINING A PARTICULAR ACCOUNT OF THE NATURE, CAUSE, SIGNS, AND THE CURE OF THE SEVERAL VENEREAL DISORDERS, BOTH LOCAL AND UNIVERSAL. AND BEING DESIGNED AS A TRANSLATION AND ABRIDGMENT OF THE LEARNED DR. ASTRUC'S TREATISE OF THIS DISEASE; London. 2 vol. in-12 1755. *C'est-à-dire*, Traité de la maladie vénérienne : on y rend un compte particulier de la nature, de la cause, des symptômes & de la guérison de tous les différents accidents qui accompagnent cette maladie, soit qu'elle soit locale ou universelle. Ce traité est une espèce de version abrégée du savant ouvrage sur cette 1755.

matière, du Dr. ASTRUC, par Samuel *Chapman*, à Londres.

1768. CHAPPE D'AUTEROCHE (l'Abbé) *de l'Académie Royale des Sciences.* Voyage en Sibérie, fait par ordre du Roi en 1761. Paris 1768 *in-fol.*

Tom. premier, première partie, pag. 66, on lit quelque chose concernant les maladies vénériennes. Voici ce qu'en dit l'auteur. « La petite » vérole emporte près de la moitié des enfans, & » quelquefois plus : le scorbut & la débauche des » pères & mères leur occasionnent quantité de maladies inconnues ailleurs aux enfans, peut-être » parce qu'ils n'ont dans ce pays d'autres remèdes » que leurs étuves : elles sont très-salutaires à ceux » qui n'éprouvent que les maladies analogues au » climat; mais elles ne sont qu'un palliatif pour » les maladies vénériennes. Ces dernières y sont plus » dangereuses que par-tout ailleurs, parce que le » scorbut s'y trouve presque toujours réuni, & que » le remède propre à une de ces maladies, est toujours contraire à l'autre. Les maladies vénériennes sont si répandues dans la Sibérie & la Tartarie septentrionale, qu'il est à craindre que par » la suite des temps, elles n'y détruisent totalement » l'espèce humaine. La manière dont ces peuples » vivent dans leurs chaumières doit en accélérer » le moment, à cause de l'excès de libertinage qu'elle y occasionne. Ils ne connaissent point » l'usage des lits; ils couchent pêle-mêle, presque » nuds sur des bancs & sur les poëles : les pères & » mères ne sauraient jouir des droits du mariage » que les enfans n'en soient témoins. La jeunesse » plutôt instruite qu'ailleurs, a trop de facilité pour » ne pas se livrer à la dissolution ». Et il dit en note p. 67 : « Quelques auteurs prétendent cependant que les Russes font usage dans cette » maladie du sublimé-corrosif, & en particulier » M.

» M. Macquer dans son Dictionnaire de Chimie, » tom. 2. p. 65. On sait d'ailleurs, dit cet auteur, que » l'usage interne du sublimé-corrosif est établi avec » succès depuis long-temps chez les Tartares & » chez les Russes que leur manière de vivre sans » retenue avec toute sorte de femmes, exposent » continuellement à accumuler des maladies vé- » nériennes les unes sur les autres. Je n'ai vu nulle » part, dans ma route de Pétersbourg à Tobolsk, » qu'on y fît usage du sublimé-corrosif ; & j'ai » su que des gens opulens attaqués de cette ma- » ladie, passent en Europe pour s'en faire traiter. » Peut-être a-t-il été abandonné à cause des suites » fâcheuses que ce remède peut produire lors- » qu'il est mal administré ». Il est assez démontré que M. Macquer, lorsqu'il dit que les Sibériens usent intérieurement du sublimé-corrosif, dans les maladies vénériennes, parle avec plus de fondement que M. l'Abbé Chappe, puisque Gmelins, Clerc, Sanchez, &c. viennent à l'appui de ce fait ; d'ailleurs tout le monde aujourd'hui en reste convaincu. Plus loin p. 240, il parle encore du mal vénérien, & il dit que les hommes sont très-sujets à la sodomie en Russie. Il rapporte ensuite un passage du voyage de Sibérie, par M. Gmelins, que nous avons fait connaître à son lieu. Tom. second du voyage de Sibérie, contenant la description du Kamtchatka, par M. KRACHENINNIKOW, *Professeur de l'Académie des Sciences de St Pétersbourg*, traduit du Russe : pag. 121 on lit que les Kamtchadals sont très-sujets au mal de Naples. Ils croyent que ce mal ainsi que les autres maladies, dont ils sont affligés, leur sont envoyés par des Esprits qui habitent les bois de Bouleaux, de Saules ou d'Osiers, lorsque quelqu'un deux coupe par mégarde quelques broussailles où ces Esprits font leur séjour. Ils s'imaginent guérir leurs maladies principalement par des charmes, en prononçant des paroles magiques, ce qui ne les empêche cependant pas d'avoir recours aux plantes & aux racines. Le mal vénérien, ainsi que la paralysie & les cancers, sont regardés chez eux comme des maladies incurables. Ils disent ne connaître la vérole que depuis que les Russes sont venus dans leur pays; ils l'appellent *arojitche*. Ils employent pour la guérir, mais sans succès, la plante nommée *chamaerrchododendros*, qu'ils appellent *ketenano*, ou *miscoute*.

Voici la simple description que M. l'Abbé Chappe donne de la forme des bains de vapeurs. « Le poële a deux ouvertures semblables » à celle des fours ordinaires: la plus basse sert » pour mettre le bois dans le poële, & la deuxième contient un amas de pierres soutenues » par un grillage de fer: elles sont continuellement rouges, par l'ardeur du feu qu'on entretient dans le poële », & c'est sur ces pierres que l'on jette l'eau tiède ou froide qui répand la vapeur dans le bain.

☞ CHARBONNIERE (de), Lettre d'un Médecin à un de ses amis de Province, touchant le remède de M. de Charbonnière; in-12. 24 p.

Je ne sais en quelle année cette feuille a été
1738. imprimée: ce M. Charbonniere arrivé à Paris en 1736, obtint un décret de la Faculté de Médecine de Paris, en date du 3 Mai 1738, sans doute que peu de temps après il fit imprimer.

M Astruc ne dit encore rien de lui dans sa Bibliographie, ni de la feuille d'impression dont nous avons à parler: je ne sçais pourquoi il a voulu passer sous silence ces différentes affiches: cependant il s'étend très-longuement sur son compte, dans son premier volume, *Lib. II. Cap. IX. pag.* 178. Il rapporte les procès-verbaux qui furent faits aux Invalides, à Bicêtre, &c. lorsqu'on y confia des malades à ce fumigateur. M. Morand, Chirurgien, comme il le dit lui-même dans ses opuscules, lui a fourni une partie de ces matériaux. Les différentes pièces que M. Astruc rapporte sont pour prouver l'insuffisance & le danger des fumigations, ainsi que l'inéptie de Charbonniere, qu'il dit n'avoir jamais su faire d'autre métier que celui d'Huissier au Parlement de Provence : cependant le même M. Morand que nous venons de citer, sans donner la palme à cette méthode, dit qu'elle a eu quelque succès. *Voyez* MORAND, *Chirurgien*. M. Astruc refuse également au remède du fumigateur & la nouveauté & l'efficacité ; il prétend que le mercure est allié & réduit en poudre fumigatoire selon les moyens connus, & que pour masquer la supercherie, il ne fait qu'y ajouter quelques gommes ou raisines qui d'ailleurs ne servent point à rendre cette méthode meilleure.

Nous avons mis cette lettre sous le nom de M. C. quoiqu'il semble que ce ne soit pas lui qui l'ait écrite; mais on est au fait de ces écrits pseudonymes. La séduction est tentante : le prétendu Médecin commence ainsi. « Il y a si long-temps » que j'ai quitté la médecine pour suivre des » routes toutes opposées, que j'ai perdu de vue » cette science. C'est risquer beaucoup que de » s'en rapporter à mes lumières, touchant le re» mède de M. de Charbonnière, que Monsieur » votre ami voudrait prendre ; vous pouviez con» sulter là-dessus des personnes plus éclairées ; » mais puisque vous voulez mon avis, je vous » le dirai amicalement, &c. ». Il entre en lice ensuite, il clabaude contre les frictions & relève les fumigations qui, dit-il, font des cures extraordinaires, non les fumigations telles que les faisaient les Anciens, mais celles qui sont faites selon une nouvelle préparation : les fumigations du temps jadis étaient dangereuses; celles de M. C. sont bienfaisantes. Il laisse appercevoir son mécontentement contre MM. les Chirurgiens de Bicêtre où il avait fait des essais: mais qui n'a point à s'en plaindre! Enfin je n'ai vu personne donner son adresse plus finement que M. C.; elle est insérée dans le corps de la lettre. Il est parlé d'une femme guérie par M. C., le Médecin qui est censé écrire, l'avait visitée, & il dit: *j'en parlai à M. de Charbonniere, en sa maison, rue l'Evêque, butte St Roch, qui me dit, &c.* On voit qu'elle est glissée sans paraître y toucher & sans quasi que l'auteur lui-même s'en soit douté.

*Lettre de M. ***, à M. de Charboniere au sujet de deux ouvrages qui ont paru contre la méthode des fumigations; avec la réponse de M. de Charboniere; à Brive-la-Gaillarde le* 10 *Juillet* 1742. A Paris, chez Pierre-Guillaume Simon, Imprimeur du Parlement, au bas de la rue de la Harpe, à l'Hercule, in-12. 8 pag.

Cette lettre est d'un ami prétendu de M. de
1742. Charbonniere, qui paraît avoir été guéri par son spécifique, & qui lui fait des reproches de la léthargie dans laquelle il reste endormi, tandis que de tous côtés on fulmine contre les fumigations. Qu'il laisse clabauder un certain écrivacier, qui ne fait d'autre métier que de décrier toutes les méthodes de guérir, c'est dans l'ordre; ses invectives & ses défits doivent courir chez la beurrière au sortir de l'imprimerie: mais pour le traité des maladies vénériennes de M. Astruc qui ne doit point éprouver le même sort, il doit y répondre afin de se disculper du titre de charlatan dont cet Auteur l'a gratifié. A cette lettre M. Charbonière répond que jusqu'ici ses amis lui avaient conseillé de garder le silence; mais que, puisque son amitié l'exige, il mettra au jour une réponse déjà faite depuis plus de deux mois. Tout

cela finit par avertir que M. C. a changé de demeure. Nous n'avons nulle connaissance de la réponse faite depuis plus de deux mois : il y a apparence que M. C. n'a pas jugé à propos de la faire imprimer.

CHAUME (Thion de la) *V.* Thion.

CHESNEAU (Natalis-Andreas-Joannes-Baptista), *Cenomanus, Doctor-Medicus Remensis, saluberrimæ Facultatis Medicinæ Parisiensis baccalaureus.* M. Ludovico-Renato Marteau, Doctore Medico, præside, proposuit hanc questionem : *An in curandâ lue venereâ suffumigia ritè adhibita remedium optimum?* 24 Novemb. 1745, in-4°. 4 pag.

M. Chesneau, après avoir relevé les avantages des fumigations au-dessus de toutes les autres méthodes, conclut pour l'affirmative. 1745.

CHEVALIER, *Médecin de Léogane.* Extrait d'une Lettre écrite à M. Casamajor, Docteur-Régent en la Faculté de Médecine de Paris; *inséré dans les Mémoires pour l'Histoire des Sciences & des Beaux-Arts :* contient 6 pages *in*-12.

M. Chevalier dit dans cette Lettre qu'il a guéri trente-cinq Nègres du pian, en Anglais *Yaw.* Il regarde cette maladie comme un symptôme de la vérole : nous le trouvons ici bien éloigné de tous ceux qui ont écrit sur cette maladie, & qui la distinguent formellement de la vérole, de l'éléphantiasis & de la lèpre; on peut le voir aux noms Boissier de Sauvages, Pouppé des Portes. Il faut donc que M. C. se soit trompé, & qu'il ait pris les pustules pour l'épian; d'ailleurs je crois très-fort qu'il peut avoir guéri des exostoses, des caries, des douleurs arthritiques, comme il le marque; même l'épian. Il se sert de fumigations, non pas de celles de Charbonniere, dont il dit connaître la préparation : les siennes sont plus douces & plus efficaces. Il ne prend que 200 liv. par Malade; & pour cette somme, il les nourrit pendant le temps de leur traitement.

Lettre à M. *Dejean*, Docteur-Régent de la Faculté de Médecine en l'Université de Paris; 1°. *Sur les Maladies de S. Domingue*; 2°. *sur les Plantes de la même Isle*; 3°. *sur le remora & les halcyons*. Par M. CHEVALIER, *Docteur-Régent, ancien Professeur de la même Faculté, & ci-devant Médecin du Roi à S. Domingue*. à Paris, chez Durand, Libraire rue S. Jacques, 1752 *in*-12.

1752. Ce M. Chevalier est le même que le précédent. Dans la Lettre première, page 84 — 104, où elle finit, M. C. s'entretient de la vérole. Il prétend qu'elle produit des effets différens dans les Blancs que dans les Nègres. Ceux-ci sont ordinairement remplis de pustules que l'on appelle des pians, parce qu'ils ont, dit-il, la peau plus dure, & qu'ils sont exposés aux fraîcheurs du matin & du soir, & à la plus grande ardeur du soleil. Les Blancs ont rarement des pians par la raison contraire. Et voici le raisonnement physiologique que l'auteur amène à l'appui de son assertion. Comme le premier effet de la maladie vénérienne est d'épaissir toutes les liqueurs, la transpiration doit se faire plus difficilement & moins abondamment : plus difficilement, parce qu'il faut une plus grande force pour pousser & faire circuler des liqueurs épaisses, que des fluides. Le cœur & les artères n'ont de force que pour pousser une certaine quantité de liquides, tels qu'ils doivent être dans l'état naturel. Lorsque cette proportion ne se trouve plus, soit par l'excès de la quantité, soit par celui de l'épaisseur, il aborde moins de ces sucs dans les vaisseaux qui doivent les transmettre hors du corps. Si de plus le diamètre de ces vaisseaux est diminué, ce qui arrive nécessairement dans une peau dure; s'ils prêtent moins, comme cela doit être encore par la même raison, il est évident qu'il se fera beaucoup moins de dissipation par cette voie qu'il ne s'en fait dans l'état naturel. Les sucs les plus grossiers qui ne pourront être chassés dehors, seront arrêtés vers l'extrémité de ces vaisseaux excrétoires : ils s'y accumuleront, & formeront ces pustules ou gales véroliques, qui seront plus ou moins grosses, suivant qu'un plus grand nombre de pustules se joindront ensemble, c'est-à-dire, que plusieurs tuyaux voisins les uns des autres se trouveront engorgés. Ces pustules dégénéreront en ulcères, si la force qui pousse la matière dont elles sont composées, est assez grande pour déchirer l'extrémité des vaisseaux excrétoires, la peau & l'épiderme : si elle est trop faible pour produire cet effet, les pustules resteront couvertes de leur peau. En effet, poursuit M. C. les Nègres ont de deux sortes de pians ou de pustules : les uns sont ulcérés, d'où il sort une farine jaunâtre, ou sont simplement couverts d'une espèce de croûte de même couleur ; d'autres ne sont point ulcérés. Les Nègres sont encore assez sujets à de grosses gales que l'on appelle gale de Guinée ; elle est facile à distinguer des pians. Ceux-ci sont durs, calleux, circulaires, soit qu'ils soient couverts de leur peau ou non ; les gales sont plus molles, plus élevées, d'une figure moins régulièrement ronde, & rendent un pus plus épais & en plus grande quantité, & sont moins jaunes & moins larges. La vérole invétérée qui a passé, de génération en génération, des parens aux enfans, dégénère assez souvent en écrouelles ou en lèpre. M. C. a remarqué quatre espèces de lèpre ; l'une qu'on pourrait appeler ulcérée, parce que le corps est tout couvert d'ulcères qui répandent au loin une puanteur insupportable. La seconde qui défigure par une infinité de tumeurs dures sur le visage, sur les mains, les bras, les jambes, les pieds, & généralement sur toute l'habitude du corps ; moins sur les jointures que sur les muscles : la troisième qui rend la peau écailleuse, principalement celle des jambes. Les Grecs ont appelé cette troisième espèce *Elephantiasis*, à cause de la ressemblance de la peau avec celle des Eléphans. La première & la seconde espèce sont quelquefois accompagnées de cornes au front, ce qui les a fait nommer *satyriasis*. La quatrième espèce est plus difficile à connaître dans son commencement, que les autres espèces. Elle ne se manifeste quelquefois que par la rougeur de la conjonctive, sur-tout de la partie qui tapisse la paupière; par l'épaisseur, la dureté, la rougeur de l'oreille externe avec un grand mal de tête, & la chûte des cils & des paupières. Dans la suite la peau des Nègres devient de couleur de feuille morte dans plusieurs parties, & quelquefois de tout un côté du corps, pendant que l'autre reste noire : ensuite les mains se ferment de manière que le malade ne peut les ouvrir: quelques phalanges des doigts des mains & des pieds se coupent & tombent. Les Blancs sont bien moins sujets à ces sortes de productions de la vérole que les Nègres, sur-tout à la lèpre : chez eux les suites ordinaires de cette maladie, sont des obstructions de la rate, du foie, des hydropisies ou des diarrhées opiniâtres & mortelles. On voit que cette description est bien différente de celles qu'en donnent les Auteurs qui ont parlé de ces maladies. Il paraît incontestable à l'Auteur que la lèpre aussi bien que les écrouelles qu'il a vues & guéries dans le pays, étaient une vérole dégénérée. Voici ses preuves : il les a guéries avec les mêmes remèdes & de la même maniere que la vérole: d'où il conclud....On peut aussi déduire de la même conséquence que la gale, les dartres, l'herpe, les écrouelles, divers engorgemens que l'on guérit en Europe avec le mercure, sont vénériens, puisqu'un anti-vénérien les guérit. Mais on sent l'absurdité d'une telle conſéquence. Il y a deux méthodes qui ont également réuſſi à l'Auteur, les frictions par extinction & les fumigations. Il employa d'abord une livre de cinnabre artificiel, convaincu que c'était le remède dont M. Charbonniere avait fait des épreuves heureuſes aux Invalides, ſous les yeux de M. Malouet, alors Médecin de cet Hôtel, & à Bicêtre ſous la direction des Députés de la Faculté de Médecine de Paris : & quoique tous les malades n'euſſent pas été guéris, la Faculté qui connut que c'était la faute de celui qui adminiſtrait le remède, & non pas celle du remède même, ne laiſſa pas d'en juger favorablement & de l'approuver, perſuadée qu'entre les mains de ſes Docteurs, il ſerait ſupérieur à tous les autres. Quand M. C. eut épuiſé la livre de cinnabre, il y ſuppléa par du mercure crud, éteint dans la plus petite portion de fleur de ſoufre, & il parvint à en éteindre une livre avec quatre onces de fleur. Si l'on met moins de fleur de ſoufre, la matière ne peut brûler: Si l'on en met plus, elle jette trop de flamme, brûle trop vîte, & incommode les malades. Cette recette ſe trouve à l'article de THIEULLIER, qui a ſoutenu une Theſe ſur les fumigations, ſous la préſidence de M. Chevalier. La boiſſon dont il faiſait uſer pendant le traitement, était une tiſanne faite avec le bois de gayac & l'écorce de bois de fer; il y faiſait ajouter l'eſquine & la ſalſe-pareille. L'Auteur parle auſſi de la diſſolution du mercure crud dans l'eſprit de nitre & étendue dans l'eau, dont quelques-uns ſe ſervent pour guérir dans ces pays; mais il dit n'avoir jamais voulu l'adminiſtrer. Il remarque que de toutes les eſpèces de lèpre, l'écailleuſe eſt la plus difficile à guérir : après cette eſpèce, celle qui ſe manifeſte par une grande quantité de tumeurs charnues ſur toutes les parties du corps, eſt la plus rebelle. M. C. dit enſuite un mot du traitement propre aux divers ſymptômes vénériens, les fumigations ont toujours la préférence. Pour les cicatrices qui reſtent quelquefois dans le canal de l'urètre, il en a guéri quelques-unes par l'exhalaiſon du mercure introduite dans l'urètre par le moyen d'un entonnoir : il préfère cette méthode à celle des bougies.

Chevalier, (Joannes-Damianus) Regis Conſiliarius Medicus, Doctor-Medicus, Voyez le Thieullier.

1768. CHRISTIANOPULI, (Georg.) *Phil. & Med. Doct.* Deſcriptio Hiſtorica quorumdam morborum graviſſimorum curatu maxime difficilium, uſu interno mercurii ſublimati corroſivi feliciter ſanatorum. Venetiis, apud Milocco, 1768.

CLÉPHANE, (John.) *M. D. F. R. S. un des Médecins de l'Armée & de l'Hôpital S. Georges.* Voyez Gordon.

CLERC, *ancien Médecin des Armées du Roi en Allemagne, & de l'Hotman des Coſaques, Membre de l'Académie Impériale des Sciences de S. Petersbourg, &c.* Hiſtoire Naturelle de l'Homme conſidéré dans l'état de maladie; ou la Médecine rappelée à ſa première ſimplicité, 2 vol. à Paris, chez Lacombe Libraire, 1767, *in*-8°.

1767. Dans le ſecond volume de cet Ouvrage, page 127—137, on lit des *Obſervations ſur l'uſage du ſublimé-corroſif dans les maladies vénériennes*, adreſſées en forme de Lettre à M. Atthalin, Profeſſeur en Médecine en l'Univerſité de Beſançon. L'Auteur dit que c'eſt des rives du Tobol, (ce fleuve donne ſon nom à la Capitale de la Sibérie) que la connoiſſance de ce ſpécifique parvint en Ruſſie. Un Diſciple de Boerrhaave qui y était alors, en fit des expériences qui réuſſirent, & leurs ſuccès diſſipèrent les craintes qu'un remède de cette nature inſpire. La vérole eſt très-commune en Sibérie : peut-être les Sibériens ont-il reçu cette maladie des Soldats Suédois, fugitifs ou prisonniers après la défaite du rival de Pierre le Grand; M. C. dit qu'il ne fait que hasarder cette conjecture sur cet objet : mais il ignore absolument si ceux qui leur ont communiqué le virus, leur ont aussi indiqué le remède. Quoi qu'il en soit, ils n'emploient contre la vérole que le sublimé-corrosif à une dose beaucoup plus forte que nous. Ils le dissolvent dans l'esprit de grain, ils n'en ont pas d'autre. Ils prennent environ deux cuillerées de ce remède soir & matin. Immédiatement après chaque prise, ils vont au bain de vapeurs. (Nous allons ci-après en donner une idée). Ils ne se lavent point ensuite avec de l'eau froide, mais ils vont se coucher. Ils continuent ainsi, jusqu'à ce qu'ils soient entièrement guéris; l'effet de ce remède est plus prompt, & la guérison plus sûre que de toute autre manière. En conséquence M. C. n'espère d'heureux effets de ce sel mercuriel, qu'en lui joignant les bain de vapeurs. Il donne aussi des louanges à celui qui a imaginé d'associer le camphre au mercure, & de le diviser, pour ainsi dire, à l'infini, en faisant battre ensemble le mercure & le camphre, & ensuite le beurre de cacao pendant quarante heures. Les frictions données avec ce mélange sont plus efficaces que celles que l'on fait avec l'onguent mercuriel ordinaire ; elles guérissent par la transpiration. Il annonce en finissant cette Lettre, qu'une société de Médecins fait actuellement des expériences d'un remède plus simple & infiniment moins dangereux que le sublimé - corrosif. Ce remède équivaut aux frictions mercurielles, & à toutes les méthodes connues. Tout le monde peut en faire usage sans qu'il en résulte aucun accident, & sans que la nature du remède décèle celle de la maladie. Chacun pourra se guérir de la vérole pour dix-huit à vingt sols. Si cet anti-vénérien réussit en grand, comme il nous a réussi, (dit toujours l'Auteur) dans plusieurs cas particuliers, nous aurons le plaisir de le publier, après une suite d'expériences qui ne se seront pas démenties. Il y a apparence que le succès n'a pas pleinement répondu aux intentions de ces Médecins louables: car nous n'avons nulle connoissance de ce spécifique si universel. A cette réflexion, nous ajouterons encore que la manière dont les Sibériens s'administraient le sublimé selon M. C. n'est pas conforme à ce qu'en rapporte M. Gmelins dans son voyage de Sibérie. Voy. GMELINS. L'Auteur finit enfin par une espèce de petit projet pour détruire totalement le poison vénérien: il rentre dans tout ce qu'on a dit à ce sujet.

BAINS DE VAPEURS.

Nous avons promis de donner une idée des bains de vapeurs russes: nous allons la tirer du même Auteur, même volume, page 54. Les Seigneurs, les gens aisés, les marchands ont tous dans leurs maisons une chambre destinée pour les bains; outre ces bains particuliers, il y en a de publics, placés sur le bord des rivières. Qu'on se représente une chambre plus ou moins large, dont le plafond est peu élevé; cette chambre contient un ou plusieurs fourneaux de briques, dont on pousse le feu jusqu'à ce que la pierre large & inclinée, qui est à leur sommet, soit brûlante. Quand ceux & celles qui veulent prendre le bain de vapeurs, sont dépouillés de leurs habits, on répand sur cette pierre de l'eau chaude ou froide, qui s'élève en vapeurs, & se disperse sur les corps nuds qui sont couchés, comme me l'a dit M. de Sanchez, sur des paillasses ou planches dressées à cet effet. La sueur abonde bientôt; & pour l'augmenter encore, les Seigneurs se font frotter avec de grosses éponges: l'éponge du peuple est un large balai de brins de bouleau, qui s'appelle *Venik*. Pendant que la sueur sort abondamment, le *Mougik*, (homme du peuple) mange de la neige ou de la glace, & la sueur n'en devient que plus copieuse. Quand il a sué à sa volonté, il sort du bain tout nud, le corps fumant & rouge comme une écrevisse cuite, & il va se jeter dans la rivière, qui est toujours à la proximité du bain. Si les glaces de l'hiver s'y opposent, il se contente de s'arroser de la tête aux pieds, à plusieurs reprises, avec de l'eau qu'il puise dans des trous faits exprès; après cette cérémonie, il endosse un habit de peau de mouton, & va boire un gobelet ou deux d'esprit de grain très-fort: s'il n'est pas en état de s'en procurer, il boit d'une forte bierre qu'il fait chauffer, dans laquelle il fait infuser de la manthe, qu'on nomme en Russe *Miata*. Ce bain rend le *Mougik* gai, alerte, & tout prêt à s'acquitter des plus rudes travaux. (On remarquera que nous avons dit que quand ils font usage du sublimé, ils s'exemptent de cette ablution glaciale.) Les Seigneurs ne se conduisent pas de même: après le bain, ils vont se reposer dans leurs lits, & font usage d'une boisson qu'ils nomment *Kalchan*; elle est composée de différentes bierres, & sur-tout de bierre Anglaise, de vin blanc de France & d'Allemagne, de pain rôti, de sucre, & de tranches de citrons. Cette boisson est cordiale. Il résulte de ces deux procédés différens, des effets bien opposés: les hommes & les femmes du peuple se préservent & se guérissent souvent d'un grand nombre de maladies, par l'usage des bains de vapeurs, suivis de l'immersion dans l'eau froide; le beau monde au contraire, qui se met au lit au sortir du bain, se procure des fluxions, des maux de gorge, des rhumes opiniâtres, des catarrhes, &c. Rien n'est plus commun que de voir les Dames Russes avec la tête, le visage & le cou enveloppés d'un mouchoir, & de leur entendre dire que leurs indiſpoſitions viennent d'un refroidiſſement, *at proſtoudy*. Les bains de vapeurs leur procurent encore d'autres inconvéniens, le relâchement, la molleſſe des chairs, un gros embonpoint, & la maladie de la fibre lâche.

M. de Sanchez nous a aſſuré que chaque bain de vapeurs revient à 5000 liv. environ. Il y a quelques années qu'un Lieutenant-Général des Armées qui avait voyagé en Sibérie, en lut une Deſcription à l'Académie des Sciences de Paris : mais elle n'était pas juſte, comme l'a démontré ce Docteur. Selon lui, la chaleur du bain doit être à 60 degrés au thermomètre de Réaumur; & le malade vénérien, au ſortir de ce bain, doit paſſer dans une chambre où la chaleur ſoit entretenue à 40 degrés au même thermomètre.

CLOY, (Baude de la) Voy. BAUDE.

1753. COLBORNE, (Robert) THE PLAIN ENGLISH DISPENSATORY; CONTAINING THE NATURA HISTORY AND MEDICINAL VIRTUES OF THE PRINCIPAL SIMPLES NOW IN USE; ALSO ALL THE COMPOSITIONS IN THE THREE DISPENSATORIES OF LONDON, EDINBURG AND DR. FULLER; THE HISTORY OF THE INCORPORATION OF THE COLLEGE OF PHYSICIANS OF LONDON; OF THE PRINCIPAL CHEMISTS; OF THE VENEREAL DISEASE; OF THE CIRCULATION; OF THE BLOOD: AND OTHER IMPORTANT SUBJETS. London, *in*-8°. 1753. *C'eſt-à-dire*, Diſpenſaire Anglais exact; contenant l'Hiſtoire Naturelle & les vertus médicinales des principales plantes qui ſont en uſage; toutes les compoſitions qui ſont dans les trois Diſpenſaires de Londres, d'Edimbourg, & du Dr. *Fuller*; l'Hiſtoire de la création du Collége des Médecins de Londres; des principaux Chimiſtes; de la vérole; de la circulation du ſang: & pluſieurs autres choſes importantes.

COLLIN, *Médecin de l'Hôpital Sainte Marie.*

Dissertation de M. Antoine Storck, Conseiller-Médecin de leurs Majestés Impériales, &c. sur l'usage de la ciguë, dans laquelle on prouve qu'on peut non-seulement la prendre intérieurement avec sûreté, mais encore qu'elle est un remède très-utile dans plusieurs maladies, dont jusqu'à présent la guérison a paru impossible. A Vienne, & se trouve à Paris, chez Didot, 1763.

Cet Ouvrage pour la première fois a été im- 1763.
primé anonymement en 1760, *in*-12. Cette seconde édition a été réimprimée à la suite de la Traduction des expériences sur l'usage de la pomme épineuse, de la jusquiame, &c. Cette version nous a paru bien faite. Nous avons rendu compte de l'Ouvrage au mot STORCK. Le Traducteur y a ajouté une Préface de lui, & l'a augmentée de quelques Observations sur la ciguë, faites par différens Médecins; deux sont de M. Porte, Médecin à Pau, tirées du Journal de Médecine, Octobre 1762, page 326. L'extrait d'une Lettre de M. Grandvilliers, Médecin à Aumale, à M. C***, tirée du Journal de Médecine, Mai 1762, page 465. Une autre de M. Hazon, Docteur de la Faculté de Paris, extraite du Journal de Médecine, Décembre 1762, pag. 553; on y a mis aussi l'extrait de l'Ouvrage de M. Storck, portant pour titre: *Libellus quo demonstratur stramonium, hyosciamum & aconitum non solùm tutò, &c. Vindobonæ* 1762, *in*-8°. La Traduction Française de cet Ouvrage a paru au mois de Janvier 1764.

COLLIN.... Nosocomii civici pazmanniani annus medicus tertius, sive observationum circa morbos acutos & chronicos ab *Henrico-Josepho Collin*, Medico Viennensi, & ejusdem Nosocomii physico factarum, pars prima. Vindobonæ Typis J. T. de Trattner, 1764, *in*-8°.

Chap. 3, pag. 105, l'Auteur parle des effets 1764.
admirables de la ciguë, dans plusieurs maladies

dangereuses & regardées comme incurables. Il rapporte 41 Observations où cette plante a agi avec efficacité; & particulièrement dans les cas de tumeurs schirreuses aux viscères, de tumeurs glanduleuses, pour la teigne, la vérole, les ulcères vénériens, les ulcères phagédéniques & scorbutiques, le scorbut même, les tumeurs des testicules, les schirres & cancers aux mamelles, les chancres à la langue & au visage, &c. M. C. a terminé ce Chapitre par onze corollaires; entre autres, le quatrième enseigne que lorsque le malade a le tempérament trop délabré pour pouvoir faire usage de la solution du mercure sublimé-corrosif, il retire de très-grands avantages de la ciguë. Le neuvième que tous les alimens conviennent pendant que l'on fait usage de ce remède: cependant ceux qui sont de nature âcre & visqueuse peuvent nuire, s'ils sont pris avec peu de modération. Le dixième, que le bon vin pris en petite quantité, est bien loin d'être nuisible, mais que l'excès que l'on ferait de ce breuvage augmenterait les douleurs, & supprimerait la suppuration. Le onzième, que les feuilles de ciguë mises en décoction pendant une demi-heure, dans un pot bien couvert, procurent une boisson qui est aussi efficace que l'extrait de cette plante pour la maladie vénérienne, le scorbut, les ulcères vénériens & scorbutiques, le schirre & le cancer.

CONNEL, (ô) *Voyez* ô CONNEL.

CORDET, *Chirurgien à S. Père en Retz*. Voy. DANIÉ DES PATUREAUX.

COSTE JUNIOR, *Chirurgien ordinaire du Roi, & Correspondant de l'Académie Royale de Chirurgie de Paris*. Essai sur la fistule à l'anus, où l'on prouve qu'une gentillesse fort à la mode est une cause
1751. fréquente de cette maladie. A Berlin, *in*-4°. 1751.

Nous n'avons pu nous procurer cet Ouvrage.

Observations pratiques sur les maladies vénériennes.

nes. A Berlin, chez Chrét. Fred. Henning, Imprimeur du Roi, 1760, *in*-8°. 109 pag.

Ces Obſervations ſont parſemées d'expreſſions aſſez triviales ; elles ſont écrites dans un ſtyle qui répond fort ſouvent à la gaieté du plaiſir qui finit par leur donner lieu, & nous ne les croyons ni intéreſſantes, ni inſtructives. M. Coſte dit qu'il n'entrera dans aucun détail ſur la vérole, mais que ſon but eſt d'ouvrir les yeux à ceux qui traitent du nom de bagatelle la gonorrhée virulente. Il décrit brièvement, peut-être même un peu trop, la manière de la guérir. Nous ſommes cependant ſurpris de voir quelqu'un qui prétend connaître ſes Auteurs, mettre les raiforts au nombre des légumes contraires pendant le traitement de cette maladie. Il a oublié ſans doute que le grand Boerhaave dit avoir vu un homme guérir, parce qu'il eut la patience de faire ſa ſeule nourriture de raves. Dans un autre endroit, M. Coſte avance encore que les remèdes qui conviennent pour guérir la vérole, ſont abſolument contraires à une perſonne qui n'a que des fleurs-blanches. Tous les Praticiens expérimentés ſont aſſez dans l'habitude de joindre le mercure aux opiates qu'ils ordonnent pour ces derniers écoulemens, bien convaincus que ſi ce remède n'y apporte aucun ſoulagement, au moins il ne peut faire aucune eſpèce de mal. Après avoir fait mention de deux endroits où nous croyons M. C. en défaut, c'eſt cependant avec plaiſir que nous le voyons employer intérieurement l'extrait de quinquina dans le traitement des maladies honteuſes des pédéraſtes : il dit l'avoir donné par jour à la doſe de ſoixante grains. Cette précaution eſt d'autant plus utile qu'on ſait que le rectum & ſes environs ſont fort portés à tomber en pourriture. M. Coſte n'était ſûrement point à Berlin quand on a imprimé ſa Brochure ; car je n'ai jamais vu de Livre plus

1760.

rempli de fautes d'impreſſion groſſières ; elles y fourmillent : on eſt obligé de deviner plutôt que de lire. Il devait conſeiller à l'Imprimeur de renvoyer ſon Prote, qui avait été aſſez pareſſeux ou ignorant, pour laiſſer gliſſer tant d'incorrections. Cet Ouvrage, tel qu'on le voit ici, a pourtant trouvé un Traducteur. *Voyez* ANONYME ITALIEN, page 97. Ce qu'on peut croire de plus favorable pour le Traducteur, c'eſt qu'il était un Ecolier qui s'accrocha au premier volume qui lui tomba ſous la main, cherchant moins à donner un Ouvrage utile, qu'à s'inſtruire dans la Langue Françaiſe.

CREN, (Fortunatus-Antonius) *Philoſophiæ ac Medicinæ Doctor; necnon claſſis triremium Sacræ Religionis Hieroſolymitanæ Medic. ordinar. dicatus.* Tractatus phyſico-medicus de Americanâ lue, ac omnium tutiſſimâ curandi methodo mercurii ſublimati corroſivi ope, ad Eminentiſſimum, ac Sereniſſimum F. D. Emmanuelem PINTO, ſacræ domûs hoſpitalis Sancti Joannis Hieroſolymitani, militariſque ordinis Sancti Sepulchri, magnum magiſtrum, atque inſularum Melitæ, Gaudini principem; necnon regalis dominii Tripolis Dominum. *Melitæ.* Anno domini 1762, in Palatio, & ex Typographiâ Celſitudinis S. S. apud D. Nicolaum Capacium, ejus Typographum. *Superiorum Facultate.* in-4°. 207 pag.

M. Cren a diviſé en ſept Chapitres cet Ouvrage utile, & d'autant plus utile, que nous avons peu
1762. d'Obſervations bien faites, ſur les effets du mercure ſublimé-corroſif, dans les pays très-chauds. Dans ſon premier Chapitre il parle de l'origine, de la nature, du ſiége du mal vénérien, des voies par leſquelles il ſe diſſémine. Nous ne nous arrêterons point ſur ces articles, qui ſont rebattus ou de la même manière, ou à peu de choſes près, par tous les Auteurs : leur ſublime théorie n'a ſervi qu'à élever des diſputes, à

donner le jour à des Feuilles polémiques, & à apprendre peu de choses, ou, pour mieux dire, rien du tout. M. Cren rapporte sur ces différens systêmes les opinions des meilleurs Auteurs. Il traite ensuite des remèdes dont les Anciens se sont servi pour guérir cette cruelle maladie. On peut même consulter à ce sujet M. Astruc, qui les a analysés. Viennent après les spécifiques des Modernes : M. Astruc a encore parlé de quelques-uns, & nous tâchons de donner des autres une idée suffisante dans cet Ouvrage. Son quatrième Chapitre est consacré à faire valoir l'efficacité du sublimé-corrosif mis en dissolution dans l'esprit de froment : il préfère ce menstrue à tous les autres dont on se sert & dont il fait mention, parce que, dit-il, l'acide surabondant du sublimé dissous dans l'esprit de froment, se trouve enchaîné & retenu par les parties huileuses; & que les aiguilles corrosives de ce sel étant ainsi écartées & enveloppées par l'huile, perdent beaucoup de leur qualité corrosive : & on peut d'autant moins le révoquer en doute, que tous les Chimistes conviennent qu'il y a beaucoup de parties huileuses dans l'esprit de froment. M. C. donne la manière de faire & de préparer cet esprit. Il donne aussi le procédé pour combiner l'acide du sel marin avec le mercure, & obtenir du sublimé; il parle d'après la matière médicale de Geofroy; & il enseigne ensuite le moyen de connaître si le sublimé est pur, & non mêlé avec des parties arsenicales, ce qui produirait un effet tout différent de celui que l'on a lieu d'en attendre. Il est même essentiel d'être bien sûr de l'Apothicaire chez qui on prend ce sel pour en faire usage. A Paris l'on doit moins avoir de doutes à cet égard, les Pharmaciens y sont plus instruits. En Province il arrive souvent que les Apothicaires ne font pas leur sublimé, mais qu'ils l'achettent des Marchands Droguistes, ainsi que tous leurs autres remèdes. Le sublimé qui nous vient ordinairement de la Hollande, de Londres, de Venise, est fait en grand & ne doit nullement entrer en Médecine. On peut voir dans M. le Begue de Presle, *Mémoire sur l'usage du sublimé-corrosif*, ses différentes préparations. Il serait à souhaiter que tous les Apothicaires fissent emplette de ce Livre précieux. Quoique les différentes manières de faire le sublimé soient répetées dans tous les Traités de Chimie, tels que ceux de Lémery commenté par Baron, de MM. Macquer & Beaumé, &c. nous répeterons ici un des procédés par lesquels on l'obtient, & la manière de connaître si l'on peut s'en servir avec sûreté pour l'intérieur, au cas qu'on ne l'ait pas fait soi-même. Lorsqu'il s'agit de la santé & de la vie des hommes, on ne peut trop répéter & prendre de précautions : il serait bien à souhaiter que l'on ne la sacrifiât pas à l'intérêt aussi souvent qu'on le fait : les Epiciers de Paris font des médecines, vendent des drogues qu'ils achettent sans en connaître les qualités, & qu'ils débitent sans savoir les préparer : (un Epicier de Paris disait un jour à quelqu'un à qui j'avais ordonné du safran végétable, que le safran de Mars était la même chose, & qu'il pouvait lui tenir lieu du premier.) Le Public court chez eux de préférence, parce qu'ils vendent à meilleur marché que les Apothicaires (1) ; mais sans vouloir m'ériger ici ni en Cynique, ni en Législateur, ni parler avec partialité, je crois que la conservation des hommes est assez précieuse, pour que la Police rendît une Ordonnance en faveur de la vie des Citoyens : il existe même des loix à cet égard. On peut en bien des choses comparer la plupart

(1) Il est vrai que les Apothicaires font fuir les gens peu à leur aise par la chèreté des drogues. Il serait à souhaiter qu'une taxe honnête mît le peuple à portée de se procurer les médicamens nécessaires, sans cependant nuire jusqu'à un certain point à l'intérêt du Pharmacien.

des Apothicaires de Province aux Epiciers de Paris : ils péchent ou par impéritie ou par paresse. Avec quelle douleur n'ai-je pas vu un Apothicaire d'Avignon, se disant Chimiste, ne pas savoir que la panacée mercurielle & le mercure-sublimé-doux étaient soluble dans les acides minéraux : & pourtant il y a Faculté dans cette Ville. Mais revenons à la manière de faire le sublimé que nous allions décrire selon M. Macquer. Mettez la quantité de mercure que vous voudrez dans un matras, versez dessus quantité suffisante d'esprit de nitre pour le dissoudre. Cette dose est plus ou moins grande, suivant le plus ou le moins de concentration de l'acide dont on se sert; il vaut même mieux que la quantité d'acide soit plus que moins forte. Faites évaporer cette dissolution de mercure dans l'acide nitreux, jusqu'à ce qu'il ne reste plus qu'une poudre blanche. Mêlez avec cette poudre autant de vitriol verd calciné en blancheur, & de sel marin décrépité, que vous aurez fait entrer de mercure dans votre dissolution. Triturez le tout exactement dans un mortier de verre. Mettez ce mélange dans un matras dont les deux tiers demeurent vuides, & dont le col soit coupé au milieu de sa hauteur, ou, ce qui revient au même, dans une fiole à médecine. Placez le matras dans un bain de sable, & entourez-le de sable jusqu'à la matière qu'il contient. Donnez d'abord un feu modéré que vous augmenterez peu-à-peu. Il s'élévera des vapeurs. Entretenez le feu au même degré, jusqu'à ce qu'il n'en sorte plus. Bouchez alors avec un papier l'orifice du vaisseau, & augmentez le feu jusqu'à faire rougir le fond du bain de sable. A ce degré de chaleur, il se fera à la partie supérieure des parois du vaisseau, un sublimé sous la forme de cristaux blancs & demi-transparens. Soutenez le feu au même degré, jusqu'à ce qu'il ne se sublime plus rien. Laissez refroidir le vaisſeau : caſſez-le, & en retirez ce qui ſe ſera ſublimé. C'eſt le ſublimé-corroſif. Voyez les Remarques que fait M. Macquer ſur ce procédé, Elémens de Chymie-Pratique, Tom. I. page 346 & ſuiv. Voici à préſent, ſelon M. Gaertner, comment on diſtingue la falſification du ſublimé mêlé avec l'arſenic, ce qui eſt très-poſſible & prouvé même, malgré les opinions de différens Auteurs. Le mercure-ſublimé où il eſt entré de l'arſenic, étant jeté ſur les charbons ardens, rend une odeur d'ail: Mais cette épreuve n'eſt pas ſuffiſante, parce que l'effet eſt peu ſenſible ſi la doſe d'arſenic eſt très-médiocre; en voici une plus ſûre : ſi l'on met dans une ſolution de vrai mercure-ſublimé-blanc de l'eſprit de ſel ammoniac préparé avec le ſel de tartre & la chaux vive, il ſe fait un précipité; la liqueur devient blanche comme du lait ou de la neige, au lieu que quand on a employé un ſublimé falſifié avec l'arſenic, le mélange devient noir, & le précipité qui ſe fait eſt de couleur noire.

Le Chapitre où M. C. donne le procédé pour obtenir le ſublimé-corroſif, contient vingt Obſervations qui non-ſeulement démontrent les bons effets de ce ſel, mais encore, qui enſeignent la vraie manière de l'adminiſtrer. Dans le cinquième Chapitre, M. C. démontre les principaux effets du ſublimé; le ſixième contient une expoſition plus détaillée de ce qui eſt dit dans le Chapitre précédent : on y réfute M. Aſtruc ſur le mécaniſme du mercure, & on répond à ſes objections contre les préparations mercurielles. Nous ne dirons rien de la réfutation de M. Cren, notre analyſe s'étend déjà plus loin que les bornes que nous nous ſommes preſcrites. Les Mathématiciens trouveront quelque plaiſir à lire ce Chapitre; car dans les démonſtrations de l'Auteur, il y a force preuves algébriques. Le ſeptième Chapitre enfin renferme une nouvelle méthode pour adminiſtrer ſûrement &

efficacement le ſublimé. L'action de ce remède eſt plus violente dans les pays chauds, qu'elle ne l'eſt chez nous & dans les climats froids. Les malades doivent être plus ſouvent ſaignés dans le cours des préparations; on doit leur donner moins de ſublimé à la fois; on doit forcer ſur les boiſſons mucilagineuſes, ſur le lait, les lavemens & les purgatifs, pour empêcher la ſalivation qui y eſt aſſez fréquente. La décoction de racine de guimauve dont on fait uſage pendant long-temps, relâche l'eſtomac & occaſionne des douleurs à ce viſcère; d'où viennent les mauvaiſes digeſtions & la diarrhée: la décoction d'orge n'a pas les mêmes inconvéniens, mais il ne faut pas l'employer avec le lait, parce que ſon acidité le coagule dans l'eſtomac. La décoction de gayac donnée avec le ſublimé, fait mieux aux gens gras qu'aux maigres. Les perſonnes d'un tempérament ſec doivent beaucoup boire en faiſant uſage du ſublimé. M. C. veut encore que pour traiter quelqu'un on évite les grands froids & les chaleurs vives, à moins que le cas ne ſoit urgent. Il étend les vertus de ce ſel aux affections ſcorbutiques, pour leſquelles il ne le regarde nullement contraire; pour la goutte ſérene, pour la rage, pour la peſte, pour les excroiſſances fongueuſes, pour toute eſpèce d'ulcère. Nous ne l'avons jamais éprouvé pour toutes ces maladies. M. C. ne parle que par des raiſonnemens bien ſoutenus; il y a apparence qu'il y a joint auſſi l'expérience. Cependant pour l'affection ſcorbutique, nous nous ſommes apperçus que ce ſel était de tous les anti-vénériens celui qu'on peut employer avec plus d'efficacité, lorſque les deux vices ſe trouvent réunis: mais auſſi nous avons vu les gencives plus ſaignantes que quand il n'exiſte point de ſcorbut, & la bouche plus portée à l'inflammation: nous avons évité les ſuites de ces accidens par les gargariſmes appropriés & les anti-ſcorbutiques. D'ailleurs, ce n'eſt

pas avec de moindres succès que ceux de M. C. que nous avons employé le sublimé dans ses voisinages, à Gènes, en Corse, &c. Nous le donnions dans la décoction de bois sudorifiques sous forme de sirop, & il nous a réussi également avec le simple sirop de cassonade. D'ailleurs, la boisson que nous ordonnions était la décoction d'orge, de gayac, ou l'infusion de mauve. L'Ouvrage dont il est ici question ne peut qu'être fort utile à ceux
1757. qui traitent avec le sublimé, & particulièrement dans la Provence & l'Italie.

CROPPIUS, (Frid.-Lud.-Chris.) *Illustr. reipublicæ Hamburgensis Physicus secundarius, Acad. Nat. curios.* Miasma venereum per salivam & sudorem mirè disseminatum & propagatum, feliciterque iterùm sublatum. *Nova acta Phys. Med. Acad. Cæsar. Nat. Curios. Tom. I. p.* 271. *Observ. 66.* Norimbergæ 1757.

Nous ajoutons la plus grande foi à cet exemple malheureux. Ce fut une jeune fille de treize ans qui communiqua ce mal cruel à ses frères & sœurs puînés, tant par les baisers, qu'en couchant dans le même lit : il n'y eut qu'un petit garçon de sept ans qui fut exempt de la contagion, quoiqu'il eût couru les mêmes risques que ses frères & sœurs. M. C. remarque que le tempérament de cet enfant était mélancolique. Ils furent tous très-bien guéris. La cure n'ayant rien de particulier, nous n'en ferons point mention.

CRUS, (Antonio da) *Voyez* GONSALÈS.

DAGOTY. *V.* GAUTIER DAGOTY.

DANIÉ DESPATUREAUX (Guido), *Bituricus, Doctor-Medicus Remensis, nec-non saluberrimæ Facultatis Medicinæ Parisiensis Baccalaureus.*

D. O. M. uni & trino, Virgini Dei-paræ, & St. Lucæ, Orthodoxorum Medicorum Patrono. Quæstio medica, quodlibetariis disputationibus manè discutienda, in Scholis Médicorum, die jovis vigesimâ-nonâ mensis Januarii, Anno Domini 1756. M. HENRICO-MICHAELE MISSA, Doctore Medico, præside. *An lui venereæ hydrargyrus camphoratus?* Typis viduæ Quillau, Universitatis & Facultatis Medicinæ Typographi. in-4°. 8 pag.

M. Danié conclut pour l'affirmative, & prouve par plusieurs observations, que le camphre ôte si puissamment au mercure sa vertu salivante, que, lorsque le ptyalisme commence à vouloir se déclarer, il suffit d'ajouter au mercure une nouvelle dose de camphre pour l'arrêter sur le champ. Les six premiers jours, l'Auteur conseille de ne faire prendre que deux gros de mercure unis au camphre; il avertit que l'on peut le donner jusqu'à demi-once dans la suite du traitement, pourvu que ce ne soit que de deux jours l'un. On peut voir ce que M. Astruc dit sur la prétendue découverte du camphre uni au mercure, & ses effets, pag. 114 & ce que nous en disons au mot RAULIN. Cependant il paraît que cette préparation, si elle n'a point eu des succès universels, au moins en a eu quelques uns; car il n'est pas croyable que plusieurs Praticiens annonçent s'en être servi avec avantage, s'il n'y avait de la réalité. On voit dans différens Journaux de Médecine, des observations en sa faveur: dans le Journal du mois de Décembre 1756, pag. 434, M. Raisin D. M. à Montbelliard, a fait insérer une lettre, où, par une observation, il démontre que le camphre a empêché la salivation. Dans celui de Février 1757, p. 149, M. Cordet, Chirurgien à St Pere en Retz, dit aussi l'avoir employé avec satisfaction sur un sujet. Dans celui du mois de Septembre pour la même année, M.

Tilloloy, Chirurgien de l'Hôpital de Domart-le-Ponthieu, annonce s'en être servi avec succès sur plusieurs personnes. &c.

DARAN, *ci-devant Chirurgien Major du Régiment de Polsi, Cuirassiers, ensuite de l'Hôpital Impérial des Espagnols noirs, à Vienne, actuellement résident à Marseille.* Recueil d'Observations Chirurgicales sur les maladies de l'urètre, traitées par une nouvelle méthode. A Avignon, chez Joseph Offray, Imprimeur & Libraire place de St Didier, 1745. Avec permission des Supérieurs. in-12. 222 pages, non compris une Préface de 72 pages.

1745. M. Daran cite les sentimens de plusieurs Auteurs sur la gonorrhée & ses suites fâcheuses. Il prétend que jusqu'ici il n'y a eu que des remèdes insuffisans pour le traitement de ce qu'il appelle carnosités, & il fait entrevoir qu'on doit remercier la Providence qui l'envoie tout exprès pour faire cesser la dysurie, la strangurie, &c. Cette Préface est suivie de cent observations qui mettent dans le plus grand jour les cures qu'il a faites à Marseille, à Avignon, à Aix, à Aubagne, &c. Viennent après, cinq certificats isolés, trois de Médecins de Marseille, & deux d'un Médecin de Tarascon. Voilà le commencement de M. Daran; nous allons bientôt le voir dans la Capitale chargé d'observations & des plus beaux certificats. La source des plus grands fleuves est le plus souvent une simple fontaine. M. D. n'est pas plus l'inventeur de son secret, qu'il n'est le premier qui se soit servi de bougies; c'est à Marseille qu'il en a fait l'acquisition. M. de Villiers, Docteur-Régent de la Faculté de Médecine de Paris, nous en donnera incessamment l'histoire, en divulguant, par ordre du Ministre, la recette de ses bougies, dont le Roi a fait l'acquisition. Nous ignorons encore les drogues qui la composent;

mais nous pouvons assurer d'après le Médecin que nous venons de nommer, qu'il n'y a rien de dangereux dans leur composition. Si ce Chirurgien mérita le titre de Charlatan, ce fut 1°. Parce qu'il apporta un remède universel dont il n'était point l'auteur, dont il s'est servi sans connaître la force, & que cette ignorance le lui a fait donner dans des occasions contraires, ce qui a donné lieu à certains mauvais succès qu'on lui a reprochés. 2°. Ce fut l'appareil de la charlatanerie avec lequel il annonca & débita ses bougies; il devait les laisser s'accréditer de bouche en bouche, & ne point étaler des observations & des certificats dont le remède le plus dangereux se munit, quand son maître a le moyen de les payer.

Observations Chirurgicales sur les maladies de l'urètre, traitées suivant une nouvelle méthode, par Jacques Daran, *Conseiller - Chirurgien ordinaire du Roi, servant par quartier, Chirurgien de Paris, & ci-devant Chirurgien-Major des Hôpitaux & armées de l'Empereur Charles VI.* Nouvelle édition, à Paris, chez de Bure l'aîné, Libraire, quai des Augustins à St. Paul, 1748. *Avec Approbation & Privilége du Roi.* in-12, 429 pages. Le discours préliminaire de 220 pag. une planche gravée en couleur par M. Gautier Dagoty.

Le discours préliminaire contient des réflexions sur les maladies de l'urètre. Parmi les causes qui empêchent la facilité d'uriner, M. D. met le racourcissement des fibres de l'urètre; l'effet nuisible des astringens; les callosités ou cicatrices; les carnosités, caroncules ou excroissances; les ulcères de l'urètre; le gonflement du verumontanum; l'endurcissement des prostates ou des vésicules séminaires; les fongosités des prostates & des vésicules; les concrétions particulières. Il apporte à l'appui de ses différentes assertions, les autorités des plus grands maîtres en anatomie & en pratique. Il 1748.

apprend à connaître le siége de l'ulcère qui produit ordinairement le pus dans les maladies de l'urètre, ce que bien des gens qui se mêlent de guérir ne savent pas distinguer, & ce qui est cependant très-important. Si la sortie de l'urine est précédée de celle du pus, l'ulcère est dans l'urètre; si au contraire, le pus sort après l'urine, l'ulcère est dans le corps de la prostate ou dans la vessie; & ceux qui sont dans le dernier cas, ne peuvent espérer de guérison de la part des bougies dont la vertu ne s'étend pas au-delà des parties auxquelles elle touche. Les observations sont divisées en trois parties: dans la première, on lit ce qu'il y a de plus remarquable dans les observations comprises dans la première édition. La seconde contient les principales guérisons que M. D. a opérées à Marseille, & l'histoire de son voyage de Marseille à Paris : & la troisième renferme les principales guérisons qu'il a faites à Paris. Pour la planche gravée en couleur, elle rentre dans la classe de presque toutes celles que M. Gautier fait en ce genre, c'est-à-dire, qu'elles sont fort vilaines & fort mal exécutées, le dessin n'a ni grâce ni souplesse; le ton de couleur, la manière, tout enfin est loin de la nature. Ce n'est, à proprement parler, qu'un sale barbouillage qui ne laisse distinguer aucuns objets. Pour des planches anatomiques, qu'on ouvre Bidloo, & qu'on jette les yeux sur les planches du célèbre Léresse; combien son burin est doux, moelleux! il possède, sans couleurs, l'heureux talent de savoir en donner. Il existe une troisième édition de ces observations Chirurgicales de 1750, qui ne différe de celle-ci, que par le frontispice, où M. Daran, au lieu de dire Chirurgien de Paris, met Maître en Chirurgie de Paris; & où il a rayé, *& ci-devant Chirurgien-Major, &c.*

Lettre à M. Rémond de Sainte Albine, extraite

du Mercure d'Octobre 1749, *pour ſervir de réponſe à celles de M. Cantwel, inſérées dans le Mercure du mois de Juin & Juillet dernier*; par M. Daran. in-12. 8 pages.

M. Daran, dans cette lettre, prie M. Cantwel, 1749.
s'il eſt vrai qu'il ait trouvé le ſecret de la compoſition de ſes bougies, comme il le dit, d'en faire part au Public, & de ne point être retenu par l'honnêteté qui lui fait craindre de lui faire tort. Il ſe récrie ſur la contrefaction dont il accuſe principalement un Garçon Chirurgien qui a demeuré chez lui. Tout ceci, comme on voit, eſt aſſez indifférent, ſurtout dans le temps où nous vivons, où l'uſage de ces bougies ſe paſſe avec leur Auteur.

Réponſe à la brochure portant pour titre : *pour la défenſe & la conſervation des parties les plus eſſentielles à l'homme & à l'Etat*; par M. Jacques Daran, *Conſeiller-Chirurgien ordinaire du Roi, ſervant par quartier, & Maître en Chirurgie de Paris.* A Paris, de l'Imprimerie de Giſſey, rue de la Vieille Bouclerie à l'arbre de Jeſſey, 1750. *Avec Approbation & Permiſſion*, in-12. 76 pages.

M. Motand qui fut Cenſeur de cette brochure, 1750.
dit dans ſon approbation, que ce libelle, (en parlant de l'ouvrage pour la défenſe, &c), lui paraiſſait ſolidement réfuté par M. Daran. Effectivement les réponſes, ſelon nous, ſont aſſez concluantes. Il ſe défend cependant avec politeſſe, (choſe aſſez rare chez ces Meſſieurs à ſecrets). Loin d'imputer l'infamie d'un libelle à M. Baget, il cherche à l'en laver au moyen de l'avis de l'Éditeur, auquel il feint de prendre le change. *V.* BAGET. Il cite en ſa faveur les certificats les plus authentiques des Médecins & des Chirurgiens les plus conſidérés, & des Gens de qualité les plus connus. On ne peut nier effectivement que les bougies de M. Daran n'ayent eu des ſuccès en certains cas. Qu'il en ſoit l'in-

venteur ou non, au moins doit-on dire qu'il a été le premier à les remettre en vogue, & que ce n'est que, d'après lui, qu'on a vu sortir de l'oubli maintes personnes jalouses de sa réputation, & plus envieuses encore de l'argent qu'il empochait.

Lettre de M. Descastans à M. Dupuy, Maître en Chirurgie, associé de l'Académie de Bordeaux & Chirurgien-Major de l'Hôpital St. André de la même Ville, en date du 8 Avril 1755; extraite du Mercure de France, du deuxième volume du mois de Juin 1755: contient 4 pages in-12.

1755. Il paraît par cette lettre, que ce M. Descastans est le neveu de M. Daran; il écrit à M. Dupuy pour l'assurer que lui seul à Bordeaux a des bougies de son oncle, & que le Public doit être en garde contre les autres qu'on débite sous son nom.

Traité complet de la gonorrhée virulente des hommes & des femmes, où l'on fait voir les différentes manières de la traiter, l'insuffisance de la plupart des méthodes, les dangers qu'il y a de négliger cette maladie, & les moyens de distinguer dans les femmes, les gonorrhées d'avec les fleurs-blanches. Suivi d'un Mémoire sur la construction & l'avantage d'un nouvel instrument pour tirer l'urine de la vessie. A Paris, chez Delaguette, Imp. du Collége & de l'Académie Royale de Chirurgie, rue St. Jacques à l'Olivier, 1756. *Avec Approbation & Privilége du Roi.* in-12, 246 pag. non compris une Préface de 43.

M. Daran, dès sa Préface, commence par prévenir le Public contre ces guérisseurs & ces spé-
1756. cifiques *dont les annonces courent le monde & sont affichées en mille endroits*. Il dit avec vérité, *qu'on ne doit guère les regarder que comme un leurre que tend l'avidité du gain à la crédulité du Public, &c.* Pour lui, dont le nom & les succès sont connus, dont la conduite est à l'abri de tout soupçon; qui ne travaille que pour le bien Public, sans envisager ses propres intérêts, il ne veut pas publier la

méthode avec laquelle il guérit les gonorrhées & ses suites, parce qu'il ne veut point exposer son remède *à être décrié par le mauvais usage qu'on pourrait en faire, & dont la faute pourrait retomber sur lui-même. Il n'est que trop de gens avides de secrets, dont l'ignorance pourrait altérer sa méthode, l'administrer mal-adroitement, & par-là la rendre inefficace, pour ne pas dire dangereuse: alors on pourrait s'en prendre à l'Auteur, & tout le mal serait mis sur son compte, quoique fort injustement.* Mais M. Daran qui est bien loin d'être soupçonné d'ignorance, & particulièrement en fait de raisonnement, ne sait-il pas qu'un Auteur, qui fait une découverte & qui la rend publique, lorsqu'elle a été jugée bonne par les Maîtres de l'Art, n'est point responsable de l'impéritie de ceux qui pourraient l'administrer mal ou à contretemps? S'ensuivrait-il, parce qu'un Médecin ordonnerait mal-à-propos une des recettes qui se trouvent dans le *codex* de Paris, que la recette & toutes celles qui sont dans cette Pharmacopée fussent dangereuses; & le tort retomberait-il sur les Docteurs habiles qui l'ont composée? D'après cet argument sans réplique, nous sommes étonnés qu'un homme qui écrit puisse avancer de telles absurdités. Mais entrons en matière, & faisons connaître si le traité de M. Daran a droit à la supériorité & à l'utilité où il prétend. Selon M. D. la gonorrhée sort de la verge par le canal de l'urètre, ou du vagin par la vulve. Pour les hommes, le fait est incontestable; l'expérience semble avoir prouvé à plusieurs le contraire à l'égard des femmes. Il ne dit rien de neuf sur le siége de la gonorrhée dans le sexe masculin & dans le féminin: les lacunes de l'urètre, les glandes de cowper, la prostate, les vésicules séminaires; le vagin, les glandes de cowper, les botryformes, les cellules du meat urinaire sont les siéges qu'elle occupe. Il distingue cinq sortes de chaudepisse, la ſimple, la virulente ou compliquée, la ſèche, la bâtarde ou externe, l'habituelle; il prétend que la gonorrhée ſimple & l'habituelle ſont chez les hommes un écoulement ſpontané de liqueurs ſéminales. Pour la chaude-piſſe habituelle, quelquefois cela peut être; mais pour la gonorrhée ſimple, cela implique, puiſque celle-ci n'attaque jamais les véſicules ſéminaires. Pour que l'écoulement ſoit ſéminal, il faut qu'un ou les deux ſphincters des conduits éjaculatoires, qui, près du verumontanum, verſent la ſemence dans le canal de l'urètre, ſoient détruits, ou relâchés: encore ne pourra-t-il arriver que la déperdition ſoit très-abondante, parce qu'il ne pourrait point ſe préparer & ſe ſéparer du ſang autant de ſperme que l'écoulement gonorrhoïque produit de matière; & quand il ſerait poſſible que les teſticules puſſent faire paſſer dans les véſicules ſéminaires, toute la déperdition qui ſe fait, le ſujet ne pourrait réſiſter quinze jours au plus. L'expérience nous en convainc tous les jours. Qu'un homme paſſe une nuit fort amoureuſement avec une femme: le lendemain, ſes yeux, ſa figure, ſa faibleſſe annoncent aſſez l'état d'affaiſſement où ſe trouve la machine; qu'il continue la même tâche encore une, deux, trois nuits, je le veux; il ſera dans un épuiſement affreux, & il ne faudra pas moins que beaucoup de tranquillité & de fortifians pour le remettre. N'éprouve-t-on pas même dans la jouiſſance, que la nature ſe refuſe ſouvent à nos efforts, & que ſi nous les continuons, l'irritation & l'agacement des nerfs font rendre avec douleur & cuiſſon, du ſang pur au lieu de ſemence? Et cependant, dans tous ces cas, il ne ſe fait pas une perte auſſi conſidérable que dans un écoulement qui dure même huit jours. Outre cela, on voit tous les jours que, quoiqu'on ait une chaudepiſſe ſimple ou habituelle, il ſort autant de ſemence par les conduits éjaculatoires, que ſi l'on n'était affligé d'aucune autre perte,

perte, & que malgré l'excès de libertinage auquel on s'est porté, l'écoulement n'a pas moins lieu; on remarque même souvent qu'il est plus abondant. D'après ces raisons qui paraîtront sans doute aussi concluantes à nos Lecteurs qu'a nous mêmes, il est clair que l'expérience de M. D. est en défaut. Lorsque les sphincters des conduits éjaculatoires sont détruits, il n'y a aucune ressource; & le *tabes dorsalis* d'Hippocrate, la phthysie, l'hectisie & le marasme mettent bientôt fin aux jours du malade. S'il ne sont que relachés, le mal n'est pas tout a fait incurable; mais il faut & les plus grands soins de la part du malade, & la plus grande habileté de la part du Médecin, & les plus grands secours de la part de la nature. Nous ne nous mettrons point en fait de relever M. Daran par-tout où il bronche; nous aurions trop à faire. Les règles qu'il donne pour distinguer les fleurs-blanches de la gonorrhée, sont vagues & ne tendent nullement au but qu'il se propose. Il distingue cependant avec justesse, que lorsque les fleurs sont fournies par les conduits de l'utérus, elles approchent de la couleur & de la consistance du lait; & que, quand elles distillent des vaisseaux lymphatiques, elles ont beaucoup d'analogie avec la lymphe. Nous nous tairons de même sur la construction de son nouvel instrument, nommé le *speculum vaginæ*, pour connaître si les femmes sont attaquées de fleurs blanches ou de gonorrhées: nous le croyons de peu de service dans la pratique, même entre les mains de son Auteur. Quelle sera la femme qui voudra se mettre en posture convenable, pour, à l'aide de cet instrument, laisser visiter tous les coins & replis de cet antre sacré que la plus impudique craint d'exposer aux avides regards? Il est représenté par une planche, ainsi qu'une sonde, ou algalie pour faire des injections dans la vessie. Les principes & la pratique de M. Daran se trouvent savamment

discutés & réfutés dans un ouvrage Anglais, portant pour titre : A CRITICAL INQUIRY INTO THE PRESENT STATE OF SURGERY, BY SAMUEL SHARP. F. R. S. AND SURGEON TO GUY'S HOSPITAL. THE THRID EDIT. LONDON, 1754. *in*-8°. *C'est-à-dire*, Examen critique de la Chirurgie moderne, &c.
1754. chap. 4, p. 119—196. L'Auteur parle de M. Daran & de sondes médicamenteuses ; il donne la recette d'une espèce de bougies qu'il dit valoir au moins toutes les autres ; la voici : de mercure vif, demi-once, mêlé & éteint dans une once d'emplâtre diachylum simple ; on y ajoute un peu d'antimoine crud en poudre.

Observations Chirurgicales sur les maladies de l'urètre, traitées suivant une nouvelle méthode, par M. Daran, *Ecuyer, Conseiller-Chirurgien ordinaire du Roi, &c.* Quatrième édition, augmentée de nouvelles observations. A Paris, chez la veuve de Laguette, Imprimeur-Libraire de l'Académie de Chirurgie, rue St. Jacques à l'Olivier, 1758. *Avec Approbation & Privilége du Roi.* in-12 non-compris le discours préliminaire de 194 pages.

1758. Les discours est absolument le même que dans les autres éditions, & il forme ici la première partie. La seconde est composée des lettres qui tendent à prouver l'efficacité du remède de M. D. La troisième contient les principales guérisons qu'il a opérées à Paris. Par conséquent, à quelques observations près, c'est la même chose que les éditions précédentes.

*Lettre de M. Daran, &c. à M.*** pour servir de réponse à un article du* traité des tumeurs, *où l'Auteur prétend que les bougies de M. Daran lui sont connues, & en donne la composition.* Extraite du Journal Encyclopédique, du premier Septembre
1759. 1759, pag. 126, contient 8 pages in-12.

M. Daran désavoue publiquement la composition des bougies que M. Astruc a donnée dans son *traité des tumeurs*, pour être la sienne ; & il dit ne point répondre des mauvais effets qu'elle pourrait opérer. Il proteste n'avoir donné sa recette à personne, & si M. Astruc la connaît, il faut que ce soit par inspiration. Il discute ensuite l'article de la strangurie vénérienne de l'essai de M. Fabre; il n'aspire point, comme a voulu l'insinuer ce Chirurgien, à se faire passer pour l'inventeur des bougies; il ne brigue que l'honneur d'en avoir fait le premier qui soient portées au point de perfection de guérir toutes les maladies de l'urètre, causées par un vice vénérien.... Il y a dans les Journaux & particulièrement dans le Mercure de France, plusieurs lettres au sujet des bougies de M. Daran, telles que celles de M. Deshayes, Directeur de la Manufacture Royale de mouchoirs à Saumur; celles de M. de Joyeuse, Médecin de Marseille, en réponse à celle de M. Chicoineau, premier Médecin du Roi; &c, &c. Elles sont dans ses recueils, & nous ne parlerons que de celles qui ne s'y trouveront point.

Observations chirurgicales sur les maladies de l'urètre, traitées suivant une nouvelle méthode par M. Daran, *&c. cinquième édition, augmentée de nouvelles observations & remarques particulières.* A Paris, chez Vincent, Imprimeur-Libraire, rue St. Severin, 1768. *Avec Approbation & Privilége du Roi.* in-12. 322 pages.

M. Daran, dans son avertissement, dit qu'il est de retour de la grande Bretagne, où il a passé deux années par congé de la Cour, pour procurer aux Habitans de cette Isle les secours que donne sa méthode de traiter les maladies de l'urètre. Quelle ridiculité! Ne croirait-on pas que M. Daran était fort essentiel à la Cour, & qu'il lui fallait un congé pour s'en absenter? Il a pris sans doute un passe-port, & voilà ce qu'il nomme pompeusement un congé. *V.* encore à ce sujet, le mot FENOHC. Cette édition est composée de quatre parties. La 1768.

première contient le discours préliminaire qu nous avons fait connaître dans les éditions précé-dentes. La seconde renferme les lettres des Méde-cins & des malades qui ont attesté l'efficacité d la méthode de M. Daran; on les a encore vue dans les autres éditions. Les troisième & quatriè-me parties que M. D. annonce pour être nou-velles, contiennent des remarques particulières su sa méthode, & des observations neuves touchan les cures opérées en Angleterre pendant le séjou qu'il y a fait. Il paraît bien par ces observation que ce sont de nouveaux malades que M. Dara a guéris; mais leurs maladies n'avaient rien de plu grave, ni de plus singulier que celles qu'il avai traitées à Paris & à Marseille. Pour ses remarque particulières sur sa méthode, elles n'ont pas tout-à-fait le mérite de la nouveauté, puisque nou avons fait mention plus haut, de *la lettre de M. Daran, à M... pour servir de réponse à un article du* traité des tumeurs, &c. & que cette lettre compose absolument en entier la troisième Partie de cette édition.

DARCET (Jean), *Docteur-Régent de la Faculté de Médecine en l'Université de Paris. V.* pag. 69.

DAVIES, *Chirurgien-Major du quinzième Régiment d'Infanterie, commandé par le Colonel* Amherst. *V.* Gordon.

DAVISONS (Robert), Dissertatio inauguralis
1768. *de solutione mercurii in acido vegetabili, ejusdemque usu.* Lugd. Batav. in-4°. 1768.

DAUMOND, *Docteur en Médecine & Professeur Royal.* Dissertation sur une nouvelle manière d'administrer le mercure, &c. ajoutée à la fin du Traité de Physiologie de M. *Jean Ferapie du Fieu.* A Lyon, chez Claude-Marie Jaquenod, fils, 1763, in-12, 2 vol.

1763. Il plaît à M. Daumond d'appeler sa méthode

nouvelle; quelqu'un, plus juste, lui eût donné le nom de *renouvelée*, car Garnier, qui a écrit sur la vérole en 1699, la conseille. Elle consiste à faire frotter de mercure une chèvre, une vache ou une ânesse, ou à le leur faire prendre de toute autre manière, & à donner ensuite leur lait à boire aux malades véneriens.

DEGNER (Jo. Hartm.), *Civitat. Neogam. Archiatr. & Acad. Cæsar. Nat. Curios. Colleg.* Relatio Historica *de casu singulari quo per mercurium sublimatum in emplastro adplicatum mors inducta fuit.* 36 pag. in-4°. Act. Acad. Phys. Med. Cæs. Curio. Nat. Tom. VI. Norimbergæ, 1742.

Un Guérisseur, Chirurgien exotique, fut, par des Commères, procuré à une Dame de considération; cette Dame, quelques années auparavant, s'était froissé l'épaule & le fémur droit entre une porte: depuis ce temps il lui était survenu une dureté à la région des muscles qui font mouvoir le fémur, ce qui l'empêchait de s'appuyer de ce côté à cause de la douleur qu'elle y ressentait. Plusieurs Médecins y avaient cherché remède & ne lui avaient procuré aucun soulagement. L'Empirique en promit, & croyant la tumeur de nature squirreuse-cancéreuse, il la couvrit d'une emplâtre caustique saupoudrée de la plus forte dose de sublimé-corrosif; ce sel produisit un escare; le Charlatan continua le topique. Il survint plusieurs accidens tels que l'inflammation du gosier & de la langue, la salivation, les caldialgies, les vomissemens, &c. Il employait aussi intérieurement des pilules: mais il a toujours assuré qu'elles étaient exemptes de mercure. Les accidens ne faisant qu'augmenter, & le Chirurgien continuant toujours l'application de son emplâtre, on appela M. D. qui crut d'abord que l'on avait employé le mercure; il prescrivit en conséquence la résine de jalap à la quantité de douze grains

1742.

dans deux dragmes d'esprit-de-vin; l'essence de pimprenelle, le sirop de violettes & des gargarismes adoucissans. Bientôt il sut la vérité de la bouche du Guérisseur. Il continua les mêmes gargarismes; il fit prendre intérieurement, cinq jours après, une teinture de rhubarbe avec l'eau de chicorée & le sel de tartre; il réitéra l'usage de l'essence de pimprenelle & du sirop de violettes. Les symptômes mortels ne faisaient qu'accroître; la Dame avançait vers le tombeau, & le Médecin continuait l'essence. Il donna le diascordium, la teinture de myrrhe & la teinture d'antimoine, le vin Français & du Rhin pour obvier aux nausées fréquentes. Enfin, dix-huit jours après qu'elle fut entre les mains de M. D. & le vingt-deuxième de l'application du topique, elle mourut. M. D. a crié, comme de raison, contre le Chirurgien. Il a écrit en conséquence à la Faculté de Halle; il en a reçu réponse. Tout cela serait à merveille si le Charlatan eût seul été le sujet de la dispute : mais M. D. s'appliquait moins à vilipender l'Opérateur imprudent que le remède qu'il avait employé. Car que peut-on conclure de la mort de cette Dame? Qu'elle a été tuée par le Chirurgien & le Médecin; premièrement, par le Chirurgien qui a administré un remède très-dangereux, quand on s'en sert sans ménagement & sans connaissance : *abstine, si methodum nescis*, disait Boerhaave. Secondement, par le Médecin : car ses bévues sont en nombre. A la première visite qu'il fait à la malade, il juge, par les symptômes, qu'elle a pris du mercure, & il lui donne la résine de jalap dans l'esprit-de-vin : c'est éteindre un brasier avec de l'huile, & un Etudiant en Médecine ne commettrait jamais une pareille impéritie. En toute occasion même la résine de jalap est mal appropriée, & à peine les Apothicaires en conservent-ils dans leur boutique. Ensuite, après s'être instruit que le mal provient d'un poiſon minéral très-corroſif, il ne ſe met point en fait de le décompoſer par les alkalis, mais il fait uſer une ſeule fois, & le cinquième jour encore, de la rhubarbe & du ſel de tartre, & il donne le reſte du temps l'eſſence de pimprenelle, le ſirop de violettes, le diaſcordium, la teinture de myrrhe, celle d'antimoine, le vin enfin; vit-on jamais plus de *quiproquo* ramaſſés, & ne peut-on pas dire que c'était ſe précipiter contre toute indication? Que M. D. ceſſe donc de crier contre un remède bon & efficace, pourvu qu'il ſoit prudemment adminiſtré & donné dans les cas où il eſt fait pour l'être; & qu'en grande partie il ne s'en prenne qu'à lui ſeul de la mort de ſa malade. Cet accident arriva au mois de Mai 1737.

DEIDIER (Antoine), *Conſeiller & Médecin du Roi, Chevalier de l'Ordre de Saint Michel, Profeſſeur Royal de Chimie dans l'Univerſité de Montpellier, Médecin-Conſultant de la Ville de Marſeille, de la Société Royale de Londres.* Conſultations & obſervations médicinales; 3 vol. A Paris, chez J. Thomas Hériſſant, 1754, in-12.

On trouve dans cet Ouvrage beaucoup de conſultations relatives à la maladie vénérienne : mais toutes n'ont rien d'aſſez remarquable pour mériter d'être ici diſcutées. M. D. adoptait la méthode par extinction : il faiſait donner les frictions mercurielles de loin en loin, & mettait ordinairement ſes malades à la diette blanche, c'eſt-à-dire, au lait pour toute nourriture; ſouvent auſſi il employait une décoction faite avec le gayac, la ſalſepareille, &c. Il n'approuvait pas qu'on entremêlât les bains domeſtiques avec les frictions mercurielles; « celles-ci, dit-il, doivent » fournir au ſang des parties intégrantes du mer- » cure pour y rouler long-temps, & ceux-là leur » donnent une libre iſſue par les porres de la

» peau ». On lit, page 96 de ſon premier volume, une remarque que je n'ai lue dans aucun endroit. « L'irritation du col de la veſſie, peut » dépendre d'un ulcère formé dans l'intérieur » de cette partie, dont le piſſement du ſang eſt » ſouvent un avant-coureur. Pour s'en aſſurer, il » faut examiner s'il ſe trouve du véritable pus » dans le ſédiment des urines, que l'on confond » ſouvent avec de ſimples glaires, en ce que l'un » & l'autre forment de longues filaſſes; *mais le » pus ſent fort mauvais lorſqu'on le jette ſur les » charbons allumés, ce qui n'arrive pas aux ſim- » ples glaires* ».

Voici le nombre des conſultations qui traitent de la maladie vénérienne & la page où on les trouve. Vol. I, conſultat. VIII, pag. 50; IX, pag. 53; XIII, p. 84; XIV, p. 100; XV, p. 106; XVI, p. 112; XVII, p. 121; XXIX, p. 201; XLII, p. 294; XLIV, p. 308; XLVIII, p. 325. Vol. II, conſultat. XLVII, p. 273; LVIII, p. 342. Vol. III, obſerv. XIII, p. 118.

Nous avons pluſieurs volumes de conſultations faites par des Médecins de Montpellier: on y en trouve même encore quelques-unes de M. Deidier; mais nous ne ferons mention d'aucune d'elles dans cet Ouvrage, 1°. parce qu'elles n'ont rien de particulier, & 2°. parce que cela menerait trop loin.

☞ DEKKERS (Fredericus), *Prof. Med. Lug. Bat.* Exercitationes practicæ circà medendi methodum, &c. Lugd. Batav. & Amſtelod. 1673;
1673. & deindè excuſus Lugd. Batav. apud Jordanum
1695. Luchtmans & Cornelium Bouteſteyn, 1695, in-4°.

Cet Auteur dit très-peu de choſe de la maladie vénérienne; ſeulement, *p. 51 de ſuffimentis*, il donne la formule de troſchiques propres à employer en fumigations contre la vérole. Plus loin, *p. 57, circà ſuffi-*

menta, il dit qu'on ne doit point les mettre en usage, à cause des accidens qui peuvent en résulter. *Page 117*, *circà apoplegmatismos*, il dit que l'on ne doit employer les remèdes mercuriels, lorsqu'on veut exciter la salivation, qu'avec la plus grande prudence, à cause des suites dangereuses du ptyalisme. Plus loin, *pag. 123*, il donne une formule de gargarisme, lorsqu'il arrive que le mercure a occasionné des ulcères dans la bouche. *P. 299*, *circà purgantia*, il rapporte que Trincavel recommande, dans la maladie vénérienne, d'évacuer les humeurs peccantes par les purgatifs: mais, pour lui, il les déconseille absolument, parce que l'humeur vérolique étant de nature âcre-acide, demande plutôt les tempérans que les cathartiques. Cependant, après que ces humeurs ont été préparées d'une manière convenable, il est nécessaire d'en nettoyer le foyer. Dekkers, à cette occasion, rapporte une observation analogue à ses principes. Enfin, *pag. 606*, *circà sudorifera & diaphoretica*, il rapporte que Cratan, Ambroise Paré, Arnould Weickard, Alexandre-Trajan Pétronius, Gaspard Torella, Pedre Maynard ont recommandé les sudorifiques & les diaphorétiques échauffans; & qu'Alexandre Massarias a dit qu'on ne devait point provoquer les sueurs avec une espèce de violence.

DELBOEL (Joseph. Mathi.) *Colonienf. Agripp.* 1750.
Dissertatio *de tutâ & facili quâdam luem veneream curandi methodo.* Argentor. 1750, in-4°. p. 32.

DENNISTONN (George), *Chirurgien à Falkirk.* Histoire d'une cure opérée par de larges doses du médicament mercuriel altérant de *Plummer. Observation extraite des* ESSAYS AND OBSERVATIONS, PHYSICAL AND LITTERARY. READ BEFORE A SOCIETY IN EDINBURGH, &c. *C'est-à-dire*, Essais & observations par une Société de Médecins & Gens de Lettres choisis, de l'agrément de la Société d'Edimbourg, in-8°. 1750, obs. 15, p. 390.

1750. On peut connaître les pilules de PLUMMER à son nom. M. D. en a donné jusqu'à 60 grains par jour, dose continuée pendant six semaines, & le malade s'en est très-bien trouvé pour une vérole qui avait résisté à tous les autres remèdes. Voyez ce que M. Vandermonde dit de la dose excessive de ce remède au mot PLUMMER. L'Auteur rapporte aussi s'en être servi avec succès dans plusieurs maladies cutanées & particulièrement pour celle appelée en Anglais *sibbens*, de laquelle on ressent les rigueurs dans les endroits marécageux aux environs de Falkirk; cette maladie a des symptômes qui lui sont communs avec l'affection vérolique.

DESAULT (Pierre), *de Bordeaux*. Dissertation sur la maladie vénérienne; in-12. Paris, 1740.

1740. Les Essais d'Edimbourg nous ont fourni l'annonce de ce Livre pour l'année 1740. Astruc a parlé d'une édition faite en 1733; nous avons le même Ouvrage avec l'année 1738 : mais nous avons vu que ce n'est qu'un changement de frontispice. Pour l'édition annoncée dans les Essais d'Edimbourg, il y a encore grande apparence que ce n'est qu'un titre renouvellé pour la troisième fois : car nous n'avons pu trouver, dans aucun endroit, d'exemplaire de cette prétendue édition neuve. Cette petite astuce de Librairie cause souvent bien de l'embarras aux Bibliographes, & est la source, dans la postérité, d'une infinité de *quiproquo*.

DESBOIS (Ludovicus-Renatus), *Flexiensis, Doctor-Medicus Monspeliensis, Baccalaureus Medicus*. Questio Medica quodlibetariis disputationibus, manè discutienda in Scholis Medicorum die Jovis septimâ Decembris 1741. M. JOANNE MIDI, Doctore-Medico, præside. *An syphilis per frictiones mercuriales, absque ullâ excretione nisi ferè insensibili, sanabilior?* Typis Quillau, in-4°. 4 pag.

M. Desbois est porté pour la méthode par extinction. Ses raisons de défense sont les mêmes que celles que les Auteurs qui ont écrit avant lui sur cette matière, ont fournies; la salive emporte avec elle tout le mercure; le malade n'en peut garder assez pour obtenir sa guérison, ce métal agissant sur le mal vénérien à raison de sa rondeur, de sa pesanteur & de sa mobilité. On doit proscrire aussi son usage, parce que 1°. le malade n'en prend point une suffisante quantité; 2°. parce qu'il enfile les voies lactées, qu'il est entraîné par le sang, & qu'il ne s'insinue que très-peu ou point dans les vaisseaux lymphatiques & dans les capillaires. 1741.

DESCASTANS. *Voyez* DARAN. *Lettre de M. Descastans, à M. Dupuy, &c.* pag. 254.

DESPATUREAUX. *Voyez* DANIÉ DESPATUREAUX.

DESPORTES. *V.* POUPPÉ DESPORTES.

DIBON, *Chirurgien ordinaire du Roi dans sa Compagnie des Cent-Suisses.* Suite de la Description des maladies vénériennes, où l'on prouve l'insuffisance des fumigations, avec un Traité sur les maladies appelées fleurs-blanches, & une Réponse à la Critique de M. Astruc. A Paris, chez la Veuve Pissot, Quai de Conti, à la Croix d'Or, à la Descente du Pont-Neuf. *Avec Approbation & Privilége du Roi.* 1741. *in*-12. 374 pages.

Encore des secrets, encore des attestations, encore des certificats. Le charlatanisme est une maladie épidémique plus ancienne encore que la vérole, & qui ne finira qu'avec l'homme. M. D. fut courroucé de ce que M. Astruc lui avait rendu justice, & l'avait appelé par son nom; il voulut se disculper des prétendues injures que celui-ci lui avait faites; il écrivit: mais l'Ouvrage du grand Maître est passé à la postérité, & le secret & son 1741.

Auteur ſont rentrés dans l'oubli. Il a bien raiſon de ne pas ſe donner pour Auteur, dans ſon Avant-Propos; cependant ſa modeſtie ne rendra jamais excuſable le galimatias qu'il fait en parlant du mercure, qu'il dit avoir préparé d'une manière ſupérieure & inconnue juſqu'alors; voici comment il s'explique. » En effet, le mercure qui a paſſé » par mes mains eſt débarraſſé de ſa lividité métal- » lique, qui retient la configuration des globules » mercuriels ſuſceptibles d'une diviſion infinie, » ſans rien perdre des qualités eſſentielles, dont la » principale eſt de s'amalgamer avec la ſulphureuſe » acidité de la lymphe, & de recharier par tous les » états du chyle & du ſang, &c., &c., &c. « Son Patron, le grand Chimiſte qui doit lui avoir donné le ſecret de travailler à un degré ſi ſupérieur le mercure par l'antimoine & le fer, parle Chimie un peu plus congruement (*Diſſert. ſur les mal. véner.* 1724, *p.* 71.) Mon remède *eſt un alkali volatil dont les parties intégrantes, après avoir été débarraſſées de leur mauvais ſoufres, ont été infiniment alkaliſées, ſans avoir rien ſouffert dans leurs principes eſſentiels*..... On voit que ce Chimiſte croyait à *la terre mercurielle, principe de toute volatilité*, dont BECHER parle tant dans ſa Chimie; *terre qu'il dit être ſurabondante dans le mercure ordinaire, qu'elle met par cet excès dans l'état de décompoſition, & que par ſon accrétion au corps métallique parfait, elle opère la mercurification*; enfin que *les métaux cornés, les ſels alkalis volatils & ammoniacaux lui doivent leur volatilité, & qu'elle eſt le premier être du ſel marin.* Mais on ſait que cette terre n'exiſtait que dans la tête de BECHER, & que STALH, qui a tant médité le *Béchérianiſme*, confeſſe & profeſſe, *confiteor & profiteor*, ce ſont ſes termes, en dix endroits de ſon *Specimen Becherianum*, que l'exiſtence du principe mercuriel, & ſon influence dans les phénomènes que lui attribue BECHER, ne sont rien moins que démontrés; & qu'il penche très-fort à se persuader que la troisième terre de BECHER ne diffère qu'en nombre & non pas en espèce de la seconde terre, du phlogistique, &c....... Mais revenons à notre Chimi-Prati-Médecin. Il croit que la chaude-pisse provient chez les hommes des vésicules séminaires, & chez les femmes du vagin. Il prétend que les fleurs-blanches donnent & la gonorrhée & la vérole; c'est pour prouver cette absurdité qu'il a fait tout exprès une Dissertation sur cette maladie. Et voici comment il s'y prend. » En effet, j'ai vu des hommes avoir la chaude-» pisse, & qui assuraient n'avoir approché que de » leurs femmes, qu'ils disaient être hors de tout » soupçon, mais qui avaient des fleurs-blanches. » S'il en est ainsi, on est bien fondé à croire que » les fleurs-blanches parvenues à un certain degré » de corruption, peuvent donner du mal. « Belle conséquence! conséquence argentine! Mais ce n'est pas tout encore: il eût cru n'avoir rien dit, s'il n'avait apostrophé un nommé Charbonniere, homme à secret ainsi que lui, qui voulait introduire les fumigations. N'est-il pas risible, lorsqu'on voit un homme, en injurier un autre de même trempe que lui, qui souvent lui répond aussi sur le même ton? N'est-ce pas alors que le Public devrait ouvrir les yeux, rire à leurs dépens, & être éclairé & réservé sur la confiance qu'il doit à de tels individus? mais il semble, & l'expérience le prouve tous les jours, que le peuple est fait pour être dupé, & la vérité lui est si étrangère, qu'il traite de fourbes ceux qui la lui annoncent: le temps vient; il voit clair enfin sur le passé, &, malgré cette épreuve ses yeux s'obscurcissent encore sur le présent.

Observations sur quelques endroits du Traité de M. Astruc, De morbis venereis. A Carthagène,

1741. *in*-12. 139 pages, & une Lettre de 12.

1741. Par la Lettre qui commence l'Ouvrage, & qui eſt écrite à M. Dibon par un Gentilhomme de Province, il eſt cenſé que le Chirurgien des Cent-Suiſſes n'eſt pas l'Auteur de ce *Pamphlet*; au ſurplus, qu'il ſoit ſon ouvrage ou non, nous devons dire qu'il eſt écrit avec plus de légèreté & d'agrément, que les autres Œuvres de ce Guériſſeur. Celui qui écrit parle au nom de M. D.; c'eſt pourquoi on ne doit point être étonné s'il met encore en avant ſa penſion du Roi, & s'il dit qu'il n'a jamais manqué un ſeul malade dans ſa vie. Il tombe avec le dernier acharnement ſur M. Aſtruc, pour ſe blanchir de la qualité de Charlatan, que celui-ci lui avait donnée; il lui diſpute en revanche ſes qualités : après maintes perſonnalités, il fait la plus vigoureuſe ſortie contre les Médecins, & il pouſſe ſa pointe juſqu'à dire que ceux qui gliſſent ſur le parquet de Vénus, ont recours aux Chirurgiens pour ſe faire panſer de leur chûte. Quel trait d'imagination! On le paſſe en faveur de la nouveauté. Il revendique enſuite, au nom des Chirurgiens, le traitement des maladies vénériennes, comme leur appartenant de droit, les Médecins étant tout-à-fait étrangers ſur ce terrein. Nous ne nous étendrons pas plus ſur cet article, qui doit avoir acquis à ſon Auteur Anonyme, un logement *gratis* aux Petites-Maiſons. Nous devons cependant dire en réparation pour M. D. qu'il a déſavoué hautement cet Ecrit dans le Mercure de France du mois d'Octobre 1741, page 228.

*Lettre de M. Dibon, à M***, Docteur en Médecine; dans laquelle il répond aux reproches d'un Anonyme, Défenſeur de M. Aſtruc.* 1742, *in*-12. 95 pages.

1742. Tous les Ouvrages polémiques n'enrichiſſent nullement l'Art. Je prétends même qu'ils ne tendent qu'à le profaner, le faire déprifer, & à préparer à rire aux dépens des Athlètes. Je ne fais en vérité pourquoi M. Aftruc avait relevé le premier l'Ouvrage de M. Dibon, *fuite de la defcription &c.* En valoit-il la peine? Ne devait-il pas être bien perfuadé que celui-ci n'aurait pas le dernier? Ses intérêts perfonnels & pécuniaires y étaient trop compromis. Cependant cette prétendue Lettre juftificative n'aura guere plus de force que fes autres Mémoires, vis-à-vis les gens qui penfent. Il a encore recours aux belles cures qu'il dit avoir faites. Il en cite quelques-unes de gens qu'il regardait comme abandonnés: ce font des perfonnes qu'il prend au fortir des frictions; il leur donne fon remède, & en quelques jours elles fe trouvent guéries. Mais pour mieux convaincre les Connaiffeurs, n'eût-il pas été à propos qu'il ne les eût entreprifes que trois mois après avoir paffé les grands remèdes? Car on fait que le mercure agit dans le corps bien long-temps après que l'on n'en fait plus ufage; & tel fymptôme qui a réfifté pendant tout le traitement, difparaît enfuite fans qu'on y touche. Il eft bon d'être en garde contre ces merveilles qu'étalent tous les jours ces gens à fecret. Ils guériffent tous les malades, après que d'autres les ont traités, & les remèdes de ceux-ci venant à opérer, le Charlatan remporte la palme qui était due aux premiers. Ce qui aurait dû principalement faire ouvrir les yeux fur l'aftuce de M. Dibon, c'eft qu'il dit que fon remède eft fpécifique contre le fcorbut; il accufe qu'il eft compofé avec du mercure, & il eft d'expérience, d'obfervation & de fait, que le mercure eft contraire au vice fcorbutique. Nous finirons ici, ne trouvant rien d'intéreffant, comme à l'ordinaire, dans les Ouvrages de cet Auteur. Je n'aurais rien à defirer, fi après avoir fait voir l'induftrie d'un homme qui a eu quelque vogue, d'un homme qui était pensionné du Roi, un tel exemple servait de comparaison, pour faire connaître tous ceux qui de nos jours leurrent le Public & extorquent son argent, avec des titres aussi spécieux dont ils abusent.

Lettre de M. *** *Médecin de Reims, à M. d'Arnouval, Médecin à Clermont, où l'on essaie de démontrer les écarts de M. Astruc.* 15 Mai 1742, 57 pag.

1742. Autre dibonade; l'Auteur met en jeu deux Médecins qui sont censés s'armer pour sa défense, & invectiver en son honneur M. Astruc & les Médecins. Quelle absurdité, ou quelle impudence! Croit-il qu'on y prend le change & qu'on est persuadé de bonne foi que c'est un Médecin qui de sang froid se fait l'apologiste d'un Chirurgien, ou compte-t-il rendre contre les Médecins sa pointe plus piquante, en les faisant parler pour se déchirer? Sera-t-on jamais convaincu, après l'avoir lu, que la Chirurgie mérite la préférence sur la Médecine; que le Médecin passe tous ses instans dans les maisons des plaisirs; qu'un Médecin se fait l'esclave des modes & est le premier à les afficher dans une voiture commode & à ressorts bien lians; qu'un Médecin n'est que l'écho des bons mots de la ville; que le Doctorat lui tient lieu de doctrine? Comment M. D. compte-t-il prendre dans les esprits, surtout lorsqu'il s'accroche aux Médecins de la Faculté de Paris? Les Docteurs de cette ville sont-ils susceptibles d'un tel reproche (1)? Qui ignore les

(1) Je dis *les Docteurs* en général, de même que M. Dibon les a pris; car il n'est pas qu'il n'y ait quelque sujet, parmi le nombre des Docteurs de la Faculté de Paris, qui n'ait point profité des utiles leçons que l'on fait aux Ecoles, ou qui, au sortir de sa licence, préférant ses plaisirs à l'étude, n'ait perdu le fruit de ses premières veilles.

études

études que font sur les bancs, pendant deux années de licence, les Candidats qui se présentent à cette Faculté indépendamment des études préliminaires? Qui ignore que les Docteurs même des autres Universités ne peuvent s'en exempter? Qui ignore enfin la supériorité que cette Faculté s'est acquise, à juste titre, sur toutes les autres?

Suite de la description des maladies vénériennes; Ouvrage dans lequel on traite des rétentions d'urine & en général des maladies de l'urètre. A Paris, chez Delaguette, Imprimeur de l'Académie Royale de Chirurgie, rue Saint Jacques, à l'Olivier, 1748. *Avec approbation & privilége du Roi*, in-12. 228 pag. une Préface de 20.

Dans ce volume, M. Dibon nous régale de son brevet de Chirurgien de la Compagnie des Cent-Suisses, & des prérogatives attachées à cette place. Il y répond aussi à un Mémoire anonyme distribué dans le Public contre son remède. C'est pourquoi on ne doit s'attendre ici qu'à quelques mauvais propos débités çà & là, quoiqu'il prévienne dans sa Préface qu'il veut être plus modéré que par le passé. M. Naudié & M. Daran pour cette fois lui servent de blanc; c'est contre eux qu'il dresse ses batteries. Il se déclare assez ouvertement contre le premier, mais il agit avec le second à la manière des chats. Après nous avoir encore répété qu'il est pensionné du Roi, & que son remède est le remède par excellence, il annonce un nouveau secret aussi infaillible que le premier: ce sont des bougies qui guérissent en dernier ressort toutes les maladies de l'urètre, excepté pourtant les ulcères aux prostates & aux vésicules séminaires, pour lesquels elles sont impuissantes. Cette recette lui a été donnée depuis peu; (car toutes ses découvertes sont des cadeaux qu'on lui a faits). Ce remède est si certain par lui-même, que son prôneur dédaigne de rapporter aucun certificat pour constater son efficacité; 1748.

c'eſt en quoi il trouve que M. Daran a eu tort: *ſes certificats font tort à ſon bel & bon livre ; des remèdes tels que ceux-là ſe recommandent par les cures qu'ils opèrent. Le quinquina a-t-il beſoin de recommandation ?* Cependant il rapporte quelques atteſtations, malgré ce qu'il vient de dire, pour rendre la choſe plus ſenſible. La Diſſertation ſur les maladies de l'urètre eſt de la verve de ſon Neveu : car, pour lui, il ne ſe met qu'en quête de trouver des gens qui lui donnent des ſecrets, & d'autres ſur qui il les éprouve & qui le payent bien Il eſt heureux de trouver tant de gens portés de bonne volonté à ſon égard & qui lui ſacrifient leurs intérêts ; (dans ce livre il fait mention de quatre à cinq ſecrets que différentes perſonnes lui ont donnés). Il paraît que M. Dibon le neveu eſt plus généreux que ſon cher Oncle ; car dans ſa Diſſertation il donne une recette propre à faire des bougies, & laiſſe entrevoir qu'elle eſt peu différente de celle qui fait la fortune de certaines gens ; il prie ſon Oncle de n'en pas priver le Public. Comme cette compoſition ne nous paraît pas intéreſſante & qu'il ſe réſerve celle qu'il croit être la meilleure ; à ſon exemple, nous n'en gratifierons point le Public qui d'ailleurs n'y gagnerait rien. Après la Diſſertation de ſon Neveu, M. D. reprend ſon chemin & continue, ſelon ſa coutume, à marcher comme les aveugles ; ſon remède eſt unique ; il n'a jamais manqué de malades attaqués de maladie vénérienne ; il convient à tout le monde. Pour perſuader, il a écrit des volumes & des volumes encore, & cependant, p. 198, en parlant des chaudepiſſes : « En vain » imaginerait-on, *dit-il*, qu'un remède qui a » guéri un malade en guérirait infailliblement un » autre ; il faut néceſſairement diverſifier les trai- » temens ſelon les malades à qui l'on a affaire ». Je demande ſi c'eſt là s'accorder avec ſoi-même.

*Lettre de M. Dibon à M. *** au ſujet du remède*

de M. de Torrez, Médecin, pour la guérison des maladies vénériennes. A Paris, chez Augustin-Martin Lottin, Libraire & Imprimeur, rue Saint Jacques, au Coq, 1754. *Avec approbation & privilége du Roi*, in 4°. 12 pages.

Cette pitoyable Lettre a eu deux éditions; c'est la seconde que nous avons entre les mains : mais nos Lecteurs seront bientôt au fait de son contenu. M. Dibon dit qu'il a une pension du Roi; que M. de Torrez a un remède anti-vénérien, mais qu'il n'a jamais guéri personne; il lui propose un défi. Il finit, comme à l'ordinaire, par rapporter les cures qu'il opère journellement. 1754.

Seconde Lettre de M. Dibon au sujet de M. de Torrez, pour la guérison des maladies vénériennes. A Paris, chez Delaguette, Imprimeur du Collége & de l'Académie Royale de Chirurgie, rue Saint Jacques, à l'Olivier, 1754. *Avec approbation & privilége du Roi*, in-4°. 13 pag.

Seconde Lettre, second rien. Elle répète ce qui est contenu dans la première, & de plus, que les certificats accordés à M. de Torrez ont été subtilisés. C'est au sujet de cette espèce d'insulte faite à ceux qui ont certifié pour M. de Torrez, que M. Morand écrit une Lettre à M. Dibon, par la voie du Mercure de France du mois d'Août 1754, pag. 212, par laquelle il le prie, avec assez d'énergie, de ne point le fourrer dans les écrits qu'il lui plaira désormais de faire imprimer. 1754.

Troisième Lettre de M. Dibon, ou Observations sur deux prétendues réponses à deux Lettres publiées à l'occasion du remède de M. de Torrez pour la guérison des maladies vénériennes. A Paris, chez Delaguette, &c. 1754. *Avec approbation & privilége du Roi*, in-4°. 24 pag.

Celle-ci embrasse plus de terrein : M. Dibon s'acharne sur MM. Torrez, Bertrand & Mollée; 1754.

il les traite comme il a coutume de traiter ses Antagonistes. Il nous répète encore qu'il a une pension de 1000 l. & il nous fait la grâce d'assurer au Public que de sa vie il ne reprendra sa plume polémique. Dieu veuille qu'il tienne sa parole !

Réfutation de deux écrits publiés en faveur de M. de Torrez, sous les noms de Messieurs Carboneil & Bertrand, se-disans Docteurs en Médecine ; avec une réplique au sieur Mollée, Chimiste. A Paris, chez Delaguette, &c. 1755. *Avec approbation & privilége du Roi*, in-4°. 57 pag.

Le voilà déjà rentré en lice ; quel fond doit-
1755. on faire sur sa parole ? Quoi ! toujours à côté de ses engagemens ! M. Dibon accuse M. de Torrez dans cet écrit d'être pseudonyme. Il assure que MM. Carboneil & Bertrand sont des noms qu'il emprunte pour servir d'abri aux sottises qu'il lâche contre lui. D'ailleurs cette réfutation ne réfute pas grand'chose, & l'Auteur a joui du plaisir d'ennuyer, comme il lui est familier, ceux qui l'ont lu.

Témoignage public rendu à M. Dibon par Pierre de Dyn d'Anvers ; on y a joint les preuves de la cure, avec quelques reflexions concernant M. de Torrez, par qui le malade avait été manqué. A Paris, 1755. *Avec approbation & privilége du Roi*, in-4°. 24 pag.

Ce Pierre de Dyn est un laquais Flamand, du
1755. langage duquel M. D. nous régale, en nous disant avec confiance & bonhommie, dans son avertissement, *qu'on a cru devoir conserver son langage & son orthographe moitié Wallons & moitié Français, qu'ils pourraient amuser quelques Lecteurs.* Sûrement, M. D. était persuadé d'avance que cet imprimé ne serait lu que par des enfans ou des imbécilles. Pour achever à nos Lecteurs l'histoire de ce de Dyn, c'est un homme prétendu qui doit

avoir été manqué par M. de Torrez & guéri par M. D. Cet écrit, comme on sans doute, finit naturellement par une sortie contre M. de Torrez. On doit faire compliment à l'Auteur de posséder son *Don-Quichotte*. Il fait un défi au Docteur & à ses adhérens en style de Chevalerie. *Je les somme tous ensemble & chaçun en particulier.* A ce maintien noble & assuré, qui n'eût pas tremblé d'avoir à se mesurer avec ce redoutable champion?

Lettre à M. Keyser, inventeur des dragées anti-vénériennes, par M. Dibon; chez Delaguette, 1756, in-4°. 8 pag.

Cet écrit est la réponse à une Lettre anonyme adressée à M. Dibon, & dont visiblement l'objet était de le commettre avec M. Keyser. En effet, après avoir insinué que le remède de ce nouveau Praticien est égal ou supérieur à celui de M. Dibon; l'Anonyme, qui est M. Keyser ou un de ses fauteurs, ouvre l'idée d'un défi qu'il paraît desirer que les deux Artistes acceptent. M. Dibon s'adresse ici directement à M. Keyser; il répond d'abord avec un peu plus de modération qu'il n'a coutume de le faire, à l'éloge affecté qu'on fait des dragées anti-vénériennes; ensuite il accepte le défi ou le propose, en essayant de montrer les avantages qui peuvent en résulter pour le Public. 1756.

Il doit encore exister de M. Dibon une autre Lettre écrite en 1756 : mais nous ne savons ni ce qu'elle contient, ni à qui elle s'adresse. C'est, je crois, la seule pièce de lui qui nous manque.

Mémoire pour M. Dibon, écrit par lui-même, (par lui-même? De bonne-foi!) *&c. contre les impostures contenues dans un libelle anonyme en forme de Lettre, adressée à ce Praticien;* in-4°. 16 pag. de l'Imp. de la veuve La Mesle, rue de la vieille Bouclerie, à la Minerve, 1757.

Il s'agit encore dans ce Mémoire des dragées de M. 1757.

Keyser. Le libelle contre lequel M. Dibon réclame est sorti, comme il le présume, de la plume du vendeur de dragées ou de celle de ses fauteurs. M. D. lui rappelle ceux qu'il a manqués avec son remède, & qui depuis ont reçu des secours puissans du sien; il lui rappelle qu'il lui a fait un défi qu'il n'a osé accepter; il cite des certificats en faveur de son spécifique & au désavantage de celui de son Antagoniste. Il le traite enfin d'imposteur. Mais faisons une réflexion : M. D. propose un défi à M. Keyser : c'est de la réussite de ce défi que le Public doit partir pour accorder sa confiance à l'un d'eux exclusivement à l'autre : mais cette démarche ne serait pas très-juste. Tout Praticien qui n'a point de secret, sait qu'il n'est point de spécifique universel. Personne ne peut nier que M. Dibon a guéri avec le sien, personne ne peut de même révoquer en doute que les dragées ont opéré des guérisons; mais tout le monde sait aussi que les deux remèdes ont quelquefois manqué leur effet. Par conséquent, en faisant un concours, le hasard pourrait faire qu'il tombât à l'un ou à l'autre des combattans, des malades dont le tempérament serait réfractaire à leurs anti-vénériens, qui, s'ils étaient traités inversement, pourraient guérir. On jugerait cependant d'après ces épreuves, & l'on jugerait mal. D'où je conclus que plus il y aura de remèdes aphrodisiaques, plus l'art aura de secours; qu'on doit tous les laisser subsister, mais seulement qu'il serait nécessaire de s'opposer aux clabaudages de leurs vendeurs & à l'impudence de ceux qui attribuent une efficacité certaine à leurs secrets qui d'ailleurs ne sont jamais des remèdes nouveaux.

Mémoire pour M. Dibon (écrit par lui-même) contre la lettre anonyme d'un Médecin de Paris, insérée dans le Journal Encyclopédique de Février dernier, & contre la réfutation prétendue d'un im-

primé concernant le sieur de Grau, Major du Guet, distribué par le sieur Keyser, distributeur des dragées anti-vénériennes. A Paris, 1758, chez Delaguette, &c. in-4°. 20 pag.

Cette pièce est un mémoire à consulter pour intenter un procès aux Auteurs du Journal Encyclopédique & à M. Keyser, afin que les uns ayent à supprimer de leur Ouvrage périodique la Lettre insérée contre M. D. & que l'autre ait à faire rayer dans sa brochure les passages qui lui sont désavantageux. Voici le précis de ce mémoire, dans lequel non-seulement il déprise M. Keyser, mais encore ses Protecteurs. La plume élégante de M. D. donne à cet écrit un vernis tout-à-fait séducteur. 1758.

Effet singulier du mal vénérien sur toute une famille, & sa guérison, par M. Dibon; de l'Imprimerie de P. Al. Leprieur, 1759, in-4°. 10 pages.

Il s'agit d'une nourrice que son nourrisson avait infectée du mal vénérien: celle-ci l'avait communiqué à son mari, & ses trois enfans avaient partagé le même sort : rien de plus simple & de plus commun que ces accidens. M. D. en fait un phénomène & exagère le mal, afin que la bénignité & l'efficacité de son remède soient mieux en évidence. Il larde cet écrit de réflexions qui tendent à éclaircir comment la contagion a pu gagner jusqu'aux enfans. Boire dans les mêmes vases, manger les restes les uns des autres, & particulièment la bouillie que la mère porte à sa bouche avant de la donner à ses enfans, & à laquelle la salive communique l'infection, sont bien capables de transmettre cette maladie. Au ton démonstratif de M. D. on croirait qu'il dit une chose neuve, & que tout Praticien n'est pas convaincu de cette vérité. Personne ne l'ignore cependant, & il est bien malheureux pour lui, & encore plus pour ses malades, qu'il semble ne l'avoir apprise qu'en 1759.

1759. Dans cet imprimé M. D. glisse adroitement son adresse. Comment un Praticien qui travaille avec succès depuis plus de 39 ans, qui est pensionné du Roi, &c. n'est-il pas assez connu pour n'avoir plus besoin d'indiquer sa demeure à ceux qui ont confiance en lui, sur-tout avec autant de circonstances qu'il le fait, *rue Pavée, au coin de la rue Françaife, près la Comédie Italienne.*

Réplique à M. Keyser, Auteur des dragées anti-vénériennes. A Paris, 1764, 15 Novemb. in-8°. 32 pag.

1764. M. Dibon prétend que, puisque depuis 1756 qu'il propose à M. Keyser un concours pour faire juger de la supériorité de leurs remèdes respectifs, & que celui ci n'a jamais voulu l'accepter, ses dragées sont mauvaises, pernicieuses, & pernicieuses à tout jamais; qu'il doit y avoir révision de compte à l'égard des 20 mille cures qu'il dit avoir opérées. M. D. offre ensuite de lui montrer plusieurs douzaines de malades, non-seulement qu'il a manqués, mais qu'il a mis en pire état qu'ils n'étaient avant l'usage de ce remède.

Mémoire concernant différens remèdes pour les maladies vénériennes. A Paris, de l'Imprimerie de P. Al. Leprieur, Imprimeur du Roi, rue Saint Jacques, à l'Olivier, 1764, in-8°. 24 pages.

1764. Sûrement M. Dibon, en Auteur volumineux, s'est trompé de carton, & a pris un frontispice l'un pour l'autre, car dans cet écrit il n'est fait mention d'aucun remède quelconque, &, qui plus est, on n'y lit pas un mot de médecine ni de chirurgie; il dit seulement qu'il a une pension du Roi de 1000 liv. Il entre en dissertation politique, & il donne un projet pour détruire les Charlatans. On a dû passer à son grand âge ces faiblesses; si l'on avait suivi ses avis, où en aurait-il été? Il donne ici dans le néologisme; il nomme *aphrodistes* les Guérisseurs de maladies vénériennes. 1°. On dit aphrodites & non *aphrodistes.* 2°. Aphrodite est un surnom de Vénus, dont on ne fait usage en aucune langue & particulièrement en français. 3°. Quand on se servirait de ce terme, on ne pourrait dire des Médecins qui guérissent les maladies d'aphrodite ou de Vénus, qu'ils sont des aphrodites pas plus qu'ils sont des vénériens.

Lettre de M. Dibon à M. de la Place, Auteur du Mercure de France, en date du 9 Mars 1768. Extraite de ce Journal du second volume d'Avril 1768, p. 172 ; contient 7 p. in-12.

C'est une réponse au Docteur *Régnier* qui l'avait accusé d'avoir manqué un Page du Roi : M. D. prouve par deux lettres écrites par ce Page, mais non signées, qu'il avait regagné le mal & qu'il avait encore été guéri une seconde fois par son remède. Cette réponse nous paraît plus frappée que celle de M. Regnier. 1768

DIDIER DES MARETS. Traitemens des maladies internes & externes ; traduits du latin de M. LAZERME, *Conseiller du Roi, Professeur en Médecine de la Faculté de Montpellier*, avec les formules en latin & en français ; augmentés d'un traité des maladies vénériennes, par M. DIDIER DES MARETS, *Médecin de la même Faculté.* A Paris, chez d'Houry, 1754, 2 vol. in-12.

Nous avons vu le même Livre annoncé dans le Journal de Leipsic en 1753, 1754, 1763 & 1764 ; cette dernière fois seulement avec cette augmentation : *nouvelle édition revue & corrigée.* Nous ignorons si vraiment il y a eu plusieurs éditions de ce livre ou plusieurs frontispices, ou si les Journalistes ont annoncé la même édition plusieurs fois. 1754.

Le Traité des maladies vénériennes est placé à la fin du second volume, pag. 383 — 443. Il est divisé en deux sections ; la première traite de la vérole, & la seconde de la gonorrhée. L'Auteur ne dit rien de neuf ni de piquant; son style même est trivial, parsemé d'expressions proverbiales & de métaphores mal appropriées, ce qui en rend la lecture insipide. L'Auteur recommande & préconise la méthode de Montpellier, c'est-à-dire, le traitement par extinction. La méthode de M. Haguenot, savoir, les frictions mercurielles entre-mêlées avec les bains, ne lui paraissent pas une route sûre. Ce que nous trouvons de meilleur dans cette première section, c'est l'avis suivant qu'il donne aux Médecins. « Il faut mettre tout en œuvre, » afin de n'avoir rien à se reprocher; n'épargner » ni examen, ni interrogatoire, ni traitement » nouveau, s'il est nécessaire, avant d'en venir » aux anti-vénériens; car pour qui passerait un » Médecin qui, faute d'avoir bien pesé toutes » les circonstances, entreprendrait de guérir son » malade d'une maladie, pendant qu'il serait atta- » qué d'une autre »? Cet avis est d'autant mieux placé, qu'on sait qu'il existe tels guérisseurs qui voyent la vérole dans toutes les maladies. Elle est un Prothée, il est vrai: mais dans des cas équivoques, il faut que les remèdes ordinaires ayent manqué leur effet avant que de recourir aux anti-vénériens, à moins que l'aveu du malade ne donne au Médecin les plus grands éclaircissemens. La gonorrhée n'y est point aussi traitée d'une manière neuve, mais ses principes n'en sont ni moins sûrs, ni moins sages. Il distingue, avec tous les bons Praticiens, cet accident en trois périodes. Dans le premier il ordonne les calmans & les anti-phlogistiques; dans le second, les décoctions des bois ou les frictions; dans le troisième, les toniques ou balsamiques.

DIENERT, *Docteur-Régent de la Faculté de Médecine de Paris*. Extrait du discours prononcé devant MM. les Docteurs-Régens de la Faculté de Médecine en l'Université de Paris, touchant une liqueur fondante, en l'assemblée tenue le 4 Novembre 1755 au Ecoles de Médecine, pour le *prima-mensis*, imprimé chez Quillau.

M. Dienert, dans ce discours, parle d'une liqueur fondante de son invention, dont les effets 1755. sont admirables dans les maladies qui dépendent du vice de la lymphe, comme obstructions du bas-ventre, dartres & autres affections cutanées, pâles-couleurs, tumeurs dures, certaines cataractes, & même les maladies qui dépendent du vice vérolique & scrophuleux. Cette liqueur est une dissolution d'un demi-métal connu & très-usité, par le moyen de quelque substance tirée des plantes, ce qui est plus ami de l'homme que les autres préparations qu'on avait pû faire. La liqueur est très-douce dans son opération, tant intérieurement qu'extérieurement, car on l'emploie & par la bouche & en topique. M. Navier, Médecin de Châlons-sur-Marne, a fait des épreuves & des analyses sur ce remède, & prétend avoir découvert qu'il n'était que du mercure dissous par un acide végétal, tel que celui de l'oseille; ces réflexions paraîtront dans les Mémoires de l'Académie des Sciences.

Lettre à l'Auteur du Mercure de France, par M. Chomel, Doyen de la Faculté de Médecine, en date du 26 Janvier 1756; extraite du volume de Mars même année, page 104, in-12.

M. Chomel, au nom de la Faculté, prie le 1756. Journaliste, qui avait annoncé l'extrait du discours précédent dans le volume de Janvier, pag. 87, de rendre public son désaveu touchant la prétendue liqueur fondante de M. Dienert, des vertus de laquelle elle n'a nulle connaissance, & qui n'a son attache en aucune façon.

Deux Lettres à l'Auteur du Mercure, par M. Dienert, l'une en date du 12 & l'autre du 14 Mars

1756; extraites du 2e volume d'Avril, pag. 77 & 80, l'une de 3, l'autre de 5 pag. in 12.

1756. Dans sa première Lettre, M. Dienert reproche au Journaliste de s'être élevé avec aigreur contre lui, d'après la Lettre du Doyen de la Faculté. Il est fort étonné que sur une Lettre vague de la part de la Faculté de Médecine, on l'accuse d'avoir dit que son remède a les suffrages de sa Compagnie, quoiqu'il sache le contraire. Il ne s'est jamais flatté que d'avoir fait le 4 Novembre 1755, en l'assemblé tenue aux Ecoles pour le *prima-mensis*, le discours dont l'extrait certifié par M. Chomel, Doyen, a été imprimé chez Quillau. Son principal objet consiste dans l'annonce d'un problême proposé aux Curieux à résoudre. Le voici : la liqueur fondante qu'il a inventée est une nouvelle union d'une matière végétale avec le mercure, combinaison si intime, qu'il en résulte une solubilité parfaite, une vertu anti-septique & une efficacité dans les vices de la lymphe, & d'autant plus certaine, qu'elle n'est point sialogogue, mais diurétique. S'il est vrai, ajoute M. Dienert, que son remède n'ait pas l'attache de la Faculté, cependant, comme il est persuadé de sa vertu, il est obligé, pour le bien public, de travailler par des expériences suivies, à former une chaîne qui mène à cette attache. Certainement la Faculté n'a jamais fait de délibération pour y mettre obstacle. Voilà le précis & les mêmes termes dont M. Dienert s'est servi dans sa première Lettre. Dans la seconde, il est question d'une cure du premier ordre, opérée avec la liqueur fondante sur une femme affectée d'un gonflement cancéreux au nez avec carie, occasionné par un levain vérolique. Sans les bornes qu'une Lettre lui prescrivent, il rapporterait d'autres guérisons non moins heureuses.

Précis de la démonstration de la propriété de la liqueur fondante de M. Dienert, Médecin. Extrait du Mercure de France du mois de Mars 1758, p. 85 : contient 8 p. in-12.

M. Dienert parle ici à la troisième personne; 1758.
il annonce son petit Ouvrage intitulé : *Démonstration d'une nouvelle liqueur fondante pour les maladies de la peau, soit qu'elles viennent de la vérole; soit qu'elles dépendent de tout autre vice de la lymphe.* Il répète ici presque tout ce qu'on a vu dans les extraits précédens. Ce précis est terminé par un certificat de M. Guilbert de Préval, son Confrère. Nous n'avons point entre les mains l'Ouvrage qu'il annonce ici; mais, par tout ce qui est dit ci-dessus, on présume assez ce qu'il renferme.

DIEUZAIDE, *Chirurgien.* Lettre sur les effets surprenants du mercure de M. de Torrez, *Médecin &c.* à M. Morand, *Ecuyer, Chevalier de l'Ordre de S. Michel, Secrétaire perpétuel de l'Académie Royale de Chirurgie, &c.* 10 pages in-12, sans nom d'Imprimeur, ni du lieu de l'impression.

Il paraît par cette lettre, que M. Morand avait
nommé M. Dieuzaide son Prévôt, pour examiner 1754.
les effets du remède de M. Torrez. M. D. lui en rend compte avec la soumission & le respect dûs à la supériorité du Chirurgien célèbre, & il lui assure que les sept sujets qu'il a vu traiter par M. de Torrez, sont tous sortis triomphans de ses mains. M. D. fait une légère échappée sur la nature du mercure que le Médecin Espagnol employe; mais il laisse ce problême à résoudre à M. Morand.

Cette même lettre se trouve aussi dans le Mercure de France, Janvier 1754. p. 199.

DIONIS (Carolus), *Doctor-Med.* *V.* GEVIGLAND.

DOBEZENSKY (Jacobus-Johannes-Wenceslaus), *de Negreponte, Profess. extraord. in antiquâ Pragensi & P. T. Univ. Prag. Magnif. Rector.* Observatio 80, p. 161, miscellanea curiosa sive ephemeridum... Academiæ Naturæ curiosorum decuriæ I, annus primus, anni 1670. Francofurti &

Lipsiæ, 1684. *De illustrissimi hypocondriaci morte miserâ ab inunctione mercuriali.*

1684. Le bourreau, comme l'appelle D., qui avait frotté le malade hypocondriaque qui fait le sujet de cette observation, se servait d'un onguent fait avec la farine & l'huile de bayes de laurier, la céruse, le mastic, l'alun brûlé, l'oliban, le mercure crud, l'axunge & le camphre. Il avait frictionné son malade sans précautions ni préparations. L'Auteur regardait le mercure comme un poison froid, qui demandait à être administré avec la plus grande prudence & la dernière attention.

☞ DOLŒUS (Joh.) *Conciliar. ac Archiat. Hasso-Casselan. S. R. J. Curiosor. Colleg.* Encyclopædia Medicinæ Theoretico-Practicæ, &c. Amstelodami, 1686.

1686. On lit dans cet ouvrage, *lib.* 3, *pag.* 472 — 492, le chapitre quinzième qui traite de la vérole, de la gonorrhée & de la pollution nocturne. D. définit la vérole, une discrase des humeurs, consistant dans une acidité volatile corrosive. Il distingue deux espèces de gonorrhées, l'une virulente, & l'autre simple; celle-ci peut aussi devenir virulente si elle dure trop long-temps, parce que la matière séminale se corrompt, devient jaune & acquiert de la virulence. Cette idée a été adoptée par un Anonyme Allemand, *Voyez* pag. 91 & suiv. La semence qui coule dans la gonorrhée simple est aqueuse, & ressemble au blanc d'œuf: la consomption & l'impuissance en sont les suites. La pollution nocturne est l'éjaculation sensuelle de semence produite par les rêves flatteurs. Cette espèce de maladie est étrangère à notre matière. La partie affectée dans la gonorrhée, est la lymphe & le sang, & particulièrement les vésicules séminaires qui peuvent facilement être corrodées par l'acidité rongeante du virus vénérien. Le diagnostic de la gonorrhée & de la vérole que l'Auteur rapproche presque dans la même classe, est celui que tout le monde connaît. L'Auteur dit que le plus souvent le mal vénérien est communiqué par le coït; que les humeurs âcres sont reçues dans les pores du méat urinaire & des glandes prostates, que ces pores sont rongés par cette humeur; d'où il arrive que la semence coule spontanément : l'infection enfin gagne le sang par la voie de la circulation: mais l'Auteur enchérit encore sur la facilité que Boerhaave a donnée au mal vénérien à se dissémi-ner; il a vu un Jardinier homme de probité & pieux, qui n'avait jamais eu commerce avec aucune femme, être attaqué de cette maladie, par sa manière de vivre, & par l'intempérance de l'air. Il a connu aussi un Bouvier qui est mort en prison, justement affligé de ce mal cruel, pour avoir eu un commerce infame avec des individus insolites. D. passe ensuite au prönostic de cette maladie, qu'on sait être plus ou moins fâcheux, selon son plus ou moins de malignité, selon son ancienneté ou sa nouveauté. Il parle ensuite de la cure diététique, qui est à peu près celle que tous les Auteurs prescrivent; vient après, la cure pharmaceutique; l'Auteur rapporte les méthodes de Paracelse, d'Helmont, de Willicius, de Sylvius, de Cartésiani, tel qu'il l'a fait pour leurs opinions; il expose ensuite la sienne. Il a en vue dans la cure de cette maladie, de corriger le sang & la lymphe, & de tempérer, par des alcalis appropriés, l'acide du virus vénérien, soit qu'il soit fixe ou volatil; & de le chasser par les sueurs, ou la salivation, ou les urines, ou par les selles. Les sels volatils balzamiques, les huiles aromatiques, les absorbans, les résineux, ou les bois, ou les écorces, ou les resines mêmes, ou les gommes, ou leurs huiles distillées, dépurent le sang, & absorbent les sels corrosifs. Les résineux, les absorbans, les anti-scorbutiques doux, & les mercuriaux atténuent le vice vérolique. Les antimoniaux diaphorétiques, en purifiant le sang, évacuent les humeurs par les sueurs, ainsi que les décoctions des bois résineux. Les diurétiques les moins échauffans, (ceux qui le sont trop augmenteraient le mal) & les balzamiques excitent les urines. Le mercure seul, donné intérieurement & extérieurement, procure la salivation. Ainsi les deux méthodes principales pour guérir cette maladie, sont les sueurs & la salivation. La saignée n'est point nécessaire, à moins qu'il n'y ait indication; il donne plusieurs formules de purgations. Ensuite, il passe à l'usage des bois & racines de gayac, de sassafras, d'esquine & de salsepareille. Si cette méthode paraît trop ennuyeuse, on peut se servir des alcalis volatils, des absorbans: tels sont les sels volatils de crâne humain, de succin, les essences de salsepareille, de sassafras, la teinture de bézoard, les différens bézoards antimoniaux, &c. Quand le mal est à un degré éminent de malignité, on doit avoir recours au mercure; mais avec précaution, à cause des accidens qu'il peut occasionner. Il donne le mercure doux avec le turbith minéral, pour provoquer la salivation. Voilà en raccourci le sentiment & la méthode de D. Je ne conseillerai point ici de pendre cet Auteur pour modèle, & d'accorder sa confiance, tant à ses principes qu'à sa méthode que nous croyons peu sûre, si même quelquefois elle n'est dangereuse.

DOSSY, THEORY AND PRACTICE OF CHIRURGICAL PHARMACY: COMPREHENDING A COMPLETE DISPENSATORY FOR THE USE OF SURGEONS; WITH EXPLANATORY AND CRITICAL NOTES ON EACH COMPOSITION; AND AN INTRODUCTORY INQUIRY CONCERNING THE PARTICULAR INTENTIONS OF CURE, IN WHICH REMEDIES ARC APPLIED, OR ADMINISTRED; AND THE NATURE, AND MEDICINAL EFFICACY, OF THE SEVERAL SIMPLES SUBSERVIENT TO THEM. London, *Perintd*

For

For. J. Nourse 1761, *in*-8°. *C'est-à-dire*, Théorie & Pratique de Pharmacie Chirurgicale; Dispensaire complet à l'usage des chirurgiens; avec une explication & des notes critiques sur chaque composition; &c.

Le nom de l'Auteur n'orne point le frontispice de cet ouvrage; cependant on sait qu'il est dû à 1761 M. Dossy. Dans la seconde partie, p. 233, on trouve la formule des bougies de Daran. La voici: prenez cire pure, huit onces; blanc de baleine, trois onces; axunge de porc, deux onces; huile d'olive, une once; céruse, quatre gros; faites du tout un onguent selon l'art. Si on veut les rendre caustiques, on ajoute à la composition ci-dessus un gros de mercure précipité rouge; & on y trempe seulement le bout de la bougie à la hauteur d'un demi-pouce. Nous n'assurons point que cette recette soit celle de M. Daran; mais au moins nous pensons qu'elle l'équivaut. p. 438 de la même partie, il donne la teinture du mercure sublimé-corrosif. Mercure-corrosif, dix grains; esprit de vin rectifié, une chopine; on met le tout dans une bouteille, on secoue à plusieurs reprises: le sublimé se fond bientôt, & forme une teinture que l'on verse par décantation de dessus une très-petite quantité de sédiment qui se précipite au fond. La dose est d'une cuillerée à prendre deux fois le jour, soit dans un verre d'eau, soit dans une chopine de décoction de salsepareille. L'Auteur ajoute par réflexion que la solution du sublimé-corrosif a été plusieurs fois introduite dans la pratique médicinale, contre les maladies vénériennes, & que dans la suite elle a été négligée. Nous savons bien que plusieurs Empiriques en ont essayé l'usage à différentes reprises, & que souvent leur pratique n'a pas été couronnée par d'heureux succès, ce que l'on doit attribuer à leur manière de l'administrer, plutôt qu'à la qualité du remède: mais aussi nous n'avons vu nulle part, que depuis que les vrais Médecins se sont emparés de ce médicament, son usage ait été suivi d'accidens funestes. Nous croyons donc que M. D. eût dû ici citer ceux qui l'ont employé, & ceux qui l'ont abandonné. Il dit ensuite, qu'il est vrai qu'il fait souvent disparaître les symptômes, que quelquefois même il détruit la cause de la maladie; mais que c'est à tort qu'on le dit un remède immanquable, quand il est donné seul, puisqu'il n'est que palliatif & empêche seulement les symptômes de paraître, ce qui fait que le mal couve au dedans, fait des progrès, & se produit ensuite en faisant les plus grands ravages. Il observe que la solution de sublimé est plus efficace lorsqu'on l'unit à la décoction de salsepareille; les frictions mercurielles sont, selon lui, préférables à ce remède; mais dans les cas où cette dernière méthode ne peut pas être suivie à cause de quelques circonstances particulières, ou qu'il résulterait quelque inconvénient du traitement par la salivation, ce qui peut arriver lorsqu'on le met en usage, de maniere à le rendre aussi efficace qu'il le faut, il est à propos d'user du sublimé. L'incertitude de la guérison du malade n'est pas le seul désavantage attaché à ce remède; il en est un autre dans son administration: il donne presque généralement des coliques aux femmes, & souvent aux hommes; il fait rendre quelquefois du sang par les selles, même lorsqu'on n'a eu que peu ou point de coliques. Il y a peu d'avantages à en attendre quand on y a recours comme à la dernière ressource, lorsqu'on ne le prend pas pendant un temps considérable. Pour diminuer les inconvéniens qu'il cause, on le donne lorsque l'estomac est plein, parce que cette solution étant mêlée avec la masse des alimens, n'agit pas sur ce viscère avec toute sa puissance corrosive. Nous nous sommes étendus un peu longuement sur la manière de penser de M. D. à l'égard du sublimé-corrosif, parce que nous nous sommes fait une loi de parler avec impartialité sur les remèdes, même que nous adoptons davantage, d'autant que nous ne voulons épouser aucune méthode, & que si nous en préférons quelques-unes, c'est après avoir scruté tous les sentimens, & nous être étayés de l'expérience.

DRAN, (Henri-François le) *de la Société Académique des Arts, Chirurgien Juré à Paris, ancien Prévôt de sa Communauté, & ancien Chirurgien-Major de l'Hôpital de la Charité, Démonstrateur en Anatomie dans le même Hôpital.* Observations de Chirurgie, auxquelles on a joint plusieurs réflexions en faveur des Etudians. 2 vol. à Paris, chez Charles Osmont, Imprimeur-Libraire, rue S. Jacques, à l'Olivier, 1731. *Avec Approbation & Privilége du Roi.* in-12.

Cet Ouvrage précieux contient les meilleures Observations en tout genre; & les Etudians en Chirurgie ne peuvent guère s'en passer. Il y a peu de choses qui regardent la maladie vénérienne; cependant on lit Vol. II. pag. 216—221, deux Observations d'abcès fistuleux vérolique à l'anus. Ils tendent à démontrer que les abcès à cette partie ne peuvent se guérir, avant qu'on ait corrigé le virus vénérien par les remèdes appropriés. Cette pratique opposée à celle de Hildan, qui avait pour principe de remédier aux accessoires avant d'attaquer la cause du mal, me paraît plus naturelle, plus sûre & mieux fondée. Il remarque aussi que les abcès qui se font près de l'anus, & qui percent seuls, dégénèrent avec le temps en fistule, & qu'il s'y fait des callosités; & il dit que si les vieilles fistules vêroliques ou non-véroliques ont des callosités, & qu'elles ne cèdent point à un traitement méthodique, il faut faire l'opération à la suite des remèdes appropriés. 1731.

Dran, (le) *Maître & Membre de l'Académie Royale de Chirurgie, & Chirurgien Conſultant des Armées du Roi.* Lettre en Réponſe à M. ***, ſur la diſſolution du plomb dans la veſſie, 1750. *in*-12. 22 pages.

1750. Quoique cette Lettre ſoit un peu étrangère à notre ſujet, puiſqu'il s'agit d'une ſonde caſſée dans l'urètre, & qui a coulé dans la veſſie, cependant nous en ferons mention ici, parce que c'eſt un accident qui peut arriver en introduiſant la ſonde chez quelqu'un attaqué de dyſurie, ſtrangurie, &c. & bien des Chirurgiens ſeront charmés de faire leur profit des ſavantes Remarques de M. le Dran. Cet Auteur avait délivré M. de Poinſable, Gouverneur de la Martinique, d'un bout de ſonde de plomb que celui-ci s'était caſſée dans l'urètre, en ſe l'introduiſant. M. le Dran ne lui fit aucune opération, & ſe contenta de lui faire couler dans la veſſie une quantité ſuffiſante de mercure, qui eſt le parfait diſſolvant du plomb. M. de Poinſable véritablement guéri retourna dans ſon Gouvernement; quinze mois après il mourut. Les Chirurgiens du pays, jaloux d'une cure qu'ils n'avaient pas eu l'eſprit d'imaginer, firent l'ouverture de ſon corps; ils gliſſèrent adroitement dans la veſſie du mort un morceau de ſonde, & s'écrièrent enſuite qu'elle n'avait point été diſſoute, que M. le Dran était un ignorant & un impoſteur; ils dreſsèrent un procès-verbal du corps étranger qu'ils prétendirent avoir découvert, & le rendirent public. On voit aſſez combien M. le Dran était légitimement autoriſé à revenir contre une pareille inculpation, & à défendre une cauſe auſſi juſte que la ſienne. C'eſt en conſéquence qu'il a écrit cette Lettre. Il fait voir d'abord combien de fois le mercure lui a réuſſi dans cette occaſion : il rapporte deux certificats, (non de ces certificats dont nous parlons dans preſque toutes nos Analyses) mais des authenticités des gens les plus respectables, des Vernages, Astruc, Procope, Poissonnier, Bercher, Lalouette, Puzos, Chauvin, Audouillé, Gervais, &c. &c. &c. qui ont vu & suivi le plus exactement les effets prompts de cette réussite. Il se sert ensuite des propres armes (leur procès-verbal) des Chirurgiens insulaires, pour les fustiger de la grande maniere. Il a démontré clair comme le jour, par leurs mots, qu'ils ne se doutent pas de l'Anatomie, qu'ils n'ont pas la moindre teinture ni de théorie, ni de pratique; qu'ils ne sont enfin que de vils calomniateurs. Si toutes les Lettres dont nous faisons mention dans cet Ouvrage, tendaient toutes au but de celle-ci, nous aurions autant de plaisir à les analyser, que nos Lecteurs en auraient à voir triompher la vérité qui sait toujours démasquer le crime.

Consultations sur la plupart des Maladies qui sont du ressort de la Chirurgie; par M. le Dran, Maître en Chirurgie, ancien Directeur de l'Académie Royale de Chirurgie à Paris, de la Société de Londres, ci-devant Chirurgien en chef de l'Hôpital de la Charité, &c. à Paris, chez P. Fr. Didot le jeune, 1765. *in*-8°.

Ces Consultations ne le cèdent point en bonté 1765.
aux Observations du même Auteur, desquelles nous avons parlé; au contraire, on y distingue un Maître plus assuré dans sa pratique. Il y a dans cet Ouvrage plus de pièces relatives à la matière que nous traitons. Page 34, *Carie au femur*; le résultat de cette guérison prouve que le mal vénérien reste long-temps caché, avant que de se manifester par des signes très-sensibles. Page 41, *chaude-pisse*; il s'agit d'un homme chez lequel la gonorrhée ne s'est déclarée que trois semaines après l'avoir acquise. M. le Dran conclut que cette chaude-pisse pourrait être un symptôme de vérole. Où était, *dit-il*, le virus qui a été trois semaines à se

manifester? Il existait. Au surplus, continue-t-il, on peut employer les remèdes ordinaires : si elle y résiste, c'est une preuve convaincante de la présence du vice vénérien. Page 179. *Ecoulement léger & passager par la verge.* Cet écoulement était de couleur verte ; il dura pendant huit jours, & s'arrêta ensuite. M. le Dran décide qu'il était provenu d'un commerce impur, & non d'échauffement, puisqu'on ne voit jamais les Epoux se plaindre de ces écoulemens après les premières nuits de leur noces, & qu'il peut arriver que s'étant arrêté seul, le vice vérolique ait reflué dans la masse du sang; cependant ce symptôme seul ne suffit point pour mettre le malade à l'usage des anti-vénériens, puisqu'on ne peut décider sur des demi-preuves, qu'un homme a la vérole. Page 359, *tumeur au testicule.* Page 361, *tumeur à la cuisse.* D'après les accidens desquels il est fait mention dans ces deux Consultations, l'Auteur remarque que dans la pratique, on voit souvent des maladies bizarres causées par le virus vénérien, sans qu'il soit annoncé par aucun des signes connus de tout le monde. Voilà les principales Consultations où il soit fait mention de la maladie de laquelle nous avons à parler.

1764. DRILHON, (Jac. Franc.) Questio medica, *de innocentiâ, sufficientiâ, utilitate, præstantiâ hydrargyrosis ex compositis mercurialibus salinis intùs exhibitis, in curatione morborum venereorum.* Gabri. Franc. Venel, Prof. Med. præside. Piscenis 1764.

DUNCAN, (Andrew) *M. D. Fellow of the Royal College of phisicians, Edinburgh.* Observations on the operation and use of mercury in the venereal disease. *C'est-à-dire*, Observations sur la maniere d'agir & l'usage du mercure dans les maladies vénériennes.

Longè mihi potior cura est veritatis quàm novitatis.

Morgagni.

Edinburgh : printed for. a. kincaid and W. creech; and for t. cadell in the strand, and J. Murray in fleetstreet, London, 1772. *in*-12. 175. pages.

Ces Observations en forme de Traité, sont divisées en sept Chapitres. 1°. *Des propriétés du mercure en général.* M. Duncan lui reconnaît différentes propriétés, selon ses différentes préparations. Tantôt il agit comme émétique, tantôt comme diaphorétique, tantôt comme altérant, &c. 2°. *Il n'est pas vrai que le mercure guérisse les maladies vénériennes par l'évacuation.* 3°. *Le mercure est-il réellement l'antidote du mal vénérien?* Il reconnaît que ce minéral peut parvenir à détruire le vice vérolique, lorsqu'il est administré par une main prudente : mais ce remède ne parvient point à déloger l'ennemi par aucune évacuation : ce sentiment est soutenu par une longue théorie, dans laquelle M. Duncan fronde avec esprit une grande partie des opinions reçues. 4°. *Des différentes préparations & usages du mercure.* Il fait dans ce Chapitre l'énumération des différentes préparations de mercure connues. 5°. *Des préparations les plus convenables.* Il met au nombre des préparations les plus convenables, la pommade mercurielle, les emplâtres, choses qui touchent immédiatement au mal; il reconnaît aussi les fumigations pour être quelquefois utiles, mais il recommande beaucoup de sagesse dans leur administration, & il conseille d'ajouter le précipité rouge, a l'onguent basilic, & d'employer l'eau phagédénique pour la cure, des ulcères fongueux & calleux. 6°. *De l'action des préparations mercurielles dans le corps humain.* Il explique ce mécanisme avec sagacité. 7°. *Des*

1772.

précautions que l'on doit prendre quand on employe le mercure. Les règles que M. D. prescrit prouvent un homme prudent, & consommé par l'expérience.

DUVICQ, *Docteur en Médecine.* Instruction sur l'usage d'un remède spécifique anti-vénérien, dans lequel il n'entre point de mercure, ni aucune de ses préparations; *in*-12. 8 pages, 1766. Il y a plusieurs éditions de ces affiches de différentes dates.

1766. Si un Juge prévarique, il est puni plus sévèrement qu'un Particulier; si un Officier commet une action déshonorante, il est chassé de son Corps: & pourquoi n'en est-il point de même dans tous les états? Un Médecin qui non-seulement autorise le charlatanisme, mais encore qui se fait Charlatan lui-même, qui s'affiche à la face de tous ses Confrères, & de l'Univers entier: qui fait répandre sur le Pont-Neuf de vils imprimés, remplis de cures prétendues, & presque impossibles, & où il donne publiquement son adresse, ne devrait-il pas être dégradé du titre de Docteur, & relégué dans la classe rampante de ces Jongleurs qui s'échafaudent en place publique pour débiter leur baume? Il me vient une idée, & c'est un moyen infaillible pour détruire sur le champ l'empirisme. Qu'on oblige tous ces gens qui font distribuer des affiches par les rues & les endroits publics, de quitter les noms pompeux & éblouissans de Médecin, Chirurgien du Roi, Privilégié, Chimiste, Botaniste, &c. & de prendre celui de Charlatan; peut-être y en aura-t-il peu qui voudront se décorer de cette qualité. Au surplus, M. Duvicq pourrait être dans la classe de ceux qui la prendraient. Ces affiches distribuées dans tous les carrefours ne sont susceptibles d'aucune discussion. M. *Marges* donne ainsi la recette de M. Duvicq, dans son Livre intitulé: *Examen & Analyse Chimique*, &c.

résine de gayac, huile de sassafras, huile de tartre par défaillance, esprit de vin. *Voyez* MARGES. Je ne vois pas où gît la vertu anti-vénérienne de cette composition.

☞ ECKMANN .... Dissertatio inauguralis, *de usu & abusu medicamentorum mercurialium* ... quam, JUST. VESTI Med. dr. præside ... subjicit *G. Gotll. Eckmann* Erford. 1705. 1705.

EHRHART .... Dissertatio inauguralis *de cicutâ*, auctore *project. Joseph. Ehrhart* Rederscheim. als. A. M. Argentorati, Typis Jon. Lorenzii 1763. in-4°.

L'auteur donne l'étymologie du mot ciguë; il parle de ses différentes espèces. Il passe ensuite à son examen chimique, aux fâcheux symptômes qu'elle occasionne lorsqu'on en abuse, à son antidote. Il vient enfin à son usage, & il s'étend sur ses vertus médicinales; il cite différentes observations qui lui ont été communiquées par des maîtres de l'art; il la tient pour efficace dans les fleurs-blanches de bénigne ou de mauvaise espèce, dans les ulcères chancreux & vénériens qui ont résisté aux remèdes mercuriels. L'auteur avoue cependant que quelquefois elle n'a pas répondu à l'espoir de ceux qui l'employaient. 1763.

EHRMANN ... Dissertatio Medica *de hydrargyri præparationum internarum in sanguinem effectibus*, quam sub auspiciis divinis, præside viro nobilissimo, amplissimo, experientissimo atque excellentissimo dn. JACOBO-REINBOLDO SPLIEMANN, Phil. & Med. d. Chem. Bot. reliquæque mat. Med. Prof. pub. o. celeberr. cap. thom. con. meritiss. Societatum Cæsareæ natur. curios. Regiæ Berolinensis atque Electoralis Moguntinæ scientiarum utilium Membro, dignissimo Patrono, cognato, fautore atque præceptore omni pietatis & observantiæ cultu prosequendo, die 9 Novembris 1771, solemni eruditorum examini submittit auctor *Johannes-Fridericus Ehrmann*, Argentinensis. h. l. q. c. Argentorati ex prelo Joh. Henrici Heitzii, univers. Typogr. in-4°. 48 pag.

1771. Il n'est guère possible de lire de dissertation plus riche en érudition que celle de M. Ehrmann: elle en est hérissée; & cet ouvrage doit lui avoir coûté le plus long travail : aussi lui fait-il le plus grand honneur. Viennent ici tous nos gens à prétendues découvertes & qui veulent mettre à contribution la reconnoissance du Public, &, qui mieux est, sa bourse, qu'ils viennent; & ils verront ici les sources où ils ont puisé leur savoir, leur esprit, leurs découvertes qui, à les entendre, leur ont coûté tant de veilles & de labeurs. Les pilules *de Belloste* sont les mêmes que celles qui furent si connues sous le nom de Barberousse, fameux forban; la thérébentine servait d'excipient au mercure, & cette forme de pilules est encore plus ancienne que Barberousse, car avant lui on se servait du mercure enveloppé dans la pâte de froment. M. E. fait l'énumération, *paragraphe 6*, des différens auteurs qui ont préparé le mercure par l'acide nitreux de diverses manières; il compte Hollandus, Paracelse, Crollius, Mathiole, Helmont, Zwolffer, Maets. Gallus connaissait dans son temps le précipité rouge solaire, &c. &c. &c. Le mercure tenu en solution par un alkali est connu depuis long-temps : Severinus loue la solution de mercure dans l'alkali urineux de Quercetan connu sous le nom d'esprit de mercure, Agricola appelle diaphorétique le mercure-sublimé précipité par un alkali; Sennert, de le Boë Silvius, Unzer, Poterius, Mauritius

Hoffmann & Schrœder *pharm. Med. Chim. L.* 3. *c.* 15, nomment le mercure-sublimé préparé par le sel ammoniac & édulcoré par une effusion d'alkali & d'eau, *præcipitatum album s. closs. vomitivo-catharticum.* Viennent ensuite les célèbres Académiciens de Paris, MM. Lecomte de la Garaye & Macquer qui ont indiqué dans *a. a. R. sc. par.* 1755, *p.* 28, la manière de dissoudre le mercure par le sel ammoniac dans l'esprit de vin & l'eau. Parmi les auteurs que M. E. cite, nous reprocherons à son érudition d'avoir oublié M. Gardane, qui en 1770, a gratifié le Public de sa découverte de dulcifier le sublimé par le sel ammoniac. Il parle ensuite *pag.* 21, de ceux qui ont préparé le mercure pour empêcher la salivation. Parmi ceux qui ont cherché ces moyens, il compte MM. Querenet & Mauflatre qui en ont fait un secret; Plummer qui y joignait le souffre doré d'antimoine; Lentilius qui y joignait la pierre de Bezoard; Schreiber, Henckel, Monchau, Hermann, celui-ci en unissant le mercure au camphre *cynos. mater. med. pag.* 93. &c. &c. &c. Parmi ces différens praticiens, il oublie encore M. Raulin qui en 1756 réclama dans le Journal de Médecine l'honneur d'avoir le premier uni le camphre au mercure. Enfin M. E. parle du sublimé-corrosif pag. 26, & ne discontinue plus d'en parler avec éloge jusqu'à la fin de sa dissertation. Basile Valentin, Wiseman, Zwolffer, Mondschein s'en sont servi à l'intérieur : le premier vivait dans le quinzième siècle (1), les autres dans le dix-sep-

(1) M. Ehrmann dit que Basile Valentin vivait dans le quinzième siècle : M. le Begue de Prêle a dit dans son histoire du sublimé, p. 137, de notre Bibliographie, qu'il vivait dans le onzième ou quatorzième siècle. Voici un grand éloignement qui cependant sera difficile à rapprocher, car le temps où il a fleuri est fort incertain. Voici ce qu'Eloy

tième &. au commencement du dix-huitième. Les Facultés de Wittenberg & de Léipsic ont prononcé en faveur de ce sel : enfin, après avoir rassemblé toutes les autorités qui assurent son efficacité, autorités auxquelles il a joint sa propre expérience, il se décide en faveur de ce remède.

ELLER (Joh. Theodor.) Observatio *de ingenti marisca seu sycosi intra sinum pudoris enatâ.* Miscellanea Berolinensia ad incrementum scientiarum ex scriptis societati regiæ scientiarum exhibitis edita; continuatio III, sive tomus IV. Berolini sumptibus Joh. Andr. Ridigeri, 1734, p. 377, in-4°.

1734. L'auteur place le siége de ces excroissances, auxquelles Celse a donné le nom de fics, de marisces, de condilomes, &c. dans les houpes nerveuses de la peau, & elles étendent leurs racines dans le corps reticulaire; ou plutôt, ce sont ces houpes mêmes, dont le tissu se relâche au point de produire une éminence fort élevée. Après avoir prouvé son assertion & par le raisonnement & par l'expérience, il fait mention d'une femme qu'il a soignée qui portait à la vulve une marisce dont la grosseur excédait un gros champignon, & dont le pied était plus gros que le petit doigt. Il prit le parti de l'emporter avec le scalpel. Il arrêta

---

en rapporte dans son Dictionnaire historique de Médecine : « Quelques-uns ont écrit qu'il avait publié son Traité de » l'Antimoine aux environs du douzième siècle; d'autres » qu'il naquit en 1394; d'autres enfin, qu'il fleurit en 1415: » ce dernier sentiment est le plus suivi ». Eloy a pris ce passage dans le grand Dictionnaire de Médecine de James, *Discours historique*, *vol.* 1, *pag.* cvj. Voici encore ce qu'en dit JOANNES-MAURITIUS GUDENUS *in historiâ Erfordiensi*, *in-4°. Erfurti* 1675. « *Eâdem ætate* (scilicet anno 1413) » *Basilius Valentinus in divi Petri Monasterio vixit, arte* » *medicâ & naturali indagatione admirabilis* ». Je croirais assez cet Auteur, d'autant que Basile Valentin vécut à Erford.

l'hémorragie par les moyens connus, &c. il enleva le reste de la dureté par un léger septique. Il ne fit point d'autres remèdes à la malade qu'il ne soupçonnaît point d'être attaquée de maladies vénériennes. Cependant environ un an après, il fut appelé pour la même femme qui se plaignait de fleurs-blanches d'une nature très-âcre & très-corrosive. Ces fleurs-blanches n'étaient autre chose qu'une gonorrhée; elle avait en même temps une ophtalmie que l'auteur jugea être vénérienne. Il lui administra les remèdes appropriés, toutefois sans occasionner de salivation, & la malade se rétablit bientôt. De cette observation, d'une semblable qu'il rapporte encore, & de plusieurs autres qu'il passe sous silence, il conclut que ces sortes d'excroissances proviennent le plus ordinairement, pour ne pas dire toujours, de cause vérolique. Ces excroissances, dit l'Auteur, étaient connues des Anciens, mais on les voit bien plus fréquemment depuis que la vérole a paru & pris de l'accroissement en Europe.

ERMEL.... Dissertatio inauguralis, *de racine chinæ ejusque limitandis laudibus* ... quam HERM. PAUL. JUCH. præside ... subjiciet *Jo. Frid. Ermel.* Erford in-4°. 1753. 1753.

ESTEVE.... Quæstiones Chemicæ duodecim ab illustrissimis viris Regis Consiliariis, Medicis & Professoribus meritissimis *R R. D D. Joanne-Francisco Chicoineau*, Cancellario amplissimo & Judice; *Antonio Magnol*, decano venerando; *Henrico Haguenot*, *Antonio Fizes*, *Francisco de Sauvages*, *Francisco de la Mure*, *Francisco Imbert* præpositæ, in Aula Episcopali Monspeliensi coram illustrissimo ac venerabili *DD. Francisco-Gabriele de Pomiers de St Bonnet*, Doctore Sorbonico, Abbate Sancti Policarpii & Vicario Generali; pro Regiâ Cathedrâ vacante in Universitate Medicinæ Mons-

pelienſi, per obitum *R. D. Caroli Serane* Regis Conſiliarii Medici, & Profeſſoris meritiſſimi : quas, favente Deo, & auſpice Dei-parâ propugnabit in auguſtiſſimo Monſpelienſis Apollinis fano, triduo integro mane & ſero diebus 10, 11, 12 menſis Maii anni 1759 Ludovicus Esteve. *D. M M.* Monſpelii apud Auguſtinum-Franciſcum Rochard,
1759. in-4°. 23 pag.

Nous devons ici dire un mot d'une des douze queſtions qui furent propoſées à M. Eſteve qui concourait pour une chaire avec quatre autres Médecins ſes confrères, MM. Venel, Brouſſonet, René & Leroy qui obtint la chaire : c'eſt la ſeconde queſtion qui eſt relative à notre matière ; la voici : *an mercurius vitæ mitior fieri poſſit, & an in eo lateat magni momenti remedium, ut quibuſdam viſum fuit?* On a cherché de bien des manières à corriger la qualité délétère de ce médicament : les uns l'ont expoſé au feu & ont cherché par le mouvement à le ſéparer de l'acide du ſel marin dont il eſt ſaoulé ; les autres ont voulu émouſſer ſon acidité par le principe huileux de l'eſprit de vin : il n'eſt pas douteux, avoue, M. E. que ces moyens peuvent bien l'adoucir un peu ; mais il penſe néanmoins qu'il ſera toujours un médicament très-dangereux, & que l'on doit rejeter de l'uſage médicinal ; il eſt même banni par ceux qui préfèrent au mercure ordinaire, le mercure-ſublimé dulcifié par l'eſprit de vin, pour combattre le vice vérolique ; en effet ce médicament non ſeulement eſt pernicieux, mais encore il eſt fait de ſorte à produire dans le corps des affections chroniques & incurables.

☞ ETTMULLER (Michael), *Phil. & Med. D. hujuſque in illuſtriſſima univerſitate Lipſienſi Prof. publ. & practic. dùm viveret, longè feliciſſim. & celeberr.* Operum omnium medico-Phyſicorum editio novissima : cæteris omnibus tùm correctior, tùm auctior, tùm verò facilior. Operâ & studio *Petri Chauvin, Med. Doct. Coll. Lugd. Aggregat.* Lugduni, Thomæ Amaulry, in vico mercatorio. 1690. *in-folio.*

On lit dans le premier volume des ouvrages d'E. pages 455 — 460, *cap.* 2. *de læsâ seminis retentione & excretione*, un article qui concerne la gonorrhée. Ett. distingue deux espèces générales de gonorrhée, la gonorrhée vraie & la gonorrhée bâtarde. La vraie est l'écoulement de la propre semence, ou du moins de la matière primitive de la semence, qui le serait devenue elle même si elle eût été plus travaillée. Il subdivise cette espèce en trois autres; la première provient d'une grande abondance de semence; la deuxième d'une acrimonie non naturelle de semence; la troisième, d'une trop grande ténuité & limpidité de semence. Ces différentes sortes de gonorrhées ne viennent point de cause vénérienne. C'est pourquoi nous ne nous y arrêterons point. Il distingue en deux classes la gonorrhée qu'il appelle bâtarde & dont l'écoulement n'est point de la semence, mais une liqueur viciée: dans la première il met la gonorrhée bénigne, dans la seconde est la maligne; la bénigne est celle qui sans aucune cause manifeste, sans avoir à se reprocher aucune pollution vénérienne, prend cours d'elle-même : la matière est fluide, aqueuse, & en abondance; on la voit, dit-il, quelquefois durer plusieurs années. Elle est à l'instar des fleurs-blanches des femmes : il y a des auteurs qui l'ont nommée gonorrhée *catarale*, (c'est de-là, sans doute, que l'idée du rhume est venue à nos auteurs modernes). Cette espèce a son siége dans les prostates glanduleuses ou spongieuses de la racine de l'urètre qui entourent le col de la vessie. La cause prochaine de cette ma- 1690 ladie eſt ou l'exercice forcé du cheval, ou quelque chûte, &c. & la cauſe éloignée & ſouvent la plus vraie eſt dans l'eſtomac, ce qui fait que les perſonnes cachéctiques y ſont plutôt ſujettes, ou que ſi l'on n'apporte pas de prompts & ſûrs remèdes à cet accident, la cachéxie ne tarde ordinairement point à ſurvenir. Les remèdes intérieurs ſe réduiſent à ceux qui peuvent rectifier les mauvaiſes digeſtions, abſorber les crudités &c. les externes ſont les remèdes aſtringens & toniques qui peuvent rendre le reſſort naturel aux proſtates. On ne doit point ſupprimer cette gonorrhée, avant que d'avoir corrigé les humeurs. Mais venons à la gonorrhée virulente qui nous regarde plus particulièrement. Celle-ci eſt le réſultat d'une copulation impure: les ſuites en ſont ſouvent fâcheuſes; ſon ſiége eſt auſſi dans les proſtates glanduleuſes. On pourrait ſe préſerver de cette contagion en ſe lavant la verge avant ou après le coït avec 6 à 8 gouttes d'huile de thérébentine dans un verre de bon vin. Dans une gonorrhée virulente, Et. recommande qu'on évacue avec les purgatifs mêlés aux mercuriaux. Il rapporte les remèdes que différens Auteurs ordonnent pour ſa guériſon. L'uſage des bois, leur eſſence, le mercure doux, le précipité verd, les pilules de thérébentine, le camphre, la gomme de gayac préparé dans l'eſprit de vin tartariſé avec l'eau de plantin; & pour achever la guériſon, le baume de copahu, l'antimoine diaphorétique, le bezoard minéral & les injections faites avec le jus de plantin, le miel roſat, le mercure doux, &c. s'il arrive que le méat urinaire ſoit ulcéré. Ce traitement nous paraît trop échauffant & irritant, & l'on ſait aujourd'hui qu'une gonorrhée dans ſon premier période doit ſe traiter comme une inflammation ordinaire, par les ſaignées, les délayans, &c. & non, par les purgatifs & les mercuriaux: ces derniers ne ſont don-

nés

nés qu'au second période. A l'égard des astringens, des balsamiques, une gonorrhée bien soignée s'arrête ordinairement sans ces secours nuisibles. Ettmuller vient ensuite aux accidens qui succèdent à la gonorrhée. Si la semence sort en grande abondance hors le coït, on y remédie par les astringens. Si la semence est trop tôt éjaculée dans le temps de la copulation, on emploie l'opium auquel on peut ajouter l'ambre dans l'esprit de rose, ou l'eau de canelle. Ces remèdes sont d'autant mieux appropriés que le premier accident vient du relâchement des vesicules séminaires, & l'autre d'une trop grande fluidité de semence. Si au contraire la semence est trop tardive, ce qui provient d'un défaut d'esprits animaux, & de langueur dans les muscles éjaculateurs, il faut employer les échauffans, les remèdes qui donnent du ressort aux nerfs, les aromatiques tant intérieurement qu'extérieurement : tels sont le castoreum, l'essence de noix muscades, le macis, l'huile de gérofle, le musc, l'huile & l'esprit de fourmi. Viennent enfin les carnosités & les caroncules qui interceptent tout à fait le passage de l'urine : l'auteur prescrit pour ces accidens les bougies ; il en donne plusieurs recettes : mais nous jugeons qu'elles sont trop corrosives, & l'on sait qu'il faut à cet égard les plus grands ménagemens.

F. F.

F... (D... E...) *D. M.* Manuel anti-vénérien, ou méthode abrégée & facile pour connaître & guérir toutes sortes de maladies vénériennes ; ouvrage utile aux étudians & à ceux qui voudront s'en procurer la connaissance ; extraite des préceptes & des observations des plus grands Maîtres. A Paris, chez P. F. Didot ; A Rouen, chez Machuel ; à Falaise, chez Pistel-Préfontaine, 1769. *Avec approbation & privilége du Roi.* in-24, 80 p. & trois figures en taille-douce.

1769. L'idée des figures est fort bonne, analogue au sujet ; & l'exécution n'en est point mauvaise. La première représente l'homme entre le vice & la vertu ; la seconde, l'homme livré à sa passion ; & la troisième, l'homme dupe de sa passion. On lit en tête de l'ouvrage une petite pièce de 24 vers, adressée à la Jeunesse voluptueuse. Il ne faut point tromper l'Auteur, ils valent peu de chose ; mais on doit le lui passer en faveur du colifichet qu'il a voulu faire. Pour son petit traité, il n'est point indifférent : il n'y a rien de neuf ; mais au moins il n'a pas choisi la pire doctrine, & il ne s'est point répandu en discours superflus. Il n'adopte aucune méthode, cependant il préfère les frictions aux autres manières de guérir, il conseille la salivation pour les personnes fortes & robustes, & l'extinction pour celles qui sont délicates. Enfin, nous ne pouvons nous empêcher de dire que ce précis vaut cent fois mieux que bien des volumes qui paraissent journellement, & qui ne procurent que peu ou point de lumière à ceux qui les lisent.

FABRE, *Maître en Chirurgie, Conseiller du Comité de l'Académie Royale de Chirurgie.* Essai sur les maladies vénériennes, où l'on expose la méthode de feu M. Petit dans leur traitement, avec plusieurs consultations du même Auteur sur ces maladies. A Paris, chez Pierre-Guillaume Cavelier, Libraire, rue St. Jacques, au lys d'or ; & chez Pierre-Laurent Giffart, Libraire, rue St. Jacques, à Sainte Thérèse, 1748. *Avec Approbation & Privilége du Roi.* in-12. 344 pages.

1748. On sait quelle fut la réputation de M. Petit,

Chirurgien, pendant sa vie, pour la guérison des maladies vénériennes. M. Fabre est un de ses élèves, & ce n'est qu'après avoir pratiqué long-temps sous ce grand Maître & hors de ses yeux, qu'il a écrit cet ouvrage. Ce qu'il dit sur les gonorrhées est très-bien écrit, & je doute que nos Ecrivains modernes, qui croyent à cet égard avoir reculé les bornes de l'art, puissent donner des méthodes plus sûres & plus éclairées; tout y est détaillé, prévu, expliqué, & l'on n'a rien à desirer sur cette matière. Pour le traitement de la vérole, c'est une chose différente. M. Fabre écrivait dans un temps ou l'on ne croyait point ordinairement un malade guéri s'il n'avait salivé; lui-même était convaincu que cette manière était la seule sûre & sans reproche; il ne faut point s'étonner s'il l'adopte & la préconise. Au surplus, il n'agissait point sans raisons, & celles qu'il donne pour convaincre de l'efficacité de son traitement sont appuyées, & peuvent avoir des partisans. Les consultations de M. Petit, qui remplissent plus de la moitié du volume, ne sont point toutes aussi utiles que l'Auteur a pu se l'imaginer. C'est une redondance qui devient fastidieuse & qui n'apprend que peu de choses; mais M. Fabre est bien excusable : c'est un Elève plein de reconnaissance & d'enthousiasme pour la mémoire de son Maître, qui croit que le Public est aussi flatté d'en entendre parler, que lui de s'en entretenir.

Lettre sur les différens Jugemens que quelques Médecins ont portés sur le livre de M. Fabre, intitulé: Essai sur les maladies vénériennes, où l'on expose la méthode de feu M. Petit, dans leur traitement; *à un Chirurgien de Province. in-8°.* 24 pages.

Quoique cette lettre ne soit point datée, on voit qu'elle doit avoir été écrite en 1749: 1749.

l'essai sur les maladies &c. parut en 1748, l'Auteur du Journal de Médecine l'annonca en Janvier 1749; cette épitre est faite pour y répondre; donc il ne doit point y avoir d'incertitude sur son époque. C'est un ami de M. Fabre qui paraît épouser sa querelle, & répondre à M. Vandermonde, Auteur du Journal de Médecine, & à M. de la Virote, Auteur des Extraits de Médecine inserés dans le Journal des Savans; mais comme on sait que ces Défenseurs ne sont autres que les Auteurs eux-mêmes, nous ne faisons pas difficulté de placer cette feuille au nombre des ouvrages de M. Fabre. Nous étant expliqués sur *l'essai des maladies vénériennes*, &c. nous n'y reviendrons point ici; nous dirons seulement que M. Vandermonde s'était plus acharné sur l'Auteur que sur l'ouvrage, car il finit son extrait par trouver son livre trop cher; on sait assez que cette affaire de Commerce regarde plus le Libraire que le Journaliste. Il faut avouer en finissant, que si les Auteurs critiques étaient aussi impartiaux dans leurs jugemens, qu'un Juge doit l'être dans les siens, leurs avis acquerraient un caractère d'estime & de respect qui serait à souhaiter pour la gloire & l'accroissement de la littérature.

Traité des maladies vénériennes par M. Fabre, &c. nouvelle édition, corrigée & considérablement augmentée par l'Auteur; deux volumes. A Paris, chez P. Fr. Didot le jeune, quai des Augustins, près du pont St. Michel à S. Augustin, 1765. *Avec approbation & privilége du Roi.* in-12. le premier volume de 400, & le second, de 422 pages.

On voit des exemplaires de cette édition
1765. datés de 1768. Il serait bien à souhaiter que MM. les Libraires voulussent renoncer à ces petites ruses qui servent à induire (comme nous l'avons déjà dit) les acheteurs en erreur, aussi bien-que les bibliographes; & il est plus

malheureux pour la littérature & nos neveux, que ces derniers ſoient trompés.

Ce traité eſt abſolument tout différent de la première édition, qui cependant eſt refondue dans celle-ci. M. Fabre, pour avoir voulu y mettre trop d'ordre, a quelquefois embrouillé la matière; il s'eſt rebattu & s'eſt rendu trop diffus en pluſieurs endroits. Il tient toujours à la même doctrine; mais il l'a beaucoup plus étendue. Il recommande encore le traitement par ſalivation comme le plus sûr de tous; cependant il y met quelques reſtrictions. Il en exempte les femmes ſujettes à des révolutions ſanguines & celles qui ont les nerfs ſenſibles, les femmes enceintes, les perſonnes hypocondriaques, les perſonnes qui ſont attaquées de la poitrine, les malades qui ont pour ſymptômes de vérole, des ulcères, des caries dans la bouche, &c. mais il ne répond pas de leur parfaite guériſon. Dans les cas où les frictions ont abſolument manqué leur effet, que le tempérament du malade leur réſiſte, il ſe ſert de la panacée mercurielle, & même du ſublimé-corroſif, contre lequel il s'eſt élevé avec force, & même avec trop peu de conſidération, en attaquant M. le Begue de Prêle, qui s'eſt défendu avec plus de politeſſe & d'énergie, dans le Journal de Médecine, comme on peut le voir au mot BEGUE, pag. 139. Le paragraphe où M. Fabre prend parti contre ce Médecin érudit, ne fera jamais honneur ni à ſes connaiſſances ni à ſa modération. Quoi qu'il en ſoit, après avoir fulminé contre le ſublimé, il ſe réſout à le donner dans les cas extrêmes, mais en pilules, c'eſt-à-dire, ſous forme concrète. Il faut que ce Chirurgien nous permette de dire qu'il tient un peu à ſes préjugés, pour répéter dans cette édition une formule, qui, dans la première, avait été blâmée par tous les Maîtres de l'Art. Voyez entre autres ce que M. Aſtruc en dit dans son traité des ulcères & des tumeurs. Dans le cours de son ouvrage, il tombe assez souvent sur M. Vandermonde, qui effectivement l'avait critiqué avec aigreur & partialité, dans le Journal de Médecine. Il ne laisse pas plus en repos M. Daran dans cette seconde édition, que dans la première; il lui fait des reproches assez vrais & mérités, en disant que ses yeux étaient placés à l'extrémité de ses sondes; car effectivement on voit dans toutes ses observations, qu'il marque avec une précision surprenante, non-seulement l'endroit que l'obstacle occupe dans l'urètre, mais encore sa nature & sa forme; il dit si c'est un ulcère rond, ovale, s'il est à côté, devant ou derrière le vérumontanum, si ses bords sont unis ou élevés, &c. M. Fabre, dans la strangurie vénérienne, reconnaît bien les carnosités & les ulcères, pour être quelquefois des obstacles à la libre issue de l'urine; mais il croit que le plus souvent cet accident est occasionné par le rétrécissement de l'urètre. N'a-t-on pas vu, dit-il, le rectum se contracter près de l'anus, la vulve se rétrécir au point de ne pouvoir souffrir l'introduction du petit doigt? La même chose n'est-elle pas arrivée à la bouche, aux yeux, au nez? Cette disposition à se contracter semble être encore plus grande dans les parties qui ont été blessées ou ulcérées, que dans les autres qui n'ont jamais eu aucun mal; & c'est sans doute par cette raison, qu'il survient plus ordinairement des contractions d'urètre à ceux qui ont eu des gonorrhées. Ces contractions ne sont cependant pas l'effet immédiat des cicatrices que les gonorrhées ont pu laisser, mais l'effet consécutif du virus vénérien, puisque l'accident n'arrive quelquefois qu'au bout de dix, quinze ou vingt ans après la gonorrhée qui en est le principe. La strangurie reconnaît donc presque toujours pour cause, ou le rétrécissement du canal, ou un ſquirre à la proſtate, parce que toute cicatrice cède à la longue aux efforts réitérés qui cherchent à l'étendre; parce que les excroiſſances fongueuſes ou les bords calleux d'un ulcère peuvent être contenus dans l'urètre qui eſt ample & extenſible, & donner encore un libre paſſage aux urines; parce qu'enfin le gonflement variqueux du tiſſu de l'urètre ne réſiſterait pas juſqu'à un certain point aux efforts que les urines font pour ſortir; & les bougies que l'on emploie pour la ſtrangurie, n'opèrent qu'en ſoutenant les fibres contractées, (nous remarquerons que M. Col de Villars était de ce ſentiment, obſ. 6. 3me part. p. 137.) ou en procurant une inflammation à la proſtate, qui la fait ſe dégager d'une certaine quantité de pus qui en diminue le volume. M. Fabre a copié, de ſon aveu, le traité de M. Aſtruc, pour ce qui regarde les maladies des parties de la génération; il n'eſt pas poſſible, ſelon lui, de dire quelque choſe de mieux. Il réfute cet Auteur en d'autres endroits; & il prétend qu'il n'a point employé des raiſons aſſez fortes pour établir la préférence que mérite le traitement par ſalivation; il fallait, dit M. F. les puiſer dans la nature de la maladie, & dans la manière d'agir du remède. Nous croyons que les ſiennes ne ſont pas plus concluantes, lorſqu'il dit, avec feu M. Petit, que la ſalivation eſt une criſe de la nature, ſemblable à celles qui arrivent dans différentes maladies; M. Vandermonde avait très bien réfuté cet endroit de M. Fabre. Il fait enfin un parallèle des différentes méthodes employées pour traiter par ſalivation & par extinction; c'eſt dans ce parallèle qu'il traite aſſez mal le ſublimé-corroſif, & les dragées de Keyſer.

Traité des maladies vénériennes par M. Fabre, &c. Troiſième édition, revue, corrigée & augmentée par l'Auteur; on y a joint une table analytique des matières, contenant le précis de chaque chapitre ; prix, 6 liv. relié. A Paris, chez P. Fr. Didot le jeune, Libraire de la Faculté de Médecine, quai des Augustins, 1773. *Avec approbation & privilége du Roi.* in-8°. 586 p.

1773. M. Fabre annonce dans son frontispice qu'il a revu cette édition ; sans doute, & personne ne peut en douter. Il ajoute qu'il l'a corrigée : ah ! c'est une autre affaire, & il ne lui sera pas aisé de le prouver. Il est bien vrai qu'il a supprimé, ce qu'on lit p. 198 de la seconde édition, contre les dragées de Keyser ; sa haine est entrée dans le même tombeau qui renferme les cendres de ce Chirurgien ; mais il n'a pas agi avec autant de générosité vis-à-vis M. le Begue de Presle, car il n'a aucunement touché à cet article ; qui plus est, il demande encore une rétractation à ce Médecin, au sujet du sublimé-corrosif que feu M. Petit doit n'avoir jamais employé intérieurement. Mais ne doit-il pas avoir lu la lettre insérée à ce sujet dans le Journal de Médecine du mois de Février 1765 ? Peut-il ici en afficher cause d'ignorance ? Lui est-il pardonnable de dire : *M. le Begue, &c. vient de publier un ouvrage sur l'usage interne du sublimé-corrosif ?* Vient de publier, mais il le fut en 1763 ; il devait donc dire, *a publié*. Il en est de même lorsqu'il dit : *M. de la Sône, aujourd'hui premier Médecin de la Reine* ; il ne l'est plus, puisque la Reine est morte ; (1) il devait dire ancien premier Médecin de la feue Reine. Ce sont-là de ces fautes impardonnables, d'autant qu'elles peuvent induire les Lecteurs en erreur. Nous ne dirons rien des

---

(1) Il faut que le Lecteur fasse attention que M. Fabre parlait en l'année 1773, où il n'y avait plus de Reine ; car aujourd'hui M. de la Sône se trouve encore premier Médecin de la Reine & du Roi en survivance.

préjugés qu'on lui reproche depuis tant d'années, & dont il reste toujours entiché; cela s'appelle fronder les sentimens reçus, sans pouvoir en donner des raisons suffisantes; & cela doit étonner davantage de la part de M. Fabre; qui a vraiment du mérite. Ces différens reproches qu'on est en droit de lui faire, rendent sa première édition supérieure aux suivantes. Il lui était permis, lorsqu'il la donna, de penser comme il fait aujourd'hui; & il ne l'est pas à un homme d'esprit, de s'opposer opiniatrément pendant vingt ans aux progrès de l'Art, & de les méconnaître. Cette dernière édition n'est donc nullement corrigée; c'est absolument la même chose que la seconde. Pour augmentée, elle l'est de la table des matières, qui n'est qu'un accroissement de celle des Chapitres, mise à la tête de chaque volume de l'édition de 1765.

FÉBURE (Baron de St. Ildephont, le). Méthode familière pour guérir les maladies vénériennes, avec les recettes des remèdes qui y sont propres.

Tantùm cæca fides potuit suadere malorum!

A Paris, 1773, in-12 de 103 pages.

Tout Auteur critique doit se faire une loi de n'abuser ni les Auteurs ni ses Lecteurs; c'est avec la même franchise qu'il doit parler de lui-même; & s'il méconnaît ou tait ses défauts, il faut, ou que son aveuglement soit extrême, ou qu'il soit un ignorant dont le *sot entêtement* est la devise. La preuve la plus convaincante que j'apporterai de ma sincérité, c'est que cette seconde édition n'a à peine que le titre de commun avec la première. Ce n'est pourtant pas que d'un bout à l'autre, je condamne l'ouvrage; on peut voir les raisons que j'en donne dans mon avertissement. Je conviendrai de bonne foi, que l'origine que je donne à la vérole n'est point appuyée sur l'expérience. Je la dis être *un vice inné* 1773.

en nous ; & je reconnais le peu de solidité de cette assertion, quoique je me rencontre avec MM. Gardane & Cézan. Dans un autre endroit, j'annonce avoir trouvé le secret d'ôter au sublimé son odeur métallique & nauséabonde : rien n'est cependant moins sûr ; mais que ma faute serve d'exemple à ceux qui affirment sur la foi d'autrui. Un ami à qui je communique mes idées, me promet d'en faire l'épreuve ; & il vient m'annoncer une pleine réussite. C'est sur son rapport que j'ai écrit avec confiance, de même que j'ai induit en erreur M. de Cézan. *Voyez* CÉZAN. D'ailleurs on peut regarder ce petit ouvrage comme remplissant son objet : je l'ai fait pour être utile aux gens qui ne sont pas de l'Art ; toutes les instructions & les remèdes donnés pour se guérir sont simples & assez clairement expliqués ; on y trouve à la fin un article qui traite de la petite-vérole, & qui peut être utile. J'y parle aussi du mal Indien ; j'ai vu des pianistes, & mes secours ne leur ont pas toujours été infructueux. Ma brochure finit par un projet que je donne aux différentes Villes, pour traiter sûrement & à peu de frais les maladies vénériennes, & par ce moyen affaiblir de plus en plus ce levain morbifique. J'ai eu le sort de tous les donneurs de projets qui méconnaissent la brigue & la bassesse. J'ai parlé, & on ne m'a point écouté.

Quoique je n'eusse point écrit par ambition, j'ai pourtant eu des détracteurs. Le premier a été M. Gardane mon Censeur, qui, selon son ordinaire, garda mon manuscrit plus d'un mois. Il donnait en même temps que moi sa dernière brochure sur les maladies vénériennes, intitulée *manière sûre & facile, &c.* Le même Imprimeur fut chargé de nos deux ouvrages ; ils furent imprimés en même temps, & parurent la même semaine. Il m'accusa pourtant dans l'approbation qu'il me donna, & que je ne fis point imprimer, d'avoir plagié son ouvrage que je ne pouvais ni avoir lu, ni même connaître. Il est bien vrai que nous avons un certain air de famille; mais c'est sans doute pour la même raison que *ses recherches-pratiques*, *&c.* ont tant d'affinité avec *l'examen des principales méthodes*, &c. par M. DE HORNE. *Voy.* ce nom. *V.* aussi ROYER, *Lettre de M. Royer à M.J.J.Gardane*, *&c.* Au surplus, ce ne sont point-là les seuls reproches que M. Gardane m'ait faits; on peut les lire plus au long à son article. *Voy.* GARDANE.

J'ai encore trouvé à ma rencontre les Médecins & Chirurgiens de Bordeaux; ils m'ont traité d'empoisonneur, parce que je préconisais le sublimé-corrosif; j'ai cela de commun avec tous les hommes célèbres, ses Apologistes; & l'on sait actuellement à quoi attribuer le déchaînement de ses ennemis. Ils ont vexé un malheureux Chirurgien qui traitait suivant ma méthode, malgré le nombre de cures autentiques qu'il leur produisait, & la demande de faire encore de nouveaux essais sous leurs yeux. Un homme remplissant la première place d'une très-grande Ville, à qui j'avais envoyé une de mes brochures, m'a répondu: (c'est le précis de sa lettre), *n'est il pas à craindre qu'en annonçant votre traitement facile, vous ne multipliez le mal que vous vous proposez de guérir? N'inspirez vous pas trop de confiance à une Jeunesse imprudente qui croira pouvoir, avec votre secours, se livrer impunément à des excès déja trop communs? C'est un problême que vous voudrez bien résoudre*, &c. Quel problême! La raison & l'humanité ne le résolvent-elles pas? Est-il besoin de répéter ici la juste solution que M. Gardane en a donnée dans ses *moyens certains & peu coûteux*, *&c?* « La crainte de favoriser le libertinage, *dit cet Auteur*, cette appréhension des » ames faibles, pourrait-elle s'élever contre les

» moyens proposés ? C'est aux Théologiens à réformer les mœurs du Peuple ; c'est à la Police à » châtier les libertins ; mais rien ne saurait empêcher le Médecin de tendre aux malheureux » une main secourable ; rien ne peut détourner » les regards du Ministère, de cette portion de » Citoyens attaquée du mal vénérien. Punir les » gens débauchés par le refus des secours, c'est » laisser à un mal très-contagieux, le temps de se répandre ; c'est rendre la Nation entière responsable de la faute de quelques Particuliers. »

Dois-je, avant que de finir la nomenclature de mes petits désagrémens, relever la censure, ou plutôt la gorge-chaude qu'un pédant Bachelier en Médecine, Docteur de la dernière licence, très-jeune & très-médiocre, fit un jour fort impoliment en ma présence chez lui, où je me trouvais par cas fortuit? Il tomba sur le chapitre où je traite de la petite vérole ; il trouva mauvais & plaisant d'avoir dit : « Sans m'écarter de mon sujet, je vais » ici parler du traitement propre à la petite vérole ; » c'est une maladie cutanée, & elle peut être confondue, pour la méthode de la guérir, avec les » dartres, clous, galles véroliques ou non véroliques. » Eh bien, qu'y a-t-il donc là qui doive exciter les ris du Bachelier joyeux? La petite vérole est une maladie contagieuse que les Sarrazins nous ont transmise ; la fièvre, le mal de tête & de cœur, sont les symptômes qui l'annoncent ; mais sitôt que l'éruption est faite, ces symptômes cessent, le pus qui forme les boutons se mûrit, des escarres lui succèdent ; ils tombent enfin. Si dans le premier période de la maladie on commet quelque impéritie ou quelque inconséquence, il se fait une suppression ou une métastase, & le malade meurt ; mais que l'on commence par saigner, délayer, & qu'au second période la fièvre ayant cédé, l'éruption étant faite, on tienne le ventre libre par des évacuans; la maladie n'eſt rien, & le ſouffrant en eſt quitte à bon marché. Les dartres, les clous, la galle, s'ils ſont de nature très-délétère, s'annoncent par la fièvre & le mal de tête. On ſaigne le malade, on adoucit l'âcreté des humeurs par les boiſſons délayantes & adouciſſantes, on purge enſuite avec des minoratifs, & l'on ſoutient l'évacuation; on voit bientôt la fin de la maladie. Que l'on commence au contraire par purger le malade ſans le préparer, ou bien qu'on lui donne des toniques, des échauffans, des répercuſſifs, il arrive ſuppreſſion ou tranſlation de l'humeur morbifique, la vie du malade eſt dans le danger le plus imminent. Comparaiſon faite de ces affections, abſtraction faite de leur origine & de leurs cauſes, je ne vois rien de ridicule dans la parité du traitement; mais M. le Bachelier était bien aiſe de s'égayer, & il voulait bien me faire l'honneur de me prendre pour le plaſtron de ſes brocards. La goutte ſereine afflige ſa famille; & je crois qu'en Médecine ſa cécité eſt complette. Si elle l'était moins, il ſaurait que pluſieurs grands Maîtres ont loué l'efficacité du mercure dans la variole; entre autres BOUCHARD, *Eph. N. C. dec.* 1 *ann.* 3 *obſ.* 9. GRASSIUS, *L. C. obſ.* 56 *Act. Medic. Berol. Dec.* 1 *vol.* II, *p.* 11. HUXHAM, *Eſſay on fevers p.* 167. SPIESS. WERLHOFF, *de variol. & arthr. p.* 95 *n.* 108. CATANEUS, *Opuſc. Scientif. T.* 47. MATTHIAS TIBINGIUS recommande le mercure diaphorétique *Acad. Nat. Curioſ. Dec.* II *an.* II *obſ.* 69, *pag.* 150. le grand BOERHAAVE enfin: mais voici aſſez de citations en ma faveur; laiſſons un jeune Ecolier ſe jouer avec Hippocrate parce qu'il ne l'entend pas. Quoi qu'il en ſoit, quoique mon ouvrage ait été critiqué avec amertume, j'ai eu la douce ſenſation de le voir adopté, chéri, copié même par un Auteur Médecin de la même Faculté; je l'ai vu, choſe plus flatteuſe encore, je l'ai vu utile à mes Lecteurs, qui, dans leurs besoins, y ont trouvé des secours puissans.

☞ FEINLERUS (Gottfriedus) Wieba-thuringus, auctor & respondens submittit . . . pro licentiâ . . . Dissertationem inauguralem medicam *de mercurii in corpore humano agendi modo*. . . Præside D. IVONE-JOANNE STAHLIO, *Eminentiss. Elect. Mogunt. consil. & archiat. anatom. Chirurg. & Botan. Profess. Publ. Facult. Med. assess. ordinar. N. N. Civit. Erford. Consule & Physico*. . . . die 14 Junii 1738, Erfordiæ, Literis Heringii, Acad. Typogr. in-4°. 20 p.

M. Feinler adopte le sentiment de Georg. Er-
1738. hard Hamberger sur l'action du mercure. Il prétend que ce métal se joint & se combine avec les sels qu'il rencontre. Voici entre autres choses comment il dit que le mercure tue les vers : le mercure passe dans le sang des vers ; il empêche particulièrement la transpiration tandis qu'il reste dans leurs vaisseaux, & ces vaisseaux n'ayant point assez de force & d'élasticité pour le pousser au-dehors, ils se distendent, se rompent ; & les vers meurrent.

FELICI (Gio-Battista il Conte) *Dr. & Prof. Med.* Raccolta d'alcuni opuscoli sopra il moderno abuso del mercurio nella Medicina. In Venezia, appresso Gio-Battista Pascali 1754, in-8°. *C'est-à-dire*: Recueil de quelques opuscules sur l'abus récent du mercure dans la Médecine. Par *le Comte Jean-Baptiste Felici*; à Venise chez Jean-Baptiste Pascal, 1754.

M. F. recommande la plus grande modération
1754. & les plus grandes précautions dans l'emploi de ce remède.

FELS, *Premier Médecin & Bourg-mestre de la Ville de Schelestat.* Nouvel avis concernant son spécifique anti-vénérien ; extrait du Mercure de

France du mois de Décembre 1763, p. 133, contient 9 pag. in-12.

C'est la veuve de ce Docteur qui a obtenu un Arrêt du Conseil d'État du Roi, du 23 Avril 1763, & dont il est fait mention dans le Mercure de France du mois d'Août de la même année, pag. 138, qui donne ce nouvel avis. M. Caumont, Médecin ordinaire du Roi, en sa Compagnie des Cent-Suisses, est à la tête de ce remède & le dirige; il donne même son adresse dans l'annonce insérée dans le Mercure. Ce spécifique est un aposême dont on prend trois verres tous les jours; il est dit qu'il n'entre point de mercure dans sa composition; 24 jours suffisent pour déraciner une maladie invétérée. Suivent des précis d'observations & d'attestations dont la veuve a les originaux. M. Caumont, Prévôt de Madame Fels, voudrait-il succéder à tous égards au Chirurgien de cette Compagnie? 1763.

Avant que de finir sur le compte de M. Fels, nous devons rapporter la recette que M. Beaumé, aujourd'hui de l'Académie des Sciences, dit être celle de ce Médecin, & qu'on lit p. 235 & 938 de sa pharmacopée, édition de 1770. M. Beaumé désavoue & recommande de regarder comme non avenue la recette qui se trouve à la pag. 235, & de donner sa confiance à celle de la pag. 938. Il faut que cet Académicien ne fût pas encore bien instruit de la véritable recette de l'aposême lorsqu'on imprimait les premières feuilles de son ouvrage. Pour nous, nous n'osons point assurer que la dernière soit plus véridique. Quoi qu'il en soit, il est certain que la recette donnée par M. Beaumé est anti-vénérienne; il ne peut y avoir que les successeurs de M. Fels qui lui cherchent querelle, puisque le sublimé fait la base de la tisanne que nous allons copier, & qu'ils assurent qu'il n'entre point de mercure dans la composition de la leur.

℞ Salsepareille coupée, deux onces.
Squine, une once.
Antimoine, quatre onces.
Colle de poisson, } de chaque une once & demie.
Ecorces de buis,
lierre de muraille,

On fait bouillir toutes ces substances dans six pintes d'eau ; on suspend l'antimoine enfermé dans un nouet : lorsque la liqueur est réduite à trois pintes, on la passe & on y fait dissoudre

Sublimé-corrosif, trois grains ;

on fait boire au malade une pinte de cette tisanne par jour, en trois ou quatre verres.

M. Beaumé qui se flatte sans doute avec raison d'avoir donné des Elémens de Pharmacie corrects & bien digérés, qui réforme avec connaissance & prudence les recettes qui lui paraissent défectueuses, eût bien dû ajouter ici que le sublimé-corrosif ne peut que se diviser imparfaitement dans tous les menstrues qui ne sont pas spiritueux, ou dénués de toutes parties hétérogènes, & qu'il se précipite bientôt au fond du vase, ce qui rend le breuvage sans vertu & le dépôt fort dangereux; il eut dû recommander de dissoudre le sublimé-corrosif dans l'eau distillée, ou dans l'esprit-de-vin ou de froment, & de noyer ensuite la solution dans la tisanne, après l'avoir laissée tiédir ; l'antimoine enfermé dans un nouet & suspendu, n'est aussi d'aucune utilité.

On sait d'ailleurs que ces sortes de tisannes ne sont pas neuves : nos Anciens les ont employées sous le nom de *tisanne des bois*. Les uns n'employaient que les bois exotiques, les autres leur joignaient les indigènes, d'autres leur unissaient les minéraux résolutifs, tels que Sartorius, Güldenklee, Yvo gaukes ; Ettmuller, Veisbach, Vercelloni y mettaient l'antimoine.

M.

M. Marges décrit aussi dans son livre *analytique* à peu près la même recette. *V.* MARGES.

FENOHC. Lettre à M. Cambon, Chirurgien du Corps de S. A. R. Madame la Princesse Charlotte de Lorraine, à Mons. *Extraite du Mercure de France du mois de Novembre 1770, page 214*, contient 4 pag. in-12.

1770.

Nous ignorons la qualité de ce M. Fenohc; il nous paraît par cette Lettre qu'il est Anglais : nous l'aurions pris pour Gascon ou Languedocien à son style & à un mot qui ne se prononce ainsi que dans les Provinces qu'arrose la Garonne : on lit dans un endroit l'escrotum pour le scrotum; on sait que les Naturels de ce Pays mettent un e devant toutes les s: quoi qu'il en soit, cette lettre est faite pour annoncer le retour de M. Daran à Paris. Ce Chirurgien qui avait fleuri, comme on l'a vu, pendant plusieurs années dans la Capitale, avait arrangé ses affaires de manière qu'il fut obligé certain jour de faire une *fugue*; il passa à Londres. L'Auteur de cette lettre dit que des inventeurs de projets l'avaient entraîné dans des entreprises étrangères à ses connaissances, & que, comme il arrive souvent, les châteaux faits par ces Messieurs ne sont que châteaux en Espagne; que M. Daran, comme le plus solide de la bande, fut pris pour garant, & obligé de payer pour ses Associés (1). Il cite encore la cure du Directeur de la Manufacture de mouchoirs de Saumur, & d'autres aussi belles qu'il a faites en Angleterre, où l'on a cherché vainement à le fixer. Enfin cette Epître est une histoire abrégée de la vie de M. Daran, qui, après bien des aventures par mer & par terre, des succès & des revers, des hon-

(1) Il veut parler du canal de Provence où M. Daran a des fonds considérbles.

neurs & des chûtes, revient modeſtement, & ſans doute pédeſtrement, dans une ville où ſa voiture avait tant de fois éclaboussé des paſſans honnêtes. Quel changement! c'eſt le même homme, c'eſt le même remède : mais à préſent il végète & ſans envieux & ſans Panégyriſtes (autre que l'obligeant Anglais qui prend ici ſa défenſe); il eſt pauvre; & le ſerpent de l'envie ne ſiffle jamais à la porte d'une obſcure cabanne : les Paraſites la fuyent également. *V.* Daran.

FERMIN (Philippe), *Docteur en Médecine.* Traité des maladies les plus fréquentes à Surinam, & des remèdes les plus propres à les guérir, ſuivi d'une Diſſertation ſur le fameux crapaud de Surinam nommé *pipa*, & ſur ſa génération en particulier. A Maeſtricht, chez Jacques Lecquens, 1764, in-8°. avec fig. en taille-douce.

1764. Pag. 109, l'Auteur parle d'une eſpèce de herpe que les habitans de cette île appellent *ring-worm*; elle vient particulièrement au tour des parties de la génération. Si on la fait rentrer, elle occaſionne de fâcheuſes maladies. Ceux qui en ſont attaqués, s'ils paſſent en Europe, en ſont délivrés; mais ſitôt qu'ils retournent dans l'Inde, le même mal reparaît. M. F. emploie contre cette maladie les décoctions réſolutives & les mercuriaux. P. 117, il parle des *yaws* ou épian, maladie qui attaque particulièrement les Nègres, & ſur laquelle nous nous ſommes étendus dans pluſieurs endroits de cet Ouvrage; il la regarde, avec raiſon, comme fort difficile à guérir; il dit avoir fait des cures en faiſant prendre à ſes malades, pendant long-temps, des décoctions. Il rapporte auſſi, page 126, que l'éléphantiaſis appelé *boiſi*, eſt très-commun parmi les Nègres; il n'a jamais pu réuſſir à guérir cette affection cutanée.

FERRAND, *notable Bourgeois, Maître en Chi-*

rurgie & Chirurgien-Major de la Marine au département de Narbonne. Observations sur les différentes méthodes de traiter les maladies vénériennes; avec une nouvelle méthode de guérir ces maladies par des lavemens mercuriels.

Multùm egerunt qui antè nos fuerunt, sed non peregerunt; multùm adhuc restat operæ, multumque restabit: neque ulli nato post mille secula prædicetur occasio aliquid adhuc adjiciendi. Seneca.

A Narbonne, de l'Imprimerie de J. Besse, Imprimeur du Roi, 1770, in-4°. 103 p.

Cet écrit n'est point dénué de savoir ni d'érudition; il s'en faut bien: il ne peut même que faire honneur aux connaissances & à l'expérience de M. F. Nous sommes simplement fâchés, par rapport à lui, qu'il n'ait pas couronné l'œuvre comme un homme qui se donne le titre de cosmoplite doit ordinairement le faire, c'est-à-dire qu'il n'ait pas divulgué le secret qu'il garde devers lui, & qu'il n'ait pas rejeté le projet d'établir des bureaux de lavemens anti-vénériens. (Ce qui cependant, selon toute apparence, n'a pas eu lieu; j'en ignore la cause) La ville de Narbonne a fait les frais de l'impression de son Ouvrage: mais s'il eût agi autrement, il en eût mérité une pension, pourvu toutefois que son remède eût été une vraie découverte. 1770.

M. F. n'adopte point exclusivement de méthode particulière de traiter la maladie vénérienne: toutes, selon lui, sont utiles; le seul art consiste à les bien administrer: les sudorifiques sont bons, mais aux tempéramens pituiteux, aux complexions molles, aux gens qui ont une bonne poitrine. Les frictions mercurielles soit qu'on fasse saliver ou non, les dragées de Keyser, le sublimé-corrosif font des merveilles dans certaines occasions; les dragées réussissent, sur tout, dans les maladies invétérées qui ont résisté à l'onction. La méthode qu'il propose (les lavemens mercuriels) n'est donc point générale, mais au moins elle doit être employée le plus généralement ; elle réunit tous les avantages des autres méthodes, & n'a aucun de leurs inconvéniens. L'excrétion qu'elle procure s'opère par les urines, & il faut encore moins de préparations & de précautions qu'en usant de tous les autres remèdes. M. F. prévient en même tems qu'on ne doit point le regarder comme plagiaire de M. Royer ; le sel mercuriel dont il use est tout-à-fait différent : mais que nous l'interrompions ici pour lui demander comment il sait que son remède est différent de celui de M. Royer : l'un & l'autre sont des secrets dont il n'y a point d'apparence que les Auteurs se soient communiqué la recette : ils ne peuvent donc savoir ni l'un ni l'autre s'ils diffèrent dans leurs préparations : mais les véhicules, les apparences, les formes sont différentes ; mais ces dehors sont trompeurs & ne prouvent rien. Enfin M. Ferrand, après avoir rapporté des observations en faveur des méthodes étrangères, en cite le plus grand nombre en sa faveur, & il en cite même qui prouvent que son remède étend son efficacité plus loin que sur le mal vénérien.

FESLE. *V.* Burolleau de Fesle.

FESTE, *Ancien Chirurgien-Major de la Marine au Département de Toulon, & Pensionné du Roi.* Réponse à M. Courpier, Médecin à Londres, en date de Paris le 1 Décembre 1752. *Extraite du Mercure de France du mois de Janvier 1753* ; contient 3 p. in-12.

1753. Ce qui a mérité la confiance & le sceau de l'approbation du Public, est sujet à exciter l'envie & à réveiller la rivalité ; ceux qui ne peuvent parvenir à faire tomber dans le discrédit la chose en vogue, par les traits satiriques & la calomnie, ou qui ne peuvent réussir à faire mieux, se rangent du côté de la contrefaction & masquent des drogues souvent dangereuses, avec le voile, le nom & la réputation de ce qui jouit de l'estime générale. D'autres personnes, pour famer une chose médiocre & la mettre en crédit, crient à haute voix & se plaignent de ce que des âmes viles & frauduleuses cherchent à tromper le Public en la contrefaisant. Je ne prétends point ranger M. Daran, ni ses bougies dans cette dernière classe; nous leur avons rendu justice, mais au moins ne pouvons-nous nous empêcher de dire que la lettre de M. Feste est faite pour tenir toujours le Public en haleine, & le faire souvenir que les bougies de M. Daran sont merveilleuses. C'est donc pour avertir qu'on contrefait par-tout les sondes de ce Chirurgien, que M. F. répond à M. Courpier qui, sans doute, lui avait écrit; il lui donne le nom de ceux auxquels M. Daran a confié de ses bougies, & chez qui on peut en prendre avec confiance: c'est à St Domingue, à Leogane, au Fort St Pierre, à la Jamaïque, aux Isles Sainte Catherine, à la Barbade, à Berlin, à Vienne en Autriche, à Naples, à Lisbonne, à Genève, à Hambourg, à Hesse-Cassel, à Berne en Suisse, à Goa aux Indes orientales, qu'il envoie le pauvre M. Courpier. Quant à ses Buralistes établis en France, il dit qu'il sont trop connus pour en faire mention. Il prévient encore qu'il n'a confié ses bougies qu'à des gens de l'Art, après leur avoir enseigné la manière de s'en servir, & qu'ils ont fait sous lui leur apprentissage. Il doit en avoir bien coûté aux Chirurgiens de Goa, des Isles, de Lisbonne, &c. pour un voyage aussi long que celui de Paris, & il faut que dans leurs pays ils gagnent bien avec les bougies de M. Daran, pour pouvoir y retirer leurs frais: nous pouvons même ajouter encore qu'il faut qu'ils aient une imagination bien peu créatrice pour n'avoir pas devinés que les préparations de plomb doivent être la base des bougies de leur maître, ou au moins équivalent les siennes.

☞ FEVRE, (Joannes-Franciscus le) Bisuntinus, *D. M. in Academiâ Vesuntinâ medicæ facultatis Professor Regius.* Opera duobus voluminibus comprehensa, cum figuris. Vesuntione, apud Joannem-Baptistam Charmet, Bibliopolam, in vico magno, 1737.

De usu & abusu venæ sectionis, caput XII, pro
1737. *curandis morbis venereis, Tom. I. p. 223.* M. le F. met en principe qu'il est nécessaire au commencement d'une gonorrhée virulente, de tirer du sang du bras droit, pour remédier à l'inflammation. Il cite différens Auteurs qui ont recommandé la saignée en cette occasion, & il dit qu'on ne doit point ajouter foi au sentiment de quelques Médecins anciens, qui ont prétendu qu'après la saignée, les symptômes vénériens externes se portaient à l'intérieur. Il établit encore pour règle que, dans la curation de la vérole, avant que d'exciter la salivation, soit avec l'onguent mercuriel, soit avec la panacée, on doit toujours faire saigner le malade, ce que l'on réitère selon son âge & ses forces, & suivant qu'il est pléthorique. Il dit que cette précaution prévient différens symptômes graves, qui quelquefois surviennent dans le temps de la salivation; tels sont la dyssenterie, les urines mêlées de sang, la difficulté de respirer, l'apoplexie sanguine, la fièvre & l'ophthalmie. Il cite encore les anciens Auteurs dont les sentimens étayent son assertion. *Louis le Monnier*, dit-il, fait la saignée quand la fièvre survient durant la salivation; il blâme *Sydenham*, qui prétend que l'on peut établir le ptyalisme, sans avoir fait précéder aucune préparation, & il rapporte l'axiome

d'Hippocrate, qui prescrit de donner de la fluidité aux humeurs avant que de les évacuer.

FICHET DE FLECHY, *D. M. ancien Médecin des Armées du Roi en Allemagne, ci-devant Médecin & Chirurgien-Major des Troupes de S. A. E. Palatine, à Dusseldorp, Inspecteur Général de ses Hôpitaux, Professeur en Chirurgie*, &c. Observations particulières sur la Médecine & la Chirurgie; l'Art des Accouchemens, & les maladies vénériennes : avec des réflexions en faveur des jeunes Praticiens. A Paris, chez Michel Lambert, Imprimeur-Libraire, rue de la Harpe, 1761. *in*-12. 568 pages.

On trouve le même Livre avec un nouveau 1761.
frontispice, chez P. Fr. Didot le Jeune, Quai des
Augustins, 1765.

C'est la derniere partie de cet Ouvrage divisé en quatre, qui est consacrée aux maladies vénériennes. Elle commence page 485—539. Elle est composée de dix Observations; neuf n'ont rien de remarquable : la première fait honneur à M. de Fichet. Il s'y agit d'une maladie vénérienne de vingt-cinq années, accompagnée de fièvre vermineuse, & de gangrène aux parties génitales. Ces Observations sont précédées d'une Dissertation sur les différentes manières de traiter les maladies vénériennes. L'Auteur n'y parle que du traitement par salivation, & de celui par extinction, auquel il donne la préférence.

FICK, (Johannes-Justus) *Medicinæ pract. Fenensis.* acta nat. curios. volumen quintum. Norimbergæ, 1740. Obs. 15. pag. 66. *Lues venerea per mercurialia sine salivatione subsequente curata.*

Nous n'avons rien à dire : le titre seul de 1740.
l'Observation instruit le Lecteur. Nous remarquerons seulement que le malade qui en fait le sujet,
eut les signes précurseurs de la salivation; & qu'après
avoir fait usage du turbith minéral, ces symptô-

mes disparurent, & qu'aux dernières doses de ce remède, il éprouva un léger vomissement.

FLIZE, (la) *Maître en Chirurgie à Nancy.* Méthode nouvelle & facile d'administrer le vif-argent aux personnes attaquées de la maladie vénérienne. On y a joint une hypothèse nouvelle sur l'action de ce métal dans les voies salivaires. Ouvrage traduit du Latin de M. PLENCK, *Maître en Chirurgie & en l'Art des Accouchemens à Vienne.*

Hic est aut nusquam quod quærimus. Horat.

A Nancy, chez J. B. Hiacynthe le Clerc, Imprimeur-Libraire; & à Paris, chez Merlin Libraire, rue de la Harpe. *Avec Approbation & Permission*, 1770. *in*-12. 114 pages.

1770. On ne peut que savoir gré à M. de la Flize, d'avoir traduit le petit Ouvrage de M. Plenck; car cette préparation mercurielle a son avantage en bien des cas, & cette version à tous égards n'est point sans mérite. *Voyez* PLENCK.

☞ FONSECA, (Amaro da) *Chirugiero.*
1649. Tratado da gonnorrea. Lisboa, por Manoel de Carvallo. *in*-4°. 1649. *C'est-à-dire*, Traité de la gonorrhée, par Amaro de Fonseca. A Lisbonne, chez Manuel de Carvallo.

☞ FONSECA HENRIQUES, (Francis. da) Tratado unico do azougue nos cazos que he prohibido. Lisboa, 1708. *in*-4°. *C'est-à-dire :* Traité unique sur le mercure, dans les cas où il est défendu. A Lisbonne.

Cet Auteur semble être le premier qui ait osé
1708. mettre en usage les frictions légères mercurielles, sans salivation, dans les phthisies vénériennes, même étant accompagnées de diarrhée colliquative.

FORDYCE.... MEDICAL OBSERVATIONS AND INQUIRIES BY A SOCIETY OF PHISICIANS IN LONDON. London, 1757. *C'est-à-dire*, Extrait des

Obſervations & recherches médicales, par une Société de Médecins de Londres; à Londres. *An attempt to diſcover the virtues of the* ſarſaparilla root *in the venereal diſeaſe. By* William Fordyce, *Surgeon to the third Regiment of his Majeſty's foot guards. read* March 24, 1755. C'eſt-à-dire; *Eſſais faits pour découvrir la vertu de la racine de ſalſepareille, dans les maladies vénériennes; par* Guillaume Fordyce, *Chirurgien du troiſième Régiment des Gardes à pied de ſa Majeſté. Lus le* 24 Mars 1755. Obſ. 17. Tom. I. pag. 149. 35 pages *in*-8°.

M. Fordyce prouve par treize Obſervations, 1757.
que la décoction de la racine de ſalſepareille appaiſe en peu de temps les maux de tête vénériens & les douleurs nocturnes; ſon uſage continué pourrait même les guérir pour toujours. Elle répare l'appétit perdu, l'embonpoint, la force & la vigueur, chez ceux qui ont perdu ces avantages par cauſe vénérienne. Dans les ulcères ou caries au goſier, au nez, au palais, ou autres os ſpongieux, elle finit la cure, pourvu que le mercure ait précédé ſon uſage : il en eſt de même pour les puſtules ſèches & les petits ulcères ſuintans. Elle eſt peu utile dans le cas de ſimples chancres : mais ſi les chancres ou bubons ne veulent point ſe cicatriſer ou ſe diſſoudre, après avoir employé le mercure, ſouvent elle guérira. Elle ſera ſuivie de ſuccès très-prompts, lorſque le mercure & le gayac auront manqué leur effet. Voici comment M. F. fait cette décoction : il faut obſerver auparavant que la racine conſiſte en deux parties; la première eſt épaiſſe, dure & ligneuſe, & la ſeconde qui ſe trouve deſſous, eſt molle, plus ſucculente & mucilagineuſe. La première partie en décoction eſt déſagréable; la dernière n'a aucun mauvais goût, & c'eſt de celle-là qu'il faut ſe ſervir : la première cependant a autant de vertu

que la seconde. Mettez dans trois pintes d'eau de rivière, trois onces de salsepareille, la plus fraîche qu'on pourra trouver, & qui n'ait perdu aucune de ses qualités par l'âge, les vers, l'eau de la mer ou l'humidité. Faites-la bouillir dans un vaisseau couvert jusqu'à réduction du tiers. On peut y ajouter un peu de racine de réglisse, pour la rendre plus agréable. On donne cette quantité à deux ou trois doses, chaude ou froide, n'importe, toutes les vingt-quatre heures. On doit en faire chaque jour de fraîche : car elle ne se conserve pas plus de trois jours, & encore faut-il qu'elle soit gardée dans un lieu frais. On doit vivre sobrement pendant qu'on en fait usage, & sur-tout faire abstinence de vin : d'ailleurs il n'est pas besoin de garder la chambre.

A REVIEW OF THE VENEREAL DISEASE ANDS ITS REMEDIES. BY WILLIAM FORDYCE, SURGEON. The second édition. London. Printed by T. Spilsbury, for t. cadell (successor to M. Millar) in the strand, and J. Payne in pater-noster row, 1768. *in*-8°. 95 pages. *C'est-à-dire*, Recherches sur le mal vénérien & les remèdes qui lui conviennent. Par Guillaume Fordyce, Chirurgien, seconde édition. A Londres, de l'Imprimerie de Spilsbury, &c.

1768. Cette Brochure est divisée en seize sections : l'Auteur ne dit rien de neuf, ni de très-supérieur : sa méthode cependant n'a rien de contraire à la saine pratique. Il fait grand cas des autorités de Sydenham & de Boerhaave. Les leçons de ces Maîtres seront toujours une sûre boussole pour ceux qui les suivront. D'ailleurs, M. Fordyce s'occupe dant cet Ecrit plus particulièrement de la gonorrhée que de tous les autres accidens véroliques. La première édition de cet Ouvrage ne nous est pas parvenue.

FORDYCE, (George) *Médecin*, *Membre du*

Collége Royal des Médecins, & Professeur de Médecine-Pratique à Londres.

Cet Auteur a parlé du mal vénérien dans ses Elémens de Médecine Pratique, seconde Partie, p. 105, imprimés en 1768, à Londres, *in*-8°. chez Jos. Johnson. Il décrit les différens symptômes de cette maladie, & donne les recettes des remèdes qui sont propres à la guérir. Il emploie les frictions, & il préfère l'extinction à la salivation, à moins que des cas particuliers n'exigent ce dernier traitement, & qu'il ne soit administré avec les précautions & la régularité nécessaires. Ce petit Traité très-sensé ne contient que vingt-cinq pages. 1768.

FORGET, *Chirurgien à Paris, rue des Tournelles, près la Bastille.* Topique pour les maladies de l'urètre. Extrait du Mercure de France, du second volume du mois d'Avril 1771, page 207. contient 2 pages *in*-12.

Le sieur Forget annonce, & sa demeure, comme on le voit, & un topique anti-vénérien, approuvé de la Faculté de Médecine de Paris, qui avait nommé pour Commissaires MM. Dionis & Garnier, lesquels ont fait un rapport avantageux, & ont assuré qu'il n'y avait rien de caustique dans ce remède. Nous prions nos Lecteurs de nous dispenser de toute discussion sur le compte de ce Guérisseur; nous avons déjà trop parlé de ses pareils. 1771.

FRACASTOR, (Jerome) Syphilis, ou le mal vénérien: Poëme Latin, avec la Traduction en François & les Notes. A Paris, chez Jacques-François Quillau, rue S. Jacques, aux Armes de l'Université, 1753. Avec Approbation & Privilége du Roi. *in*-8°. 200 pages.

Nous ne rendrons point compte de ce Poëme très-connu, & dont M. Astruc a fait une mention honorable. Nous n'avons à parler que de la Traduction. Comme on le voit par le frontispice, elle 1753.

paraît anonymement, mais elle est due à M. Lacombe, Avocat, aujourd'hui Libraire & Rédacteur du Mercure de France, & à feu M. Macquer, aussi Avocat. Ces Auteurs ont cru devoir rendre Fracastor littéralement : mais ceux qui savent ce que le Latin perd à la version, & combien il est difficile de conserver les expressions & les tours poëtiques, leur sauront peut-être mauvais gré de s'être asservis. Le style cependant semble approcher & de l'original & de la nature du Poëme, lorsqu'il s'est agi de rendre de ces Tableaux qui servent à en faire l'ornement : mais on n'a pu suivre le Poëte lorsqu'il est entré dans ces détails inévitables dans le sujet qu'il traite, tels sont les symptômes qui caractérisent la maladie, & les remèdes qui doivent la faire disparaître. Fracastor avait eu besoin dans ces endroits & de tout son génie, & de la richesse & de l'harmonie de la langue dans laquelle il écrivait pour ne pas être trivial & insipide. La préparation d'une médecine s'arrange difficilement avec la majesté du Poëme, & notre langue qui malheureusement n'est pas riche en synonymes, fait qu'on est obligé bien souvent de rendre chaque chose par son nom. Les Traducteurs n'ont donc pu éviter ces écueils : cependant il faut leur rendre justice, & dire qu'ils ont tiré un parti honnête des débris de leur naufrage. Quelqu'un qui eût fait son unique métier de la Poësie, eût peut-être égayé davantage cette matière ingrate par elle-même. Mais les Traducteurs s'occupaient de choses plus utiles. M. l'Avocat Macquer, homme d'esprit, avait des occupations sérieuses. Pour M. Lacombe, on connaît ses différens Ouvrages, & l'on sait avec quel goût il dispense les fleurs dans le Mercure de France ; il sacrifie aussi par fois aux Muses pour son compte : on peut en lire une dernière esquisse, insérée dans le Mercure de France du mois de Novembre 1773, page 197, à l'occasion de l'abonnement de Mgr le Duc de Valois, pour ce Journal.

FRANCK.... Dissertatio inauguralis-medica, *de gravissimo luis venereæ symptomate, torturâ nocturnâ.....* quam ADR. EL. BUCHNER, dr. M. &c. præside.. subjiciet *Jac.-Frid. Franck.* Erford, 1744. 1744.

FRANCUS DE FRANCKENAU, (Georgius) *S. R. J. Eques & com. Pal. Cæs. necnon consil. justiciæ & archiater regius in Daniâ, Societ. Reg. Londin. soc. Acad. nat. cur. adjunctus.* Eph. Med. Phy. Ger. Acad. nat curio. Dec. III. Annus V & VI. anni 1697 & 1698. Francofurti & Lipsiæ, 1700. Obs. 172. pag. 391. *De mercurio vivo è vivo hominis corpore emanante.*

M.F.de F. rapporte que l'on a souvent vu le mercure sortir crud du corps humain, soit pendant la vie, soit après la mort. Il sort par tous les endroits du corps, aux uns par une plaie, aux autres il se forme des tumeurs qui en s'ouvrant le laissent échapper. On en a vu dans des têtes de mort, dans des os creux, &c. 1700.

On en a même trouvé entre l'écorce des arbres & dans un abricot. (Obs. 59. p. 69. D. III. A. II.) D'où ce mercure est-il venu? Voici, pour les amateurs de l'histoire naturelle, un phénomène à expliquer.

FRAUNDORFFER, (Philippus) *Civitatis circulique Brunensis Physicus Provincialis.* Eph. nat. curios. Dec. III. annus tertius, annorum 1695 & 1696, Lipsiæ & Franco-Furti, 1696. Observ. 4. page 5. *De lue venerea citò & facilè curatâ.*

L'Auteur de cette Observation guérit son malade avec le mercure-précipité, spécifique de *Sorbait*, à la dose de quatre grains, dans un demi-gros de thériaque d'Andromaque. Le premier jour son malade en prit un grain, il vomit une fois, & alla une fois à la selle; le second jour, la dose de mercure fut augmentée d'un grain, il vomit deux fois, & alla trois fois à la 1696.

selle. Le jour suivant, on augmenta encore d'un grain, il vomit trois fois, & alla sept fois à la selle. Le quatrième jour on le laissa se reposer. Nous ne suivrons point le Journal de cette cure. Ce remède n'est plus en usage, avec raison. On peut voir sa préparation dans ASTRUC, vol. 2. p. 975, au mot SORBAIT.

FROUSSARD, (de) *Docteur en Médecine, à Chaumont en Bassigny*. Voyez ROYER.

FURSTENAU, (Joannes-Hermannus) *Prof. Medicinæ primarius & œconomiæ ordinar. in Academiâ Rintelensi, nat. cur. Acad. com.* Acta Acad. nat. curios. vol. V. Norimbergæ, 1740. Observ. 58. p. 236. *Adfectus hysterico-Spasmodici lethales an à contagio venereo?*

1740. L'Auteur est très-porté à conclure pour l'affirmative. Ces affections résistent ou ne reçoivent que très-peu de soulagement des remèdes généraux & appropriés, & l'on est obligé d'éclaircir en grande partie ce doute par conjectures, puisque les ouvertures de cadavres qui pourraient éclaircir cette question, sont refusées la plupart du temps.

Observatio CXIII. in act. Phys. Med. nat. cur. vol. VI. pag. 375. Norimbergæ, 1742. *Miasma venereum sub variâ formâ morbis aliis, præsertim chronicis junctum.*

M. F. fait mention dans cette Observation d'un jeune homme, qui, plusieurs années après avoir eu une gonorrhée qu'on présume avoir été arrêtée trop tôt, fut attaqué d'affections hypocondriaques & de mouvemens spasmodiques, lesquels provenaient de cause vénérienne. Il rapporte aussi qu'une petite fille qui n'avait point encore atteint l'âge de deux ans, fut affligée d'une inflammation au doigt indice de la main gauche, & à un doigt de la main droite: l'inflammation ayant résisté à tous les remèdes généraux, on reconnut bientôt que cet accident, ainsi qu'un petit ulcère qu'elle portait à la commissure des lèvres, provenaient d'un vice vérolique, d'autant que sa mère était morte dans un état de phthisie, & que le père menait une vie des plus licencieuses. Ces Observations prouvent assez que le vice syphillitique est un Prothée qui se masque sous toutes les formes.

FURSTENAU, (Joh. Herman.) *Voyez* CAUHAUSEN. PAXMANN.

G. GAH

G....... *D. M.* résidant à V...... *Voyez* OLIVIER.

G..... E.... (J...) *Gründlicher unterricht von den* affectibus venereis *oder den so genannten galanterie-kranckheiten, wie solche ohne alle* mercurialia, *ohne holztrancke, schwitz-curen und salivation, dergestallt ingeheim zu curiren sind, das niemand etwas davon gewahr wird und der patient dabey seine ordentliche geschæffte ohne sich inne-zu halten, ungehindert verrichten kann, mitgetheilt von J... G... E... Franckf. und Leipzig. in-8°.* 1767, C'est-à-dire : *Instruction fondamentale sur les maladies vénériennes ou galantes, où l'on donne la méthode secrette pour les guérir, sans aucune préparation mercurielle, sans faire suer ni saliver, de maniere que le malade ne s'en apperçoive pas, & que, loin d'être obligé de garder la chambre, il puisse vaquer librement à ses affaires ordinaires. Rédigé par J... G... E... à Francfort & Leipsic,* 1767. *in-8°.*

Nous n'avons point eu cet Ouvrage, mais nous 1767.
serions tentés de croire par le titre seul, & les initiales des noms, qu'il est de M. GRASHUIS. *Voyez* ce nom, & vous verrez si notre idée est dénuée de fondement.

GAHRLIEP, (Gustavus-Casimirus) *Sereniss.*

Electoris Brandenburgici Archiater. Acad. curio. Miscel. curio. sive ephem. acad. Nat. curio. decur. III. A. primus. anni 1694. Lipsiæ & Francofurti. Observ. 84. p. 129. *De fistula quintuplici, in pene & scroto, carunculâ in urethrâ junctâ, pro incurabili ab omnibus habitâ, sed tandem feliciter curatâ.*

1694. L'Auteur toucha l'orifice des fistules avec le beurre d'antimoine. Il consuma la caroncule en introduisant dans l'urètre une tente de charpie chargée d'une préparation faite avec le précipité rouge, & il fondit les endroits schirreux avec l'emplâtre de grenouilles de vigo *cum mercurio.*

GALLO, (Joannes-Michaël) *Sicul. authicens. Philo. ac Med. Doct. equesque aurat. ac comes Palatin.* Opuscula medico-practica sub auspiciis Ill. viri Jo. Bapt. Morgagni, &c. Romæ, 1752. *in*-4°.

1752. Cet Ouvrage mérite peu le titre spécieux que l'Auteur lui a donné. Ces prétendus Opuscules ne renferment que trois observations ou histoires médicinales. Il est vrai qu'elles ne sont point indignes de l'attention des Praticiens ; nous allons faire mention de la première, qui est relative à la matière que nous traitons.

On lit pag. 7—22 l'histoire suivante. Une femme de 40 ans environ, d'un tempérament phlegmatique, stérile, était depuis long-temps accablée de maux de tête ; elle avait un dégoût universel, la machine était dans un accablement affreux : il lui était ensuite survenu de la douleur & de la tension au bas-ventre ; elle était devenue sujette à des suffocations, elle avait la respiration difficile. Ces symptômes ayant continué pendant vingt-deux mois, ils furent aggravés par des sueurs nocturnes, des demangeaisons cutanées, des douleurs aiguës dans les reins & dans les hanches, les pieds devinrent œdémateux. Différens Médecins avaient traité cette femme comme étant hysterique ;

hystérique, & tous les remèdes n'avaient apporté aucun soulagement à la malade. L'Auteur soupçonna chez cette femme un vice vénérien, d'autant que les symptômes empiraient vers le soir; il la mit en conséquence à l'usage du mercure doux : elle eut une salivation abondante, & elle recouvra son ancienne santé.

Cette Observation sert à démontrer que le levain vérolique se masque de toutes les manières, & qu'un Clinique prudent & toujours en garde, sauve en bien des occasions la vie à des malades, qui dans d'autres mains périraient misérablement.

GALLY, *Médecin de son Excellence M. le Baron de Kinypausen, Ambassadeur de sa Majesté Prussienne, & Commissaire nommé des eaux minérales de Crausac, par M. de Chicoyneau, premier Médecin du Roi.* Traité abrégé sur la cause générale des maladies, & sur l'utilité de sa poudre balsamique. A Crausac, 1756. *in*-12. 36 pages.

Nous n'entrerons dans aucun détail sur la brochure de M. Gally; ce serait perdre le temps & 1756.
ennuyer le Lecteur : nous dirons seulement qu'il vendait une certaine poudre balsamique qu'il donnait dans bien des maladies, & particulièrement pour les reliquats de vérole, il avait aussi des bougies pour les maladies de l'urètre. Il garde devers lui le secret de la composition des différens remèdes qu'il débite.

GARDANE, (J. J.) *Docteur-Régent de la Faculté de Médecine de Paris, Médecin de Montpellier, Censeur Royal, des Sociétés Royales des Sciences de Montpellier, de Nanci, & de l'Académie de Marseille.* Recherches pratiques sur les différentes manières de traiter les maladies vénériennes.

Quoddam secretum sibi vendicant, panaceis omnibus, omnibus balzamis longè præstantius, addo unicum, singulare, prop[e] divinum, scilicet, CUM RECTA RATIONE MEDERI. Naud[æus] de Antiquit. & dignit. Schol. Med. Parisiens.

A Paris, chez P. Didot le Jeune, Quai des Augustins, 1770. *Avec Approbation & Privilége du Roi.* in-8°. 306 pages.

1770. L'Auteur de ces Recherches dit dans sa Préface : » Quoique nous *eussions* beaucoup de témoignages » en faveur du sublimé, cependant je ne *sache* pas » qu'aucun Auteur *ait* donné sur cet objet aucun » Ouvrage circonstancié. Le seul Mémoire qui » ait paru, n'est, à proprement parler, qu'un » recueil d'observations ; le Médecin éclairé à qui » nous le devons, convient que la matière est » encore neuve. « Il cite ensuite un passage de ce Médecin. C'est de M. le Begue de Presle, qu'il veut parler, & qui a écrit en 1763. Cependant nous avons d'autres bons Ouvrages, & très-détaillés sur cette matière. On peut les voir dans cette Bibliographie : ils ne peuvent même être inconnus à M. G. & particulièrement celui de M de Horne, *Examen des principales méthodes, &c.* Il en fut d'abord nommé le Censeur ; il garda le manuscrit plus de six semaines, on dit même qu'il n'avait point envie qu'il fût imprimé ; tout ce que je puis assurer, c'est que l'Auteur (M. de Horne) le retira des mains de M. G., qu'il fut renvoyé à M. Missa qui donna son approbation. Des critiques dirent quand l'Ouvrage de M. G. parut, qu'il avait une grande affinité avec celui de M. de Horne : pour nous, nous devons avouer que nous distinguons dans l'Histoire qu'il fait du sublimé, dans sa Physiologie, & dans le mécanisme des remèdes propres à la guérison de la vérole, &c. un rapport assez frappant avec ce qu'on lit dans l'*Examen des méthodes, &c.* L'Auteur est trop verbeux sur les dates qui doivent fixer l'entrée de la vérole en Europe. Il relève à cet égard des contradictions qui lui paraissent échappées au célèbre Astruc; mais il les combat avec d'autant moins d'avantage, qu'il s'égare lui-même. Ne peut-on pas lui demander où il a pris que *la peste d'Athènes dont parle Thucydide, paraît avoir été moins une peste que la vérole, p. 39*? Nous avons démontré au mot CEZAN, Auteur que M. G. a induit en erreur, combien cette peste diffère du mal vénérien. Enfin, après avoir traduit ce que M. Astruc dit de l'invasion de la vérole en Europe, l'Auteur prétend qu'elle prend *sa source dans la fréquente communication de plusieurs hommes avec une femme mal-propre.* Nous lui ferons remarquer ici que ce système n'a pas le mérite de la nouveauté; car Ucay dit qu'une fille pucelle qui aurait affaire à six hommes qui n'auraient jamais eu commerce avec aucune femme, ne laisserait pas de contracter cette maladie, par la corruption de toutes les semences, en supposant que la fille les retînt dans le vagin. M. Jourdan le répète, ainsi que M. de Gevigland, dans sa Thèse soutenue en 1741. M. G. condamne les frictions, & combat cette méthode avec force; il finit ensuite par l'adopter sous la forme de traitement *mixte*, qu'il appelle *sien*. Nous ne rangerons point ici tous les Auteurs anciens & modernes qui ont administré le mercure intérieurement & extérieurement en même-temps; mais que le Lecteur se donne la peine de voir la Table des Matières, au mot *Traitement mixte*, & elle le renverra aux Auteurs qui ont employé cette méthode de guérir: il est bien vrai qu'aucun ne lui a donné le nom de *mixte*; aussi ne voulons nous point disputer à l'Auteur le mérite d'avoir fait un nom. M. G. en parlant des différens remèdes anti-vénériens connus jusqu'à lui, dit page 251, au sujet du mercure gommeux, mis en vogue par M. Plenck, que ce n'est autre chose que du mercure éteint dans la gomme adragant, par la voie de la trituration. & il part de là pour dire qu'il s'en est servi, qu'il fait saliver, que l'effet en est dangereux, & que le mercure enfin se sépare bientôt de la gomme. Il est constant que le mercure ne s'éteint point dans la gomme adragant; car voici comment s'explique M. Plenck lui-même, à ce sujet: *La force de la gomme tragacanthe n'est rien moins que semblable*, (après avoir parlé dans l'expérience précédente de l'extinction parfaite du mercure dans la gomme arabique, qui est son remède;) *car ayant jeté de l'eau dessus, & l'ayant réduite en mucilage, cela n'a point du tout répondu à l'attente. Quoique je me fusse tourmenté à travailler & à broyer pendant une demi-heure, je ne pus cependant éteindre qu'un tant soit peu de mercure; ayant jeté de l'eau dessus, & délayé le mucilage, il redescendit au fond du vase, vif & brillant, sous la forme métallique.* Il n'est donc point étonnant que M. Gardane n'ait pu mieux réussir que M. Plenck: mais au moins, lui qui entend le Latin, il ne devait pas dire que le remède de M. Plenck est du mercure éteint dans la gomme adragant, puisqu'il l'est dans la gomme arabique. Après cette sortie contre le mercure gommeux & d'autres remèdes, l'Auteur parle en ces termes: » Le devoir & l'honnêteté, qui doivent distinguer le vrai Médecin » du Charlatan & de l'homme à secret, m'engagent à publier un moyen plus prompt & plus » sûr de dissoudre le mercure sublimé. On ne doit » avoir rien de caché, lorsqu'il y va de la santé » publique. Ce moyen consiste à bien triturer ce » sel mercuriel dans un mortier de porcelaine ou » de verre, avec égale quantité de sel ammoniac.« On sait que depuis long-temps ce secret n'en est plus un, puisqu'on lit dans les Mémoires de l'Académie des Sciences, année 1755, un Mémoire de M. Macquer, sur le procédé de M. le

Comte de la Garaye, pour diſſoudre le mercure, par le moyen du ſel ammoniac ; & que dans les recherches ſur la nature de la teinture mercurielle, M. Macquer a fait le plus long travail ſur le ſublimé-corroſif, qu'il a diſſous par le ſel ammoniac (1), (*Voyez* MACQUER) & que pluſieurs autres Auteurs tels que ERHMANN (Voy. ce nom) & autres que le Savant Académicien a nommés, ont connu cette préparation. Enfin M. G. finit ſon volume par faire connaître quelques cures qu'il prétend avoir faites, par des lettres de M. le Begue de Preſle, de M. Buchoz, de M. Raymond, & le tout eſt fermé par un extrait de conſultation faite par l'Auteur, au ſujet d'un enfant mort de maladie prétendue vénérienne.

Mémoire ſur l'inſuffiſance & le danger des lavemens anti-vénériens, pour faire ſuite aux recherches ſur les différentes manières de traiter les maladies vénériennes.

Tutiſſima res eſt nihil timere. Seneq. Philoſ.

A Londres, 1770. in-8°. 40 pages.

Ce Mémoire ſert de réponſe à la lettre de M. Royer ; M. G. paſſe aſſez légèrement ſur les juſtes reproches que ce Chirurgien lui a faits, & il ne dément point à cet égard le ſentiment des Journaliſtes qui annoncèrent cette réplique dans le temps, & ſur-tout celui de l'Auteur de l'article de Médecine du Journal des Savans, qui jugea la lettre de M. Royer ſans réplique. M. G. s'attache particulièrement à démontrer que l'uſage de prendre les remèdes par les premières voies, prévaudra toujours ſur celui de l'Auteur des lavemens ; il 1770.

(1) Ce reproche a déjà été fait à M. G. par M Royer dans ſa lettre imprimée à Bouillon. *V.* ROYER.

n'est point étonnant qu'il sorte victorieux de ce combat, puisque l'expérience & la raison plaident en sa faveur. En finissant, il se plaint des *injures* dont M. Royer *s'est permis de salir sa lettre*; mais nous croyons que cette plainte ne devrait point avoir lieu, car il n'est point en retour; le fiel le plus amer est répandu presque à chaque page, & l'on peut même dire qu'il s'est souvent exprimé en style des *Halles*, (reproche qu'il fait lui-même à son adversaire). Les raisons & les argumens solides préviennent le Lecteur en faveur de celui qui écrit, bien plus que les invectives qu'on ne passe qu'à regret à l'école.

Moyens certains & peu coûteux de détruire le mal vénérien.

Æquè pauperibus prodest, locupletibus æquè.
Horat. Epist. lib. I.

A Londres, & se trouve à Paris, chez Didot, Libraire, quai des Augustins, 1772. in-8°. 24 pag.

Cette feuille n'a été faite que pour inonder la Province: c'est à proprement parler, une affiche dans laquelle l'Auteur dit qu'il guérit de la vérole, pour
1772. 9 liv. avec le sublimé-corrosif & la pommade mercurielle. Il y annonce aussi quelques ouvrages qu'il doit faire; entre autres, le tableau des maladies des ouvriers, esquissé par Ramazzini; projet qu'il doit, comme on nous l'a dit, à un ancien ami. Enfin, après avoir proposé des *moyens honnêtes*, (pag. 9, lig. 3) pour guérir de la maladie vénérienne, il s'étend sur différens projets dont il croit l'établissement indispensable pour l'anéantissement de cette maladie. *Une voie sûre*, dit-il, *serait l'inspection exacte & rigoureuse des filles de joie*; idée proposée par M. Goulin en 1769, & rebattue depuis par tous les Auteurs. *Lettre 3, p. 46, lig. 8, à un Médecin de Province; il faudrait soumettre*, dit M. Goulin, (les filles de joie), *tous les quinze jours à une visite, dont elles seraient*

obligées de produire un Certificat. Notre Auteur porte si loin ses vues, qu'il prétend que, par son traitement, *les Semestriers* guéris par ses soins, *éviteront par ce moyen les querelles qu'ils essuient trop souvent de la part de leurs Camarades, lorsque la nécessité les a forcés d'entrer à Bicêtre.* J'ai servi l'espace de dix ans, & je n'ai jamais oui dire que la moindre querelle se soit élevée entre des Soldats, parce qu'un d'eux serait entré à l'Hôpital de Bicêtre pour s'y faire guérir; & cependant je sais que plusieurs racontent à leurs Camarades la manière dont on passe les remèdes dans cette Maison. M. Gardane annonce dans cette feuille pag. 23, qu'on *a choisi un Médecin de la Faculté de Paris, pour enseigner publiquement & gratuitement dans cette Capitale, la manière de traiter le mal vénérien.* C'est de lui qu'il veut parler, & effectivement il a eu cette permission; mais par la charge que nous nous imposons, nous ne pouvons laisser nos Lecteurs dans l'erreur, & nous sommes obligés de dire que ces leçons qui devaient commencer au printemps 1773, n'ont point eu lieu, & que M. Gardane s'en est tenu au plaisir de l'annoncer. Il finit la nomenclature de ses projets, par engager les Médecins de Province à suivre ses traces, & à ouvrir une correspondance avec lui; mais M. Gardane qui doit connaître les hommes, ne doit-il pas se douter que les Médecins de Province, ainsi que le reste des hommes, aiment peu à travailler à l'instar du Soldat qui cueille les lauriers dont le Général est couronné?

Manière sûre & facile de traiter les maladies vénériennes, approuvée par la Faculté de Médecine de Paris, & publiée par ordre du Gouvernement. A Paris, 1773. in-12 100 pages, y compris un avertissement de 14 pages; le rapport de MM. les Commissaires de la Faculté de Médecine de Paris, qui est de 6 pages; le décret de la Faculté, avec la traduction françaiſe en faveur de ceux qui n'entendent pas le latin, & IV. obſervations pour ſervir de clôture à l'ouvrage.

1773. Dans l'avertiſſement, l'Auteur ne dit rien de remarquable; il y parle de lui, de la manière dont il ſe conduit dans le traitement de la vérole, de ſes projets que MM. les Intendans, dit-il, doivent faire adopter dans leurs Généralités, &c. Il y parle des *indigens vénériens*; mais qu'il nous ſoit permis de lui demander ce qu'il entend par cette expreſſion. Ce ſont ſans doute, ceux qui n'ont pas le moyen de ſe livrer aux plaiſirs que Vénus procure: car par le mot *vénérien*, on ne peut entendre que quelqu'un qui s'attache au char de cette Déeſſe; & non, génériquement, quelqu'un affecté des mauvais préſens de cette mère des jeux. Il annonce enſuite dans ſa méthode de traiter, pour ceux que le ſublimé-corroſif effraye, une préparation ſalino-mercurielle, nommée *mercure ſublimé dulcifié*, qui n'eſt autre choſe que du ſublimé précipité par l'eau de chaux; on peut apprécier le mérite de l'invention & du remède. On ſait que Lemery, pag. 208, en parlant du ſublimé-corroſif, dit que quand on le jette dans de l'eau de chaux, il prend d'abord une couleur jaune, & perd tant de ſa corroſion, qu'on en pourrait faire prendre par la bouche ſans qu'il fût poiſon. (Il était ennemi du ſublimé, qu'il regardait comme une drogue délétère qui ne pardonne jamais). Et page 402, le même Auteur dit que le précipité de l'eau phagédénique, lavé & feché, eſt eſtimé par quelques-uns un bon purgatif dans les maladies vénériennes. Quoique ce grand homme ait dit que l'eau de chaux émouſſait les pointes du ſublimé-corroſif nous regardons cette préparation comme dangereuſe, ce ſel mercuriel reſtant au fond du vaſe ſous forme de précipité. On dit que ce remède eſt celui de M. de Préval. Nous n'entrerons point dans un plus long détail sur cet opuscule, qui n'est que l'extrait des recherches-pratiques. Nous ferons connaître seulement avant que de finir, une espèce neuve de chaude-pisse, dont les Gens de l'Art seront peut-être bien aises d'enrichir leur magasin; c'est *la chaude-pisse à répétition.*

Parmi les différens ouvrages que M. Gardane à produits, nous devons faire mention de la Gazette de Santé, dans laquelle il se trouve un article qui nous regarde. L'honneur nous impose la loi de ne point le passer sous silence.

Article de Paris, 2 Mars 1774, n°. 9, pag. 149, M. Gardane a dit: « Un Particulier qui se dit Mé- 1774.
» decin, mais qui ne se montre pas tel dans ses
» écrits, fait annoncer depuis quelque temps dans
» les Papiers publics, un Ouvrage intitulé: *méthode*
» *familière pour guérir les maladies vénériennes,*
» *avec des remèdes qui leur sont propres.* Ces re-
» mèdes ne sont autre chose que le sublimé-cor-
» rosif & les frictions mercurielles; c'est-à-dire,
» notre méthode mixte qu'il a présentée dans un
» style à la vérité très-familier, mais d'une ma-
» nière obscure, & à laquelle il a joint des for-
» mules si mal composées qu'elles fourmillent
» d'erreurs, malgré *l'errata* qu'y a fait mettre dans
» le temps un homme de l'art, assez ami de l'hu-
» manité, pour éclairer là dessus l'Auteur de cette
» dégoûtante brochure. Non content de nous avoir
» ainsi singé, M. le Febure, (qui s'appelle aussi
» M. de St. Ildephont), n'a pas eu plutôt con-
» naissance du prospectus de nos feuilles, qu'il a
» voulu aussi courir la même carrière; & comme
» on s'épargne beaucoup de peine en copiant,
» lorsqu'on n'est pas délicat sur le plagiat, ce M.
» de St. Ildephont avait pris mot-à-mot l'énoncé
» du même prospectus; & l'eût fait paraître avec
» la même sécurité, si la plus juste réclamation
» de notre part, n'eût arrêté son entreprise peu

» honnête. Il nous souvient d'avoir fait part à M. » de St. Ildephont d'un projet que nous avions » d'augmenter la nouvelle édition qui va se faire, » de nos recherches pratiques sur les maladies vé- » nériennes, du catalogue raisonné des ouvrages » sur ces maladies, publiés depuis celui de M. Af- » truc. M. de St. Ildephont n'en a pas été plutôt » instruit, qu'il a fait travailler sur ce plan, ce » qu'il appelle sa bibliographie, voulant à tel prix » que ce soit nous imiter en quelque chose. Enfin, » nous avions publié dans ces mêmes recherches » un traitement populaire adopté par MM. les » Intendans; il a aussi proposé le même plan. » Nous avions offert ce traitement au Ministère de » la Guerre; un mois après, M. de St. Ildephont a » présenté un plan à peu près semblable. Il n'est » pas jusqu'au chocolat anti-vénérien, indiqué à » la p. 109 & 287 de nos recherches, dont ce soi-di- » sant Médecin ne se soit rendu l'imitateur. La con- » currence dans les Sciences & les Arts ne peut qu'ac- » croître la masse des connaissances & des lumières; » mais cette manie de suivre quelqu'un, pour ainsi » dire, à la piste, n'est ni décente, ni permise. » Comment M. le Febure, ou M. de St. Ilde- » phont, s'il entend le latin, n'a-t-il pas craint » l'application de ces mots du poëte : *ô imitatores,* » *servum pecus?* »

Je dus sans doute être surpris, moi qui n'avais jamais écrit contre M. Gardane, de me voir adresser une diatribe aussi peu méritée. Je me mis en fait d'y répondre; & je cherchai à le faire avec vérité, succès & politesse. Je ne répondais point aux premières lignes; elles tombent d'elles-mêmes. Lorsque je me suis présenté à Versailles pour avoir le droit d'y éxercer la Médecine, il m'a fallu montrer mes Lettres au premier Juge; & depuis, je les ai encore fait voir à M. Poissonnier, qui, comme on le verra plus bas, a été nommé médiateur dans cette affaire. Pour les injures dont il flétrit ma brochure, s'il était vrai qu'elle fût aussi *dégoûtante* qu'il le dit, elle ne se serait pas débitée avec le succès qu'elle a eu, & lui-même, M. Gardane, eût dû conseiller à M. de Cézan dont il est le Confrère, l'Ami, & dont il a été le Censeur, de ne pas la faire entrer tout entière, comme il a fait, dans son anti-syphillitique. *Voyez* CÉZAN. Mon style est simple & à la portée de ceux pour qui j'écrivais; mais l'on n'y lit point ces expressions, *quoique nous* eussions.... *cependant je ne* sache *pas qu'aucun Auteur* ait *donné* (1). *Puis donc* (2), &c. Nous avons répondu au traitement *mixte* dans l'analyse des *recherches-pratiques, &c. Voyez* ci-dessus pag. 339 lig. 24. *Je l'ai* singé *relativement à sa Gazette de Santé*; voilà ce qu'il veut dire; voilà le fait. Lorsque son prospectus commencait à se répandre dans le Public, plusieurs Savans & moi, formâmes le projet du Livre dont voici le titre: *Encycloïatrie, ou cercle de connaissances Médicales, renfermant par ordre alphabétique, la Médecine théorique & pratique; la Chirurgie, l'Anatomie, la Chimie, la Botanique, la Pharmacie, l'Histoire naturelle en son entier, & la Bibli-biographie, avec des planches gravées & enluminées.* Nous nous proposions, pour faciliter l'acquisition & l'exécution de cet Ouvrage, de donner 12 cahiers par an, formant deux volumes, pour 18 liv. d'abonnement, franc de port. On voit que cette Encyclopédie, qui devait renfermer la quintessence de tous les ouvrages qui ont été faits sur ces différentes matières, ne ressemble point à une Gazette; cependant M. G. se l'imagina, & il s'opposa au Pri-

(1) Pag. xx, lig. 4, *de la Préface des Recherches pratiques*, & voyez ci-dessus, pag. 338 lig. 8, 9 & 10.

(2) Id. p. 21. lig. 7.

vilége que je sollicitais, sous prétexte que sa Gazette était son Domaine, dans lequel je ne pouvais entrer sans son agrément, & sans faire avec lui des conditions. Pour le prospectus qu'il disait être copié d'après le sien, je le priais dans ma réponse de m'en convaincre, puisqu'il en avait la puissance. Je remis dans le temps, deux copies de mon prospectus à la Chancellerie : l'un fut donné au Censeur de la Police qui l'approuva ; l'autre passa entre les mains de M. G. il me l'a montré ; ni l'un ni l'autre ne me sont revenus. En rendant publics & le sien & le mien, c'était le vrai moyen de me confondre. Jusqu'ici je ne crois pas l'avoir singé. *J'avais fait travailler*, dit-il, *ce que j'appelle ma Bibliographie, d'après le projet dont il m'a fait part ; & le tout, pour vouloir l'imiter.* Je protestais d'abord à M. de G. que je n'avais nulle envie de l'imiter ; je lui représentais que je n'avais jamais été son ami ; que par conséquent il y avait peu d'apparence qu'il m'eût fait son confident ; je lui faisais envisager qu'il n'était pas suffisant de faire une dénonciation vague, pour devoir être cru ; qu'à pareil titre, le premier venu pourrait réclamer tous les Ouvrages qui paraissent : je lui disais que l'ayant vu au mois de Juillet 1773, au sujet des entraves qu'il me mettait, & qu'ayant demandé un Censeur au mois de Novembre 1773, comme les Registres de la Librairie en font foi, cinq ou six mois de temps n'étaient pas suffisans pour faire le livre que le Lecteur tient entre ses mains ; je lui ajoutais enfin que je ne faisais point travailler ; que j'avais des témoins qui m'avaient vu commencer, & finir mon ouvrage ; que ce reproche était sans fondement ; que si je lui en faisais de pareils, je voudrais les faire avec plus de solidité ; mais que de reproches, je n'en faisais jamais : que j'appelais cette bibliographie la suite de celle de M. Astruc & non la mienne, parce que je fuyais l'egoïsme; que cependant elle était mon ouvrage, mon bien depuis 1740; mais que j'aimais mieux ne pas m'attribuer des choses dues, que de me parer, à l'exemple du Geai de la Fable, de plumes qui ne m'appartiennent pas. Pour *les plans de traitement offerts au Ministère de la Guerre, & à MM. les Intendans*, je répondais que nos projets n'avaient rien de semblable que le but que nous nous proposions l'un & l'autre; que le Public pouvait en juger, puisqu'il indiquait où l'on trouvait le sien, & que le mien existe à la fin de la première édition de ma méthode; qu'il ne m'était pas défendu de former un projet, parce qu'il en avait fait un; qu'en ce cas, lui-même aurait singé plusieurs Auteurs antérieurs à lui, & qui ont écrit pour anéantir la vérole, comme on peut s'en convaincre dans cet ouvrage, pages 93,98,99,185 &c. que mon projet ne parut point un mois après le sien, puisque nos brochures sortirent la même semaine de chez l'Imprimeur, & que quelques Journalistes les annoncèrent dans les mêmes feuilles; mais que j'aurais paru plus d'un mois avant lui, s'il n'avait point été mon Censeur, puisqu'il garda mon manuscrit un mois environ, & qu'il ralentit l'impression de mon Ouvrage, par tous les moyens qu'un Censeur bilieux sait mettre en usage. Enfin, pour le chocolat aphrodisiaque, j'ai déja dit ailleurs que j'avais écrit une lettre au mois de Janvier à M. Roux, Auteur du Journal de Médecine: j'avouais dans cette lettre que M. Gardane avait dit qu'on pouvait prendre la solution de sublimé dans une tasse de chocolat; mais que le Lecteur voye dans notre *avertissement* les raisons que j'apporte pour prouver que, quoique M. Gardane ait dit à cet égard, je ne l'ai point *singé*.

Lorsque je présentai la réponse dont je viens de donner la substance, pour obtenir la permission de la faire imprimer, M. le Lieutenant-Général de de Policc voulut prendre connaissance de mes débats avec M. Gardane. Il nomma M. Poissonnier & pour Censeur, & pour Médiateur; le caractère honnête, simple & pacifique de ce Médecin, s'accordait à merveille avec celui du Magistrat; & ils décidèrent que les Ouvrages polémiques, & particulièrement les *Pamphlets*, doivent être bannis de la république des Lettres, qu'ils persuadent peu le Public, & ne servent au contraire qu'à laisser du louche sur les Athlètes; en conséquence, après s'être assuré des torts de M. Gardane & de la légitimité de ma réclamation, M. le Lieutenant-Général de Police lui ordonna de se rétracter dans sa première feuille, & de faire, non de ces rétractations qui quelquefois sont pires que l'offense, mais une réparation satisfaisante & sur tous les points : il lui fut enjoint de montrer à M. Poissonnier une épreuve de sa feuille. Cet ordre fut donné le Jeudi 5 Mai après midi. M. Gardane n'y a satisfait que trois ordinaires après, dans sa Gazette du 26 Mai 1774, n°. 21, pag. 197, article de Paris. Voici comment il s'y prend.

« Nous avons annoncé dans le n°. 9 de cette » année, un remède anti-vénérien, à l'occasion du» quel nous nous sommes plaints d'un plagiat pres» que continuel de M. le Febure de S. Ildephont: » les apparences étaient entièrement pour nous; & » comme nous nous sommes imposé le devoir de » ne rien emprunter d'autrui, sans indiquer les sour» ces dans lesquelles nous puisons, nous avions cru » par la même raison, être en droit de réclamer ce » qui paraissait si fort nous appartenir. En ne trou» vant pas l'Ouvrage de M. St. Ildephont écrit, à » nôtre avis, comme on aurait pu l'exiger d'une per» sonne de l'Art; & plusieurs des remèdes indiqués » dans cette brochure, nous paraissant trop compli» qués, nous avions donné à entendre que M. de S.

» Ildeph. n'était pas médecin. Nous nous sommes » trompés dans ces deux points; M. de St. Ild. est » Médecin ; il a exhibé à M. Poissonnier, Docteur-» Régent de la Faculté, des Lettres de Docteur » d'une ou de deux Facultés de Province, en vertu » desquelles il a quitté Paris, pour s'aller établir » dans une petite Ville; & quoiqu'il se soit toujours » trouvé derrière nous, paraissant sans cesse répéter » tout ce que nous faisions, cependant en prouvant » à M. Poissonnier qu'il était Médecin, par ses » Lettres, il a également protesté n'avoir jamais eu » intention de nous copier; ce que nous nous em-» pressons d'apprendre à nos Lecteurs, afin de » rendre à chacun la justice qui lui est due, & de » tempérer autant qu'il nous est possible, l'amer-» tume de notre précédente sortie, excitée, comme » on voit, par un hasard qu'il était impossible de » connaître, sans l'aveu de M. de St. Ildephont ».

M. Gardane en faisant cette rétractation, s'est bien gardé de la communiquer à M. Poissonnier comme on était convenu; ce dernier n'eût certainement pas souffert qu'elle parût conçue en ces termes (1).

M. G. ignore cette maxime d'un Poëte de nos jours:

Un tort devient vertu dès-lors qu'on le répare.

(1) M. le Begue de Presle est le Censeur des feuilles de M. Gardane, il nous a dit avoir passé la première diatribe de cet Auteur, parce qu'il n'avait pas fait attention qu'elle regardait un Médecin; pour la réponse, non-seulement il savait qu'elle s'adressait à un Médecin; mais à moi; il savait même (je le lui avais dit) que l'intention du Magistrat était qu'elle fût satisfaisante, & que M. Poissonnier devait en avoir communication. D'après cela nous sommes surpris qu'avec le caractère doux, juste & honnête que nous lui connaissons, il n'ait pas arrêté cette espèce de rétractation ou plutôt cette seconde offense.

Les apparences étaient entièrement pour nous; ces apparences n'existaient que dans l'imagination de M. G. *Comme nous nous sommes imposé le devoir de ne rien emprunter d'autrui*, nos Lecteurs sont à présent à portée d'en juger. *Voyez* page 338 — 344 *En ne trouvant pas l'Ouvrage de M. de St. Ildephont écrit, à notre avis, comme on aurait pu l'exiger d'une personne de l'Art; Voyez* ce que nous disons à cet égard, au mot Cézan. *En vertu desquelles il a quitté Paris, pour aller s'établir dans une petite Ville;* cette petite Ville est Versailles: il le sait. *Qu'il était Médecin, par ses Lettres*; que le Public juge entre M. Gardane & moi : *Il a également protesté n'avoir jamais eu intention de nous copier*; je l'ai protesté ! qu'il dise prouvé, démontré même. Par notre réponse succincte à sa première diatribe, nous ne faisons que narrer des faits, qu'en temps & lieu nous avons mis dans le plus grand jour.... Mais finissons. Oublions cette réponse peu honnête, contre laquelle nous n'avons point voulu réclamer. Chacun sait apprécier le procédé de M. Gardanne : & nous pouvons toujours dire que nous avons eu satisfaction; tant pis pour lui s'il n'y a point mis le sceau; c'est un tort de plus qu'il s'est donné.

GARLICK, (J.) *Surgeon*, A TREATISE OF THE EFFICACY OF INJECTIONS IN THE CURE OF A
1741. VIRULENT GONORRHEA. *in*-8°. London, 1741. *C'est-à-dire :* Traité de l'efficacité des injections, dans la cure de la gonorrhée virulente; par *J. Garlick*, Chirurgien; à Londres.

☞ GASTO, [Volffg.] Dissertatio inauguralis medica. *De luis venereæ naturâ ejusque curatione....*
1709. quam Nicol. Mathias Bachendorph, dr. Med. præside.... subjiciet *Volffg. Gasto*, Silesheidelberg, 1709, p. 8.

GATAKER,

GATAKER, [Thomas] *Surgeon extraordinary to his Majesty and her Royal higness the Princess dowager of Wales, and Surgeon to her Majesty's houshold and St George's Hospital.* OBSERVATIONS ON VENEREAL COMPLAINTS, AND ON THE METHODS RECOMMENDED FOR THEIR CURE. BY THOMAS GATAKER. London. *in*-8°. 1754. *C'est-à-dire:* Observations sur le mal vénérien, & sur les méthodes recommandées pour le guérir. Par &c. à Londres. 1754.

ESSAYS ON MEDICAL SUBJECTS, ORIGINALLY PRINTED SEPARATETY; TO WHICH IS NOW PREFIXED AN INTRODUCTION RELATING TO THE USE OF HEMLOCK AND CORROSIVE SUBLIMATE; TO THE APPLICATION OF CAUSTIC MEDICINES IN CANCEROUS DISORDERS. London: printed for R. and J. Dodsley, in pall-mall. 1764. *in*-8°. p. 284. *C'est-à-dire*, Essais de Médecine imprimés autrefois séparément, & qu'ici on a fait précéder d'une Introduction relative à l'usage de la ciguë, du sublimé-corrosif, & à l'application des caustiques dans les affections cancéreuses; par Thomas Gataker, Chirurgien extraordinaire de sa Majesté & de son Altesse Royale la Princesse Douairière de Gales, & Chirurgien, &c. à Londres, imprimé, &c. 1764.

Cet Ouvrage est fort estimé, & il mérite de l'être, à toutes sortes d'égards : les matières que M. Gataker a traitées le sont souvent avec supériorité; on distingue un Praticien qui n'épouse aucun systême, & qui adopte ceux dont son expérience lui a fait reconnaître l'efficacité, & qui conviennent à l'état des malades qu'il traite. Il blâme moins les différens remèdes que l'on emploie, que la maniere avec laquelle ils le sont souvent. Le mercure sublimé-corrosif, dit-il, bien administré, réussit souvent dans la maladie vénérienne. Quelquefois ce remède excite les sueurs, rend le ventre plus libre, agit par les urines, souvent même, & avec succès, il augmente l'excrétion de la salive. L'expérience a appris que quelquefois les symptômes vénériens lui résistent; qu'il affaiblit certains malades, & qu'il produit la salivation. Cependant quand le mal est léger, il est préférable à toutes les autres préparations mercurielles, soit qu'on l'employe seul ou avec la décoction de salsepareille. A la suite des Essais qui autrefois avaient été imprimés séparément, on trouve deux Lettres à un Chirurgien: la première renferme des Observations sur le mal vénérien; l'Auteur y relève différentes erreurs échappées aux Praticiens & aux Théoriciens. Il s'y occupe de la gonorrhée & de ses suites. Il se range du parti de ceux qui ne croient point que l'écoulement de matière soit fourni par des ulcères, mais seulement par l'engorgement des glandes. On observe, dit-il, que les humeurs ramassées dans la membrane interne des paupières, & qui en découlent ordinairement avec limpidité, prennent souvent une consistance & une odeur purulentes, & sortent en plus grande abondance: Existe-t-il pour cela des ulcères? Non: la membrane est seulement distendue & enflammée. Les narines, les poumons fournissent une semblable matière sans être ulcérés. La partie interne du prépuce & le gland, qui jettent une matière semblable à celle de la gonorrhée, en est encore un exemple. Et plus loin il dit: les femmes sujettes aux fleurs-blanches, souvent semblables par leur couleur & leur virulence aux gonorrhées, ont-elles le vagin ulcéré? Enfin, il rapporte en sa faveur l'inspection des cadavres, qui a démontré qu'il n'existait aucun ulcère dans le canal de l'urètre. Il rapporte les différentes opinions de Turner, de Wisemann, de Dionis, d'Astruc, le Dran, Col de Vilars, Daran. Cette théorie peut & doit avoir des partisans : mais le sentiment inverse ne doit point être rejeté; car Morgagni, Auteur très-véridique, assure avoir trouvé le canal de l'urine de cadavres attaqués de chaude-pisse, chez les uns ulcéré, & chez les autres non ulcéré, comme l'on peut s'en assurer, *de sedibus & causis morborum, per anat. detectis*, *Tom. II. p.* 196, 197 & 198. Abraham Kau croyait aussi que la gonorrhée était le plus ordinairement le dégorgement des glandes: il la qualifiait même de RHUMA : *perspirat.* Hippoc. p. 124. La méthode curatoire de la gonorrhée se réduit donc, selon M. G., à empêcher dès le commencement l'excrétion de matière par les mercuriaux sagement administrés à l'intérieur, & par les injections dans le canal de l'urètre. Les injections de mercure & de vinaigre, de vitriol, d'alun, de verdet, de bol, de pierre calaminaire, si on les emploie à temps, sont très-utiles dans la gonorrhée. Et c'est à tort que Daran, continue l'Auteur, a répudié les injections astringentes. M. G. nous permettra de ne point être ici de son sentiment. La seconde Lettre de l'Auteur contient diverses Remarques sur les différentes manières de guérir le mal vénérien. Il compare les méthodes curatoires d'Astruc & de Turner. L'Auteur dit que celle employée par Astruc est la plus douce. Il examine ensuite les désavantages des différents moyens que l'on emploie ordinairement; cet endroit, selon nous, est traité avec beaucoup de discernement. Et en général on voit que M. G. a un grand fond de Littérature Française.

☞ GAUCKES, (Yvo.) Med. Doct. und Chirurgi Weitberühmten practici zu Embden. *Wohlgegrundete praxis der Chirurgie und artzney-kunst, worinnen fast unzehliche, gewisse und Wahrhafftige experimenta zu befoerderung der Chirurgie auffgefuhret Werden, und sonderlich vom trieppert, frantzosen-cur ohne salivation, &c. noch anleitung einer 26 jährigen erfhrung gehandelt wird. Dresden, Bey Joh. Christoph. Zimmermann.* 1709. *in*-8°. C'est-à-dire : *Pratique fondamentale de Chirurgie & de Médecine, par Yves Gauckes, Docteur en Médecine & Chirurgien, célèbre Praticien à Embden, où l'on a exposé un nombre considérable de cas de pratique certains & constatés, pour l'avancement de la Chirurgie; & en particulier sur le traitement de la gonorrhée virulente, & de la maladie vénérienne sans salivation, &c. d'après une expérience de vingt-six années. A Dresde, chez Jean-Christoph. Charpentier*, 1709. *in*-8°.

L'Auteur traite de la maladie vénérienne au
1709. Chapitre 24, pag. 248—297. Ses principaux remèdes, sont 1°. l'éthyops minéral fait par la fonte, qu'il donne à la dose de 20 ou 30 grains matin & soir dans de la bierre : quand il paraît que ce remède ne fait aucun progrès, comme il arrive pour l'ordinaire, soit que le mal soit récent ou invétéré, alors il faut donner 2°. le précipité rouge adouci par l'esprit de vin tartarisé, dans lequel on l'a fait digérer trois, quatre & cinq fois, le brûlant à chaque fois. Le malade en prend tous les matins trois grains incorporés dans de la conserve de roses, ou bien avec un tiers de macis, & une demi-partie de résine de gayac, à quoi l'on peut encore ajouter un peu de thériaque. Mais on doit bien faire attention que tous les trois jours il faut augmenter la dose du précipité rouge édulcoré, de trois grains; & quand le malade est enfin parvenu à en prendre neuf, trois le matin, trois à midi, & trois le soir, alors il faut donner le précipité rouge non adouci, de la même manière. Et j'ai éprouvé, dit l'Auteur, que plusieurs malades en ont pris jusqu'à quinze grains; que cette préparation de mercure est beaucoup plus sûre que le blanc, (le précipité blanc apparemment) & meil-

leure que l'onguent napolitain. Car au bout de quelques semaines ou même d'un mois de l'usage de ces remèdes, il arrive une salivation, ce qui n'est pas à craindre de la part du précipité rouge adouci ou non; on peut le donner encore jusqu'à ce que les symptômes du mal se dissipent, ou jusqu'à ce que l'épiderme de la bouche se lève, ou que la bouche devienne légèrement douloureuse, enflée & ulcérée.

Mais l'Auteur a souvent aussi traité par les sudorifiques & avec succès. Et quoiqu'on puisse donner, selon la méthode du pays, le bois de genièvre & son écorce, le bois de chêne, l'angélique & la pétasite en décoctions avant les bois sudorifiques exotiques, il préfère néanmoins ceux-ci, & il les administre de la manière suivante. Prenez de rapure de gayac huit onces, de sasafras trois onces, de racine de salsepareille cinq onces, de mercure coulant enfermé dans un linge mouillé, d'antimoine crud pilé & enfermé dans un nouet, de chaque une livre (poids de douze onces); versez dessus dix-huit livres d'eau, pour la tenir en infusion pendant vingt-quatre heures dans un lieu chaud. Après cela vous la ferez bouillir dans un vaisseau couvert, jusqu'à ce qu'il n'en reste plus que les deux tiers, après quoi vous y ferez infuser quatre onces de réglisse ratissée & pilée. On peut substituer un sirop à la réglisse, en faveur de ceux à qui elle ne convient pas.

Cette recette est absolument la même que celle que M. *Grahuis* a fait insérer dans le Journal Britannique. *V.* son article. Il dit qu'il a trouvé cette tisanne dans l'*Introductio ad praxin. cap. X.* §. 51. de Gauckes, sous le nom de décoction diaphorétique: cela peut être; mais il ajoute que cet Auteur pendant sa vie en faisait un secret, & c'est ce qui ne paraît nullement par l'ouvrage que nous avons entre les mains.

GAUTIER DAGOTY Père, *Anatomiste pensionné du Roi.* Exposition anatomique des maux vénériens, sur les parties de l'homme & de la femme, & les remèdes les plus usités dans ces sortes de maladies.

Vermes & tineas scortatores pro mercede reportare. Scrip. Sac.

A Paris, chez J.-B. Brunet, Imprimeur-Libraire de l'Académie Française, & Demonville Libraire, rue basse & Hôtel des Ursins, 1773. *in-folio.* 26 pages, & quatre planches contenant dix figures.

1773. M. Gautier, dans une note à la fin de son Discours, dit qu'il donne ce qu'il y a de plus essentiel & de plus communément pratiqué pour la cure de la vérole; il reconnaît n'avoir rien dit de neuf. Il a raison : mais cependant cette courte Dissertation n'est pas absolument sans mérite. Il parle fort bien de l'origine de la vérole, de la description générale de ses symptômes, de la nature du virus vérolique, & de la manière dont il se communique, &c. Sa théorie ne semble pas mal prouvée : nous ne la discuterons point ici, parce qu'elle rentre en partie dans celle des Auteurs ses prédécesseurs. Pour sa doctrine, elle n'est pas à beaucoup près aussi bonne : il décrit la manière de passer les grands remèdes pratiquée à Montpellier; les traitemens usités à Paris par salivation, par extinction, par le mercure gommeux, par les pilules mercurielles, par le sublimé-corrosif, par la panacée mercurielle, par les dragées de Keyser, par les végétaux. Mais il a mutilé ces traitemens, il y a fait des additions de son chef, il a tronqué d'autres choses, & a surchargé le tout d'un nombre indéfini de recettes inutiles & toutes magistrales; de sorte que cela ne peut servir qu'à ennuyer & égarer le Lecteur.

Mais venons aux planches, qui, comme le dit

M. Dagoty, *ne doivent rien à perſonne*, & qui ſont neuves en ce genre. Effectivement je ne ſache pas qu'aucun Auteur ait donné une expoſition générale des ſymptômes vénériens apparens qui attaquent l'un & l'autre ſexe. L'idée cependant n'eſt pas neuve, car on voit des figures parſemées dans différens Auteurs, qui repréſentent un ou pluſieurs accidens véroliques, lorſqu'ils ont quelque choſe de plus qu'ordinaire. Quoi qu'il en ſoit, un recueil complet & bien fait de tous les ſymptômes vénériens ne pourrait qu'être utile & flatter le Public. M. D. dans ces quatre planches, par un effort dont on doit lui ſavoir gré, s'eſt ſurpaſſé lui-même. Ces Gravures, à beaucoup près, ne ſont point auſſi ſales que celles qu'il nous a données juſqu'ici; elles ſont plus nettes, le coloris eſt plus clair; & l'on peut davantage y diſtinguer les objets. La première Planche porte deux figures : elle repréſente les parties de la génération de l'homme. Le ſcrotum eſt couvert de dartres écailleuſes, le gland l'eſt de chancres & de porreaux, ce qui forme le chou-fleur ; le prépuce qui était en phimoſis, eſt coupé & changé en paraphimoſis, le corps de la verge eſt ulcéré par deux chancres; on y voit enfin deux poulains dont l'un eſt ouvert & l'autre en ſuppuration. Cette figure eſt bien exécutée, mais on ne diſtingue les dartres du ſcrotum que ſur la foi de M. Dagoty. Dans la ſeconde figure, on voit la verge & le canal de l'urètre ouverts, les lacunes de Morgagni & les autres lacunes, le teſticule dépouillé du ſcrotum, une portion de la proſtate, un corps caverneux découvert, & des carnoſités dans le canal : cette figure eſt encore bien exécutée. Planche II. Elle contient auſſi deux figures. Dans la première on diſtingue le gland rongé par des chancres, le frein & le prépuce en paraphimoſis, des puſtules véroliques ſur le ſcrotum, le teſticule droit tuméfié. On n'apperçoit point deux verrues qui doivent être sur le frein, ni les chancres qui sont censés le garnir: le testicule enflé nous paraît trop saillant, ce qui ferait croire qu'il serait séparé des épididymes, qui sont représentées engorgées, & qu'il ferait une poche tout-à-fait indépendante du scrotum. Dans la seconde figure on a représenté le gland ouvert, ainsi que le canal de l'urètre & la vessie, la prostate & un corps caverneux; on voit l'artère qui le traverse: le corps caverneux opposé est couvert de la cloison mitoyenne. On voit l'un des testicules & les vaisseaux qui le couvrent, l'épididyme, le canal déférent, les vésicules séminales, les vaisseaux spermatiques couverts; l'autre testicule est ouvert, on voit les vaisseaux & les glandes préparatoires qui le composent; les vaisseaux spermatiques, le sphincter de la vessie, le verumontanum, &c. sont découverts. Cette figure est très-bien exécutée. Nous souhaiterions que M. D. ne travaillât jamais autrement; tout y est distinct & approchant de la nature. Planche III. Elle contient trois figures; la première représente les parties naturelles de la femme; on y voit les nymphes & les chancres qui les rongent, les grandes lèvres garnies de verrues qui forment le chapelet, le clitoris & un chancre au-dessus, l'anus couronné de crêtes, de condilomes, de fics. Cette figure remplit encore assez bien son objet. La seconde est pour représenter l'uterus ouvert par sa partie inférieure, ainsi que le vagin, où on voit les sinuosités & les petites ouvertures des glandes, qui y sont parsemées: on voit enfin la description des parties qui ont rapport à la matrice & au vagin: mais une chose choquante & irréparable que M. G. eût dû éviter, c'était de ne pas représenter une trompe de fallope, appartenante à cette seconde figure, sur la fesse de la première, ce qui fait prendre l'ovaire ouvert & le morceau frangé du bout de la trompe, pour un ulcère & une espèce de choux-fleur, qui serait sur la fesse de la femme qui fait le sujet de la première figure; & il faut absolument lire l'explication pour se détromper. La troisième figure laisse voir un gland découvert avec trois à quatre cristallines, & des porreaux qui couvrent les glandes sébacées : ce morceau ne vaut rien. Planche IV. Cette planche contient trois figures. La première représente une femme vue postérieurement; mais la posture ne nous paraît pas naturelle : il n'est pas possible de voir de ce côté les parties de la génération aussi distinctement qu'elles nous sont représentées dans cette figure; d'ailleurs on n'y voit que ce que l'on a apperçu dans la première figure de la Planche III, à l'exception de quelques douzaines de crêtes, fics, &c. qu'on voit sur les fesses aux environs de l'anus. La seconde figure représente encore une verge non ouverte; ceci n'expose rien qui ait rapport aux maladies vénériennes. La troisième & dernière figure enfin fait voir un phimosis auquel on a fait l'opération. Pour éviter la confusion, il eût été à desirer que M. Dagoty n'eût point surchargé chaque planche de plusieurs figures.

GEACH, MEDICAL AND CHIRURGICAL OBSERVATIONS, ON INFLAMMATIONS OF THE EYES, ON THE VENEREAL DISEASE; ON ULCERS, AND GUNSHOT WOUNDS. BY FRANCIS GEACH, SURGEON, OF PLYMOUTH. London, *in*-8°. 1766. *C'est-à-dire :* Observations Médicinales & Chirurgicales sur les inflammations des yeux, sur le mal vénérien; les ulcères, & les plaies d'armes à feu; par François Geach, Chirurgien à Plymouth. A Londres. 1766.

GENSEL, (Johannes-Adamus) *Regiæ liberæ civitatis Sopronienſis & Comitatûs Castroferrei medicus, Academicus curiosus.* Acad. nat. curios. Ephem. centuria V & VI. Norimbergæ, 1717. Observat.

84. pag. 349. *De carunculâ urethræ in lue venereâ.*

1717. M. G. contredit dans cette Observation Brunner & de Helwich, qui ne croient point aux carnosités. M. G. a disséqué un cadavre qui en avait une dans l'urètre, & il n'a distingué aucun rétrécissement. Il rappelle tous les sentimens des Auteurs qui se rapportent au sien. Voici comment il explique la formation des caruncules, il suffit, dit-il, pour les produire, que les particules âcres, acides & rongeantes d'une sérosité ichoreuse, se logent & s'insinuent dans les interstices des membranes fibreuses, les dépouillent de leur *mucus* naturel, & les écartent; alors ces membranes fibreuses s'élèvent peu-à-peu, prennent une figure convexe, s'accroissent inégalement, & forment enfin des obstacles au passage de l'urine. Il paraît que cette Observation a été plutôt écrite pour contrequarrer le sentiment de Brunner & de Helwich, que pour enrichir l'art & orner les actes des Curieux de la Nature.

GENTIL (Claudius-Josephus), *Bisuntinensis, saluberrimæ Facultatis Medicinæ Parisiensis Baccalaureus.* Quæstio medica, quodlibetariis disputationibus manè discutienda, in scholis Medicorum, die Jovis 25 Novembris, anno Domini 1751. M. Francisco Mery, Doctore Medico, præside. *An bubo venereus skirrodes, absque cauterio curandus?*

1751. M. Gentil proscrit absolument les caustiques pour la cure des poulains schirreux. Il recommande les frictions mercurielles données de loin à loin, les délayans, les relâchans, &c. On peut consulter le Traité des maladies vénériennes de M. Astruc; on y trouvera en entier la doctrine de ce Bachelier.

GERLACH, (Johannes-Christophorus) *Consiliarius & Archiater Ducalis Wurtembergicus, & in Calvensi districtu medicus provincialis.* Acad. nat. curios. Ephem. Centuria V. & VI. Norimbergæ,

1717. Obſ. 50. p. 303. *Veneris virtus anti-venerea.*

Gerlach rapporte que des ſoldats ſe ſont plu- 1717.
ſieurs fois très-bien trouvés du remède ſuivant dans la maladie vénérienne. Prenez de verd-de-gris, de vitriol verd & bleu, de chaque autant qu'on en peut prendre trois fois avec la pointe d'un couteau: faites cuire ces drogues dans quatorze ou quinze onces de vin rouge, que l'on fait réduire au tiers; décantez enſuite la liqueur doucement; la doſe eſt d'une cuillerée matin & ſoir. On fait en même-temps des frictions aux articulations, aux mains, &c. avec un onguent fait avec les trois drogues ci-deſſus, & de l'axunge de porc. On fait uſage d'une boiſſon avec l'écorce de chêne, la racine de ronce ou de framboiſier, & l'aigremoine. On panſe les ulcères avec les trois mêmes drogues déjà décrites, incorporées dans le miel. Ce remède ſingulier agit quelquefois par la ſalivation, & quelquefois par les ſelles. Quoiqu'il paraiſſe conſtant, par ce qui eſt rapporté dans cette Obſervation, & par le ſentiment de quelques autres Ecrivains, que ce médicament ait été utile à des vérolés, nous ne conſeillerons cependant à perſonne d'en faire l'eſſai.

GEVIGLAND, (Natalis-Maria de) *Pariſinus*, *Baccalaureus Medicus.* D. O. M. Uni & trino Virgini Dei-paræ, & S. Lucæ, orthodoxorum Medicorum Patrono. Quæſtio medica quodlibetariis diſputationibus, manè diſcutienda in ſcholis medicorum die Martis vigeſimâ-primâ Novembris 1741 M. Carolo Dionis, Doctore Medico, præſide. *An Syphilidi conveniat ſuffumigatio recens?* Typis Quillau, Univerſitatis & Facultatis Medicinæ Typographi. *in*-4°. 4 pag.

M. de Gevigland conclut pour l'affirmative. 1741.
Après avoir parlé des différentes méthodes miſes en uſage pour la curation des maladies vénériennes, méthodes qu'il ne prétend point proſcrire,

il décrit sa nouvelle manière d'administrer les fumigations. Que sous un drap, dit-il, arrangé en forme de tente, on mette un réchaud plein de charbons ardens : qu'on y place le malade, de sorte que la vapeur ne puisse s'échapper; qu'on jette ensuite sur ces charbons la matière (de laquelle il ne dit point la composition) préparée & réduite en poudre fine, & que le malade, les yeux & la bouche fermés, en respire la fumée par le nez pendant une ou deux minutes. Le Médecin qui doit être présent, dirigera la dose de la fumigation selon les forces du malade. Enfin cette méthode, selon M. de G. est plus prompte, plus commode que les autres, & d'une efficacité non moins constante. Il cite en sa faveur le succès des fumigations aux Invalides & à l'Hôpital de Bicêtre, les témoignages de plusieurs Médecins, & deux décrets de la Faculté de Médecine de Paris. Peut-être M. de G. veut il parler ici de la méthode de Charbonniere, qui avait fait des essais dans ces Hôpitaux, & qui avait obtenu des décrets de la Faculté de Médecine. *Voyez* CHARBONNIERE.

GHERARDI, (Rubert) Riflessioni sopra l'uso
1751. del mercurio nella Medicina, fatte da un Academico e communicate agli Amici, Lucca. *in*-4°. 1751. *C'est-à-dire :* Réflexions sur l'usage du mercure dans la Médecine, faites par un Académicien, & communiquées à ses Amis. A Lucques.

GHISI (Martin.) Lettere mediche; *C'est-à-dire*, Lettres médicinales du Docteur Martin Ghisi; in-4°. 1759, 138 pag. sans la Préface & la Table des Matières.

La premiere Lettre traite des diverses maladies
1759. guéries par le moyen du mercure crud. La seconde contient l'histoire du mal de gorge épidemique des années 1747 & 1748.

GMELIN (Joannes-Conradus). On lit dans le *Commercium Litterarium, Norimbergæ, annus 1733,*

Hebdo. XXV, p. 194, §. VI, la recette de la liqueur mercurielle suivante, que l'Auteur du Commerce de Nuremberg dit être extraite des Lettres de Jean-Conrade Gmelin, écrites à Ehrhart.

Prenez mercure sublimé-corrosif quatre onces, 1733.
vinaigre distillé douze onces. Qu'on mette le tout dans un matras de verre que l'on exposera dans un lieu chaud, pour faire fondre le mercure; ensuite on séparera le vinaigre, par la distillation, à un feu très-médiocre, jusqu'à ce que le mercure reste à sec; après quoi on versera dessus de l'esprit-de-vin très-rectifié quinze onces : on fermera le matras avec un bouchon usé à l'émery, & on laissera encore la matière en digestion dans un lieu chaud, jusqu'à ce que la liqueur devienne trouble, ce qui arrivera après quatre semaines. On la mettra alors dans une retorte de verre; on distillera par degrés; l'esprit-de-vin passera le premier, ensuite une liqueur blanche limpide : mais aussi-tôt qu'il ne passera plus d'esprit-de vin, on discontinuera d'entretenir le feu; & le lendemain, lorsque la retorte sera refroidie, on reversera l'esprit de vin qu'on aura extrait la veille, sur le résidu qui sera resté dans la retorte; on laissera trois jours le tout en digestion, & enfin on distillera à un feu lent : il sortira une huile d'une odeur agréable : c'est cette huile qu'il faut serrer & conserver avec soin. On s'en sert à l'intérieur & à l'extérieur; elle est très-utile même pour les ulcères de la vessie, des reins, de la matrice; la dose est de deux, trois, quatre & cinq gouttes.

GMELINS (Joanh. Georg.), Med. Doct. ejusdemque ut & Botanices atque Chemiæ Professor in Academiâ Tubingæ, Public. Ordinar. Facultat. Med. Senior. Acad. Scientiar. Imper. Petropolitanæ & Reg. Upsaliensis & Reg. Scient. Societatum Holmiensis & Gottingensis Socius. *Der chemie und kræuterwissenschaft auf der hohen schule zu Tübingen œffentlichen lehrers, reise durch Sibirien von dem jahr 1733 bis 1743. Gœttingen, hey Abraham Vandenhoeks Witwe. I theil 1751, 8 maj. I alphab. 6 bog. 3 kupfertafeln. 2 theil. 1752, I alph. 18 bogen, 6 kupfertafeln.* C'est-à-dire, *La chimie & la science des plantes d'après les Professeurs publics de la fameuse Ecole de Tubingue. Voyage en Sibérie depuis l'année 1733 jusqu'en 1743; à Gottingue, chez la veuve d'Abraham Vandenhocks; première part. grand in-8°. 1751, d'un alphabeth, 6 feuilles, 3 planches en cuivre; deuxième partie, 1752; d'un alphabet, 18 feuilles, 6 planches en cuivre.*

1751. Dans le volume premier de ces voyages, qui
1752. est le quatrième dans la collection, page 148, on lit que dans la ville de *Tobolks* la maladie vénérienne est très-fréquente, d'autant mieux que ses habitans sont privés des secours nécessaires & de Médecins habiles. Ils ont cependant quelques remèdes. Ils emploient le vitriol pour guérir la gonorrhée, & ils guérissent la vérole par la salivation qu'ils provoquent par l'arsenic & le mercure sublimé-corrosif. Ils font usage aussi des frictions qu'ils préparent avec l'axunge de porc & le mercure vif.

Dans le volume second, qui est le cinquième dans la collection, on lit, pag. 73, que les Arguns qui habitent proche le fleuve *Ostrog*, sont forts sujets à l'épilepsie & à la vérole. Les malades vénériens ne peuvent être envisagés sans horreur; ils n'employent seulement pour se guérir qu'une décoction d'écorce de *frêne* ou de *melese* préparée avec l'alun; mais ce remède répercute & fixe le mal à l'intérieur, & les os ne tardent pas à être corrodés par le virus.

On lit encore dans le même volume, page 161, que le vice vérolique infecte presque tous les habitans de la ville de *Irkutzk*. L'Auteur voulant un jour guérir un vérolé par la salivation, donna une trop forte dose de mercure, qui, loin de provoquer le ptyalisme, excita une si grande abondance d'urine, que pour un jour le malade en versa plus de 20 livres, évacuation qui ne laissa pas de lui rendre la santé ; & après la guérison, cet homme, qui auparavant avait eu le ventre libre, devint si resserré, qu'il ne pouvait aller à la selle sans les plus violens purgatifs, au point qu'une drachme de gomme-gutte le faisait aller à peine deux fois. L'Auteur met en question si cet effet peut être attribué à l'inertie du velouté des intestins, produite par le mercure.

GOBENSTEIN (Ursus-Victor), Disputatio 1763.
inauguralis, *de lue venereâ*. Monspelii, in-4°. 1763.

GODARD, *Marchand fabricant de galons d'or & d'argent, rue Bourg-l'Abbé où il est très-connu.* Lettre à M. de Torrez, servant de réponse au Libelle qu'il fait répandre sous le nom de M. Carboneil, Docteur en Médecine. A Paris, le 10 Juin 1755, in-12. 16 pag.

Nos Lecteurs ne rient-ils pas déjà de voir M. 1755.
Godard, Marchand de galons, se faire Auteur & entrer en lice polémique ? Attendons-nous à voir bientôt M. Guillaume abandonner la teinture de son drap maron pour faire des livres. Cependant nous ne conseillons point à M. Godard d'échanger ses métiers contre du papier & des plumes. Son galon se paie sûrement plus cher l'once que ses productions littéraires. Mais rendons compte à nos Lecteurs de la Lettre de M. Godard, Marchand de galons. Il prend le parti de M. Dibon qui, dit-il, l'a tiré des bras de la mort, & il fait une décharge à boulet rouge contre M. de Torrez, sans savoir pourquoi, car il ne le connaît peut-être pas, &

il a tout au plus entendu dire à M. Dibon qu'il prenait MM. Bertrand & Carboneil pour ses prête-noms. Il faut avouer que M. Dibon était doué d'un caractère bien insinuant pour persuader à un pauvre Marchand de divulguer l'espèce de déshonneur que la maladie vénérienne entraîne toujours après elle aux yeux du Public : car celui qui en fait ainsi parade à haute voix, se couvre de ridicule, & perd, après une telle déclamation, beaucoup de l'estime & de la confiance des honnêtes gens.

GOERITZ (Jo. Adamus) *Medicus Ratisponensis, Acad. Nat. adjunctus.* Acta Acad. Nat. Curios. volumen III. Norimbergæ, 1733. Observations 23, pag. 80, *De hemorrhagiâ penis.*

Un jeune homme d'un temperament colérique
1733. avait gagné une gonorrhée ; il recourut à son Barbier pour avoir du soulagement : celui-ci le purgea & repurgea, il lui donna le baume de soufre & la thérébentine ; l'écoulement, loin de guérir, acquit un degré si violent de virulence, qu'il perça le côté gauche du canal de l'urètre audessous du gland, si bien que l'urine avait deux issues. Le mal n'en resta pas là ; il gagna l'artère, la rongea & occasionna bientôt la plus sérieuse hémorrhagie. On appela alors & Médecin & Chirurgien ; le malade s'affaiblissait, & l'on craignait avec raison pour ses jours : mais le Chirurgien, homme habile, coupa la peau, dilata l'ulcère, & arrêta l'hémorrhagie par les styptiques, les balsamiques & les résolvans. On employa intérieurement les analeptiques pour relever un peu les forces du patient ; bientôt après on ôta la cause du mal & ses effets par des anti-vénériens bien administrés.

☞ GOHL (Joh. Daniel), *Phys. Oberbarnim. Kurze einleitung zur praxi clin.* A Berlin, 1739. C'est-à-dire : *Introduction abrégée à la médecine pratique.*

1739. On trouve dans ce Traité un article qui concerne

cerne la maladie vénérienne : mais on n'y voit que ce que les Auteurs de son temps en écrivaient.

☞ GONSALVÈS (Antonio). Tratado da gonorrea. *C'est à-dire* : Traité de la gonorrhée. 1669.

Ce Traité est imprimé à la fin de la Chirurgie d'ANTOINE DA CRUS. Lisboa, por Antonio Crasbeeck de Blello 1669. C. à d. à Lisbonne, chez Antoine Crasbeeck de Blello.

GORDON (Abraham), *Chirurgien-Major du troisième Régiment d'Infanterie, commandé par le Colonel Howard.* Cures des maladies vénériennes par le mercure sublimé-corrosif, communiquées à un Membre de la Société Médicale. De Plimouth, le 18 Février 1757. Extraites de la traduction française des recherches & observations médicales, par une Société de Médecins de Londres. Tom. I, 1764. pag. 336 : elles contiennent 43 p.

M. Gordon rapporte vingt observations en faveur du sublimé-corrosif, & il dit qu'il pourrait en compter d'autres qui deviendraient inutiles dans cette Lettre, il en garde seulement note dans son porte-feuille. Ses Observations sont suivies de plusieurs Lettres ; une *à la Société de M. JOHN CLÉPHANE, M. D. F. R. S. un des Médecins de l'armée & de l'Hôpital Saint Georges*, en date *de Goldensquare, le 4 Avril 1754*; une autre *de M. MILLER, Chirurgien-Major du huitième Régiment d'Infanterie, commandé par le Lieutenant-Général Wolfe, au Docteur Pringle*, en date *de Wells, le 20 Novembre 1759* ; une autre *de M. HASTIE, Chirurgien-Major du douzième Régiment d'Infanterie, commandé par le Lieutenant-Général Skelton, au Docteur Pringle*, en date *de Reading, le 21 Novembre 1756* ; une autre *de M. DAVIÉS, Chirurgien-Major du quinzième Régiment d'Infanterie, commandé par le Colonel Amherst, au Docteur Pringle*, en date *d'Yeovil, en Somersetshire, le 22 Novemb. 1756* ; une seconde *de M. DAVIÉS*, 1764.

contenant le détail d'une suite de maladies guéries par le sublimé, avec une nouvelle proportion de sublimé, relativement à l'esprit, savoir de 16 grains de sublimé sur 14 onces d'esprit, à la dose d'une cuillerée deux fois par jour; en date *du 1 Février 1757;* une autre *de M.* BOYD, *Chirurgien-Major du vingtième Régiment d'Infanterie, commandé par le Colonel Kingsley, au Docteur Pringle,* en date *d'Ashburton, le 24 Novemb. 1756;* une autre enfin *de M.* BARKER, *Chirurgien-Major du trente-troisième Régiment d'Infanterie, commandé par le Lord Charles Hay, au Docteur Pringle,* en date *de Devizes, le 28 Novemb. 1756.* Toutes ces Lettres attestent l'efficacité du sublimé-corrosif: cependant ces Chirurgiens remarquent que presque toutes les maladies vénériennes qu'ils ont guéries étaient récentes, & qu'il en est certaines invétérées qui ont résisté à ce sel mercuriel. On lit, dans le second volume original intitulé, *Medical Observations and inquiries by a Society of Physicians in London;* c'est-à-dire, *Observations & recherches médicinales d'une Société de Médecins de Londres,* d'autres observations en faveur du sublimé, dans lesquelles on fait voir, entre autres choses, que si quelquefois les symptômes vénériens reparaissent après l'usage du sublimé-corrosif, on doit s'en prendre à ce qu'on le quitte trop tôt, & non le taxer d'insuffisance. Ces Observations occupent de la page 70 — 98: dans cet espace on voit cinq Lettres; la première de M. MILLER à la Société, en date du *11 Décemb. 1757, Plimouth;* la seconde de M. Abraham GORDON, en date de *Winchester, le 4 Février 1758;* un extrait d'une autre Lettre de M. GORDON au Docteur *Pringle,* en date de *Gosport, 14 Avril 1758;* la quatrième de M. BOYD à la Société, en date d'*Exon, le 4 Janvier 1758;* la cinquième du Docteur Alexandre RUSSEL, *F. R. S.* qui cite huit cures de maladies vénériennes par la solution de sublimé-corrosif, en date de *Lime-Street*, *16 Avril 1760*. Même volume, pag. 213—231, on lit des extraits de plusieurs Lettres de Robert Whytt, *M. D. F. R. S. Professeur de Médecine en l'Université d'Edimbourg*, au Docteur Pringle, relatives à l'usage du sublimé-corrosif, pour la cure des ulcères phagédéniques. Ces extraits contiennent sept pièces; un extrait d'une Lettre d'*Edimbourg*, *le 17 Mars 1757*; des observations extraites par le Dr. Whytt, du registre de l'Infirmerie Royale d'Edimbourg; un extrait d'une Lettre datée d'*Edimbourg*, *le 10 Novemb. 1757*; un autre extrait de Lettre datée d'*Edimbourg*, *le 27 Janvier 1759*; la copie de la Lettre de M. Spotiswood au Dr. *Whytt*, datée d'*Eramond*, *le 9 Décemb. 1758*, & l'exposé de la maladie de Marguerite Bruce. Suit, pag. 232, une Lettre écrite en latin par le Baron de *Van-Swieten* au Docteur *J. Silvester*, *F. R. S.* sur l'usage du sublimé-corrosif, donné avec succès pour guérir l'opacité de la cornée dans un homme attaqué du mal vénérien. Plus loin, pag. 256 — 264, on lit une observation du Docteur George Macaulay, qui a guéri de la vérole, une femme enceinte de cinq mois, par l'usage de la solution du sublimé-corrosif, en date de *Jermyn-Street*, *le 3 Janv. 1760*. Enfin, pag. 365—369, on voit la cure d'un ulcère phagédénique, due à la salsepareille & au sublimé-corrosif, par P. Triquet, *Chirurgien-Major du second Régiment des Gardes à pied*, communiquée au Docteur Pringle, en date de *Craven-Street*, *10 Mars 1760*.

GOULARD, *Conseiller du Roi*, *Maire de la ville d'Alet*, *de la Société Royale des Sciences de Montpellier*, *Associé-Correspondant de l'Académie Royale de Chirurgie de Paris*, *Maître en Chirurgie de Montpellier*. Mémoire sur les maladies de l'urètre, & sur un remède spécifique pour les guérir, de même que beaucoup d'autres maladies chirurgicales. A Montpellier, de l'Imprimerie de Jean Martel, Imprimeur du Roi, des Etats de Languedoc & de la Société Royale des Sciences; 1746, in-8°. 57 pag.

1746. M. Goulard nous dit en commençant qu'il n'a été animé que par les succès de M. Daran; qu'il a ambitionné d'être son émule; qu'il s'est appliqué à la découverte de son remède ou d'un qui lui fût égal; que ses recherches ont été heureuses, & qu'il est certain d'avoir trouvé le secret de M. Daran, ou qu'il en a inventé un qui guérit les mêmes maux, & dont l'efficacité est plus prompte. La vertu de son remède ne se borne pas à guérir les callosités, les carnosités & hypersarcoses; il le change, selon le besoin, en emplâtre, en poudres, en onguent, en liqueurs. Il remplace les corrosifs, excepté pour faire des escarres; il tient lieu de calmans & d'anodins; il est un puissant astringent; il est résolutif, répercussif, suppuratif & grand déterſif; enfin il convient sur toutes les parties du corps, pour l'ophtalmie, les hémorrhoïdes, en gargarisme, &c. &c. &c. &c. On voit que le Maire d'Alet commence adroitement par prendre M. Daran pour son patron; qu'ensuite il s'établit son émule, & que bientôt on le voit son supérieur. Il nous permettra de dire que cette gradation est trop rapide dans un aussi petit Ouvrage, & que, pour égarer le Lecteur & mettre sa mémoire en défaut, il fallait au moins charger davantage en observations. Le Public ne se laisse pas persuader par cette sorte d'humilité qui bientôt foule aux pieds celui qu'elle encensait; je crois même que cette manière de se faire valoir est petite, pour ne pas dire basse, dans un homme qui par lui-même a des moyens pour se recommander. Au surplus la primauté est un bel avantage. M. Daran a paru le premier; une foule d'autres ont voulu l'imiter; ils ont clabaudé, écrivassé; le vent a emporté & leurs paroles & leurs écrits; à peine ont-ils vendu quelques bougies, & pendant tout ce temps le Daran a gagné beaucoup d'or. M. Goulard doit cependant être sorti de cette classe; dans son Mémoire son remède est encore un secret: mais bientôt nous allons le voir au rang des bienfaiteurs de l'humanité; nous ne pouvons que regretter pour lui qu'il ait écrit sur ce remède avant que d'en gratifier le Public.

Lettre de *M. Goulard, Conseiller du Roi, Maire de la Ville d'Alet, de la Société Royale des Sciences de Montpellier, de l'Académie Royale de Chirurgie de Paris & de celle de Lyon, Maître, Professeur & Démonstrateur en Chirurgie, Démonstrateur Royal d'Anatomie au Collége de Médecine, & Chirurgien-Major de l'Hôpital du Roi à Montpellier, à M. de la Martiniere, Ecuyer, Conseiller & premier Chirurgien du Roi, Président de l'Académie Royale de Chirurgie.* A Montpellier, le 5 Novembre 1751, in-8°. 21 pag.

Nous devons ici une réhabilitation authentique à M. Goulard. Pendant cinq ans il a dû être confondu dans la classe de ces gens à secrets, qui sacrifient leur réputation & la conservation de l'estime des gens de bien, à leur intérêt pécuniaires. C'est avec le plus grand plaisir que nous le mettons aujourd'hui au rang des amis de l'humanité, avec ceux qui ont droit à la gratitude du Public & auxquels ont doit, non pas l'honneur d'une découverte utile, mais celui d'une restitution naturelle, & d'avoir su modifier & étendre l'usage d'un remède nécessaire (1). Dans cette Lettre 1751.

(1) On trouve tout au long le procédé de son extrait de

M. G. décrit la composition de ses bougies, & il est bien vrai que la base de sa recette peut être heureusement employée sous la plupart des formes & en presque autant de circonstances qu'il le dit dans son Mémoire donné en 1746. Nous allons rapporter au long sa recette. *Composition de la liqueur fondamentale appelée extrait de Saturne, propre à fondre les callosités & embarras de l'urètre.* Prenez autant de livres de litharge d'or que de pintes de vinaigre, mettez le tout ensemble dans un chaudron, & faites-le bouillir pendant une heure ou cinq quarts-d'heure, en remuant toujours avec une spatule de bois; ôtez ensuite le chaudron du feu, laissez reposer la matière & vuidez par inclination la liqueur qui surnagera sur le marc, & qu'on gardera dans un ou plusieurs flacons, pour s'en servir dans le besoin. Nous remarquerons que l'on ne doit point faire la préparation dans un chaudron de cuivre, mais

---

Saturne, ou plutôt de sa dissolution de plomb (puisque l'acide du vinaigre est le menstrue special du plomb), dans *J. Hollerius de morbis int. l. II, pag. 60, édit. de Genève*, 1635, *in-4°*. Le voici : *recipe lithargyri argenti semi-libram; optimè trita decoquatur in libris duabus aceti albi, optimi, semper agitando, usque ad consomptionem medietatis: deindè per filtrum distilletur, & in vase benè mundo reponatur ad usum*; & Houlier n'est point encore le premier qui en ait fait mention, car on lit dans Dioscoride, *de spumâ argenti*, lib. 5, cap. 56, p. 662, édit. de Cologne, 1529, in-fol. une recette à peu près semblable, qu'il dit convenir pour les plaies de l'anus, pour les maux des yeux, les taches & les rides du visage. La voici : Ἔνιοι δὲ ὄξει ἢ οἴνῳ σβέσαντες αὐτὴν (λιθαργύρον) ἐπιτρὶς, πάλιν καίουσι, καὶ ταῦτα ποιήσαντες ἀποτίθενται; *c'est-à-dire*, mais quelques-uns éteignent (la litharge) dans du vinaigre ou du vin, la font cuire trois fois & plus, & ensuite la conservent. Depuis ces Auteurs, Riviere s'est aussi servi de cette préparation de Saturne. *V* ses Ouvrages imprimés en 1737, *in-fol. à Genève, cent* 3, *p.* 517, *obs.* 1.

plutôt dans un pot de terre vernissé, parce que les particules cuivreuses qui s'y mêlent lui donnent infailliblement trop de causticité pour l'usage auquel on le destine. On fait avec cette liqueur des bougies dont la force est plus ou moins active, selon la quantité qu'on mêle avec la cire. Le premier degré est par chaque livre de cire fondue, demi-once d'extrait de Saturne; on remue bien la cire & l'extrait avec une spatule de bois. Second degré; sur six onces de cire, une once & demie ou deux onces d'extrait. Si on veut les rendre moins cassantes, plus fondantes, & plus douces, on ajoute, sur six livres de cire, une demi-livre de suif de bouc & de mouton avec quatre onces d'extrait de Saturne. Voici la manière d'opérer de ces bougies. Leur principal effet est produit par les parties fines de la litharge qui se débarrassent de la cire, lorsque la bougie est échauffée, qui pénètrent la substance de l'embarras de l'urètre, & divisent les liqueurs qu'il contient. L'acidité du vinaigre, augmentée par son ébullition avec la litharge, resserre & fronce peu à peu la callosité & en exprime la liqueur divisée par les particules de la litharge. C'est ainsi qu'on parvient à guérir & à détruire les embarras du canal, & non par aucune suppuration, qu'il faut au contraire éviter. Nous allons à présent faire à nos Lecteurs un petit détail des différentes formes sous lesquelles on peut faire usage de ce remède pour combattre des maux d'une autre espèce. Lorsqu'il s'agit d'instruire, nous ne craignons point le reproche d'être trop verbeux. On prend du marc qui se trouve dans la chaudière où l'on a fait bouillir le vinaigre avec la litharge; on l'étend sur une planche pour le faire sécher, ensuite on le met en poudre : il sert à saupoudrer les plaies blafardes, mollasses & baveuses, dont les bords sont gonflés & même calleux, il sert aussi sur les plaies & les ulcères anciens. Si les plaies sont douloureuses, cette poudre les irriterait: mais on lui ôte sa force en la lavant une ou plusieurs fois dans de l'eau commune, alors elle agit comme absorbant & tonique. Ce marc avec toute sa force, mêlé avec de la mie de pain, de l'eau & de l'huile de camomille, sert en cataplasme sur les différentes fluxions, sur-tout sur celles des testicules appelées spermatocèles. Par exemple, sur le marc de dix pintes de vinaigre & de dix livres de litharge, jetez vingt ou vingt-cinq pintes d'eau commune que vous remuerez avec une spatule de bois pendant un petit quart-d'heure; vous aurez une liqueur appelée végéto-minérale: on s'en sert contre les inflammations, contusions, meurtrissures, entorses, pour laver les plaies, en gargarismes, douches, bains, &c. sur les plaies d'armes à feu. On en connaît la force ou la faiblesse en y trempant le doigt qu'on porte sur la langue; si elle est trop forte, on l'affaiblit avec de l'eau commune; si elle est trop faible, on lui donne de la force avec quelques gouttes d'extrait de Saturne. Sur un verre d'eau préparé avec l'extrait de Saturne, ajoutez-y quelques gouttes d'eau-de-vie; c'est un bon topique pour les ophtalmies. Au lieu d'eau-de-vie commune, servez-vous d'eau-de-vie camphrée; c'est un bon remède contre les surdités commençantes. L'eau commune préparée avec l'extrait de Saturne ou avec son marc, est d'un excellent usage pour le phimosis: on baigne la verge dans cette liqueur, & on applique dessus des compresses qui y sont imbibées; on en injecte entre le prépuce & le gland, & l'on y fourre, si l'on peut, de petites languettes de linge fin; on s'en sert en injection dans les gonorrhées, pourvu qu'il n'y ait plus d'inflammation; elle est aussi efficace sur les chancres. M. G. la dit très-merveilleuse à l'intérieur contre les incontinences d'urine causées par le relâchement ou l'ulcération du sphincter de la vessie. Hundertmarck rapporte aussi les bons effets du sucre de Saturne pris intérieurement, dans les Mémoires de l'Académie des Curieux de la Nature, Tom. VII, pag. 95 de l'Appendix en 1744; mais, malgré ces autorités, nous n'osons en conseiller l'usage. Le plomb jusqu'ici passe généralement pour un poison froid, qui ralentit le cours des humeurs, & même les coagule. Pour l'usage intérieur, M. G. prescrit douze à quinze gouttes de l'extrait de Saturne dans une pinte d'eau commune, qu'on boit dans la journée, & indépendamment de cette boisson, on fait des injections. On s'en sert aussi pour les fleurs-blanches. Pour les ulcères cancéreux, on mêle la liqueur végéto-minérale avec le beurre frais (1). On ne peut déterminer au juste la force que doit avoir la liqueur végéto-minérale; cela dépend des cas où on l'emploie. Cependant, ordinairement, sur une pinte d'eau en mettant plein une cuiller à café d'extrait, l'eau végéto-minérale est dans sa force. *Pommade pour les ulcères scrophuleux, vénériens & même scorbutiques, sur les chancres*, &c. huit onces de cire en grain : on la fait fondre à petit feu dans un poëlon; on y ajoute dix-huit onces d'huile-

(1) On lit dans la Gazette de Médecine n°. 37, samedi 6 Nov. 1762, pag. 289, & n°. 38, mercredi 10 Nov. 1762, pag. 297, les malheureux effets de cette préparation sur une Demoiselle affligée d'un cancer ulcéré; ce topique répercuta l'humeur, & elle mourut. Nous ne prétendons point inférer de-là que l'on doive proscrire cette eau dans les mêmes circonstances; mais nous croyons devoir dire qu'on ne doit point en faire usage inconsidérément; que sans préparations l'on s'en serve pour des dartres ou autres affections qui servent de couloirs aux humeurs morbifiques, il n'est pas douteux qu'on exposera le malade aux dangers les plus éminens.

rosat, on mêle bien le tout ensemble, on met ensuite quatre onces d'extrait de Saturne qu'on verse doucement & en remuant, on y ajoute enfin une dragme de camphre, on remue jusqu'à consistance. Cette liqueur végéto-minérale & ces pommades ont encore d'autres vertus qu'il serait trop long d'analyser ici; nous avons fait mention des principales, & nous recommandons sur-tout ces remèdes dans les maladies vénériennes.

Remarques & Observations-pratiques sur les maladies vénériennes, avec une seconde édition des maladies de l'urètre, & la composition des bougies spécifiques pour guérir les embarras de ce conduit; & autres formules nouvelles très-utiles pour le traitement des maladies venériennes, par M. Goulard, &c. A Pezenas, de l'Imprimerie de Joseph Fuzier, Libraire & Imprimeur de Monseigneur l'Evêque d'Agde; & se vend à Montpellier, chez la veuve Gonthier & Faure, Libraires. 1760. *Avec Approbation Privilége du Roi.* in-12. 382 pages.

1760. Ces utiles Observations sont partagées en sept Chapitres; dans le premier, l'Auteur parle du traitement des maladies vénériennes en général; dans le second, de la gonorrhée; dans le troisième, des bubons; dans le quatrième, des chancres; dans le cinquième, du phimosis & paraphimosis; dans le sixième, du traitement des femmes grosses, des nourrices & des enfans; dans le septième enfin, des préparations de plomb. Chaque point de doctrine est suivi d'observations qui font honneur au savoir & à l'adresse de M. Goulard. Cet habile Chirurgien a fait entre autres une remarque, qui était échappée à bien des Praticiens: c'est que de même que certaines maladies paraissent affecter de se montrer dans certaines saisons de l'année, de même il arrive quelquefois de voir de temps à autre, beaucoup de personnes qui ont toutes les mêmes symptômes véroliques, tels que chancres, poulains, phimosis, &c. On doit bien sentir que, puisque M. Goulard pratique à Montpellier, il doit être partisan des frictions par extinction, exclusivement à toute autre méthode; & à l'exemple de M. Haguenot son Concitoyen, il use alternativement des bains & des frictions dans les occasions où la faiblesse du malade demande des précautions, ou lorsque, dans un cas urgent, le malade ne peut attendre le temps que demandent les préparations. M. G. en faisant voir les inconvéniens de la salivation, fait à cet égard une remarque curieuse, que je n'ai lue nulle part; c'est qu'il a observé nombre de fois, qu'elle occasionnait une diminution passagère de l'ouie; ce qu'il croit venir de l'état de phlogose & de la tuméfaction de toutes les parties intérieures de la bouche, qui obstruent pour un temps la trompe d'Eustache, puisque la surdité diminue à mesure que l'inflammation se dissipe. M. G. fait voir dans son sixième chapitre, qu'on ne doit point reculer la cure d'une femme grosse, après ses couches, puisque ce retard occasionne les plus grands maux, tels que l'avortement, la mort du fœtus, ou au moins la mauvaise santé qu'il apporte avec la vie. Nous recommandons particulièrement de lire son dernier chapitre sur les préparations de plomb; on y verra par l'expérience la plus soutenue, que ce minéral n'est pas moins utile & souverain à l'intérieur qu'à l'extérieur; & que si plusieurs l'ont regardé comme un poison, il faut s'en prendre au préjugé qui subjugue souvent les plus grands hommes.

Nous dirons aussi quelque chose du traité des maladies de l'urètre, dont nous n'avons point parlé dans l'analyse du mémoire de 1746. M. Goulard reconnaît pour première cause des embarras de l'urètre, ce qu'on nomme carnosités spongieuses. Il prétend qu'elles sont ordinairement la suite des écoulemens vénériens opiniâtres, ou qui ont été traités par une méthode propre à faire séjourner dans le canal des matières virulentes ; d'où il conclut que, lorsque la membrane intérieure de l'urètre, qui est fine & délicate dans sa texture, est ulcérée, arrosée, abreuvée & imbibée pendant un espace de temps considérable par une liqueur virulente, ses fibres sont au moins extrêmement affaiblies, sur tout dans les endroits où la matière a séjourné ; & que c'est à ces endroits que les cellules du tissu spongieux ne trouvant qu'une très-faible résistance qui s'oppose à leur expansion, se font jour dans la cavité de l'urètre; & par la distension de quelques portions de la membrane interne, forment des espèces de petites poches membraneuses, dont la cavité est remplie de tissu spongieux, & alors la convexité promine plus ou moins dans la cavité du conduit. On voit par cette théorie, qu'il n'est point étonnant qu'à l'ouverture des cadavres on n'ait distingué aucune carnosité dans des sujets qui en étaient affectés pendant leur vie, puisque la présence du sang poussé continuellement dans le tissu spongieux de l'urètre, entretient les cellules qui forment la substance interne des carnosités, dans un gonflement plus ou moins considérable ; mais qu'aux approches de la mort, le mouvement de circulation diminuant peu-à-peu, & les forces vitales qui poussaient le sang s'affaiblissant, les cellules se vuident, s'affaissent par leur propre poids, & rentrent dans leur état naturel. La seconde cause des embarras de l'urètre vient des glandes qui répondent au conduit ; la troisième, de ses embarras vasculeux ; la quatrième, des bords des ulcères de ce canal & des cicatrices ; la cinquième enfin, des brides & redoublemens membraneux qui se forment dans le canal. La seconde partie de ce traité est consacrée aux différens remèdes qu'on a employés pour combattre ces accidens, & la méthode de M. Goulard se trouve appuyée de plusieurs observations. Suivent enfin les formules : nous en avons amplement rendu compte dans la lettre précédente. M. G. y a ajouté ici un supplément; on y voit la manière dont il rectifie le mercure, en le triturant dans un mortier de marbre avec un pilon de bois, & suffisante quantité d'eau pour couvrir le mercure; il triture jusqu'à ce que l'eau soit sale; il la jette, en remet d'autre qu'il jette encore, jusqu'à ce que le mercure ne fournisse plus d'eau noirâtre, ce qui est fort difficile à obtenir, vu que par la trituration il se sépare toujours du mercure une poudre noire qui n'est autre chose que du mercure changé de forme, & qui se revivifie au feu.

GOUVION, *Docteur en Médecine*. Nosologie méthodique, ou distribution des maladies, en classes, en genres & en espèces, suivant l'esprit de Sydenham, & la méthode des Botanistes. Traduite sur la dernière édition latine, 1772. in-12 2 vol. *Voyez* BOISSIER DE SAUVAGES. 1772.

GRAFBERG. Dissertatio inauguralis, *de spiritu vini mercuriali*.... quam SAMUEL AURIVILLO, præside.... subjiciet *Isaacus-Olaï Grafberg*, Upsaliæ. in-4°. 1760. 1760.

GRAINGER (Jacob.) Dissertatio inauguralis, *de modo excitandi ptyalismum & morbis inde pendentibus*. Edimburg. pridie idus Martii 1753. *Extrait des* disputationes ad morborum, &c. *par M.* de Haller, tome 1, page 511; *contient* 14 *pag.* in-4°.

Cette excellente dissertation fait honneur à la sagesse & à l'expérience de son Auteur. M. Grainger recherche les circonstances où l'on doit employer le mercure avec salivation; il le trouve nuisible dans l'épilepsie, la grossesse, les maladies du nez tels que l'ozene, la folie, le scorbut, &c. Il a fait saliver avec succès les mélancoliques, les 1753.

hypocondriaques, &c. contre l'opinion de M. Fabre. Les fumigations ont des ſuites dangereuſes & occaſionnent de violens accidens; le mercure doux eſt inſuffiſant & purge trop. La meilleure méthode eſt celle des frictions : la doſe eſt d'un gros; ſi la ſalivation ne ſe manifeſte pas aſſez-tôt, on la hâte par l'émétique, dont toutefois on ne fait point un uſage précipité. Le mercure corrompt le ſang, le rend fétide & élève le pouls; alors la chaleur du lit du malade ne doit point excéder 60 degrés, afin que le ſang ne ſoit point corrompu par deux cauſes différentes. Le ptyaliſme eſt mieux conduit quand on ne donne pas au malade une chaleur trop grande : car lorſqu'elle l'eſt trop, le ſang ſe porte avec vivacité vers les organes ſecrétoires, & il peut arriver des accidens très-graves. Le ſoufre peut modérer l'activité du mercure; mais il faut l'employer à petites doſes & continuées. M. G. a obſervé qu'après la ſalivation on diminue de hauteur; il a vu des perſonnes rapetiſſer d'un demi-pouce, ce qu'il attribue à l'extrême maigreur; & il remarque auſſi que l'épiderme des teſticules ſe lève & ſe régénère en entier.

On trouve l'original de cette diſſertation, ſous la dénomination de *monita ſiphylica*, dans un livre du même Auteur : intitulé *Hiſtoria febris anomalis, Batavæ, annorum*, 1746, 1747, 1748, &c. *Edinburgi. excudebant* Hamilton, Balfour, & Neill. 1753. in-8°.

GRASHUIS (Joh.), de facili luem veneream curandi methodo, ad D. M. MATY, *Med. & Phil. Doct.*

1754. Cette Lettre eſt inſérée dans le Journal Britannique, dont M. *Maty* eſt Auteur, pour les mois de Juillet & d'Août 1754, pag. 388.

M. Grashuis, connaiſſant les dangers de la ſalivation mercurielle, a cherché une autre méthode qui peut avoir tout l'avantage de la première, sans en avoir les inconvéniens. Il savait les succès qu'avait eu le remède de Yvo Gauckes dans toute la Hollande, pendant que cet Auteur avait vécu ; remède qui n'excitait nullement le ptyalisme, ni presque aucune évacuation sensible. Il en faisait un secret ; cependant il avait dit quelquefois à ses amis qu'il se trouvait dans ses différens écrits. M. G. rempli du desir de trouver ce spécifique, feuillete avec attention les ouvrages de Gauckes ; il trouve dans son *introductio ad praxim. cap.* x, §. 51, une recette de décoction appelée diaphorétique ; il soupçonne que cette tisanne peut être celle qu'il cherche ; il la donne à des malades vénériens ; le succès répond à son attente : il n'en doute plus, il a rencontré le spécifique de l'Auteur ; plus généreux que lui, il le met dans les feuilles périodiques : en voici la recette. Prenez de rapure de gayac, trois onces ; de sassafras, deux onces ; de racine d'esquine, une once ; de vif-argent lié dans un nouet ; d'antimoine crud, lié dans un autre nouet, de chaque une livre : (on doit avoir soin de ne pas faire servir trop de fois le même mercure & le même antimoine ;) faites cuire ces drogues dans six livres d'eau commune, ajoutez à la fin deux onces de réglisse ; le malade boit chaque jour trente à quarante onces de cette décoction. On mettra sur les *tophi* & les gommes des emplâtres mercurielles, & on lavera les ulcères avec une solution de sublimé-corrosif, ou autres médicamens appropriés. On connaît aujourd'hui la valeur de ces décoctions, qui rentrent dans celles des Fels, & des Vinaches, desquelles l'on trouve la composition, ou à peu de chose près, dans Dolée, Muller, &c. Mais comment se fait-il que Yvo Gauckes ait voulu faire un secret de cette décoction ; puisqu'on la trouve tout au long dans son ouvrage, intitulé : *Pratique fondamentale de Chi-*

rurgie & de Médecine, &c. *Voy.* Yvo Gauckes. Il paraît que dans tout ceci, M. Grashuis a erré.

1747. GRASS. Dissertatio inauguralis, *de mercurio in alkali soluto tutissimo specifico anti-venereo*.... quam Hier. Ludolf, præside.... subjicit *Petr. Chr. Grass.* Erford. 1747.

1660 ☞ GRIMM (Maurit.), *Solodoro-Helvet.* Dissertatio *de Syphilide.* Basil. 1660. pag. 24.

1712. ☞ GRUGER (Jo.), *Casus Medicus* 8, 9, & 10, *de minxione in somno, Syphilide atque ulceribus.* Dresd. 1712. p. 28.

GRUGER (Daniel), *Médicus Electoralis & Physicus Colbergensis.* Mis. Curio. sive Ephe. Med. Phys. Germ. Acad Nat. Curi. Dec. II, annus quartus anni 1685. Norimbergæ, 1686, *de noxâ inunctionis mercurialis.*

1686. Il s'agit de deux enfans de six mois qui furent frottés aux aines, au dos & à la tête, avec l'onguent mercuriel, & qui moururent. D'après cet accident, M. G. recommande la plus grande circonspection dans l'administration des frictions mercurielles, & principalement à l'égard des enfans d'un âge tendre.

Jean Dolée, p. 228, Obs. 120, même vol. rapporte qu'un Barbier ayant frotté avec indiscrétion l'épine du dos & toutes les articulations d'un Soldat qui était travaillé de douleurs arthritiques, il lui survint une très-abondante salivation, qui fit qu'en peu de jours, la langue, les gencives, le gosier, & toute la figure furent sphacelés, & que bientôt la mort s'ensuivit.

Jean-Louis Hermann rapporte dans les mêmes actes, Dec. II, A. VIII, Obs. 158, p. 347, qu'une Dame, qui, depuis six semaines, était attaquée de mouvemens épileptiques, & à laquelle il survint encore une constipation opiniâtre, qui résista à tous les remèdes ordinaires, eut recours au mercure vif, dont elle prit seize onces dans quatre d'huile d'amandes douces; seize heures après elle mourut:

mourut : à l'ouverture de son cadavre, on trouva une portion de mercure dans les poumons, d'ailleurs on ne vit aucun autre signe de mort. On lit dans les mêmes actes, *Dec.* II, *A.* *ix. Obs.* 32, *p.* 64 que SALOMON REISELIUS guérit une constipation également opiniâtre avec quatre onces de mercure vif qu'il fit avaler à son malade. C'est aux physiciens à expliquer ces deux événemens; on doit sans doute rapporter la mort de l'une & la santé de l'autre aux différentes routes dans lesquelles le mercure s'engagea.

Paul Jalon, *Obs.* 107 *p.* 204. *N. C. D.* II, *A.* VI, rapporte qu'un homme travaillé par tout le corps d'une gale humide, faillit périr pour avoir porté une ceinture mercurielle, faite avec du mercure éteint dans de la graisse; il lui survint un ptyalisme abondant.

Joseph Lanzon, Obs. 28, p. 57, N. C. D. III, A. I, rapporte qu'un Soldat qu'on oignit de mercure pour cause de maladie vénérienne, éprouva non seulement la plus forte salivation; mais encore il lui survint dans le gosier un ulcère considérable, & que l'on eut beaucoup de peine à guérir.

Nous avons rapporté ici ces différentes Observations, afin que le Lecteur voye d'un coup d'œil différens accidens que le mercure peut produire, dans des cas où cependant on l'emploie le plus ordinairement.

GRUNWALD, *Médecin de la Faculté de Léipsic.* Mémoire en forme de Lettre adressé à M. A. Roux, Docteur-Régent de la Faculté de Médecine de Paris, &c. Concernant la gonorrhée, & l'usage des pilules secrettes, spécifiques, contre cette maladie. in-12. A Bouillon, de l'Imprimerie de la Société Typographique, 1771.

1771.

Nous ne connaissons cet Ouvrage que d'après ce qui en est dit dans le second volume du mois de Novembre 1771, du Journal Encyclopédique, page 86. C'eſt d'après cet Extrait que nous allons le faire connaître. Nos Lecteurs croyaient peut-être qu'il n'y avait des Charlatans que dans notre Patrie; M. Grunwald leur prouvera que cette maladie n'eſt pas ſeulement endémique chez nous. Il eſt porteur de pilules ſecrettes contre la chaudepiſſe; elles guériſſent ſans autre régime que celui qu'un homme ſobre obſerve; aucune gonorrhée ancienne ne leur réſiſte, les récentes ne ſont pas plus de temps à guérir qu'un rhumé. Pour faire voir combien ſes pilules ſont néceſſaires, il dit, que quoique la vérole paraiſſe s'affaiblir de nos jours à force de s'étendre, il n'en eſt pas de même de la gonorrhée, parce que s'il ne reſte plus aſſez de virus pour occaſionner les terribles ſymptômes qu'on voyait autrefois; au moins il en reſte & reſtera aſſez pour produire une chaudepiſſe; & il y a d'autant moins d'eſpérance de voir jamais diſparaître cet acceſſoire de la maladie vénérienne de la même manière que les autres ſe diſſipent tous les jours, qu'il eſt plus difficile de déraciner un vice local, que de détruire une affection univerſelle. M.G. dit que la gonorrhée eſt dans ſon origine une eſpèce de catharre; il ne lui a pas fallu un grand effort d'imagination pour inventer cette théorie indiquée par Boerhaave, & miſe dans le plus grand jour par M. Arnaud. &c. On voit que M.G. s'y prend fort adroitement pour perſuader l'utilité de ſes pilules. Le vice vénérien s'affaiblit & s'affaiblira, cédera même; mais ne vous attendez jamais à pareille grâce de la part de la chaudepiſſe. Il faut avouer que la charlatanerie a bien des reſſources & des détours pour venir à ſon but.

GUÉNENVIL, *Voyez* LESCARDÉ DE GUÉNENVIL.

GUERING, *Médecin d'un Hôpital à Straſbourg.* Obſervations extraites de celles qui ſont à la ſuite *de l'hiſtoire du ſublimé-corroſif*, par M. le Begue de Preſle. p. 40.

M. G. a éprouvé ſur trois malades l'efficacité du ſublimé-corroſif.

GUESNON, Eſſai Chimique ſur une préparation mercurielle. Rouen, in-12. 1767. 1767.

Nous n'avons pu nous procurer cet ouvrage: nous ſavons ſeulement que M. Gueſnon était Apothicaire à Rouen; il eſt mort depuis quelques années.

GUILBERT (Ludovicus Claudius), *Pariſienſis, è Societate Medicâ Edimburgenſi, antiquus Regis exercituum Medicus ordinarius, necnon Saluberrimæ Facultatis Medicinæ Pariſienſis Baccalaureus.* Quæſtio medica, quodlibetariis diſputationibus manè diſcutienda, in Scholis Medicorum; die Sabbati decimâ-nonâ menſis Decembris 1767. M. Anton. Casamajor, Cenſore Regio, Doctore Medico Præſide. *An lui venereæ ſublimatum corroſivum?*

M. Guilbert, après avoir très-bien diſcuté les 1767.
qualités nuiſibles du ſublimé, & le moyen de rendre ces mêmes qualités efficaces, conclut pour l'affirmative.

GUILLEMIN, *Chirurgien de la Compagnie de M. le Marquis de Gouville, au Régiment des Gardes Françaiſes.* Lettre à M. Maillot, *Chirurgien-Major des Hôpitaux de Châlons-ſur-Marne.* Sur les effets ſinguliers du mercure de M. de Torrès, Médecin de Mgr. le Duc d'Orléans. A Paris, le 18 Novembre 1753. Extraite du Mercure de France, du ſecond volume du mois de Décembre 1753, page 43, contient 12 pages *in*-12.

Ce Garçon-Barbier déploie ſa reconnoiſſance, 1753.
dans cette Lettre à M. Maillot ſon ancien maître, pour M. de Torrez, qui l'a guéri, à ce qu'il dit, de la vérole la plus complette. Il gonfle ſa Lettre de deux autres cures ſupérieures dont il a connaiſſance. Si ces apologies étaient connues de ceux en faveur de qui elles ſont faites, ils devraient ben n'y point ſouffrir ces expreſſions giganteſques,

ces comparaiſons ſurnaturelles qui ſervent plutôt à faire rire le Lecteur, qu'à le convaincre du mérite du Patron; telle eſt celle que nous voyons dans cette Lettre. « En liſant ceci, ne croyez-» vous pas, Monſieur, être tranſporté dans ce » temps où les Dieux de la Médecine faiſaient » éclater en un moment les inépuiſables reſſour-» ces de l'Art de guérir? «

GUISARD, *D. M. de l'Univerſité de Montpellier.* Diſſertation pratique en forme de lettre ſur les maux vénériens; ſeconde édition, revue, corrigée & augmentée conſidérablement; à Paris, chez Debure l'aîné, Libraire, Quai des Auguſtins, à S. Paul; le Breton petit-fils d'Houry, Imprimeur-Libraire ordinaire du Roi, rue de la Harpe, au Saint-Eſprit; Durand, Libraire, rue S. Jacques, à S. Landry & au Griffon, 1743. *Avec Approbation & Privilége du Roi.* in-12. 322 pag. & le Diſcours
1743 Préliminaire de 30.

M. Guiſard en donnant cette ſeconde édition, changea le titre & la forme de ſon Ouvrage, qui parut en 1740, ſous le titre d'*Eſſai ſur les maladies vénériennes*, &c. & duquel M. Aſtruc a rendu compte. Ces Lettres ſont cenſées être écrites par deux Médecins, l'un réſidant à Londres, & l'autre à Montpellier; celui d'Angleterre eſt un des Elèves du Languedocien, & il continue à lui demander des avis ſur la conduite qu'il faut tenir dans les maladies vénériennes; il y a telles demandes qu'un Major-Barbier ne ferait pas: mais il faut bien établir un ſujet de correſpondance. M. G. a donné ce Livre dans un temps où on avait la fureur de tout mettre en Lettres, [car on peut dire que les Français embraſſent toutes les Nouveautés avec fureur] Romans, Belles-Lettres, Sciences, Arts, on mettait tout en Epîtres & en Dictionnaires. M. G. fut auſſi entraîné par le torrent, & il crut bien amuſer & régaler le Public, en mettant en correſpondance le traité des maladies vénériennes:

Mais selon nous, rien n'est plus fastidieux : 1°. cela alonge de beaucoup l'Ouvrage ; tous les complimens du commencement & de la fin de chaque Lettre, comme celles du Médecin de Londres qui ne fait que des demandes, répandent une taciturnité & une batologie ennuyeuse. 2°. L'Auteur est ennemi de toute théorie qui, quelquefois, quoique peu fondée, récrée le Lecteur par l'esprit qui y est indispensablement semé. Tout roule donc sur le traitement de Montpellier, savoir les frictions par extinction [1]. Qu'on juge combien il est amusant pour un Lecteur de ne voir en jeu que mercure, saignées, purgations, lavemens, caleçons gras & sales, &c. Les fleurs du style épistolaire peuvent-elles jamais embellir ces expressions? La Médecine est une science plus instructive qu'amusante, & je crois, quoi qu'en dise M. Guisard, que le costume de nos Anciens est celui que nous devons suivre & transmettre à nos neveux. Que des colifichets, des frivolités suivent le cours de la mode ; rien de plus juste ; l'air camaïen les rendrait insipides : mais la Médecine n'a pas besoin de les imiter ; elle est trop utile pour que l'uniformité porte aucun préjudice à ses fondemens durables pendant les siècles. On a fait une autre édition de cet Ouvrage en 1750, *in*-12. de 261 pages ; il ne diffère en rien de la première, que par le caractère de l'impression qui est beaucoup plus petit.

Lettre de M.... écrite à M.... Docteur en Médecine, au sujet d'un Livre nouveau. Cette Lettre est

(1) C'est à tort que l'on a donné les gants de cette méthode à M. de Chicoineau, Chancelier de l'Université de Montpellier, & premier Médecin du Roi : car plusieurs Auteurs, & entre autres Almenard, qui avait écrit sur la vérole en 1512, décrit les moyens qu'il faut employer pour prévenir la salivation, & ces moyens ne sont autre chose que le traitement par extinction : il ne reste donc à l'inventeur prétendu que le mérite de lui avoir donné un nom.

extraite du Mercure de France, Mars 1743, page 513, contient 5 pages *in*-12.

1743. On ne doit point être étonné que M. Guisard, dévoué entièrement au genre épistolaire, ait voulu que l'annonce de son Livre fût aussi en forme de Lettre. Il est même fort aisé de s'appercevoir qu'il a envoyé au Journaliste cet Extrait tout fait. Il y est moins parlé de son ouvrage que de lui même, & il s'y loue de la meilleure foi du monde. Il dit que son Traité des maladies vénériennes est exempt de tout verbiage, & qu'il a heureusement élagué tous les termes de l'Art, qu'il est assez souvent difficile d'entendre, même pour les Médecins. Il pouvait se faire, & nous n'en doutons même point, que M. Guisard se trouvât en terre étrangère, lorsqu'il était obligé de parler en termes techniques; mais dire que cette maladie est endémique dans la Médecine, c'est ce que toutes les Facultés de l'Univers & moi lui nierons formellement. L'Auteur de cette Lettre dit dans un autre endroit : » Je n'aurais jamais cru que les questions de Médecine fussent susceptibles de quelque enjouement. « De quelque enjouement? Pour leur Auteur tout au plus: car elles sont insoutenables à la lecture. Il dit encore ailleurs : » Le grand remède dont le » nom était si terrible, va devenir un jeu, dont » on sera quitte à fort bon marché «. Quel jeu! Etre enfermé dans une chambre pendant quarante jours & plus; être frotté de mercure de la tête aux pieds, garder la même chemise, les mêmes bas, les mêmes caleçons pendant six semaines; être réduit à une diète austère: voilà les préceptes de M. G. & voilà ce qu'il appelle un jeu.

☞ GULDENKLEE, (Baldassar Timæus von) *Serenissimi Electoralis Brandenburgici Archiater.* Casus medicinales, praxi triginta-sex annorum observati. Accessere & medicamentorum singularium quæ in casibus proponuntur, descriptiones. Lipsiæ, 1662. *in*-4°.

Cet Ouvrage a été réimprimé, & augmenté des Lettres & des Consultations de l'Auteur; à Léipsic 1662.
en 1715, *in*-4°. avec ce titre : *Opera medico-practica denuò impressa cum præfatione D. Augusti Quirini Rivini P. P.* 1715.

Il y a peu de choses qui concernent la maladie vénérienne; on lit cependant, édition de 1715, page 169, le cas 48, qui parle d'une gonorrhée gagnée par un commerce impur. Von-G. prétendait que l'écoulement gonorrhoïque était une semence corrompue qui provenait des vaisseaux spermatiques. Il prépara son malade par une boisson digestive; après cette préparation il lui donna des bols purgatifs raisineux, enfin il le mit aux décoctions sudorifiques, après l'avoir fait suer pendant sept jours, il lui donnait une potion purgative. Il permettait quelquefois les analeptiques & les alimens nourrissans, lorsqu'ils paraissaient indiqués par la foiblesse du malade. Page 270, Lib. VII. Le premier cas traite d'une maladie gagnée par un commerce impur. La maladie était très-compliquée. L'Auteur commença la cure par sa décoction laxative, & par une saignée; il passa ensuite à une boisson délayante, il évacua la matière préparée avec sa poudre solutive, dont on trouve la recette dans ses formules, & il perfectionna la cure par les sudorifiques entrecoupés tous les sept jours par des purgatifs. Le second cas du même Livre, page 273, montre une guérison opérée par les frictions. La maladie avait résisté aux bois sudorifiques: Von-G. employa le mercure à l'intérieur & à l'extérieur en même-temps, [*traitement mixte*] il donna à l'intérieur le mercure doux dans la conserve de fumeterre, & il frotta sa malade avec un onguent fait avec le mercure éteint dans la salive, & mêlé avec divers aromates. Il provoqua la salivation, & lorsqu'elle eut cessé, il fit des fomentations avec des aromates, afin de redonner du ton aux nerfs : il s'occupa enfin à chasser le mercure hors le corps, pour éviter des ravages qu'il peut y faire. Le troisième cas, page 274, traite d'une maladie vénérienne guérie par la bierre : le Marchand qui en fait le sujet principal avait été infecté de cette contagion en couchant avec un Cabaretier qui la portait. Von-G. fit infuser des bois & racines sudorifiques dans de la bierre qu'il fit boire à ses malades, [l'homme & la femme étaient infectés] & il fit aussi un électuaire avec les mêmes bois, & d'autres adjuvants qu'il leur fit prendre. La Lettre 15 du Livre 3, page 547, traite d'une hydropisie, accompagnée d'une maladie invétérée. On mêla, pour la cure, les hydragogues aux sudorifiques. Livre 5, Lettre 20, page 739, on lit encore un article qui traite du mal vénérien. La Lettre 21, page 740 en parle encore. Enfin page 955, réponse 43, on parle des effets dangereux de l'onguent de mercure, qui quelquefois s'arrête dans les articulations, dans les os, &c.

HAEN (Antonius de) *Conseiller aulique, Médecin de leurs Majestés Impériales & Royales, & premier Professeur de Médecine-pratique en l'Université de Vienne. V.* VAN-SWIETEN.

1765 Epistola de cicutâ ad Bathas. Ludovic. Tralles Vienn. in-8°. 1765.

Epistola de cicutâ cum Alethophilorum Viennensium elucidatione necessariâ. Amstelod. in-8°. 1766.

In causa de cicutæ usu. in-8°. 1767.

1767. Nous n'avons pu nous procurer aucun de ces trois ouvrages : mais nous savons que M. de Haen n'approuve point l'usage interne de la ciguë ; c'est même ce qui l'a éloigné de M. Storck, & ce qui a ralenti pour lui le zèle de feu M. le Baron Van-Swieten.

HADEMANN. .... Dissertatio inauguralis, *Observationes quasdam ad cicutæ, mercurii sublimati, & phosphori usum internum pertinentes* sistens, ... quam PETR. IMM. HARTMANN. D. M. præside .... subjiciet *Georg. Henr. Hademann.* Helmst. 1763. 1736.

HALES (Charles), la salivation inutile pour la guérison des maladies vénériennes, prouvée par plus de six cent observations. in-8°. à Londres, chez Nourse.

Ce Livre est écrit en Anglais. Nous l'avons ainsi trouvé annoncé dans un ouvrage. Nous ignorons jusqu'à la date de l'impression. Mais nous savons que M. Astruc n'en a pas fait mention.

HANNÉE (Georgius), *Practicus Otthiniensis in Daniâ, Academicus curiosus.* Miscel. cur. sive ephe. Acad. nat. cur. Dec. II. A. 5. Anni 1686, Norimbergæ 1687. observ. 172. p. 349. *virulenta gonorrhæa sanata.*

L'auteur acheva de guérir la gonorrhée virulente qui fait le sujet de son observation, avec les cantharides qu'il se rappelle être recommandées par Bartholin. Il en mit un scrupule de pulvérisées digerer dans quatre onces d'esprit de vin pendant quelques jours, il filtra ensuite la liqueur à travers le papier gris : elle se donnait par cuillerée dans quatorze fois autant de vin. Le premier jour il ne faisait prendre qu'une cuillerée ; le second, il en faisait prendre deux; le troisième, trois: & l'on continuait cette dernière dose jusqu'à la fin du traitement. 1687.

HANNEMANN (Johannes-Ludovicus) *p. p. Chiloniensis, Academicus curiosus.* Ephem. nat. curi. Dec. II. annus VI. anni 1687. Norimbergæ 1688. addenda &c. pag. 566 *de usu medico cinnabaris.*

L'Auteur regarde l'usage du cinnabre comme pernicieux : tout cinnabre, dit-il, est un mercure 1688.

volatil & sublimé, puisque le feu l'élève à l'aide d'un peu de soufre qui ne sert nullement de correctif. Il avoue qu'il peut guérir la maladie vénérienne : mais il cause des convulsions, des épilepsies & autres accidens pires que cette première maladie. Il n'approuve enfin son usage ni intérieurement, ni extérieurement. Il rapporte qu'un enfant devint épileptique, parce qu'un Chirurgien lui avait donné pour une maladie pédiculaire, une ceinture faite avec l'axonge, le mercure & le soufre.

1735. ☞ HARRIS (Thomas) *Surgeon*, A TREATISE ON THE FORCE AND ENERGY OF CRUDE MERCURY London. in-8°. 1735. *C'est-à-dire* : Traité sur la force & l'efficacité du mercure crud. Par *Thomas Harris*, Chirurgien à Londres.

HARTMANN (Petr. Imm.) *D. M. V.* HADEMANN. LOT.

HASENEST (Johannes-Georgius), *Consiliar. & Archiater Brandenburgico Onoldinus & culmbacens. Physicus Onoldinæ metropoli. ordin. acad. nat. cur.* Acta Academiæ naturæ curiosorum, volumen quintum. Norimbergæ 1740. Observatio 136. pag. 451. *Remedium alterans mercuriale Plummerianum, seu specificum in ulceribus cocoetheis, aliisque casibus ex humoribus impuris viscoso tenacibus oriundis.*

1740. L'auteur a connu par lui-même les bons effets du remède de Plummer en plusieurs occasions. *V.* PLUMMER.

HASTIE ... *Chirurgien-Major du douzième Régiment d'Infanterie, commandé par le Lieutenant-Général* Skelton. *Voy.* GORDON.

HAUTESIERCK. *Voy.* RICHARD DE HAUTESIERCK.

HEBENSTREIT (Joh. Ernest.) *Philosophiæ & Med. Doct.; in Universitate Lipsiensi therapiæ Professor publicus ordin.; ordinis medicor. decanus; Academ. Decemvir; majoris principum dicti Colle-*

gii Collega ; poliatr. Lipsiens. ; Imperialis naturæ curiosorum & reg. Massiliensis scientiarum Academiarum socius. V. Sartorius.

☞ HECKEL .... Dissertatio inauguralis medica *de lue venereâ* .... quam Herm. Paul. Juch præside .... subjiciet *Crafft o Mich. Heckel* Erfurtens.. Thuring. Erford. 1729. p. 32. 1729.

☞ HEINRICI (Heinr.) *Prof. Med.* Dissertatio *tela ex pharethrâ Apollinis in sui securitatem subducta* Halæ 1713. 1713.

HEISTER (Laurentius), compendium Medicinæ practicæ cui præmissa est de Medicinæ mechanicæ præstantiâ dissertatio, Amstelodami. *Apud Jansonio-Waesbergios.* 1743. in-8°.

Heister *Cap. XI*, pag. 225—240, parle des maladies vénériennes. Il commence par la gonorrhée. Il en distingue de deux espèces, la bénigne & la virulente. La bénigne, dit-il, est plus difficile à guérir que celle qui est de mauvaise qualité, parce que cette première vient toujours du relâchement ou de l'atonie de la prostate, ou des vésicules séminaires, ou des lacunes de Morgagni. La gonnorrhée virulente occasionne différens accidens, tels que l'enflure du prépuce, les tumeurs des testicules, les bubons, les chancres, le phimosis, paraphimosis, &c. quelquefois même la vérole, si on la néglige. Dans le commencement de la cure de la gonorrhée virulente, M.H. conseille les boissons tempérantes & rafraîchissantes, les purgatifs faits avec le jalap, l'extrait panchymagogue de Crollius, la pulpe de casse, &c. & particulièrement l'addition du mercure doux; il fait ensuite passer aux décoctions sudorifiques, il recommande aussi à ce période, la teinture d'antimoine tartarisée, l'essence des bois, de pimprenelle blanche, de succin. Il ordonne les poudres tempérantes à ceux qui ont le tempérament chaud. Quand l'écoulement n'a plus rien de virulent, il 1743.

met le malade à l'usage des balsamiques; si cependant il continue à fluer avec opiniâtreté, il donne la poudre d'os de seche en plus grande quantité qu'auparavant; il y ajoute un, deux & même trois grains de sucre de saturne pour ceux qui sont robustes, les pilules de Blancard contre la gonorrhée &c A l'exemple de ceux qui regardent les préparations de plomb prises intérieurement comme un poison, je n'ai jamais osé l'employer jusqu'ici dans ma pratique; cependant sans m'étayer tout-à-fait des autorités d'Handermarck, d'Heister, de Goulard, &c. qui le recommandent, j'ai vu ses heureux effets dans la gonorrhée habituelle. Un Médecin praticien, connu dans cette Capitale, l'a employé devant moi, & m'a assuré n'en avoir jamais vu résulter aucun accident.

Après s'être étendu, comme on vient de le voir, sur la gonorrhée virulente, M. Heister passe à la connoissance & à la curation des tumeurs aux bourses, des chancres, des poulains, &c. de la gonorrhée bénigne : il indique, pour la traiter, les pilules, les boissons & les injections balsamiques, astringentes, toniques & échauffantes.

L'auteur dit que la vérole est une espèce de cachexie, dans laquelle la lymphe acquiert un dégré plus ou moins d'épaississement & d'acrimonie; c'est ce qui donne lieu aux obstructions, aux douleurs de tête & arthritiques, qui particulièrement augmentent avec les ténèbres, aux lassitudes, aux taches cutanées, aux bubons, aux ulcères, &c. une gonorrhée, des chancres, des bubons répercutés ou négligés peuvent lui donner naissance. Il distingue la vérole en légère & en invétérée ou maligne. La legère est celle qui n'affecte que quelques parties seulement, qui n'occasionne que de faibles douleurs de tête ou ostéocopes, des taches livides, des boutons au front & dans le cuir chevelu, ou même des bubons, ou de petits ulcères aux parties de la génération & à la bouche : mais si elle attaque les parties solides, telles que la luette, le gozier, le palais, le nez, les os, &c. elle est invétérée, & est presque incurable, si le malade n'est point en état de supporter les remèdes. Si la maladie est legère, M. H. conseille pour sa curation les atténuans, les sudorifiques, les décoctions des bois exotiques, de bardane, de pimprenelle blanche, de saponaire; les purgatifs mercuriels, la teinture d'antimoine tartarisée; les sueurs douces excitées par la chaleur du lit, les bains; quelques faibles doses de mercure-doux ou de panacée mercurielle, & en même temps de légères frictions faites avec l'onguent napolitain, administrées de manière à n'exciter aucun ptyalisme. Quand la maladie est grave & invétérée, il faut appuyer davantage sur l'usage des mercuriaux: on en vient jusqu'au moment de procurer la salivation, on s'arrête alors & l'on s'oppose au ptyalisme commençant; quelquefois il est nécessaire, pour la cure, de l'exciter tout-à-fait. Pour conduire ainsi le malade, on administre le mercure ou intérieurement ou extérieurement, ou même on combine les deux méthodes. Non seulement M H. donne l'idée du traitement *mixte*; mais même il le développe §. LX. Il passe ensuite à la manière de conduire ces différens traitemens, à la diéte, aux précautions nécessaires. Il dit que la salivation mercurielle est encore efficace pour guérir la goutte sereine, la cataracte, les ulcères rebelles, la gale opiniâtre, les tumeurs de différentes espèces. Enfin il dit un mot des accessoires vénériens qu'il enseigne à guérir. Ce petit traité est utile & bien écrit.

☞ HELVETIUS, *Médecin de S. A. R. M. le Duc d'Orléans.* Recueil des méthodes approuvées des Ecoles de Médecine pour la guérison des plus dangereuses maladies qui attaquent le corps humain, telles que sont la vérole, par les frictions & les sueurs: & autres infirmités autant pernicieuses à la vie de l'homme. Avec l'art de sucer les plaies sans se servir de la bouche de l'homme, & une instruction au sujet d'un remède spécifique pour prévenir certaines maladies vénériennes, nouvellement inventé par le sieur DOMINIQUE ANEL, avec les figures nécessaires, 2 vol. reliés en un. A Trévoux. 1720. in-12.

1720. M. Astruc a fait mention d'une édition de l'ouvrage de M. Helvetius imprimé, in-12, à la Haye, en 1710: mais dans aucun endroit il ne parle de l'opuscule de M. Anel, Chirurgien Major du Régiment de Cuirassiers du Comte de Gronsfelt qui contient 90 pag., & qui est imprimé à la suite du receuil de M. Helvetius. Nous ne dirons rien de l'art de sucer les plaies, qui est de M. Anel: nous nous en tiendrons à son préservatif anti-vénérien, sur lequel même nous nous étendrons peu. M. Anel prouve par des raisons assez satisfaisantes & assez vraies, l'utilité d'un préservatif, quoi qu'en disent ceux qui prétendent que c'est favoriser & encourager le libertinage: il compte donner au Public la recette de son remède; mais il attend, pour le faire, à savoir comment l'esprit de ce même Public aura interprété & son intention & les preuves qu'il expose. Sans doute la la proposition de ce préservatif a été mal accueillie, car nous n'en avons aucune autre connaissance.

HELWICH (Christianus de) *Poliater Vratislaviensis, Academicus curiosus.* Acad. nat curios. Ephem. cent. 1. & 11. Francofurti & Lipsiæ. 1712 obs. 142. p. 291. *de lue gallicâ cum pustulis extuberantibus motu febrili satis intenso ad peripheriam corporis protrusis.*

1712. Les pustules convexes dont il est ici question, étaient semblables à des œufs; elles étaient cernées de rouge, & blanches au milieu; il n'en sortait point de pus, mais une substance semblable à de la graisse de porc : on pouvait les toucher sans que le malade ressentît beaucoup de douleur. Celles qui poussaient aux articulations, en empêchaient le mouvement ; l'usage du mercure doux mêlé avec les absorbans & les bezoardiques excita le ptyalisme & lui rendit la santé : mais ces pustules laissèrent après elles des vestiges difformes & des taches rouges. Parmi ces pustules, remarque l'Auteur, il y en avait certaines qui étaient squammeuses, & qui sous une autre croûte renfermaient du pus. De H. employa aussi les remèdes extérieurs pour hâter la chûte & la dissipation de ces terribles accessoires.

Acad. nat. curi. Ephem. cent. III & IV. Norimbergæ. 1715. obs. 143. p. 329. *de gonorrhæâ inveteratâ ; suppressionis urinæ aliorum symptomatum causa.* 1715.

M. de H. pensait comme Brunner que les gonorrhées négligées occasionnaient des ulcères aux prostates, & le rétrécissement du canal de l'urètre plutôt que des caroncules ou des carnosités. Il employait en praticien prudent & éclairé, pour remédier à ces causes de dysurie & de strangurie, les décoctions abstergentes & les bougies revêtues d'onguents dessicatifs, sur-tout quand il soupçonnait que le mal avait son siége dans les prostates.

Acad. nat. curios. Ephemerides centuria v & vj. Norimbergæ 1717. obs. 61. p. 100. *de interceptione vasorum & spasmo fibrillari ex malè curatâ gonorrhæâ & febri, ac remoranti hæmorrhoïdum fluxu.* 1717.

Cette observation est savamment écrite, & prouve combien on doit avoir soin de guérir parfaitement jusqu'aux moindres vestiges de la gonorrhée.

HENCKEL. *Abhandlung, &c.* C'est-à-dire *Traités des opérations Chirurgicales, troisième Partie, contenant les opérations de la taille, de la fistule à l'anus, du phimosis, du paraphimosis, du cancer, & du sphacèle du membre viril.* A Berlin, chez Decker & Winter, 1772.

1772. Ce Livre ne nous est pas parvenu. On le dit fort bon & fort utile, au rapport des Auteurs du Journal Encyclopédique. Les Elèves y trouveront à s'instruire; mais il ne faut pas qu'ils abusent du savoir qu'ils y puiseront. Nous connaissons tels Chirurgiens qui ne se présentent aux malades que les lancettes, les ciseaux & les bistouris à la main, & qui ne connoissent d'autre méthode de curation qu'en incisant & amputant. Ceci nous rappelle un point de pratique, que nous avons lu dans un Ouvrage intitulé: *Chirurgie oder abhandlung, &c.* c'est-à-dire, *Chirurgie, ou Traité des maladies externes, &c.* par Auguste-Frédéric Pallas, D. M. A Berlin, 1764. *in*-8°. p. 31. Cet Auteur dit d'après Monroo, que l'on peut extirper les bubons vénériens, avant que la suppuration soit établie dans la glande, ayant soin toutefois de protéger les vaisseaux considérables dans l'opération. Il ajoute que c'est épargner des douleurs au malade, & le garantir d'une plus grande infection. Il nous permettra de ne point être de son avis à ce sujet. Un Praticien prudent ne fait usage de ces secours de l'Art que dans les cas absolument urgens, & lorsque tous les remèdes ont blanchi.

1762. HENDRIKSEN, (Jac. Both.) Dissertatio inauguralis *de gonorrheâ simplici.* Trajecti ad Rhenum. *in*-4°. 1762.

HENNINGER, (Jos. Sigis.) *Voyez* THILEMANN.

HENRIQUEZ, (François) *Voyez* FONSECA HENRIQUEZ.

HERMANN, (Johannes-Ludovicus) *Voyez* DANIEL GRUGER.

1737. ☞ HERRENSCHWANDT, (Joh. Frid.) *Morato-Helvetus. Pol. Reg. Arch.* Dissertatio *de historiâ mercurii medicâ.* Lug. Batav. 1737.

HERTZOG,

HERTZOG, (Ludovic. David.) Dissertatio inauguralis *de morbo articulari speciatim venereo,* 1768.
præsertim de arthriticâ quâdam feliciter sanatâ. Helmstadt. *in*-4°. 1768.

HEUERMANN, [Georg.] *D. M.* Hafn. *Vermischte bemerkungen und untersuchungen der ausubend. Arzney wissenschaft. Copenh. u Lipz.* 1767. *2 ter band.* C. à d. *Mélanges de réflexions & de recherches, tendantes à la perfection de la Médecine*, IIe. Partie, à Copenhague & Léipsic, *in*-8°. 1767.

L'Auteur rapporte dans cette seconde partie
comme dans la première, diverses Observations 1767.
Médicinales & Chirurgicales, soit qu'elles soient de lui, soit qu'elles lui ayent été communiquées : la plupart regardent la Chirurgie. Voici ce qu'il dit de la maladie vénérienne, & de la manière de la guérir, p. 20.

La maladie vénérienne ne tire point son origine de l'Amérique; elle est plus ancienne que l'époque à laquelle on fixe ordinairement son entrée en Europe : on la doit plutôt à l'intempérie de l'air. Il regarde le mercure comme le moyen le plus sûr pour déraciner le vice vérolique; il parle des différentes manières de l'employer. Il préfère à toutes les méthodes, celle de la salivation occasionnée par les frictions, pourvu qu'on l'excite par progression & qu'on l'entretienne long-temps. Il réprime la force du ptyalisme par l'esprit de vitriol; il dit avoir employé sans succès le soufre, le camphre, mêlés avec la poudre de vers de terre. Il dit aussi avoir trouvé un cal entre les deux lames de la tunique appelée choroïde ou uvée, dans un homme mort pendant le temps de la salivation. Quand il survient une diarrhée pendant l'usage du mercure, il recommande les vomitifs & des opiates, & il fait donner huit fois de suite le mercure sublimé - doux : il s'oppose à ce que cette évacuation remplace le flux de bouche. Il approuve enfin l'usage du mercure sublimé-corrosif. Et il avertit que le trop de chaleur est nuisible aux malades auxquels on administre le mercure. Page 59, après avoir parlé de ce métal, il dit un mot des autres remèdes qu'on regarde comme spécifiques contre la vérole; il révoque en doute l'efficacité du gayac; il préfère à ce bois la *lobelia*, remède apporté par M. Kalm, & que nous avons fait connaître amplement à son nom. Page 70, il parle de cette espèce de noix ou fève, que les Africains, & principalement les Habitans de la Guinée, emploient contre le mal vénérien; il dit que son amande récente avec la semence de ricin, ont une vertu laxative; & il a observé que deux de ces amandes avaient occasionné huit selles. Il croit qu'elles ont autant de vertu que la *lobelia*, pour débarrasser les premières voies. Enfin, M. H. dit que le levain vérolique peut être détruit par les purgatifs auxquels on unit le mercure.

1755. HIGGS, [Joseph.] A PRACTICAL ESSAY ON THE CURE OF VENEREAL, SCORBUTIC, ARTHRITIC, LEPROUS, SCROPHULOUS AND CANCEROUS DISORDERS; IN A METHOD ENTIRELY NEW. London. *in*-4°. 1755. *C'est-à-dire*, Essai pratique sur la cure des affections vénériennes, scorbutiques, arthritiques, lépreuses, scrophuleuses & cancéreuses; par une méthode entièrement neuve. A Londres.

☞ HILDANUS, (Guillelmus-Fabricius) *Illustrissim. Marchio. Badens. & hochbergens, &c. nec non inclytæ reipublicæ Bernensis Medico-Chirurg. ordinar.* Opera quæ extant omnia, Francofurti ad Mænum, 1646. *in-fol.*

1646. Hildan parle dans différentes Observations éparses çà & là, de la maladie vénérienne & du mercure. *Observ. Chirurg. Cent.* 1. *Obs.* 100, *page* 75, on lit : *Lues venerea, ex veste eodem modo infectâ, contracta*. Une jeune Demoiselle dans une partie de plaisir, où les hommes & les femmes changeaient mutuellement leurs habits, revêtit les culottes d'un jeune homme infecté de la maladie vénérienne. Il lui survint bientôt des pustules & des ulcères aux parties de la génération; la honte l'empêcha de le déclarer à sa mère: le mal cependant fit de si grands progrès, qu'il ne lui fut plus possible de le céler. Hildan fut appelé, mais trop tard, & cette jeune personne mourut misérablement, en protestant constamment qu'elle n'avait jamais laissé usurper sur elle aucune privauté. Après certaines recherches, on découvrit effectivement que le jeune homme dont elle avait chaussé les culottes, était attaqué du vice vérolique. Il reste à savoir si la morte ne mentit pas constamment jusques à ses derniers momens, & si le jeune homme ne lui aida pas d'une certaine manière, à mettre le haut-de-chausse; quoique cependant à la rigueur, il ait pu se faire que la doublure fût souillée de pus, & qu'il se soit glissé dans la vulve. *Observ. Chirurg. Cent.* 3, *Observ.* 80, *page* 260. *Ulceris pudendorum, cum erosione, testiculorum curatio*. Cette Observation n'a rien de remarquable. *Observ. Chirurg. cent.* 4, *page* 327, *observ.* 54. *De periculosâ carunculæ curatione*. Cette Observation tend à prouver qu'on ne doit jamais employer, pour détruire les caroncules qui naissent dans l'urètre à la suite des gonorrhées virulentes, des remèdes âcres & caustiques. *Observ. Chirurg. cent.* 4, *p.* 354. *Responsio* CLAUDII-DEODATI ad HILDANUM; *Utrum hydrargyri inunctio arthriticis conveniat?* On lit dans cette Observation une petite histoire du mercure. On voit que les Anciens n'en ont parlé qu'avec obscurité; Fernel en a improuvé l'usage; les uns ont dit que par sa vertu réfrigérante il réprimait l'impétuosité des humeurs; qu'il s'oppofait à leur malignité ; qu'il amolliffait, qu'il humectait : les autres ont prétendu que, par fa qualité délétère, il portait à la bouche, caufait le ptyalifme, &c. Les Alchimiftes l'ont tenu dans la plus haute faveur. On doit choifir le mercure natif, vif, & bien coulant; on doit refufer celui qui eft mêlé avec du plomb ou du bifmuth. Enfin avec le mercure bien préparé on peut faire un cathartique univerfel. *Obferv. Chirur. cent.* 5, *p.* 388, *col.* 1. l'Auteur dit que la maladie vénérienne nous vient de l'Amérique. *Obferv. Chirur. cent.* 5, *p.* 457, *obf.* 65. *In bubone venereo, non fatis maturè aperto, quæ fymptomata fecuta?* Voici comment Hildan explique la formation du bubon. Tous les pores étant dilatés dans l'action du coït, le virus s'infinue dans les veines les plus voifines ; il paffe de-là dans les plus grands vaiffeaux, fe rend au foie & infecte la maffe du fang, & ce vifcère qui s'eft échauffé pendant la copulation, venant à fe refroidir & à ralentir fon action, d'autant plus qu'il s'était plus échauffé, forme des crudités en place de fang ; alors la nature toujours portée à conferver de préférence les parties les plus nobles, rejette ces humeurs dépravées par les émunctoires, & s'efforce de les chaffer vers les aines. Le bubon qui fait le fujet de cette Obfervation avait été négligé, & on ne l'avait point ouvert à temps. La matière qui le formait flua vers le nerf crural, ce qui occafionna des douleurs aiguës au malade, des convulfions, une fièvre continue, des inquiétudes, des infomnies, le dégoût & la lipothymie. Il ne paraiffait plus à l'extérieur. Cependant, à l'aide des cataplafmes émolliens, maturatifs & fuppuratifs, on parvint à le faire un peu renaître en dehors : on l'ouvrit avec le cauftique, il fe forma une fuppuration très-abondante ; & après plufieurs mois le malade fut heureufement rétabli. *Obferv. Chirur. cent.* 5, *p.* 491, *obf.* 92. *De infelici fucceffu inunctionis ex mercurio*. Cette Observation n'a rien de curieux ni d'utile ; on y voit ce qui a coutume d'arriver à tous ceux qui administrent imprudemment le mercure. *Cent. ead. Obs.* 93, *p.* 492. *De cingulo mercurii, historia observatione digna.* Cette Observation ne présente encore que des faits très-connus de nos jours. Cette ceinture causa de fâcheux accidens. *Obs.* 94. *De miro effectu mercurii præcipitati.* Une Dame avait une plaie non-vénérienne vers l'umbilic, qui était la suite d'un abcès que l'Auteur avait ouvert ; il en avait saupoudré les bords avec du précipité. Il survint à cette Dame une salivation aussi abondante que si elle eut reçu des frictions mercurielles : mais elle lui fut si salutaire que la plaie qui résistait auparavant aux traitemens, se consolida bientôt, parce que toute la matière morbifique s'échappa par les voies salivaires. Cependant l'année suivante il se forma un nouveau dépôt au même endroit, qu'il fallut ouvrir ; il resta une fistule que l'on fut obligé de conserver comme un couloir utile pour la sortie des humeurs. *Ob.* 95. *De curatione luis veneree inveterate.* La malade qui fait le sujet de cette Observation avait déjà passé trois fois par les frictions sans succès. Elle avait un ulcère à la clavicule droite, & l'os était carié ; elle avait des douleurs de tête & aux articles, &c. H. la prépara pendant trois semaines avec des bouillons, des apozêmes, des purgations ; ensuite il mundifia les ulcères, il procura l'exfoliation de l'os carié par le cautère actuel, & il procéda enfin aux frictions mercurielles, auxquelles il ajoutait la graisse humaine, qu'il régardait comme fort efficace contre les douleurs. Hildan avait pour principe, avant que d'employer les anti-vénériens, de combattre la cause du mal, & de remédier aux symptômes, parce qu'il croyait qu'en agissant autrement, ces accessoires pourraient redonner naissance au mal vénérien. Après la cure, il avait auſſi très-grand ſoin de faire changer de vêtemens à ſon malade, ou de bien les faire leſſiver. *Obſerv.* 96, *p.* 493. *Docens, illitiones ex mercurio, luis venereæ, etiam inveteratæ, verum eſſe antidotum.* Il n'y a rien de plus remarquable dans cette Obſervation que dans la précédente. *Obſerv.* 97, *p.* 494. *In quâ prægnantes & pueros, lue venereâ infectos, tutò inungi poſſe, oſtenditur.* Le Père de famille qui avait infecté ſa femme & ſes enfans de la maladie vénérienne, l'avait acquiſe en couchant avec ſon domeſtique pendant quelques nuits. Hildan ſe conduiſit dans cette occaſion à l'égard de la femme de ſon malade qui était groſſe & de ſes petits enfans, comme il avait coutume de le faire : il oignit les articulations de ſes malades ; il ſurvint une heureuſe ſalivation, & ils recouvrèrent la ſanté. *Obſ.* 98, *p.* 495. *De matronâ, lue venereâ infectâ, quæ cum aliquandiù in hypocauſto, vapore mercuriali impleto, moram traxiſſet, à morbo ſuo liberata fuit.* Hildan rapporte dans cette Obſervation qu'un mari & ſa femme étant tous deux attaqués de la vérole, il mit, ſur le champ, l'époux dans les remèdes, quoique dans le fort de l'hiver, parce que l'ancienneté du mal ne permettait pas de différer. La femme devait attendre une ſaiſon plus favorable. Ils habitaient tous deux dans la même chambre. Les atômes mercuriels dont l'athmoſphère de la chambre était rempli, s'inſinuèrent dans les pores de cette femme, lui cauſèrent le ptyaliſme & ſa guériſon, ſans qu'elle eût été frottée. Ces cas ne ſont pas rares dans nos Hôpitaux. *Obſ.* 99, *p.* 495. *Matronâ luis venereæ expers, & aliquandiù in hypocauſto, vapore mercuriali infecto, degens, in graviſſimum morbum incidit.* La femme qui fait le ſujet de l'Obſervation précédente ſe trouva très-bien des vapeurs mercurielles ; & celle qui fait le ſujet de celle-ci s'en trouva au contraire très-mal. Il eſt vrai qu'elle n'était point travaillée par un vice vénérien. D'où Hildan conclut que pour ressentir les bons effets d'un remède, il faut avoir une maladie pour laquelle il soit efficace, & que le mercure ne convient nullement dans les affections cutanées, les ulcères, les douleurs arthritiques & les autres maladies qui n'ont aucune affinité avec la vérole. Ce sentiment a été bien des fois contrarié par l'expérience. *Observ.* 100, p. 496. *Scabiosus quidam, in lectum, sudore luis venereæ infectum, detrusus, insanabilem luem contrahit.* Un Paysan avait eu une fièvre continue, & avait été guéri; à la suite de cette maladie il lui vint quelques pustules sur la peau. Il consulta un ignorant qui lui persuada qu'il avait la vérole: en conséquence il lui tira quelque argent, & l'ensevelit, pour ainsi parler, dans des linges où avaient sué auparavant des vérolés. Ce pauvre malheureux gagna effectivement la maladie qu'il n'avait point eue jusques-là. On appela Hildan qui ne put jamais le sauver, il mourut. *Obs. Chirur. cent.* VI, *p.* 510, *Obs.* 15. *De ulceribus oris, ex lue venereâ contractis: item, de uvulæ relaxatæ periculosâ curatione.* Hildan emploie pour les ulcères des gargarismes faits avec la scabieuse, les roses, le plantin, la bétoine & le miel rosat. Si la partie menaçe de tomber en putréfaction, il la touche avec un petit pinceau trempé dans une goutte d'onguent ægyptiac. Il prend garde de ne point toucher aux dents, parce qu'elles deviendraient noires. Il se sert encore pour les ulcères malins & provenans de cause vénérienne, d'une eau arsenicale faite de la manière suivante. Il prend de l'arsenic bien net & réduit en poudre impalpable, deux scrupules; de l'eau de roses, de plantin & de scabieuse, de chaque deux onces. Il met le tout dans une fiole, & l'expose au bain de sable, ou dans les cendres chaudes pendant vingt-quatre heures: au bout de ce temps il augmente le feu, débouche la fiole,

& fait bouillir le mélange pendant un quart-d'heure; & après que le sable & la fiole sont refroidis, il passe l'eau à travers un drap ou linge; & il se sert de cette eau au bout d'un pinceau pour toucher les ulcères, il recommande au malade de n'en avaler aucune partie. *Page* 522. *col.* 2, on lit une Observation qui tend à démontrer les mauvais effets du mercure de vie. *Page* 897. *col.* 1 & 2. *Micha. Doringii Epist.* On lit des réflexions sur l'usage du mercure crud, & du mercure précipité. On y voit des louanges données au mercure sublimé-doux, la manière de le préparer, son usage, la dose qu'on en doit prendre, ses différens noms; *Mercurius dulcis*, *mercurius vitæ*, *panchymago*, *aquila cœlestis.* Enfin on y parle de sa manière d'opérer. *P.* 914 & 915. *Hildani responsio ad Mica. Doring.* On lit les accidens qui peuvent arriver de l'onction faite avec le mercure crud, de l'usage du mercure de vie, ou mercure dulcifié, les symptômes qui le suivent de près; les mauvais effets du mercure de vie, & du safran des métaux. *Epistolarum centuria. Epist.* 99. *Hild. ad Mayerne*, *p.* 1030. Il s'agit d'un homme qui depuis long-temps avait une gonorrhée qui lui avait fait naître des caroncules dans le canal de l'urètre. Hildan les guérit avec les cataplasmes émolliens, & les bougies faites avec l'emplâtre *de ranis cum mercurio.* *p.* 1032. *Responsio Theod. Mayerne ad Hild. Epist.* 100. Mayerne dit qu'il guérit les caroncules avec des bougies légèrement cathérétiques. Il est fait mention de cette Lettre de Mayerne dans M. Astruc, Tom. II. page 938.

HILL, (J.) *Chirurgien à Dunfries.* Essais & Observations de Médecine de la Société d'Edimbourg, Traduction Française. 1742. *Les violens effets des fumigations mercurielles.* Tom. 4. Art. 8. page 45. Cette Observation contient 6 pages *in*-12.

1742. Il s'agit dans cette Observation d'une femme

âgée de soixante-trois ans, à laquelle M. Hill administra les fumigations avec le cinnabre factice, selon la méthode du Docteur Turner. Pour une seule fumigation de la dose d'un demi-gros que la malade reçut le lundi 1 Avril 1734, elle éprouva les plus funestes accidens, des tranchées vives, des mouvemens convulsifs, une diarrhée fétide qui ne cédait momentanément qu'au laudanum, & une foule d'autres accidens, qui consécutivement ont conduit la malade au tombeau sur la fin d'Avril 1735. De cette Observation, je ne crois pas qu'il doive s'ensuivre qu'on ait à regarder les fumigations mercurielles comme un poison : il fallait sans doute qu'il y eut dans cette femme une disposition morbifique, qui n'aurait vraisemblablement pas cédé davantage aux autres remèdes, puisqu'il est vrai qu'auparavant elle avait aussi fait usage des pilules de Plummer, qui avaient paru lui rendre la santé au mois de Février 1734.

HILSCHER, (Sim. Paul) *Med. Polus.* Dissertatio, *De insigni faucium tumore & angore molestissimo circà salivationem mercurialem symptomate evitando.* Jenæ, 1741. 1741.

HIRSCHEL, (L. E.) Dr. M. *Betrachtung, ob die wirckung des* mercurii sublimati corrosivi *in den venerischen krankheiten innerlich gegeben, gegründet sey? Nebst einer erwehnung der cicuta.* Berlin, in-8°. 1763. C'est à dire : *Considérations où l'on a pour but d'examiner si la vertu du sublimé-corrosif peut autoriser l'usage où l'on est d'administrer ce remède intérieurement ; on y a joint quelques lignes sur la ciguë.* 1763.

Betrachtungen über den gebrauch des sublimats und schierlings. C'est-à-dire : *Considérations sur l'usage du sublimé & de la ciguë ;* à Berlin, 1764. 1764.

Il y en a encore une édition en 1765, & une autre en 1773, avec ce titre : 1765. 1773.

Considérations touchant les effets qu'on attribue

depuis quelque temps au mercure sublimé-corrosif dans les maladies vénériennes, avec quelques remarques sur la ciguë; à Berlin, chez Vogel.

1768. *Beytræge an seinen betracht.* Berlin, 1768. C'est-à-dire : *Additions aux Considérations précédentes.* A Berlin.

On sait que M. H. est ennemi de ces deux nouveaux remèdes.

HOFFMANN, (Joh.-Michaël) *Marburgensis-Hassus* submittit censuræ... pro licentiâ... Dissertationem inauguralem medicam *De mercurii sublimati virtute in affectibus cutaneis...* Divinis sub auspiciis... die 19 Martii 1766. Argentorati, Typis Joh. Henr. Heitzii. *in*-4°. 35 pag.

1766. A la fin de cette docte Dissertation, M. Hoffmann rapporte non ses Observations, mais celles des plus heureux & des plus savans Cliniques de Strasbourg : on y voit les bons effets du sublimé-corrosif pour des crystalines non véroliques, pour la gale humide, la gale sèche, la gale herpétique, la gale héréditaire, la gale périodique, la lèpre des Grecs, les pétéchies chroniques, les exanthêmes-miliaires-scorbutiques, la teigne, les ulcères au tibia, & la gale vénérienne.

1743. HOFFMANN, (Wilh.-Christ.) *Hass. Darmst.* Dissertatio, *de salivatione mercuriali.* Giessæ, 1743.

HOME, (Franciscus) *Medicus Regius, & Collegii medicorum Edimburgi socius.* Principia medicinæ. Editio secunda. Edimburgi, impensis A. Millar, &c. 1762. *in*-8°.

1762. Nous ignorons la date de la première édition de cet Ouvrage.

Il est divisé en trois Livres; dans la quatrième Partie du troisième Livre, p. 255, l'Auteur parle des maladies des parties de la génération dans l'un & l'autre sexe. Nous ne pouvons rien dire de la théorie & de la pratique de M. H. à l'égard de ces maladies, son Livre ne nous étant connu que par le Journal de Léipsic, intitulé : *Commentarii de rebus in scientiâ naturali & medicinâ gestis. Vol.* 14. *pars prima, p.* 68, qui ne nous donne à ce sujet aucun éclaircissement plus ample. Voici cependant ce qu'il rapporte du sentiment de l'Auteur au sujet de la gonorrhée non-virulente, appelée *Gleet* par les Anglais. Cet écoulement involontaire, dit M.H. ne provient jamais, seulement, du relâchement des canaux excrétoires, ou des prostates, ou des vésicules séminaires, mais d'un petit ulcère calleux, & non-vénérien, qui est resté à l'ouverture d'une glande, à la suite d'un ulcère gonorrhoïque.

HORN, (Albert-Conr.) Dissertatio inauguralis 1759.
de gonorrhœâ malignâ. Halæ, *in*-4°. 1759.

☞ HORNE, [Johannes van]. Prodomus 1668.
observationum suarum circà partes genitales in utroque sexu. *Lugdun. Batavor.* 1668. *in*-12.

HORNE, [de] *Docteur en Médecine, ancien premier Médecin de l'Hôpital Royal & Militaire de Metz.* Examen des principales méthodes d'administrer le mercure, pour la guérison des maladies vénériennes.

Veritatem dies aperit. Senec. de irâ II.

A Londres, & se trouve à Paris, chez P. Fr. Didot le jeune, Libraire, Quai des Augustins, 1769. *in*-8°. de 146 pages.

Le Traité de M. de Horne est un des mieux 1769.
raisonnés qui ait paru jusqu'ici. Il ne parle point à l'*instar* de ces Charlatans modernes, qui n'annoncent un Traité des maladies vénériennes, que pour donner honnêtement leur adresse. Son but est tout différent : il n'a cherché qu'à dessiller les yeux du Public sur les nouveaux remèdes qu'on lui présente tous les jours sous des formes spécieuses. Il fait voir que ces prétendues découvertes, qui semblent tendre au bien de l'humanité, ne sont autre chose que du mercure changé de nom. Il

remonte aux opinions des Anciens sur ce minéral, & au premier usage qu'ils en firent; ils ne l'employèrent contre le virus vénérien, qu'après l'avoir vu réussir dans quelques maladies cutanées. Il passe en revue les frictions mercurielles des Anciens; les emplâtres, les fumigations, les lotions mercurielles, tous remèdes insuffisans. Il vient à la pommade mercurielle simplifiée, dont on se sert aujourd'hui; il démontre l'inutilité de la salivation, son insuffisance & ses dangers. « S'il reste, » quelques Sectateurs *de cette façon de guérir*, *on* » les doit à l'opiniâtreté, à l'ignorance & à la » routine, défauts vraiment insurmontables quand » ils sont réunis. » M. de Horne parle ensuite de la méthode de guérir par extinction, des bains d'eau tiède unis aux frictions, qu'il conseille aux personnes sèches, amaigries, à celles qui ont le genre nerveux très-sensible & très-irritable, tels que les mélancoliques & les hypocondriaques. Les bains froids sont un « système nouveau, *dit M. de Horne*, » étonnant & contradictoirement opposé aux prin» cipes reçus, ce qui ne laisse pas d'avoir un cer» tain mérite dans un pays où rien n'exclut de la » célébrité. » M. de Horne recommande la purification du mercure lorsqu'on l'emploie en frictions; méthode qui ne lui paraît point nécessaire pour la guérison de la vérole, tant pour le désagrément qu'elle cause, que parce que, quelquefois, elle est pernicieuse, savoir dans les phthisies, les hémoptysies, les hydropisies & le scorbut; il trouve encore les frictions dangereuses pendant la grossesse. Elles peuvent, dit-il, occasionner l'avortement; elles sont également mauvaises dans l'enfance & dans l'âge le plus tendre. Il les condamne enfin à cause des maux fâcheux qu'elles entraînent après elles: tels sont les douleurs de tête, celles des articulations, les tremblemens, la chûte des dents, la langueur, la consomption, &c. Après la nomenclature des différentes méthodes de guérir externes, M. de Horne parle du mercure donné intérieurement; des différens æthyops, ſavoir les préparations mercurielles anti-phthiſiques, anti-ſcorbutiques, alkaliſées, purgatives, le mercure violet, &c.; il parle du mercure doux, de la panacée mercurielle, matières inſolubles, & qui par ce défaut ne peuvent être miſcibles à nos liqueurs, ni circuler avec elles pour aller attaquer & détruire le virus vénérien; il parle des différentes ſolutions mercurielles, remèdes qui n'ont eu pour eux que l'attrait de la nouveauté, & dont on a vu le peu d'effet. Il s'attache enfin au remède qui lui ſemble le meilleur, à la ſeule préparation mercurielle ſoluble, annoncée par le grand Boerhaave, & miſe en vogue par le célèbre Van-Swieten, au ſublimé-corroſif, ſpécifique anti-vénérien reconnu aſſez généralement bon, même de ceux qui le décrient; mais qui ne ſont guidés, que par un vil intérêt. M. de Horne préfère la diſſolution du ſublimé dans l'eau diſtillée, & il conſeille de ne donner au malade après en avoir pris, aucune tiſanne, qu'on ne ſoit aſſuré qu'il eſt paſſé, ſans altération, dans les voies lactées; l'eau diſtillée, ou l'eau de pluie reçue avec précaution, doit être juſqu'à ce moment la ſeule boiſſon permiſe. Il relève avec ſuccès les avantages du ſublimé-corroſif, il en décrit avec goût & préciſion les opérations mécaniques pour la guériſon de la vérole; il réfute avec honnêteté M. Pibrac ſur l'uſage de ce ſel, & même d'une manière victorieuſe, comme l'a dit dans le temps l'Auteur du Journal de Médecine. Après s'être attaché, comme nous venons de le dire, en Médecin vrai, honnête, ennemi du myſtère, à démontrer l'efficacité du ſublimé-corroſif, il reprend le fil de ſes Obſervations, & analyſe les pilules de Keyſer, & le ſirop mercuriel de M. Bellet; il s'attache particulièrement à ce dernier. *Voyez* BELLET. Enfin, M. de Horne a écrit en Chimiste éclairé, & qui n'avait d'autre but que de chercher la vérité: il l'a heureusement trouvée; & nous avons vu avec surprise qu'un Journaliste éclairé ait donné la préférence aux *Recherches Pratiques sur la maladie venérienne*, &c. Si le style n'est point la principale chose à considérer dans un Ouvrage de science, au moins est-ce toujours un agrément de plus, dont le lecteur doit savoir gré à celui qui écrit; l'on peut dire que le style net, précis & correct de M. de Horne, rend la lecture de son Livre aussi agréable qu'intéressante.

Dissertations sur la nature de l'esprit de nitre dulcifié, relativement à la dissolution du mercure, pour servir de supplément à l'examen des principales méthodes d'administrer le mercure dans les maladies vénériennes, imprimé chez Didot, 1770, *& de Réponse aux Réflexions d'un Anonyme contre cet Ouvrage, insérées dans la nouvelle édition des* Effets du sirop mercuriel de M. *Bellet*, qui vient de paraître chez Durand, 1770.

Dictis dabit ipsa fidem res. Lucret.

A Londres, & se trouve à Paris, chez P. Fr. Didot le jeune, Quai des Augustins, 1770. *in*-8°. 159 p.

1770. Quoique cette Brochure soit anonyme, nous la mettons au nombre des Ouvrages de M. de Horne, parce qu'on sait actuellement qu'elle est de lui; & quand nous n'aurions pas pour nous en convaincre, le cri général, il serait facile de connaître à la vivacité & à la chaleur du style, que l'ami de M. de Horne était identifié avec lui-même, pour faire son apologie; il a même failli se trahir au dernier *alinea* de la *conclusion*; endroit où il jette le gant à son Adversaire. On ne peut que louer M. de Horne, d'avoir semblé emprunter la plume d'autrui pour répondre aux sarcasmes & aux personnalités qu'un Anonyme avait débités contre lui. S'il n'avait pris cette précaution, il n'aurait pu, sans se charger d'un ridicule, se donner les louanges, quoique vraies, dont son ami le régale assez généralement. Les reproches que l'Auteur fait à son Antagoniste sont justes, & ne se ressentent pas, à beaucoup près, du fiel que celui-ci lui avait déjà prodigué. En général, cet Ecrit de l'ami prétendu de M. de Horne, n'a pas le mérite du précédent: mais dans les procédés Chimiques, on y retrouve toujours la clarté & le savoir qui font distinguer l'Auteur de l'*Examen des principales méthodes*, &c.

M. de Horne donne une nouvelle édition fort augmentée de ces ouvrages: nous en dirons un mot en forme de supplément à la fin de la Bibliographie.

HOURY, *Chirurgien breveté du Roi pour la Guadeloupe & dépendances, ci-devant Chirurgien interne de l'Hôtel-Dieu de Paris.* Observation sur les mauvais effets du sublimé-corrosif employé extérieurement. Extrait du Mercure de France, du premier volume du mois de Janvier 1764, page 108, contient 6 pages *in*-12. 1764.

Ce *topique* publie son ignorance & son ineptie, en cherchant à décréditer un des meilleurs remèdes tant intérieurs qu'extérieurs, que la Chimie ait découverts. L'Auteur de cette Observation cherche à tomber sur les maîtres connus & respectables qui ont écrit sur ce sel mercuriel: il dit avoir trouvé dans un *Ouvrage fort connu* la recette d'une pommade faite avec le beurre, la céruse & le sublimé-corrosif; il tait le nom de cet *Ouvrage fort connu*: mais si M. Houry n'eût été seulement animé que par l'amour du bien public, il n'eût pas craint de faire connaître un Livre qui donne d'aussi mauvaises recettes que celles que nous venons de rapporter: nous sommes donc plus autorisés à croire que cet *Ouvrage fort connu* est quelque vieux dispensaire où cet Apprenti Chirurgien a pris ignoramment une recette, & l'a imprudemment mise en usage, comme on va le voir:

mais devait-il prendre acte de son imprudence, pour écrire contre un très-bon remède ?

Il dit avoir été appelé pour une Demoiselle affligée d'une dartre vive qui avait résisté à tous les traitemens : il se sert de la pommade ci-dessus faite avec le sublimé; quelques heures après cette Demoiselle se trouve empoisonnée : il n'y a rien de singulier ni d'étrange dans cette Observation. Il est arrivé à M. Houry ce qui est arrivé bien des fois avant lui, & ce qui arrivera à tous les ineptes qui se serviront du sublimé-corrosif sous forme concrète. On sait que pour affaiblir sa vertu délétère & corrosive, il faut qu'il soit dissous dans un menstrue convenable, parce qu'alors ses aiguilles se trouvent émoussées & si considérablement écartées, qu'elles ne peuvent plus agir à raison de leur forme tranchante. Si M. H. avait employé le sublimé dissous dans l'eau distillée à petite quantité, il aurait eu des succès heureux : mais il saupoudre une plaie : car n'est-ce pas saupoudrer que d'employer ce sel simplement empâté dans un graisseux ? Par conséquent si M. H. a commis une étourderie; s'il a trouvé dans quelque bouquin une recette dangereuse, doit - on inférer de-là que le remède soit absolument mauvais ? Un grain, deux grains d'émétique, sont un bon purgatif: dix empoisonnent. J'ai vu dans un vieux Dispensaire un gargarisme pour l'esquinancie: l'Auteur y recommandait entre autres drogues, un gros de sublimé-corrosif : eussé-je jamais en conséquence de cette recette ordonné pour l'esquinancie un gros de sublimé en gargarisme ? Et quand j'eusse été assez sot & assez ignorant pour le faire, eût-on dû proscrire de la Médecine ce puissant spécifique ?

HOUSTET, *Conseiller du Comité Perpétuel de l'Académie Royale de Chirurgie, ancien premier Chirurgien de feu sa Majesté le Roi de Pologne, Duc de Lorraine & de Bar, ancien Chirurgien-Major*

Major des Armées du Roi. Observation sur une paralysie de cause vénérienne, extraite des Mémoires de l'Académie Royale de Chirurgie, Tom. IV. 1768. page 141; contient 12 pages in-4°.

M. Houstet préfère à toutes les manières de guérir le vice syphillitique, les frictions par extinction: mais il exige qu'elles soient administrées très-prudemment pour que leur succès soit assuré. Le point capital est de procéder lentement dans l'usage des frictions, sur-tout au commencement de la cure. Par ce moyen le mercure s'insinue doucement, pénètre sans obstacle dans les plus petits vaisseaux, & il ne cause ordinairement aucun désordre; parce que, quand son opération est lente, il ouvre uniformément les couloirs: & lorsque les voies de la transpiration, des urines & de l'excrétion des glandes intestinales sont une fois libres; le mercure pris consécutivement à plus grande dose, ou par des frictions moins éloignées, n'agit plus avec fougue & impétuosité: ce sont les résistances qu'il trouve auxquelles il paraît qu'on doit attribuer les désordres qu'une bonne administration fait prévenir. Après ces sages préceptes, il rapporte la maladie d'un homme d'environ trente ans, & d'un tempérament mélancolique, pour lequel il fut appelé au mois de Décembre 1732. Il le trouva dans l'impuissance de pouvoir uriner & d'aller à la garderobe, avec un défaut d'action aux extrémités inférieures; elles étaient froides & dans un état d'atrophie: les nerfs qui sortent des vertèbres des lombes & de l'os sacrum étaient obstrués; & en conséquence toutes les parties auxquelles ces nerfs se distribuent étaient paralytiques. L'état de ce malade était critique, & demandait le plus grand ménagement; cependant M. Houstet le rendit bien portant le 23 du mois de Mai 1733, temps où il cessa de le voir. Ce Chirurgien conclut que la salivation eût tué ce 1768.

malade qui n'eût point du tout été en état de la ſupporter.

1768. HUBER (Chriſtoph.), Diſſertatio inauguralis *de lue venereâ*. Vienn. in-8°. 1768.

HUBER (Jean-Jacob). *Voyez* PETMANN.

1740. HUNDERTMARCK..... Diſputatio inauguralis, *de ſingulari uſu frictionis & unctionis in curatione morborum*....quam pro gradu Doctoris ſubjiciet *Carolus-Fridericus Hundertmarck*. Lipſ. in-4°. 1740.

HUNDERTMARCK (Carolus-Fridericus), *Phil. & Med. D. & P. P. Lipſienſis, Academiarum Imperialis naturæ curioſorum & Regiæ Holmienſis Collega, inſtituti ſcientiarum, & artium Bononenſis Academicus*. De mercurii vivi & cum ſalibus variè mixti ſummâ in corpus humanum vi abque efficacitate ejuſque cum ſulphure laxiùs vel arctiùs conjuncti virtute in idem nullâ, Liber ſingularis in quo ſimul varia chemiæ capita illuſtrantur. *Lipſiæ*. In Officina Joannis-Frederici Gleditſch, 1754. in-4°. 88 paginæ.

1754. Cette Diſſertation eſt diviſée en huit paragraphes. Dans le premier l'Auteur rend compte de ſon travail : le ſecond renferme ce que c'eſt que le mercure (ὑδράργυρος), ſes propriétés confirmées par différentes autorités, & la propre expérience de l'Auteur : le troiſième eſt conſacré aux opinions des Anciens & des Modernes, ſur l'uſage externe & interne du mercure vif : le quatrième traite des différentes préparations chimiques du mercure, celles qui ſont des poiſons, celles qui ſont des remèdes non-dangereux, & les ſentimens des Médecins à leur égard : le mercure doux, remède préférable à tous les autres, ſelon M. H., pour l'uſage médicinal, fait le ſujet du cinquième : le ſixième parle de l'alliage du ſoufre & du mercure, connu ſous le nom d'éthyops minéral & de cinnabre ; l'éthyops, ſelon lui, n'eſt point un remède aſſez puiſſant : dans le ſeptième enfin, M. H. dit ſon avis d'après celui des

Auteurs, & raisonne sur la force & l'efficacité du mercure. Quoique l'Auteur donne la préférence au mercure sublimé-doux, sur tous les sels & préparations mercuriels, ce qui n'est plus guères l'avis des savans Praticiens de nos jours, à cause de son peu de solubilité dans nos humeurs, cela n'empêche pas que cette histoire abrégée du mercure n'ait beaucoup de mérite. Il y a autant de notes que de discours, & elles sont les preuves d'une érudition vaste & recherchée. Le 4 Mai 1754, à Léipsic, FRID. CONRAD. BERGMANN soutint sous la présidence de M. Hundertmark, cette même Dissertation.

Ozaenam veneream disputat, & ad orationem quâ munus physiologiæ professoris publici ordinarii in Academiâ Lipsiensi in se quàm clementissimè collatum. a. d. 25 Mart. 1758. Auspicabitur benevolè audiendam quam humanissimè potest invitat. *Carol. Frid. Hundertmark*, &c. in-4°. 30 pag.

Après avoir défini l'ozène, avoir recherché ses
différentes espèces, & s'être principalement étendu 1758.
sur la vénérienne, M. H. prescrit les remèdes internes & externes qui conviennent dans cette maladie : les remèdes internes sont les mêmes qu'il emploie ordinairement pour combattre tout autre symptôme vérolique. Et voici une poudre de laquelle généralement il a vu de très-bons effets. Prenez de magnésie très-blanche, demi-scrupule; de panacée mercurielle, six ou huit grains; de camphre, trois ou quatre grains, de soufre doré d'antimoine précipité trois fois, deux grains. Cette dose prise en une fois le matin à jeun & dans le lit, excite une sueur bienfaisante. L'Auteur fuit la salivation. Il n'est point partisan de la méthode de M. Van-Swieten; *elle n'occasionne pas*, dit-il, *d'évacuations assez sensibles*. On lave l'ulcère avec une décoction d'absinthe, de chamairas, de

ſabine, d'écorce du Pérou; on y ajoute le miel roſat, & on inſère dans les narines une tente de charpie chargée de thérébentine cuite, ſaupoudrée d'un peu de poudre de ſabine : & on procure enſuite l'exfoliation par l'eſſence de myrrhe & de ſuccin, ou l'eau d'arquebuſade, à laquelle on ajoute quelques gouttes d'huile éthérée, diſtillée du baume du Pérou noir, & miſe en diſſolution dans la liqueur minérale anodyne. M. H. fait encore mention d'autres remèdes : il ſerait trop long de les rapporter tous ici. Ce Diſcours eſt orné de notes érudites.

HUXHAM, *Docteur en Médecine & Membre de la Société Royale de Londres.* Lettre à M. Stack, D. M. M. de la S. R. touchant une maladie vénérienne extraordinaire. Extraite des Tranſactions Philoſophiques, année 1741, n° 460, page 127 de la Traduction française. Cette Lettre eſt de 6 pages in-4°.

1741. Il s'agit dans cette Obſervation d'une maladie vénérienne qui ſemble confirmer l'opinion du grand Boerhaave, qui prétend que la membrane adipeuſe eſt le ſiége du levain vérolique. A la ſuite de pluſieurs gonorrhées, il ſurvint au ſujet dont il eſt ici queſtion, une gale & des gerçures ſemblables à l'élephantiaſis, des tumeurs, & des ulcères comme dans le *Yaw* (le malade avait eu commerce avec des Négreſſes). Enfin le mercure & ſes différentes préparations ne contribuèrent qu'à accroître & le mal & les ſouffrances : les bains émolliens & la décoction de gayac adoucirent ces dernières pendant quelque temps, mais n'empêchèrent point les progrès de la maladie ; car le ſujet périt dans un degré exceſſif de conſomption vérolique. M. Huxham a remarqué que lorſque la membrane adipeuſe, qui eſt à l'extérieur du corps, fut conſumée entièrement par la maladie, le levain ſe porta alors ſur celle qui environne les parties les plus essentielles à la vie : & les muscles & les tendons qui étaient au-dessous des ulcères, étaient aussi beaux & aussi vermeils que dans l'état de parfaite santé.

JACOBI (Joan. Christ.). *Militum Præsidiariorum Vinariensium Medicus ordinarius, & Acad. Electoral. Moguntino - erfurtensis Scientiar. utilium sodalis, Academ. N. C.* Nova acta Phys. Med. Acad. Cæsar. nat. curios. Tomus 1. pag. 228 observ. 58. Norimbergæ 1757. *de mercurio salivationem non ciente.*

M. J. après avoir fait mention de ceux qui ont enseigné la manière d'ôter au mercure sa force salivante, en décrit une qu'on peut employer sans éprouver le plus leger ptyalisme. La voici : prenez deux livres de mercure coulant, jetez dessus, à la hauteur de trois doigts, de l'eau de pluie récemment reçue ; triturez pendant quelques jours avec force & sans interruption, & aussi-tôt que l'eau sera troublée & grise, décantez, & remettez-en de nouvelle ; continuez cette opération, jusqu'à ce que vous ayez ramassé suffisante quantité de cette eau ; mettez-la ensuite en lieu sûr jusqu'à ce que la poudre grise soit déposée au fond du vase ; vous ferez sécher cette poudre & vous en séparerez exactement tous les globules de mercure courant. On prend une partie de cette poudre & du remède hypnotique mercuriel de M. J. décrit dans l'appendix du même volume, pag. 165, à l'article *de viribus hypnoticis à regno minerali haud alienis*. Nous ne décrirons point ici cette préparation qui est une espèce d'éthyops minéral : nous la soupçonnons peu utile, & nous croyons 1757.

d'ailleurs que la poudre dont nous venons de rapporter le procédé, quoique prise sans addition, n'est pas susceptible de faire saliver, lorsqu'on ne l'emploiera point à très-forte dose. Au surplus, en lui ajoutant un peu de souffre, elle aura absolument la même vertu que M. J. veut lui donner, lorsqu'il lui joint son remède hypnotique. On donne de la préparation de M. J., aux adultes, un demi-scrupule, par fois, pendant trois ou quatre jours; aux enfans, de trois à quatre grains, & on boit par dessus une décoction de scorsonnaire ou de chiendent. Avant & après l'usage de ce remède on prend quelques laxatifs.

Nous remarquerons que l'on peut obtenir cette poudre grise sans l'intermède de l'eau: Boerhaave nous apprend que le simple mouvement la sépare du mercure. *V.* Boerhaave p. 160. L'eau que M. J. emploie n'est donc qu'une redondance, & son procédé n'a rien de neuf. D'ailleurs nous ne voyons pas la supériorité que cette préparation peut avoir sur les autres dont on se sert journellement. L'auteur rapporte aussi la décoction anti-vénérienne de Yvo Gauckes donnée dans le Journal de M. de Maty par M. Grashuis en 1754. *V.* Gauckes. Grashuis.

1761. On lit dans les *nova acta Acad. nat. curios. Norimbergæ 1761. obs. 67*, Experimenta quædam chimica, *pag. 254*, la préparation d'une espèce de pilules mercurielles qui n'occasionnent aucune salivation; la voici: on prend du sel de magnésie des vitriers, fait de la manière suivante. (Prenez de la magnésie des vitriers & du soufre commun égale quantité; faites calciner ces drogues au feu de réverbère pendant quelques jours & quelques nuits, & lessivez votre masse calcinée dans de bon vinaigre distillé). Ce sel de magnesie trituré pendant quelques jours avec du mercure crud, forme une masse de consistance pulpeuse; on n'apperçoit aucun globule de mercure ; on en forme des pilules avec l'extrait d'herbes amères : ces pilules ne font nullement saliver, & ont une vertu laxative & dépurative.

La terre mercurielle, faite avec le mercure coulant trituré avec l'eau de pluie, agitée pendant quelques semaines avec le sel de magnésie & à laquelle on ajoute une quantité suffisante de soufre doré d'antimoine, donne un remède bien supérieur à celui de PLUMMER.

Nous voyons encore dans les *acta Academiæ Electoralis Moguntinæ scientiarum utilium quæ Erfordiæ est. Tom. I ann.* 1757. *pag.* 231, un traité du soufre doré liquide d'antimoine. M. Jo. Chr. Jacobi qui en est l'auteur, dit que cette préparation est également supérieure pour guérir les ulcères & spécialement les cancéreux, la lèpre & la vérole ; il dit que Vaterus a trouvé le premier le secret de cette préparation ; la voici : prenez une forte lessive d'alkali, séparez-la en deux portions ; dans l'une, faites dissoudre du soufre doré ; mettez l'autre partie à évaporer, jusqu'à ce qu'un œuf y surnage ; alors mêlez-y égale quantité d'huile exprimée de pavots ou d'amandes ; faites cuire doucement, jusqu'à ce que vous n'apperceviez plus d'huile, & que la masse soit molle ; ensuite ajoutez-y votre première partie de lessive d'alkali qui tient le soufre doré en dissolution, & continuez la cuisson, jusqu'à ce qu'on ne sente plus l'odeur de l'alkali & qu'il ne paroisse plus d'huile. Ce savon n'a point une consistance parfaite, parce que le soufre doré empêche que l'huile & l'alkali s'unissent intimement ensemble : mais voici la manière de lui donner la consistance requise. Mettez cette masse savonneuse presque semblable à une pulpe, dans une cucurbite; versez dessus de l'esprit-de-vin alkoolisé à la hauteur de cinq doigts, & laissez digérer pendant deux jours : au bout de ce temps on verra au fond de la cucurbite une

1757.

grande quantité d'eau que l'esprit-de-vin aura extraite ; faites évaporer, & vous aurez une masse sèche, de consistance de savon ordinaire, & sans aucune odeur empireume ni nauséabonde. Voici maintenant le procédé pour obtenir la teinture. Prenez de ce savon la quantité que vous jugerez à propos ; faites-la dessécher, & mettez-la dans un mortier de marbre; versez dessus de la teinture d'antimoine à la hauteur de trois doigts, triturez exactement pendant quelques heures ; ensuite laisser cette mixture en digestion dans une cucurbite pendant 24 heures, & vous aurez une dissolution parfaite, agréable & dénuée de toute âcreté. Voici enfin la manière d'administrer ce remède. On donne au malade avant midi, & le soir vers les quatre heures, 5 grains de savon réduit sous forme de pilules, & quarante gouttes de teinture dans une décoction de racine de genièvre. En deux mois au plus il recouvre son ancienne santé.

JACOBI (Franç.) *Descriptio methodi mercurium sublimatum corrosivum, tutiùs copiosiùsque exhibendi &c.* A Munster, chez Perrenon 1772.

Nous n'avons point lu cette brochure : mais nous savons par un Journaliste qu'il y est ques-
1772. tion de certaines pilules de la composition de M. Hoffmann : on fait dissoudre le sublimé-corrosif dans de l'eau, on y trempe de la mie de pain, dont on forme des pilules, 10 contiennent un grain de sublimé-corrosif.

On sait à présent que cette méthode d'administrer le sublimé-corrosif est dangereuse, parce que l'humidité venant à se dissiper, le sublimé reste sous forme concrète : quoique dans chaque pilule il n'y ait que très-peu de ce sel mercuriel, cependant il peut occasionner différens accidens.

☞ JACOBI (Jo. Ern.) Dissertatio inauguralis medica *de lue venereá....* quam JUST. VESTI,
1689. præside .... subjiciet *J. Ern. Jacobi* Vineriens. Thuring. Erf. 1689. p. 16.

JACQUET, *ci-devant Chirurgien de S. A. S. le Prince Louis de Wirtemberg*. Discours ou Histoire abrégée de l'antimoine, & particulièrement de sa préparation. A Paris, de l'Imprimerie de Sébastien Jorry, rue & vis-à-vis la Comédie Françoise. 1765. *Avec approbation & permission.* in-12. 48 pag. 1765.

On ne disputera peut être point à M. Jacquet le travail & le mérite de sa préparation d'antimoine. Il semble que celle qu'il annonce lui appartienne à bien juste titre. Il présenta à son arrivée à Paris, sa Requête à la Faculté de Médecine, pour qu'elle voulût lui nommer six ou huit Commissaires, afin qu'en leur présence, il travaillât l'antimoine suivant sa méthode; que le résultat en serait déposé dans un endroit désigné, pour que MM. les Commissaires & tels autres Docteurs de la Faculté qui le voudraient, en suivissent l'administration; il ne demandait qu'une chose à ses Juges, le secret; afin qu'au moins pendant sa vie il pût retirer le profit de ses veilles & de son étude. La Faculté à cet effet nomma MM. Vieillard, Verdelhan, Bellot, Barbeu du Bourg, le Thieullier le jeune, & Guilbert de Préval, pour assister à son opération. Ces Messieurs en rendirent à leur Compagnie le jugement le plus flatteur, & plusieurs d'entre eux n'ont pas dédaigné d'en faire des essais qui ont très-bien réussi; ils ont reconnu que ce remède était propre pour tous les maux provenant de l'acrimonie des humeurs, des épaississemens de la lymphe, pour les maladies de la peau, les obstructions des glandes, le lait répandu, les écrouelles, & sur-tout pour les gonorrhées & les maladies vénériennes tant récentes qu'invétérées. Après avoir rapporté tous ces témoignages authentiques, M. J. fait l'histoire de l'antimoine depuis Hippocrate jusqu'à nous. Il ne nous cite ni cures, ni observations; il dit que les Médecins & ceux qui s'en trouveront bien, suffisent pour faire connaître son remède. Dans ce tems-là M. J. demeurait *rue & Isle St Louis, près celle des deux Ponts.* Nous ignorons à présent le lieu de sa résidence. Nous connoissons la préparation de M. Jacquet; elle nous a été communiquée sous le sceau de la confiance, par un Docteur-Médecin de Paris: mais nous ne pouvons la révéler par la même raison qui lie au secret les Membres de la Faculté de Médecine: cependant nous pouvons dire que J. G. H. Kramer lui en a donné l'idée.

Histoire abrégée de l'antimoine & particuliérement de sa préparation & des cures surprenantes qu'il opère. A Paris, chez P. Fr. Didot le jeune, Libraire, quai des Augustins. 1767. in-12. 141 pages.

1767. Cet ouvrage n'est que la répétition du premier, à de très-faibles augmentations près. L'ordre y est changé, & la brochure est terminée par des lettres de différentes personnes de l'art & de plusieurs Particuliers qui constatent l'efficacité de l'antimoine de M. Jacquet. La plupart des cures dont il est ici question, ont été opérées par des Médecins & des Chirurgiens qui ont eux-mêmes administré & dirigé ce remède.

1763. On trouve ce médicament annoncé avec deux observations communiquées par M. de Préval dans le Mercure de France du mois de Juin 1763 pag. 145, & préconisé par une lettre anonyme insérée dans le même Journal pour le mois d'Août 1765. p. 157.

1762. Dans la gazette de Médecine n°. 49, Samedi 18 Décembre 1762, p. 385, un Docteur-Régent de la Faculté de Médecine de Paris, gardant l'anonyme, préconise l'antimoine du sieur Jacquet, qu'il dit avoir employé avec succès, pour une cure vraiment remarquable.

Nouvelles observations sur la préparation d'antimoine du sieur Jacquet, feuille in-12.

Elle est & sans date & sans nom d'Imprimeur & du lieu de l'impression.

JAENSCH (Godofredus-Ferdinandus). *Wratislaviensis-silesius*, auctor publicè defendet dis- 1756.
sertationem inauguralem medicam *de efficaci mercurialium usu Chirurgico*.... Præside viro D. ANDREA-ELIA BUCHNERO... pro gradu Doctoris .... ad d. 5 Octobris 1756. Halæ Magdeburg. Literis Hendelianis. in-4°. 26 p.

JALLET, *Maître en Chirurgie, à Paris*. Lettre à M. Jean Baget, aussi Maître en Chirurgie dans la même Ville, en date du 12 Mai 1750. Extraite du Mercure de France du mois de Juin 1 volume 1750. contient 5 pag. in-12.

C'est au sujet de la lettre mise sous le nom
de M. Baget, portant pour titre *pour la défense & la* 1758.
conservation des parties les plus essentielles à l'homme & à l'Etat, que M Jallet prend le parti de M. Daran, & qu'il dit à M. Baget qu'un Officier guéri par les bougies du premier, fut scandalisé de ce libelle. Il traite en commençant M. Baget de son ami, mais il finit d'un ton aigre-doux qui ne prouve pas tout le cas qu'il semble faire de son confrère. Effectivement un homme qui ne s'élève contre un autre que par des invectives; mérite peu d'égards.

JALON (Paulus). *Medicus Meten*. *V*. GRUGER (Daniel).

JAUBERTHOU, *Chirurgien à Paris*. Traité des maladies vénériennes, dans lequel après avoir combattu d'anciens préjugés sur la conduite de ces maux, on expose une nouvelle méthode de les traiter, moins incommode & plus sure que toutes les précédentes.

Principium dulce est, sed finis amoris amarus,
Læta venire Venus, tristis abire solet. Ovid.

A Paris, chez d'Houry, Imprimeur-Libraire de

Monseigneur le Duc d'Orléans, rue de la vieille Boucletie, au St Esprit & au Soleil d'Or. 1766. *Avec approbation & Privilége du Roi.* in-8°. 369 p.

1766. Le titre de cet ouvrage est spécieux. L'Auteur prétend y combattre d'anciens préjugés; mais plusieurs Auteurs les avaient relevés avant lui. Il dit que les chancres, les fics, les condylomes, les gonorrhées, &c. sont des suites du virus vérolique, & qu'on a tort de dire que ces accidens donnent la vérole, puisqu'eux-mêmes en sont les symptômes. la plupart des Praticiens & des Auteurs sont d'accord sur ce point, excepté pourtant pour la gonorrhée bénigne sur laquelle le mercure n'a point de prise, qui ne paraît être qu'un dégorgement des glandes placées le long du canal de l'urine, & dont la liqueur qui en découle ne cause aucune excoriation. Le siége de la chaude-pisse, dit encore M. J. n'est pas toujours dans les glandes prostates & les vésicules seminales, mais presque toujours dans le trajet de l'urètre. Qui en doute actuellement? Tous les sentimens sont réunis sur ce point, & c'est bien gratuitement que M. Jauberthou se met en frais d'argumenter. Il est vrai que dans les préjugés qu'il annonce de voir combatre, nous ne nous attendions pas à entendre dire que le mercure revivifié du cinnabre, comme on le pratique communément, n'est pas bien purifié & & qu'il est dangereux de s'en servir. En conséquence l'Auteur enseigne un autre procédé de sa façon, plus simple & moins coûteux. Comme nous croyons qu'aucun Chimiste ne l'adopterait, nous nous dispenserons de le rapporter ici, & même de le discuter. Pour la nouvelle méthode de traiter la maladie vénérienne que l'Auteur nous promet être moins incommode & plus sûre que toutes les précédentes, elle se réduit à donner les frictions par extinction & quelque fois à joindre à ce traitement l'usage interne d'une liqueur mercurielle, qui n'est autre chose que du mercure dissous dans un acide minéral & noyé dans une grande quantité d'eau. Nous ne voyons pas ce que ce traitement a de neuf.

JAUCHUS (J. A.) *Die venus-seuche nict*
allen chren zufaellen nict und ohne salivation zu 1750.
curiren. Witteb. in-8°. 1750. C'est-à-dire : *manière de traiter la maladie vénérienne & tous ses accidens avec & sans salivation.*

JAUSSIN. *V.* ALIBOUR.

JESSEN (Jessenius à) *V.* PLINUS.

☞ JONSTON (Joannes). *Medicinæ Doctor*, idea universæ medicinæ practicæ, Libris XII absoluta. Editio novissima &c. Lugduni. 1655. cum privilegio Regis. grand in-8°.

Cet ouvrage a été d'abord imprimé sous le même
titre, à Amsterdam en 1644 petit in-12, en 8 1644.
livres seulement. Il a été ensuite réimprimé à 1647.
Venise en 1647, petit in-8°. en 8 livres de même, 1655.
& enfin il a paru en 1655, augmenté des quatre premiers livres, savoir de l'hygiène ; des affections non-naturelles, de leurs signes ; des médicamens ; de la méthode de guérir.

Lib. XI. pag. 729, édition de 1655, il est question de la maladie vénérienne. L'auteur prétend que le foie est le siége du mal ; que le sang s'y souille de la corruption vénérienne & porte, par la circulation, l'infection dans toutes les autres parties du corps. Le traitement qu'il conseille se réduit à la salivation & à l'usage des sudorifiques. Il prescrit les différentes manières d'exciter le ptyalisme, soit par le mercure pris intérieurement, soit par les onctions mercurielles. En général sa pratique est fort sage & assez éclairée, vu le temps où il écrivait.

JOURDAN DE PELLERIN, *Médecin Chimiste privilegié du Roi.* Traité sur les maladies vénériennes, dans lequel on explique l'origine & la communication de cette maladie en général, &

de toutes ses espèces en particulier, avec les remèdes spécifiques pour leur guérison : deux traités ; l'un, des écrouelles & de tous les ulcères ; l'autre, des quintessences tirées des trois règnes ; & plusieurs dissertations sur les matières qui composent les remèdes & leurs préparations : avec un discours préliminaire, dans lequel l'on démontre que les remèdes chimiques sont supérieurs aux remèdes vulgaires & galéniques. Chaque volume est signé & paraphé par M. D. C. Le prix de chaque exemplaire en feuilles 6 liv. 2 volumes. A Paris, chez Michel Jombert, porte St. Michel, à l'entrée de la rue Hyacinthe ; & Prault père, quai de Gèvres, 1749. *Avec Approbation & Privilége du Roi.* in-12. Premier volume de 268 pages, non compris le discours préliminaire de 100. Le second volume contient 366 pages.

1749. L'Auteur de cet Ouvrage a non seulement pour but dans son discours préliminaire, de démontrer la supériorité des remèdes tirés du règne minéral, sur le végétal ; mais encore il réfute les raisons d'un Médecin de la Faculté de Paris, Membre de la Commission Royale, qui, à l'assemblée, s'était opposé à la concession de son Privilége, lorsqu'il soumit à l'examen les œuvres posthumes de feu M. de Grimaldy, premier Médecin du Roi de Sardaigne, dont les préparations guident les siennes. Il s'étend aussi avec profusion sur les perfections de M. Chicoineau, alors premier Médecin du Roi ; mais ses louanges sont si outrées que je les trouve offensantes. Peut-on dire : « il » semble que lorsqu'Homère dans l'Odyssée, & » Virgile dans l'Enéide, ont fait poëtiquement le » portrait de Traumophile, de Nozofuge & d'Iapis, » qu'ils en traçaient les vertus & la science, ils » avaient en vue la personne de M. Chicoineau, » qui possede réellement toutes ces qualités » ? C'est assommer quelqu'un & non le louer. Nous ne sommes pas moins étonnés de voir M. Daran, figurer parmi les du Moulin, les Astruc, les Vernage, les Maloüin, les Procope, les Ferein, les Petit, les Morand, les Geofroy, les Boulduc; un Adepte devrait mieux savoir distinguer le sacré du profane. M. Jourdan mérite à un degré éminent la qualité que nous venons de lui donner: ce Spagirique semble avoir hérité de la science du Roi Hermès, & du grand Albert. « Pour une exacte » préparation chimique, *dit-il sérieusement*, il » faut choisir non-seulement le printemps pour ra- » masser les matières, mais il faut encore avoir » attention au lever, au coucher, & aux aspects » des signes & des planettes qui ont un rapport » naturel avec le mixte que nous voulons prépa- » rer. Par exemple, pour préparer le fer, pour en » faire un crocus, pour en tirer l'huile, la tein- » ture, le sel, observez le temps où la planette » de Mars est de jour sur l'horizon en bon aspect » du soleil, & s'il se peut, dans le signe du lion » ou dans celui du bélier, &c. » Ses expressions, ses tours de phrases, tout est analogue à la science dont il est entiché. « La Pharmacie, *entre » autres preuves*, ne peut servir que de feu-follet » pour conduire dans les ténébreuses connaissances » des mixtes; ces feux n'ont qu'une lueur impuis- » sante qui ne pénètre pas au delà de l'écorce, &c. » Son traité sur les maladies vénériennes est écrit en même style, & voici comment il s'explique sur la cause & l'origine de la vérole. « Or, lorsqu'on » en vient au congrès, non tant pour la généra- » tion naturelle, & pour la production de son sem- » blable, mais plutôt pour la volupté, que l'on s'y » livre sans modération & sans mesure; qu'enivré » de ces délices meurtrières, on les répète avec excès, » alors l'humide onctueux se sépare & se dissipe, » & ne laissant qu'une humidité phlegmatique, » qui, jointe à un feu brûlant contre nature, ex-

„ cité par les mouvemens réitérés, & par les efforts violens que l'on a faits dans le vagin, cause „ une fermentation & la corruption de la semence „ dans sa propre substance; les esprits infectés re„ fluent dans le corps vers leur source, dans le „ sang, & infectent par leur rencontre & leur „ mélange, les autres esprits purs, dispersés „ dans tout le corps, & distribués dans chaque „ partie pour y faire toutes leurs fonctions propres „ pour la conservation de la vie & pour l'entre„ tien de la santé „. Si nous ne craignions pas d'être trop prolixes, nous transcririons la suite, qui est d'un style vraiment alchimique; *le venin*, dit-il, *calcine le sel du baume de nature*, &c. &c. &c. Il répéte avec Uçay & tant d'autres, que des hommes sains peuvent gagner la vérole par la communication alternative d'une fille saine aussi. Il passe ensuite aux différentes espèces de mercure que l'on tire du sein de la terre, le mercure vierge que l'on trouve coulant & pur dans les mines; le second, qui se tire par lotion & lavement de la terre qui en est imprégnée; le troisième, qui se lie & s'incorpore dans la mine avec du soufre, qu'on appelle cinnabre naturel ou minéral. Il recommande d'être soigneux sur le choix du mercure qui peut être impur, ou parce qu'il tient de l'impureté de sa nature, ou à cause des hétérogénités, ou à cause de la sophistication. On doit prendre celui qui est proche des mines des métaux les plus purs & les plus nobles, par conséquent de celle de l'or: c'est pourquoi l'on préfère, avec raison, celui d'Espagne & de Hongrie. Il n'estime ce métal pour l'usage médicinal, qu'autant qu'il est bien purifié. Il donne le procédé de cette purification, qui n'est autre chose que du mercure sublimé trois fois avec du vitriol & du nitre; & sept fois ensuite avec partie égale de sel marin purifié & décrépité. Ce mercure ainsi sublimé

ſublimé peut être mis en diſſolution pour l'uſage, on peut en faire un mercure doux, ou le revivifier & le mettre en mercure coulant pour s'en ſervir en frictions. On voit aſſez que toute cette opération eſt inutile pour le remettre ſous forme fluide; il eſt auſſi bien purifié par le procédé ordinaire par lequel on le revivifie du cinnabre. Toutes les opérations de M. Jourdan ſont de cette eſpèce, fort longues, fort diſpendieuſes, & non meilleures que celles dont on ſe ſert journellement. Sans doute dans ſon Laboratoire il travaillait comme les autres; & s'il écrivait différemment, c'était pour ſe faire lire avec plus d'avidité, & ſe faire rechercher par ceux qui cultivent encore la Science Hermétique. Il rapporte pluſieurs procédés très-connus, faits ſur le mercure, & qu'on trouve dans des Auteurs peu rares & peu anciens. Il donne auſſi la préparation du mercure fixe philoſophique, panacée animale, végétale & minérale, ſans corroſif; de l'eſprit volatil d'urine humaine; de l'eſſence de vipère; il s'appeſantit même ſur une eſſence de ſa compoſition tirée de ce reptile, & qu'il regarde comme un puiſſant anti-vénérien. On ſait qu'Aquilano, Cataneus, Benedicti, Mayerne, Cæſalpin, Sartorius, Dolée priſaient la vipere employée de différentes manières. Il avoue devoir à M. Rouſſeau, Médecin Chimiſte du Roi, connu ſous le nom de Capucin du Louvre, l'idée de cette préparation. Dans la partie ſuivante, il réfute alchymiquement les frictions par ſalivation & par extinction, & il propoſe pour détruire le venin vérolique, ſes ſels, ſes quinteſſences, &c. Il termine enfin ſon premier volume, par démontrer la néceſſité des remèdes pour la guériſon des maladies, par des paſſages de l'Écriture Sainte, & des principes de Phyſique, fondés ſur la raiſon naturelle. S'il y a beaucoup d'érudition dans ces démonſtrations, il faut avouer que c'eſt bien la choſe la plus inſipide, la plus ſeche & la plus ennuyeuſe, ſur laquelle un Lecteur malencontreux puiſſe tomber : tout ceci ne ſe paſſe cependant pas ſans relever d'une manière diſtinguée la ſupériorité de la Médecine. Il commence ſon ſecond volume diviſé en deux livres, comme le premier, par parler des ſymptômes de la maladie vénérienne, & par preſcrire ſon baume ſolaire, ſon eau aſtrale, &c. Il parle des écrouelles qu'il définit: « des ulcères produits par un nitre » contre nature, qui eſt entré dans notre baume » naturel, & qui en étant ſéparé & pouſſé dans « les émonctoires communs des parties nobles, » ou même quelquefois dans d'autres parties no- » bles, ou même quelquefois dans d'autres parties » du corps, s'y coagule en tophes & nodes pier- » reux, & qui, par la ſucceſſion du temps, y forme » des ulcères chancreux & phagédéniques, par » l'acrimonie & par la cauſticité que ce ſel a acquis » dans la calcination ». Il guérit enfin cet accident par le ſel innixe dont il donne la compoſition; l'huile fixe & tingente d'arſenic, eſt le topique qu'il emploie dans cette occaſion. Il traite auſſi du cancer, des tumeurs & des ulcères en général; mais nous ne nous y arrêterons pas. Son dernier livre eſt rempli des procédés par leſquels on obtient les quinteſſences tirées des règnes animal, végétal & minéral; ſavoir la quinteſſence du ſang humain, puiſſant corroboratif; la quinteſſence tirée des os du corps humain, bonne pour la carie des os, la goutte, les rhumatiſmes; la quinteſſence de la chair humaine; la quinteſſence de la chair de loup, ſpécifique pour les écrouelles; les quinteſſences de perles & de marcaſſites d'or n'y ſont point oubliées; ainſi des autres. On peut juger de l'utilité de ce livre par ces admirables recettes; ſur-tout aujourd'hui où nous ne croyons plus à la rapure du crâne humain pour l'épilepſie; où les coquilles d'œufs remplacent les perles orientales, &c. &c. &c.

Lettre en forme de diſſertation contre les Char:

latans, Empiriques, ou gens à prétendus secrets, dans laquelle on trouvera des Observations sur la nature du mercure, sur ses bons & mauvais effets, & sur l'origine des maladies. Pour servir de reponse à la Lettre de M. de Torrez, Médecin de feu S. A. S. Monseigneur le Duc d'Orléans, sur sa méthode de guérir les maladies vénériennes ; à M. ***. A Paris, chez Delaguette, Imprimeur du Collége & de l'Académie Royale de Chirurgie; rue St. Jacques à l'Olivier, 1754. *Avec Permission & Privilége du Roi.* in-12. 47 p. non compris un avertissement de 26 pag.

Dans son avertissement, M. Jourdan fait des sorties vigoureuses contre M. de Torrez. Il débute par vouloir prouver que tous les secrets ne sont que des chimères; que ceux qui disent en posséder, si cela était vrai, les révéleraient, parce qu'ils seraient sûrs d'être récompensés; & qu'indépendamment de l'intérêt, ils auraient l'honneur d'enrichir l'art. Il rapporte l'exemple de M. Chambon, que M. Daquin, premier Médecin du Roi, fit venir à Paris, & fit récompenser pour deux découvertes qu'il avait faites; celle de M. de Grimaldy, que le même Daquin fit aussi récompenser; M. Helvétius, qui eut une gratification du Roi de 24,000 l. pour la connaissance qu'il donna de l'ipécacuanha; Mlle Stephens, à qui le Parlement d'Angleterre a accordé 5000 l. sterling pour son remède. Il cite encore Aristote, Précepteur d'Alexandre, & Mithridate, Roi de Pont qui ont fait des découvertes heureuses ; & il finit par se citer lui-même, pour avoir obtenu le Privilége de M. de Sénac, qui lui donne le droit de traiter les maladies vénériennes sur le pavé de Paris. Mais M. Torrez qui avait le droit d'exercer à Paris, avait-il besoin d'une récompense semblable à celle de M. J. Enfin, dans tout son avertissement, il continue d'égratigner M. de Torrez, tout en disant 1754 qu'il fait *patte de velours*, & il s'encense, en cherchant toujous à persuader que la modestie est sa vertu prédominante. Il commence sa lettre par une espèce d'histoire Chinoise assez mal conçue, qui n'est qu'une fiction, pour avoir le plaisir de tomber à loisir sur M. de Torrez. Il prétend qu'il a dit dans sa lettre à M. de Vernage, que *lorsqu'il administre son remède, le malade croit être en Paradis;* il cherche à jeter du ridicule sur ce Médecin qui ne l'a pas mérité dans cette occasion; ces mots se trouvent dans une observation qu'il rapporte, & il dit que la femme qu'il guérissait s'écria à la troisième friction, *qu'il lui semblait être en Paradis*: il marque même cette phrase en lettres italiques. Je ne vois pas que M. Jourdan puisse d'après cela, le persiffler. Plus loin, il a donné à penser qu'il n'est pas l'Auteur de ses écrits; mais on sait que M. de Torrez avait assez d'esprit pour composer ses feuilles, qui, pour la plupart, sont assez bien écrites, & le produit d'une plume facile: pour M. Jourdan, on voit qu'en écrivant, il sort de son cercle. Enfin, l'auteur dit que M. de Torrez a mis dans sa lettre, pag. 37 & 47, qu'il fait saliver ses malades quand il le desire, & qu'il arrête cette salivation à sa volonté, & en les frictionnant de nouveau & à plus fortes doses. Premièrement, il ne dit pas un mot de cela page 37; mais page 40, il dit qu'il lui est arrivé de s'être servi de mercure ordinaire au défaut d'en avoir eu de préparé à l'instant, & que voyant les gencives sensibles, il avait usé du sien; & qu'en 24 heures les gencives étaient redevenues aussi fermes qu'auparavant: & page 47, il dit que s'il trouvait des personnes qui voulussent absolument être traitées par la salivation, il commencerait par employer son mercure préparé, ensuite d'autre moins purifié, & enfin du mercure ordinaire ; que par-là il emmènerait le flux de bouche sans aucune souffrance ; & que pour l'arrêter, il emploierait son mercure exactement purifié. Nous serions trop volumineux si nous voulions relever ici tout ce que M. J. avance avec aussi peu de droit contre M. de Torrez. Nous ne prétendons point être l'Apologiste de ce Médecin que nous n'avons pas plus connu que M. Jourdan ; mais la tâche que nous avons entreprise nous impose la loi d'être vrais, & de faire connaître avec impartialité les Ouvrages des Auteurs. Nous disons donc qu'on ne doit ajouter aucune foi à cette lettre, qu'elle est mal narrée & mal écrite, & qu'elle n'est dictée que par l'animosité. Un Auteur polémique doit avoir attention de ne jamais avancer des faussetés qu'on peut vérifier, & dont la honte retombe toujours sur lui. Sans doute que d'après cette lettre, M. Jourdan, qui relève sa méthode de guérir, & qui annonce chez quel Libraire se vendent les Livres qu'il a faits, n'aura pas enlevé un Chaland à M. de Torrez.

JUCH (Herm. Paul.). *Voyez* WEBER. HECKEL. KLEINSCHMID. ERMEL.

JUNCKER (Jo.) *M. D. P. P. Voyez* MORGENSTERN.

JUSSIEU (de). Observations sur ce qui se pratique aux mines d'Almaden en Espagne, pour en tirer le mercure. Et sur le caractère des maladies de ceux qui y travaillent. 15 Novembre 1719. Extraites des Mémoires de l'Académie Royale des Sciences, année 1719.

Il n'est point sans doute étranger à notre sujet, 1719.
de dire un mot des maladies auxquelles sont sujets ceux qui travaillent aux mines de mercure ; & de faire ouvrir les yeux sur bien des préjugés qui sont accrédités, à cet égard, dans l'esprit de la multitude.

1°. Voici la manière dont on peut éprouver une pierre pour juger si elle contient du mercure, & pour s'assurer à peu-près de la quantité.

On choisit un morceau de la pierre que l'on soupçonne tenir du cinnabre, par sa pesanteur & par sa couleur; on en fait rougir au feu un petit fragment, & lorsqu'il y paraît couvert d'une lueur bleuâtre, on l'en retire tout brûlant pour le mettre sous un verre en forme de cloche; l'on observe à travers du verre les fumées qui s'en exhalent, & si elles se condensent en gouttelettes argentines qui s'attachent aux parois du verre, ou qui en découlent, on est sûr de ce qu'elles contiennent de mercure.

Cette expérience conduisit M. de Jussieu à une autre plus aisée, pour découvrir la sophistication dont on pourrait douter dans quelques morceaux de cinnabre que ce soit. C'est de le pulvériser, & d'en jeter la poudre sur un charbon ardent; la couleur de la flamme servira d'indice de la pureté de la mine, ou de la qualité du corps étranger dont on se sera servi pour l'altérer: car si elle est pure, la flamme qui en paraîtra plus épaisse, sera d'un bleu tirant sur le violet sans presqu'aucune odeur, au lieu que si cette flamme tire sur le rouge, ce sera une marque que le fragment de cinnabre sera altéré avec le plomb calciné en rouge; si elle produit une espèce de bouillonnement joint à une fumée odorante dans la torréfaction de la matière, ce sera une preuve qu'on y a mêlé cette gomme rouge, appelée *sang-dragon*.

2°. A la vue du terrein que les Mineurs ouvrent pour en arracher la roche, & dans les endroits même de la mine la plus riche, M. de J. ne s'est point apperçu que l'on trouvât cette quantité de mercure coulant que l'on s'imagine; & s'il en paraît quelquefois quelques onces, ce n'est qu'un effet de la violence des coups que les Mineurs donnent ſur les rochers avec leurs inſtrumens de fer, ou de la chaleur & des écarts de la poudre dont on s'eſt ſervi pour pétarder ces mines.

3°. M. de J. a obſervé que les impreſſions que quelques-uns croient que ſont capables de faire les vapeurs mercurielles & la malignité arſenicale prétendue du mercure, tant ſur les corps qui ſe rencontrent dans leur athmoſphère, que ſur ceux des hommes occupés aux ouvrages de ces mines, ſont des opinions que l'on doit mettre au rang des erreurs populaires. Les terres qui ſont au deſſus de ces mines, ſont abondantes en grains & en pluſieurs ſortes de plantes qui n'ont aucune mauvaiſe qualité; & les ſources qui du côté du nord ſortent du penchant de cette montagne, donnent des eaux qui ſervent de boiſſon aux gens du pays, & de laquelle ils ne ſe trouvent point incommodés. La fumée même qui, dans le temps de l'opération, s'évapore par les cheminées des bâtimens opposés aux fours, & dont l'effet devrait être plus pernicieux dans la circonférence du terrein ſur lequel elle ſe répand, ne cauſe non-ſeulement aucune altération aux arbres du voiſinage, mais ne ſe rend ſenſible par aucun accident extraordinaire aux Habitans du Bourg qui demeurent le plus près de ces fours.

Il eſt vrai que le cinnabre naturel donné intérieurement produit quelquefois des effets fâcheux, tels que le vomiſſement & les tranchées; mais ces ſymptômes ne doivent s'attribuer qu'au peu de précaution qu'on a eue de choiſir un cinnabre mélangé de parties vitrioliques, qui abondent dans une des veines de la mine d'Almaden.

A l'égard des accidens dont on eſt frappé en approchant de l'endroit du ſouterrain où les Mineurs travaillent, M. de J. a remarqué qu'on ſe trompe ſouvent en les attribuant tous, plutôt à une vapeur qui s'échappe ſeulement de cette eſpèce de mine, qu'à celle de tout autre lieu ſouterrain, dans lequel il n'y aurait aucune autre mine métallique, puiſqu'étant entré dans la même ſaiſon, qui était en hiver, dans d'autres lieux ſouterrains, & ſur-tout dans les carrières de S. Leu de Céran près de Chantilly, qui ſont creuſées fort avant ſous terre; il a été ſurpris de fort loin par une odeur aigre, qui ne provenait que de la ſueur des hommes qui y travaillaient, & il a éprouvé une difficulté de reſpirer, & des douleurs dans les membres à peu-près ſemblables à celles dont ils ſe trouva atteint dans les mines d'Almaden: ce qui l'a convaincu que ces ſenſations différentes ſont des effets néceſſaires du paſſage ſubit que l'on fait, dans ces ſortes de lieux, d'un air chaud à un air froid, & d'un ſec, à un humide.

4°. Une autre erreur dans laquelle on eſt, touchant la cauſe des maladies de ceux qui travaillent aux mines de mercure, eſt de ſe figurer que ce ſoit la reſpiration continuelle de la vapeur qui s'en exhale. On eſt déſabuſé de ce préjugé par la comparaiſon que l'on fait de l'état des Mineurs du Bourg d'Almaden, qui travaillent librement aux mines, à celui des Forçats & des Eſclaves qui y ſont contraints. Ces premiers, à leur retour des mines, quittent généralement tous les habits qui leur ont ſervi dans le travail, & les ſouliers ſurtout; par cette précaution ils ſe conſervent en ſanté & parviennent au même âge que les autres hommes; les Forçats, au contraire, qui ne peuvent changer d'habits, qui prennent leurs repas dans les mines mêmes où ils touchent leur pain ſans ſe laver, ſont ſujets aux enflures des parotides, aux aphtes, à une ſalivation & à des puſtules répandues ſur leurs corps: accidens que l'on voit être l'effet de l'entrée des particules du mercure dans les pores de la peau. Les Médecins d'Almaden suivent une pratique bien différente de la nôtre pour arrêter ces symptômes. Nous avons recours aux purgatifs & aux saignées ; & eux ils exposent ces sortes de malades au grand air, & leur donnent de simples absorbans, tels que la corne de cerf brûlée, l'ivoire, les yeux d'écrevisses. Cette cure réussit presque toujours à l'égard des sujets sobres & qui s'abstiennent de vin, au lieu que ceux qui sont sujets à cette sorte de débauche, périssent sans ressources. A l'égard des Forçats & des Esclaves, qui, en entrant dans ces mines, y seraient attaqués de quelques maladies vénériennes, il y a des exemples qu'ils y trouvent leur guérison.

Ce n'est donc que la mal-propreté, l'intempérance dans la boisson, & la continuité du contact du mercure qui sont capables de causer à ces Mineurs, après une suite d'années de travail, les tremblemens dont ils sont atteints, & qui ne sont pas continuels, mais qui deviennent plus ou moins sensibles, lorsqu'on leur imprime avec plus ou moins de vivacité, quelques mouvemens de surprise ou de crainte. Tristes effets du séjour du sang dans des vaisseaux du cerveau devenus variqueux par le poids de quelques particules mercurielles qui y ont séjourné, ce qui arrive également à ceux auxquels on a donné du mercure mal-à-propos & en très-grande quantité.

1753. IMBERT. Tractatus *de tumoribus humoralibus*; in Universitate Medicinæ Monspeliensis explicandus, ab Auctore *Francisco Imbert*, Monspelii. in-8°. 1753.

1734. ☞ K .... (T...). *M. D.* A CRITICAL DISSERTATION ON THE MANNER OF THE PREPARATION OF MERCURIAL MEDICINES. in-8°. London. 1734. *C'est-à-dire :* Dissertation critique sur la manière de préparer les remèdes mercuriels, à Londres.

1768. KAISIN (Ægidius). Dissertatio inauguralis *de gonorrhœis*. Vindobonæ. in-8°. 1768.

KALM (Pierre) *Membre de l'Académie Royale des Sciences de Suéde.* Nous allons copier tout au long cet article du Journal de Médecine pour le mois de Février 1760. pag. 174.

1760. « L'Académie Royale des Sciences de Suéde a » publié en 1750 dans ses mémoires, la description d'un spécifique contre le mal vénérien. » C'est à Pierre Kalm, Membre de cette Académie, que l'on doit cette importante découverte; » ce savant Suédois a parcouru plusieurs contrées » de l'Amérique septentrionale, dans la vue de » faire connaître à ses compatriotes les plantes & » les curiosités naturelles de cette partie du nouveau monde : comme peu de personnes savent » la langue Suédoise dans laquelle sont écrits les » Mémoires de Stockolm, & comme jusqu'ici ils » n'ont été traduits qu'en Allemand, une découverte si utile au genre humain a été en quelque façon perdue pour la France & pour beaucoup d'autres Pays. On a donc cru qu'il serait » avantageux de donner en Français un extrait fidèle du Mémoire de M. Kalm; il y a » lieu de présumer que la Médecine pourra en » tirer des fruits utiles à la Société ».

« Les Sauvages de l'Amérique septentrionale » sont très-sujets au mal vénérien. Un vieux Sau-

» vage a assuré à M. Kalm qu'il avait eu cette maladie, avant que d'avoir connu les Européens, » & que les jeunes gens la gagnaient dans les » guerres qu'ils faisaient aux Sauvages des parties » plus méridionales. Mais à quelque degré que le » mal soit enraciné, ces peuples ont des remèdes, » au moyen desquels ils se guérissent avec plus » de promptitude & de facilité que l'on ne fait » par les frictions mercurielles. D'un autre côté, » il est presque impossible d'arracher ces secrets » aux Sauvages; leur opiniâtreté à cet égard vient » d'un préjugé qui leur fait croire que si les Européens découvraient les vertus des plantes qu'ils » emploient, elles cesseraient d'avoir pour eux la » même efficacité. Plusieurs Européens, tant Français qu'Anglais, ont mis tout en œuvre pour » pénétrer des secrets si utiles; mais leurs efforts » n'avaient point eu de succès, & les Sauvages » consentaient volontiers à guérir ceux qui se » mettaient entre leurs mains, sans jamais vouloir » leur faire connaître les remèdes auxquels ils devaient leur guérison ».

« Enfin M. Kalm fit connaissance avec le Colonel Johnson; ses manières affables & généreuses » l'avaient rendu extrêmement cher aux Sauvages; » ce Colonel tenta la cupidité de quelques femmes dont la discrétion ne fut point à l'épreuve » des présens; trois de ces femmes qu'il avait su » mettre dans ses intérêts, à l'insçu les unes des » autres, lui apportèrent chacune une même » plante, & lui enseignèrent les mêmes détails sur » la méthode qu'on employait pour guérir le mal » vénérien ».

« Cette plante est, suivant M. Kalm, une espèce de *lobelia*, décrite sous ce nom par M. » Linnæus, dans son *genera plantarum*. Voici la » description que M. Kalm en donne dans son » Mémoire; on la trouvera ici en latin, telle qu'elle

„ eſt dans l'original, en faveur des Botaniſtes & des
„ Médecins „.

« *Radix perennis, fibroſa : fibras plurimas*
» *albas, lineæ craſſitie, duorum digitorum longi-*
» *tudine plus minùs glebras tanquam à centro*
» *emittens.*

« *Caulis ſimplex, interdùm tamen ramos emittens,*
» *erectus, diverſæ longitudinis, ab* 1 *ad* 4 *pedum*
» *longitudinem, communiter tamen* 1 *ad* 2 *pedum*
» *longit. teres, glaberrimus, lævis, ſubnitidus, pal-*
» *lidè irridis, aut interdùm rubeſcens, præcipuè ver-*
» *sùs inferiorem partem; foliatus; folia uſque ad*
» *ſpicam florum gerens.*

« *Folia duplicis generis : radicalia ſcilicet primò*
» *anno, caulina verò anno ſecundo prodeuntia.*

» *Folia radicalia ovato-lanceolata, ſubacuta,*
» *crenato-plicata, glaberrima, utrinque ſubnitida,*
» *obſcurè viridia cum tincturâ purpurei, in petiolos*
» *deſinentia.*

» *Folia caulina per totum caulem ſparſa, ovato-*
» *lanceolata, ſubacuminata, inæqualiter dentata,*
» *patentia, plura, glaberrima, ſubnitida, in pe-*
» *tiolos deſinentia; ad margines puncta albida tan-*
» *tillùm elevata ſunt; quid quòd ipſi denticuli ejuſ-*
» *modi puncta albida elevata gerant; nervi in infernâ*
» *folii ſuperficie longitudinales elevati rudimenta*
» *florum ad alas inferiores.*

» *Flores ſuperiorem partem caulis occupant, pe-*
» *dunculis* 2 *vel* 2 ½ *linearum longit. inſidentes : qui-*
» *vis flos ſedet ad alam folioli lanceolati, acuti,*
» *ſerrati : ſerraturis ſubulatis.*

» *Flores ferè erecti, magni, cærulei, magnitudine*
» *vix floribus lobeliæ, flos cardinalis aliàs dictæ,*
» *cedentes.*

» *Calicis laciniæ lineares, acutæ, longæ, ſcilicet*
» 5 *ad* 8 *linearum longitudinem, marginibus propè*
» *baſin retrorsùm flexis.*

» *Reliqua floris sunt* LOBELIÆ, vide *characte-*
» *rem* in *LINNÆI GENER. PLANT.*

« Telle est la description que M. Kalm donne
» de cette plante, qui est la même que Tournefort
» appelle *rapuntium Americanum flore dilutè cæruleo*
» *h. Acad. R. par.* 105. En Français, on lui donne
» le nom de *Cardinale bleue* ».

« C'est la racine de cette plante qui fournit aux
» Sauvages un spécifique contre le mal vénérien;
» on en prend cinq ou six racines, soit fraîches
» soit séchées; on les fait bouillir pour en faire
» une forte décoction: on en fait boire abon-
» damment au malade, dès qu'il est réveillé; &
» il continue d'en faire sa boisson ordinaire dans
» le cours de la journée: elle doit être légèrement
» purgative; si elle agissait trop vivement, il fau-
» drait la faire moins forte. Pendant l'usage de ce
» remède, il faut s'abstenir de liqueurs fortes, &
» des alimens trop assaisonnés: le malade conti-
» nue sa boisson; il s'en sert même pour bassiner
» & fomenter les parties extérieures du corps, sur
» lesquelles le mal a fait impression: il ne faut que
» quinze jours ou trois semaines pour parvenir à
» une guérison totale ».

« Lorsque le malade a des ulcères putrides, il
» peut les sécher, les cicatriser au moyen d'une
» poudre faite avec la racine du *geum floribus nu-*
» *tantibus, fructu oblongo, Seminum caudâ molli,*
» *plumosâ. Linnæi flor. suec.* 424. C'est la *caryo-*
» *phyllata aquatica nutante flore g. B.* 321; en
» Français *Benoite de rivière*; on pulvérise cette ra-
» cine séchée, & on en répand sur les ulcères vé-
» roliques ».

« Quand le mal est invétéré, & lorsque la dé-
» coction de la *lobelia*, décrite ci-dessus, ne pro-
» duit aucun changement, après que le malade
» en a fait usage pendant quelques jours, on rend
» cette décoction plus efficace, en y joignant une

» petite quantité des racines du *ranunculus*, *foliis* » *radicalibus reniformibus crenatis*, *caulinis di-* » *gitatis petiolatis*. *Gronovii. Flor. Virgin.* 166. » C'est le *ranunculus virginianus*, *flore parvo*, *mol-* » *liori folio*, *Herman. Hort. Lugd. Batav.* 514; en » Français *renoncule de Virginie*. On commence » par laver ces racines; on en mêle un peu dans » la décoction de *lobelia*; mais il faut administrer » ce remède avec précaution, vu qu'il est violent; » & qu'une trop forte dose de cette racine pour- » rait causer des inflammations, des superpurga- » tions & des vomissemens; c'est même, suivant » M. Kalm, un poison très-violent, dont les » femmes Sauvages se servent pour se faire périr, » lorsqu'elles sont maltraitées par leurs maris ».

» Suivant M. Kalm, d'autres Sauvages, pour » la cure de la vérole, préfèrent l'usage d'une » décoction faite avec la racine de la plante que » M. Linnæus appelle *ceanothus* ou *celastus iner-* » *mis*, *foliis ovatis*, *serratis*, *trinerviis*. *Hort. Clif-* » *ford.* 73; & *Gronov. flor. virgin.* 25. C'est l'*evo-* » *nymus novi Belgii*, *corni fœminæ foliis*. *Commel.* » *Hort. Amstel.* 1. *p.* 167, *tab.* 86. La décoction » de cette racine est d'un beau rouge; elle est » plus difficile à se procurer en Europe que les « précédentes. M. Bernard de Jussieu soupçonne » cette racine d'être la même que celle qui lui fut » envoyée il y a quelques années; elle avait tant » d'efficacité, que la tisanne qui en était faite » guérissait en deux outrois jours les gonorrhées » les plus invétérées; expérience que ce savant » Botaniste eut occasion de répéter plusieurs fois. » Cette racine lui fut apportée sans qu'on pût » lui apprendre précisément d'où elle venait; & » les efforts qu'il a faits depuis pour la retrouver » ont été infructueux jusqu'à présent ».

» La décoction de *ceanothus* se fait de même » que celle de la *lobelia*, & se prend de la même

» manière; lorsque le mal est très-opiniâtre, on » joint à cette décoction celle du *rubus caule aculeato, foliis ternatis. Linnæi, flor. Suec. 410*; » c'est le *rubus vulgaris, sivè rubus fructu nigro G. B. 476*, en français *ronce*.

» M. Kalm assure de la manière la plus positive, qu'au moyen de ces remèdes, il n'y a » point d'exemple qu'un Sauvage soit mort de la » maladie vénérienne; point d'exemple qu'aucun » soit péri dans le traitement, quelque violent » que fût le mal, lors même que ses ulcères » étaient entrés en putréfaction & répandaient » l'odeur la plus infecte; point d'exemple enfin » de malades qui n'ayent point été soulagés, » après avoir vainement passé par les frictions » mercurielles.

» Ces détails sont extraits fidèlement des *Mémoires* de l'Académie Royale de Suède, année » 1750. vol. XII ».

Quelles réparations ne sommes nous pas obligés de faire aux Nicole, Velnos, Agirony, &c. si ces racines précieuses sont la base de leurs spécifiques?

KALTSCHMIED (Car. Frid.), *Dr. Med. V.* CHRIST. LEBER. ALBERTI.

KELLNER (Wilhelm. Andreas), *Sereniss. Ducis Saxo-Isenacens. Consiliarius & Medicus Aulicus, Physicus Provincialis. Acad. Nat. Cur. adjunctus*. Acta Academ. Natur. Curiosor. vol. V. Norimbergæ, 1740, Observat. 77, pag. 289. *De gonorrheâ resuscitatâ, utpote remedib ad testiculi tumorem gonorrheæ succedentem præsentaneo.*

Aussi-tôt que l'Auteur sût que le malade avait eu une gonorrhée qu'il avait négligée, il vit que la tumeur du testicule en était une suite : en conséquence il rappela l'écoulement par une poudre composée avec l'antimoine-diaphorétique-martial, le succin, les yeux d'écrevisses & le 1740.

nitre, qu'il donna conſécutivement pendant plu-ſieurs jours. Il dit qu'il y a des Chirurgiens qui en pareil cas donnent l'huile de thérébentine dans le vin, ce dont ils font un grand ſecret; mais il trouve ce médicament trop échauffant, & il ne le conſeille nullement.

KEYSER. . . . . . Réponſe de M. Keyſer à un libelle du ſieur Thomas, Chirurgien-Major de l'Hôpital de Bicêtre, intitulé : *Le préſervatif ou avis au Public ſur les dragées anti-vénériennes.* in-8°. 47 p.

Nous croyons que cette réponſe fut imprimée en
1756. 1756, vu que le *préſervatif &c.* paraît avoir été imprimé cette année-là, *V.* THOMAS. Lorſqu'on aura lu l'attaque & la défenſe, on ne balancera plus à donner la palme à M. K. Je n'ai jamais vu terraſſer quelqu'un avec plus de ſupériorité; les pièces que M. Thomas avait apportées à l'appui de ſa juſtification ſont toutes tournées contre lui; il avait cité des Médecins : ces Médecins diſent ne lui avoir jamais donné aucun certificat, & même ne le pas connaître : peut-on quelque choſe de plus fort? Je crois que cette défenſe a dû, dans le temps, couvrir de honte M. Thomas.

Lettre de M. . . . à M. Dibon, &c. 10 Juin 1756, in-12. 4 pages.

1756. Nous mettons cette lettre, quoiqu'anonyme, au rang des ouvrages de M. Keyſer, parce qu'aux épithètes flatteuſes dont l'inconnu orne ſon nom, il faut que ce ſoit un de ſes intimes amis qui en ſoit l'Auteur, ſi ce n'eſt pas lui-même. Au fait : l'Anonyme provoque M. Dibon; il dit que ſon ſilence au ſujet des dragées anti-vénériennes eſt pour elles un certificat d'efficacité, puiſque dans ſes écrits volumineux il a ouvert les yeux du Public ſur tous les prétendus ſpécifiques qu'on lui a préſentés. M. Keyſer, pourſuit l'Auteur, a propoſé des défis ſolennels à ſes Antagoniſtes, particulièrement au ſieur Thomas, Chirurgien de Bicêtre,

Bicêtre, qui n'a eu garde d'accepter; sûrement s'il en proposait autant à M. Dibon, il serait homme à lui prêter le collet. Il reconnaît que les deux méthodes sont suffisantes & sûres : cependant quoiqu'il accorde l'efficacité au remède du Chirurgien des Cent-Suisses, il ne laisse pas de le persiffler sur le ton avantageux & décisif avec lequel il parle dans ses Ouvrages, & notamment sur la guérison de Pierre de Dyn, qui devait être tiré d'affaire en peu, & dont la cure a traîné pendant six mois. On remarquera que de part & d'autre ces Messieurs se donnent des cartels: mais ils se gardent bien d'en venir aux mains. *Verba volant, facta manent.*

*Lettre de M. Keyser à M.*** Docteur en Médecine, servant de réponse à un faux article inséré dans le Journal Economique.* A Paris, 1757, in 8°. 30 pages.

Cette lettre est écrite en style de Vadé. M. K. dit en la commençant qu'il avait promis au Public de ne plus répondre à ses Adversaires: mais il ne paraît guères qu'il ait eu envie de tenir sa parole, car il bavarde complettement, comme on peut le voir par tous les écrits suivans. M. Thomas, M. le Camus, M. Brador & M. Fabre sont ici les patiens. Il les traite d'inhumains & d'être plus portés pour leurs intérêts que pour le bien public: mais il nous paraît qu'il ne lui va guères de faire parade d'humanité, lui qui dit que, pour punir un soldat qui s'était mal comporté en prenant ses dragées, il l'avait laissé aller à Bicêtre, & l'avait réduit à ne trouver d'autre soulagement que celui qu'on procure à cet Hôpital. Si la méthode qu'on y pratique est dangereuse & insuffisante, comme il le prétend, il faut être bien cruel pour sévir contre un homme aux dépens de sa santé & même de sa vie. Voilà ces gens qui s'affichent pour les pères & les restaurateurs de l'humanité! Cette 1757.

lettre contient des certificats de ſergens & de ſoldats en faveur de ſon remède, & elle finit comme elle a commencé, c'eſt-à-dire, par des invectives.

Réfutation d'un libelle imprimé & diſtribué au mois de Mars dernier, intitulé : Avis au Public, avec la ſignature du ſieur le Grau, Major du Guet ; 1758, in-8°. 31 pages.

M. Keyſer ſort plus victorieux que jamais de
758. cette affaire. M. Ménager, Chirurgien du Guet, était l'Auteur du libelle dont il s'agit, & le ſieur le Grau avait ſigné que les dragées de M. K. lui avaient été préjudiciables. L'un & l'autre furent appelés par M. de Roquemont, Commandant du Guet, en préſence de MM. Guérin & Keyſer ; on fit avouer à M. Ménager qu'il était l'Auteur du *pamphlet*, & il perdit ſa place ; on menaça le ſieur le Grau de la priſon, & il ſe rétracta : qui plus eſt, il ſigna un autre certificat dans lequel on lui fit dire que s'il n'avait pas été guéri, c'était par ſa faute ; cette pièce eſt tout au long dans cette réponſe. Qu'on juge à préſent ſi les dragées de M. Keyſer étaient bonnes & s'il fallait s'y jouer. Si ces pauvres gens avaient poſſédé leur *La Fontaine*, ils auraient évité ces déſagrémens en ſe rappelant la Fable du Pot de terre & du Pot de fer.

Lettre d'un Médecin de Paris ſur les diſputes ſurvenues entre M. Keyſer, célèbre Médecin, & le ſieur Dibon ; 6 pag. inſérée dans le Journal Encyclopédique, Février 1758, ſecond volume.

1758. Cette lettre, comme on le voit, qui qualifie, je ne ſais pourquoi, M. K. de Médecin & de célèbre, tend à l'élever auſſi haut qu'on cherche à humilier M. Dibon.

Réponſe de M. Keyſer à l'Auteur anonyme d'un livre intitulé : Traité des tumeurs & ulcères, &c. 1759, in-8°. 48 pag.

1759. Ce Traité auquel M. Keyser répond, est fait, comme on le sait, par M. Astruc. *V*. pag. 112. Nous prenons le plus grand plasir à rendre ici justice à l'Auteur de cette réplique, qui se défend avec toute la politesse possible. On peut même dire que si M. Keyser n'avait jamais fait que cette brochure, il ne devrait point être exclu de l'estime des Lecteurs censés. M. Astruc avait dit que le sublimé-corrosif faisait la base de ses dragées : il les a soumises à l'analyse à Paris, à Lyon, à Bordeaux, à Strasbourg, à Gand, à Anvers; & il a été reconnu par-tout que ce n'était autre chose que du mercure dissous par l'acide végétal. On peut donc dire que cet écrit est victorieux en faveur de M. Keyser. Par l'aveu que nous faisons, nos Lecteurs verront que l'esprit de prévention ne guide point notre plume dans nos différentes critiques ; ce n'est point le remède, lorsqu'il est bon, que nous cherchons à combattre & à détruire ; c'est celui qui le débite, lorsqu'il l'annonce comme étant supérieur à tous ceux qui l'ont précédé, & immanquable en tous les cas. Qu'un homme qui, par ses recherches, a fait une heureuse découverte, jouisse de l'honneur d'avoir été utile, & même retire le fruit de ses peines, rien de plus juste : mais qu'il ne croye pas apporter la Médecine universelle & seule par excellence ; qu'il laisse aux Particuliers le soin de vanter ses heureux effets, & qu'il ne cherche point à s'accroître, en déprisant & injuriant ses Confrères. Ce n'est cependant pas que M. K. fût l'inventeur de la préparation de mercure qu'il mettait en usage. A la machine près avec laquelle il faisait son opération en grand, due à M. de Vaucanson, & qui, à proprement parler, n'est faite que pour éblouir, on trouve ce procédé dans le Théâtre Chimique, imprimé à Strasbourg en 1613, à l'article *Penot*. Nous l'avons traduit en français au mot

PRESSAVIN, *voyez* ce nom ; voici ce qu'on lit encore à ce sujet dans les Mémoires de l'Académie Royale des Sciences, année 1759, pag. 102. Ce sont MM. Hamel, Hellot, Bourdelin & de Montigny, Commissaires nommés par l'Académie pour faire l'analyse des dragées, qui parlent : ils finissent ainsi leur procès-verbal, après avoir dit qu'ils se sont rencontrés avec MM. Piat & Cadet, Apothicaires, qui avaient décomposé le remède avant eux. « Au reste, » la combinaison du mercure avec l'acide végétal » n'est pas nouvelle ; M. Margraff en parle dans » un Mémoire inséré dans le volume des Mé- » moires de l'Académie de Berlin de l'année 1746 ; » le *sperma mercurii* de Gnemelius, Apothicaire » de Tubinge, est un précipité rouge, travaillé » ensuite avec du vinaigre : enfin M. Hellot ayant » fait en 1735 du précipité de mercure *per se*, » par une opération curieuse, ce précipité fut » dissous dans le vinaigre distillé ; on le mit en- » suite dans une cornue pour en retirer le vinai- » gre, & l'on eut des crystaux salins mercuriels : » mais comme on les fit chauffer pour les avoir » plus secs, ils se revivifièrent en mercure coulant ». Nous donnerons la manière de préparer les dragées de M. K. d'après le procédé de M. RICHARD : *voyez* ce nom : mais comme il est impossible à aucun Apothicaire de le préparer tel qu'il est décrit dans cet Auteur, nous simplifierons la manipulation. Nous avons cru cette réduction d'autant plus nécessaire, qu'il est des Apothicaires en Province qui contrefont les dragées de Keyser ; la contrefaction ne serait rien si leur préparation mercurielle était bien faite & ne pouvait être préjudiciable : mais le plus souvent, pour abréger le temps & la dépense, il les font avec du mercure doux ou le sublimé corrosif ; plusieurs même ignorent encore la vraie recette.

Lettre à Monseigneur le Maréchal de Biron, par M. B*** de T***, rue Mazarine, in-8°. 25 Novembre 1759, 13 pages.

Nous ne savons pourquoi il n'a pas plu à l'Auteur de cette Lettre de la signer, quoiqu'il dise qu'il se montrera par-tout ouvertement, pour affirmer la vérité en faveur des dragées Keyseréiennes. Il nous paraît que le but principal de cette Epître est de persifler plusieurs Médecins & Chirurgiens de Paris; celui qui est prétendu écrire, dit qu'il a passé par les mains de tous ceux qu'il nomme, ainsi que son argent, mais sans éprouver aucun succès. M. Astruc cependant fit un peu plus que les autres; il lui annonça son incurabilité & une mort prochaine; enfin il eut recours à M. Keyser, qui le tira des portes du trépas: c'est en reconnoissance qu'il écrit cette lettre. 1759.

Dissertation Epistolaire adressée à Monseigneur le Maréchal Duc de Biron, Pair de France, Colonel des Gardes Françaises, &c. sur une Lettre de l'Auteur du Traité des tumeurs & des ulcères, *contenue dans un Recueil imprimé chez Cavelier, & intitulée:* Lettre d'un Médecin de Province à un Médecin de Paris, sur les dragées du sieur Keyser, 1760, in-8°. 58 pages.

C'est encore contre M. Astruc que M. Keyser s'escrime; mais il faut dire le vrai: ce premier était quelquefois trop despote dans ses décisions. On remarquera que ce n'est pas M. Keyser qui est censé parler dans cette Dissertation, mais un de ses amis; & effectivement c'est bien la vérité. On voit que le style de cette Lettre n'est pas celui de l'inventeur des dragées. Pour celle qui fut écrite en 1757, nous répondons qu'elle est de lui. Au surplus, il n'y a rien dans cette Epître qui puisse intéresser le Lecteur; tout s'y passe en réfu- 1760.

tations de faits peu conséquens, avancés par M. Astruc.

Lettre de M. le Maistre, Trésorier-Général de l'Artillerie & du Génie; adressée à M. Keyser, dans sa maison, rue & Isle S. Louis, 8 Août 1761. in-8°. 12 pages.

1761. Cette feuille contient une Lettre & deux certificats. M. le Maistre remercie M. Keyser d'avoir guéri son Valet-de-Chambre en quatre mois, ce que n'avait pu faire M. de la Faye, Chirurgien, en un an; & M. de la Motte, Docteur de la Faculté de Paris, en quatre mois. Cette Lettre est appuyée du certificat de ce Médecin, qui ingénument avoue son insuffisance & couronne M. Keyser. Le second certificat est de M. le Cat, qui dit qu'un de ses amis a été guéri par les dragées.

Méthode de M. Keyser, pour l'administration de ses dragées, dans le traitement des maladies vénériennes, imprimée par ordre du Roi, 1762. in-8°. 30 pages, & un Avant-Propos de 16.

1762. Dans l'Avant-Propos notre Chirurgien de Gisors annonce que le Roi l'a gratifié d'une pension annuelle de dix mille livres, & lui a donné le privilége exclusif de vendre & faire vendre ses dragées pendant sa vie. Le traitement est fixé à 13 liv. 10 s. Nous allons donner succinctement la manière d'administrer ces dragées, pour ceux qui voudront en faire usage. Le premier but qu'on se propose, c'est de rendre le ventre libre, en procurant une, deux, ou trois selles par jour. On y parvient en donnant tous les jours deux doses de dragées, proportionnées au tempérament du malade, & on augmente chaque jour d'une dragée, jusqu'à ce qu'on ait obtenu l'évacuation requise. On commence par se faire saigner du bras; le lendemain, deux heures avant le dîner, on prend une dragée; en se couchant on en prend une autre; le second jour on en prend une avant le dîner &

deux le soir, le troisième on augmente de même d'une; le quatrième on ne prend point de dragées, on se purge. Le cinquième, le sixième, &c. on recommence en augmentant d'une dragée chaque jour, comme il est déjà dit, jusqu'à ce qu'on soit parvenu au but qu'on se propose; quand on y est arrivé, on ne fait qu'entretenir la liberté du ventre. Voilà le traitement du premier degré; pour le traitement du second, on augmente par gradation les doses de dragées, jusqu'à ce qu'on ait fait naître une légère inflammation à la bouche, qui cependant n'ôte pas l'aisance de manger des alimens solides. Le traitement du troisième degré consiste à pousser prudemment le remède au point d'exciter dans la bouche une inflammation qui ne puisse permettre l'usage des alimens solides qu'avec difficulté; & le quatrième & dernier degré est celui dans lequel on se propose, en forçant toujours les doses de dragées par gradation, de produire une inflammation à la bouche, qui rende impossible l'usage de tout aliment solide. On fait passer le malade par ces différens degrés, suivant la force & l'opiniâtreté de la maladie. On arrête, quand on le veut, ces inflammations par les moyens connus, savoir les purgatifs. Suivant les différens accidens qui peuvent survenir au malade, on suspend ou l'on diminue la dose des dragées; pendant le traitement on purge le malade environ tous les quinze jours. Les femmes en usent pendant leurs menstrues. Le régime rentre dans la règle ordinaire.

Examen d'un Livre qui a pour titre : Parallèle des différentes méthodes de traiter la maladie vénérienne; *dans lequel on réfute les sophismes de l'Auteur, & on démontre par les faits les plus authentiques, la supériorité des dragées anti-vénériennes, sur tous les remèdes anti-vénériens connus jusqu'ici.* A Amsterdam,

& se trouve à Paris, chez P. F. Gueffier, 1765, in-8°. 465 pages.

1765. Ce Livre fut dans son temps distribué *gratis* de porte en porte par la générosité de M. Keyser, qui est censé en être l'Auteur; je dis censé, car on sçait qu'il n'écrivait ni ses Livres, ni ses défenses, mais qu'il avait des Auteurs à gages. Quoi qu'il en soit, celui qui lui a composé cette Apologie ne lui a pas volé son argent, car il le défend autant qu'il peut le faire. M. Keyser commence avec triomphe & comme ont coutume de faire tous les vendeurs de Mithridate. Voici comment il parle dans son *Introduction* : «..... Il n'est resté à mes Adversaires » que la honte d'avoir inventé ces faits. Je me flat- » tais de leur avoir pour toujours imposé silence. » Ils me laissaient respirer & jouir en paix de cette » satisfaction douce pour une ame sensible & pour » un bon Citoyen, d'être utile en général à l'hu- » manité, & spécialement à la Patrie que j'avais » adoptée ». Il continue dans le cours de l'Ouvrage avec cette modestie. Il cherche à réfuter l'Auteur *du Parallèle des différentes méthodes*, &c. & ses plus fortes raisons sont des cures qu'il rapporte, des procès-verbaux de l'état des malades qui lui ont été confiés, des certificats de ses Buralistes, & de quelques Médecins & Chirurgiens. On sait aujourd'hui évaluer une pareille monnoie. Mais M. Keyser aurait dû mieux choisir ses certificats, ou les mieux faire faire : car à Livre ouvert en voici un qui ne nous paraît pas concluant; c'est celui de M. Garangeot, sur la cure des nommés *Gobert*, *la Grandeur* & *Aubré*. Il parle d'abord des symptômes de la maladie dont ces gens étaient attaqués, & voici comment il finit.... *en foi de quoi je conclus que si ces guérisons sont permanentes, l'anti-vénérien dont il est question, est très-propre à détruire le virus vérolique.... Si ces guérisons sont permanentes*. Ce *si* eût été de trop si le certificat avait été donné trois mois après la curation. Ce Livre est rempli aux deux tiers de pièces justificatives, & nous pourrions en trouver plusieurs pour ne pas dire toutes, de l'espèce de celle que nous venons de citer. On voit par conséquent que ce Livre n'apprend rien, & ne contient rien d'intéressant. Cependant, avant que de finir, nous rapporterons la sortie la plus vigoureuse qu'il nous ait paru faire contre l'Anonyme. «... elle » met évidemment au jour les motifs secrets qui » lui ont fait prendre la plume au nom des Chirur- » giens. Ils veulent, à quelque prix que ce soit, » s'assurer le privilége exclusif du traitement des » maladies vénériennes. La science des Médecins » leur fait ombrage; ils croyent devoir détruire la » confiance que la supériorité de leurs lumières » leur attire de la part du Public. Ils voyent sur- » tout avec terreur, qu'ils cherchent à perfection- » ner le traitement intérieur des maladies véné- » riennes; & feignant d'ignorer que c'est à ces » mêmes Médecins qu'ils sont redevables de la » méthode qu'ils exaltent comme la plus parfaite » non-seulement de toutes celles qui ont été pro- » posées, mais encore de toutes celles qu'on pour- » rait imaginer, ils cherchent à persuader qu'eux » seuls connaissent & la maladie & le remède. » Il faut pourtant avouer qu'il y a des Chirurgiens qui sont à l'abri de ces reproches; leur mérite les fait connaître; & si tous pensaient comme eux & avaient leur savoir, il serait à desirer pour le Public que la Médecine & la Chirurgie ne fissent qu'un Corps. Quoiqu'il y ait plusieurs éditions de ces sortes de Livres, nous n'en parlerons point. Toutes répètent la même chose, & ne peuvent être augmentées que par des certificats de la valeur de celui que nous venons de citer. Il y a aussi dans cette Brochure plusieurs Lettres qu'on trouve parsemées en différens endroits du Mercure de

France, & qui toutes sont à la louange des dragées: nous n'en dirons rien particulièrement; ce serait trop gonfler cet article, & le gonfler de choses insipides. Nous ne rapporterons pas davantage des vers qui ont été faits à la louange de M. Keyser, & qu'on trouve dans le Journal que nous venons de nommer, le Journaliste les étale avec pompe & les annonce comme devant terrasser tous ses Adversaires. On sait assez qu'il est des Poëtes mercenaires.

Letter from J. Keyser, &c. C'est-à-dire : *Lettre de J. Keyser, Chirurgien & Chimiste à Paris, à M. Jonathan Wathen, Chirurgien à Londres, en réponse à son Pamphlet intitulé :* Observations Pratiques sur la maladie vénérienne, &c. à Londres, chez Nicol. 1766.

1766. Nous n'avons pu trouver l'original de cette Lettre; & nous ne la connaissons que par le Journal Encyclopédique, qui en a fait mention dans le deuxième volume de Février 1766, page 142. On peut voir ce que nous disons de la Lettre de M. Wathen, à son article. On sait qu'il attaque les dragées de M. K. Celui-ci qui s'éveille au seul nom de dragées, & qui prétend qu'on ne doit en parler qu'avec respect & vénération, a répondu très-vivement à la Lettre de M. Wathen : il prend pour bouclier la Lettre de M. le Cat. Il dit que son remède est du mercure dissous par un acide végétal. Il dit enfin que ses dragées sont supérieures à tous les spécifiques apportés jusqu'ici; & que ce qui dépose le plus avantageusement en leur faveur, c'est qu'elles sont employées dans presque tous les Hôpitaux. Les Anglais nient pourtant qu'on s'en serve dans l'Hôpital conduit par MM. Hawkins & Bromfield, comme M. Keyser l'a avancé dans sa Lettre. On sent bien que M. Keyser, quoiqu'Auteur de cette Lettre, n'aurait pu la lire, car il ne savait ni parler, ni distinguer un caractère Anglais: mais M. Keyser était-il homme à manquer d'interprètes?

Méthode particulière de M. Keyser. in-12. 9 pages.

Il y a de ces petits Ecrits une infinité d'éditions; aussi n'y a-t-on pas mis de date: on y enseigne en raccourci la manière d'administrer les dragées.

KEY (George), DISSERTATION ON THE 1747.
EFFECTS OF MERCURY IN HUMAN BODIES. London, 1747. *C'est-à-dire :* Dissertation sur les effets du mercure dans le corps humain. A Londres.

REMARKS ON THE OBSERVATIONS, OF M. GA- 1755.
TAKER ON VENEREAL COMPLAINTS. London, in-8°. 1755. *C'est-à-dire :* Remarques sur les Observations de M. GATAKER, relatives au mal vénérien. A Londres.

KHERN (Johannes-Fridericus), *Physicus Varesdinensis in Croatiâ, Academicus curios.* Acad. nat. curiosor. Ephemerides. Cent. I & II. Francofurti & Lipsiæ, 1712. Obs. 153, p. 318. *Rara alleviatio gonorrheæ.*

Le Militaire qui fait le sujet de cette Observa- 1712.
tion, combattait avec une égale valeur sous les drapeaux de Mars, sous ceux de Vénus & de Bacchus. De ces incursions il rapporta un jour une gonorrhée virulente fort complette, des bubons, &c. Il ne fut pas plutôt guéri qu'il s'exposa de nouveau, & retomba dans les mêmes accidens: il accumula mal sur mal; mais la gonorrhée dont il était travaillé était de singulière espèce: chaque fois qu'il usait du coït, il était trois ou quatre jours sans la revoir; il n'infectait aucune des femmes qu'il voyait, & il était de nature également prolifique.

KISNER (Johannes-Georgius), *Poliater Francofurtensis.* Acad. nat. curios. Ephemerides. Cent.

IX & X. Augustæ Vindelicorum 1722. Obs. 58, page 141. *De gonorrhææ suppressæ noxâ.*

1722. Le malade qui fait le sujet de cette Observation, avait un vice de conformation aux parties génitales; l'orifice de l'urètre n'était point placé comme il a coutume de l'être, au-dessus du frein, mais immédiatement au-dessous. Vers trente ans, il fit acquisition d'une gonorrhée virulente. Après quelques douleurs assez supportables, il sentit quelque chose d'étranger qui s'arrêtait vers le haut de l'urètre : il chercha lui-même à s'en délivrer; bientôt il s'apperçut que le même embarras régnait tout le long du canal : il appela M. Kisner & un Chirurgien; on lui introduisit quelques tentes de charpies pour tenir le passage ouvert; le malade s'ennuya de cette sujettion, mais l'urètre se consolida, de manière qu'à peine il pouvait y couler quelques gouttes d'urine mêlée de matière purulente, encore fallait-il le secours d'un stylet d'argent très-mince : cet instrument ayant irrité une caroncule qui était au milieu du canal, il survint une inflammation, le scrotum se tuméfia : on fut obligé de l'ouvrir; il en sortit une matière si fétide, que les assistans n'en purent soutenir l'odeur, & la difficulté d'uriner subsistant toujours, les parties enflant de plus en plus, on ouvrit l'urètre jusqu'à la caroncule, pour donner passage aux urines qui coulèrent en abondance. Mais le malade ne put résister aux souffrances; il mourut, & ses amis refusèrent l'ouverture du cadavre.

KLAUNIG (Godofredus), *Sacræ Cæs. Majestatis, & Serenissimi Principis Palatini Caroli, &c. Medicus, Poliater Vratislaviensis. Academicus curiosus.* Academiæ Cæsareo-Leopoldinæ, naturæ curiosorum, Ephemerides, &c. Cent. I & II. Francofurti & Lipsiæ, 1712. Obs. 9, page. 46. *De sulphuris antimonii aurati virtute anti venereâ.*

Le malade que M. Klaunig guérit avec le soufre doré d'antimoine, était fortement attaqué de la maladie vénérienne. On sait que cette préparation excite le vomissement souvent même avec trop de violence. 1712.

Acta Phys. Med. Acad. Cæsar. nat. curiosorum exhibentia ephemerides, &c. Vol. II. Norimbergæ, 1730, page 32, Obs. 12. *Tumoris strumosi medela in mercurio.*

Il est question ici d'une tumeur qui augmentait 1730. & diminuait selon les phases de la Lune; elle était d'une grosseur considérable: elle était survenue à un sujet de 40 ans, homme de Lettres, & d'un tempérament phlegmatique, qui avait mené une vie fort licencieuse, & qui quelque temps auparavant avait été attaqué d'un mal de gorge assez douloureux. M. Klaunig ne voulut point qu'on détruisît cette tumeur ni par le fer, ni par le caustique, avant qu'on eût dépuré la masse des humeurs, à cause des conséquences fâcheuses que de telles opérations pourraient avoir. Il lui fit faire usage du mercure doux, pour lui procurer le flux de bouche: ce remède fut inutile; on employa les frictions qui n'eurent pas plus d'effet; on revint au mercure doux, & le tout fut employé en vain. Le malade ne s'en trouvait cependant pas plus mal: le sommeil, l'appétit étaient bien réglés, & la tumeur diminua à vue d'œil. Pour chasser le mercure hors le corps, M. Klaunig donna la poudre diaphorétique, le soufre doré d'antimoine, la colofone; les sueurs, un léger vomissement, des déjections par bas suivirent l'usage de ces remèdes; & d'après son ami le Docteur Erndelius, Médecin du Roi de Pologne, il fit usage avec succès de l'emplâtre de cumin, topique excellent pour fondre les glandes schirreuses

KLEINSCHMID. Dissertatio inauguralis me- 1750.
dica, *de lue venereâ, additis affectibus cognatis....*

quam HERM. PAUL. JUCH, D. Medico præside... subjiciet *Philip. Aug. Kleinschmid*, Nassovio-Kirbergens. Erford, 1750, page 12.

KLIPSCH (Joannes-Philippus), *Medicus candidatus auctor* : pro Doctoris gradu; Dissertatio inauguralis medica, sistens *casus aliquot hominum à lue venereâ, per salivationem, curatorum*. Præside CHRISTIANO-GOTTER. STENTZEL, Artis salutaris ac Philosophiæ Doctore, Chirurgiæ & Pathologiæ Professore publico ordinario, H. T. Ordinis Medici in Academiâ Vitembergensi Decano, die 21 Aprilis anno 1742, in-4°. 24 pages.

1742. M. Klipsch fait l'histoire de trois malades qu'il a guéris, il leur a procuré la salivation par le mercure doux, duquel il fait grand cas; l'Auteur remarque d'après son expérience, qu'il est dangereux de provoquer le flux de bouche chez les femmes, pendant le temps de leurs menstrues.

KNIPHOF (Joannes-Hieronimus). *Institution. Med. in Acad. Erfurtensi Professor publi. ordinar. Facult. Medicinæ assessor extraordinar.* Acta Acad. nat. curios. Vol. V. Norimbergæ, 1740. Observ. 16, page 73. *De lue venereâ, post salivationem nova incrementa capiente.*

1740. Le jeune homme qui fait le sujet de cette Observation, avait été cruellement affligé de la maladie vénérienne : un certain Médecin lui avait conseillé comme un moyen infaillible pour se guérir, d'épouser une femme saine & pucelle. Il suivit ce conseil, & ce qu'il y a de surprenant, c'est que, s'il ne fut point guéri, au moins il n'infecta point son épouse, & il eut d'elle un enfant bien portant. M. Kniphof lui fit prendre le mercure doux intérieurement, & lui administra les frictions mercurielles en même-temps. (*traitement mixte*). Quelque tems après que le malade eut salivé, certains symptômes reparurent; mais cela est peu rare, même après avoir été traité de toute autre manière, puisqu'il peut arriver, ou que le traitement n'ait point été achevé, comme dans cette Obſervation, ou que le tempérament du malade ſoit réfractaire aux remèdes, ou que ceux que l'on emploie ne ſoient pour lui que palliatifs. Telle maladie réſiſte aux frictions, & qui eſt guérie par les ſudorifiques; telle autre réſiſte aux ſudorifiques & au mercure, & eſt guérie par les ſels lixiviels, ou même par l'effet de la nature.

KNOLLE (Jo. Frid.). Diſputatio inauguralis, *de oſſium carie venereâ*. Lipſiæ. in-4°. 1763. 1763.

KNOER (Ludw. Wilhelmus de). *Die über den Schædlichen mercurium und ſalivation triumphirende Venus, ſamt dem faulartigen ſcharbock, nebſt unterricht, wie dieſe ſenchen zu unterſcheiden und zu heben; Leipzig*. in-8°. 1753. C'eſt-à-dire: *Vénus triomphant du mercure & de la ſalivation. On y a joint un Traité du ſcorbut, avec la manière de le prévenir & de le guérir.*

Nous croyons avec fondement que cet Auteur eſt un certain Charlatan, Marchand de pilules & de teintures anti-vénériennes, & de ſoufre philoſophique, que M. Aſtruc a fait connaître ſous le nom de *Knorr*. Voy. Aſtruc. *De morbis Venereis*, Tom. II, page 1053. 1753.

☞ KRAMER (Joh. Georg Heinrich). Phil. & Med. Doct. *Und kayſerlichen Proto-Medici am Rhein Medicina caſtrenſis, &c. Nürnberg, endter*, 1735. C'eſt-à-dire: La Médecine des Armées; par J. G. Kramer, premier Médecin des Armées Impériales ſur le Rhin, in-8°.

Le quinzième Chapitre de cet Ouvrage, page 1735. 86—91, regarde le mal vénérien, & préſente une méthode ſûre & bien vue. L'Auteur, après avoir proſcrit les frictions & la ſalivation, comme dangereuſes & extravagantes, ſoit à Montpellier, ſoit en Allemagne, fait conſiſter toute la cure dans l'adminiſtration du mercure doux, qu'il conſeille de donner pendant trois mois à la dose d'un grain ou deux, tous les jours ou tous les deux jours, avec des poudres absorbantes; il conseille de donner un laxatif tous les huit jours, de suspendre le bol de mercure quand les gencives s'échauffent, & de donner à la place une décoction qu'il ne spécifie point, quoiqu'il soit aisé de voir qu'elle doit être faite avec les bois sudorifiques ; & il dit d'y faire quelquefois bouillir un nouet de mercure doux. Il doit cette méthode à Wedel, & il avoue suivre en même-temps celle d'Alberti, (*Dissert. de mercurio dulci*) qui donne tous les soirs un grain & demi de mercure doux, avec quinze grains d'écailles d'huitres troschiquées; il assure enfin qu'on prévient la salivation en mêlant douze grains de cloportes avec ce mercure doux. C'est aussi la méthode que à Brunn a suivie.

1736. Cette méthode de joindre les cloportes au mercure est confirmée par de nouveaux succès, consignés dans le Commerce Littéraire de Nuremberg, Année 1736, semaine 29, page 227, & semaine 37, page 289, par *Christophe Feuerlin.*

1731. Christophe-Jacques Trew, *In Commercio Litterario, Norimbergæ, Ann.* 1731, *p.* 412, dit que le mercure doux mêlé avec égale quantité de cloportes pulvérisés, n'occasionne aucune inflammation de gosier, aucune douleur, & fait couler de salive, environ quinze à vingt onces chaque jour. Il est encore mieux de prendre quatre à cinq doses par jour de cette poudre de cloportes, en commençant par huit grains, & augmentant jusqu'à la dose de quatorze à quinze. On doit observer le régime convenable, s'abstenir de vin & de bierre, & boire une décoction de racine de pimprenelle.

1734. Kramer, *Commercium Litterarium Norimbergæ, Ann.* 1734, *hebd.* 41, *p.* 322, *& hebd.* 42, *p.* 330, a envoyé aux Auteurs de ce Recueil Littéraire les questions suivantes, dont lui-même a donné la

solution.

solution. *Si la maladie vénérienne avec ulcères au palais, à la luette, aux amygdales, &c. peut être guérie sans mercure? De quelle manière le mercure opère la guérison? Si elle dépend directement de la salivation?* 1°. Il décide que la maladie vénérienne ne peut être guérie qu'avec le mercure. 2°. Ce métal agit par sa pesanteur & sa volatilité, en se mêlant, se dissolvant dans nos liqueurs, en se glissant dans les plus petits vaisseaux capillaires, & levant les obstructions qu'y forme l'épaississement des humeurs & de la lymphe, causé par le vice vénérien. 3°. Il prouve par son expérience, & d'après les autorités des Auteurs qu'il cite, tels que Elie, Camerier, Vercelloni, que la salivation est inutile; il la croit même contraire à la guérison. Il parle ensuite des remèdes dont il est fait mention dans son Ouvrage que nous venons d'analyser.

Commercium Litterarium Norimbergense, Ann. 1735
1735, hebd. 33, p. 258, §. 1. Kramer dit avoir employé dans les maladies vénériennes, mais sans succès, une herbe appelée en Latin *Botrys mexicana*, connue en Français sous le nom *d'Ambroisie ou de Thé du Mexique*. Pierre-Christophe Wagner, même Recueil, *hebd. 46, p. 363*, §. 3, assure aussi l'avoir employée sur beaucoup de malades, sans pouvoir obtenir aucune guérison.

Dans le même Ouvrage, *Ann. 1738 : hebd. 3,* 1738
pag. 18, Kramer rapporte que la gratiole, ou herbe au pauvre homme, *gratiola centauroïdes*, C. B. mêlée avec égale quantité de mauve sauvage, infusées en forme de thé, jouit d'une vertu très-efficace contre les gonorrhées, quoiqu'elles soient virulentes.

La racine de l'*oxys Indica, tamarindi foliis, floribus umbellatis*, que l'on trouve dans presque tous les endroits de l'Inde, prise en décoction, est vantée pour la même maladie, (l'Auteur ne dit point s'il entend la gonorrhée virulente ou la béni-

salibus metallorum, præsertim auri & mercurii. Editio tertia. Lipſ. in-4°. 1760.

KURELLA (Erneſte-Gottfrid). *Voy.* SCHARSCHMIDT.

LAB LAB

☞ LABAT (le Père). Voyage du Chevalier des Marchais en Guinée, Iſles voiſines & Cayenne, &c. par le Père Labat, vol. IV. Paris, in-12. 1730.

1730. Page 8, Tom. III, l'Auteur dit que les Nègres de l'Iſle de Saint Thomé ou Saint Thomas (1), qui ont le mal vénérien, s'en guériſſent à préſent par la ſalivation cauſée par le mercure. Ils avaient, dit-il, ſelon les apparences, d'autres remèdes avant que les Européens leur euſſent enſeigné celui-ci. Il ajoute que les remèdes ſont inutiles aux Blancs qui ont acquis le mal par la communication avec des Négreſſes, parce que le virus devient pour eux un poiſon qui ne peut être détruit; ce qu'il y a ſeulement d'avantageux pour eux, c'eſt qu'il ne fait point languir. Ils tombent dans des faibleſſes ſi grandes & dans un épuiſement ſi extraordinaire, qu'ils meurent ſouvent dans les vingt-quatre heures, ou, s'ils ſont d'un tempérament extrêmement robuſte, ils portent le mal quelques jours & meurent à la fin, ſans qu'on ait pu

(1) Il ne faut pas confondre l'Iſle dont nous parlons avec celle de Saint Thomas, une des vierges à l'Amérique : celle dont il eſt ici queſtion fut découverte le jour de la fête de cet Apôtre, le 21 de Décembre 1495, par les Portugais, lorſqu'ils cherchaient le chemin des Indes. Elle eſt ſous l'Equateur. On prétend que la ligne équinoxiale paſſe ſur l'Egliſe Cathédrale. Sa ville capitale ſe nomme St Thomé & plus communément *Panoaſan*.

trouver jusqu'à présent le moyen de rétablir leurs forces.

Voyez encore ce que le Père Labat dit de l'épian, p. 163.

LACHAUD le Fils, *Maître-ès-Arts en l'Université de Paris ; & Membre du Collége de Chirurgie.* Lettre à M***, le 26 Décembre 1753. in-12. 16 p.

Nous ne savons pas où cette Lettre a été imprimée, ni de quelle autorité. Elle n'est écrite par M. Lachaud, qu'afin de prouver au Public que, si M. de Torrez a trouvé le secret de purifier le mercure au point d'en donner une très-forte dose sans faire saliver, il n'est pas le seul à qui l'on soit redevable de cette découverte. MM. Lachaud père & fils, ont fait deux cures en 1752 en présence de plusieurs Maîtres de l'Art, avec de la pommade mercurielle qui n'a occasionné aucun ptyalisme. Enfin l'Auteur conclut par s'approprier la moitié des lauriers que cueille M. de Torrez, puisque leurs méthodes sont aussi bonnes l'une que l'autre. Ce serait un miracle, si un homme, en quelqu'état qu'il soit, restait sans concurrens.

LACOMBE, *Avocat.* *V.* FRACASTOR.

LAFONT (de), *Fils de Maître en Chirurgie, & Chirurgien breveté du Roi, par la Commission Royale de Médecine pour l'administration de son remède.* Dissertation sommaire sur les maladies de l'urètre, appelées callosités, ou vulgairement carnosités; & du moyen sûr de les guérir radicalement sans l'usage des bougies. A Paris, chez Jean Lamesle, 1763. in-12. 23 pages.

Dans cette dissertation, l'Auteur dit que les bougies sont dangereuses, ou au moins ne sont d'aucune utilité; que leurs Inventeurs n'étaient que des ignorans, qu'elles ne sont bonnes qu'à remplacer l'algalie; & que dans ces occasions, une simple petite bougie à lampe de nuit, tient lieu de toutes les autres. M. de Laf. a hérité de son 1763.

père d'un secret bien préférable à toutes ces pièces de Charlatanerie. Son remède consiste dans un corps huileux dépouillé de tout principe scarotique, caustique & corrosif, qui n'agit que comme fondant & consolidant. On l'administre par le moyen d'une sonde creuse, dans laquelle on glisse un petit bourdonnet imprégné de la liqueur; on l'insinue dans le canal de l'urètre jusqu'a la partie affectée. Tout ceci finit par des attestations, comme il est ordinaire; mais il faut avouer que nous n'en avons pas encore vu de plus chiches que celles de M. de la F. il dit en avoir un porte-feuille rempli; il n'y a gueres d'apparence : car il va chercher à Chaillot un Chirurgien pour attester. On voit à la maigreur de ses Souteneurs, qu'il était peu achalandé. Le brevet de M. de Sénac sert de clôture à l'Ouvrage.

1765. On lit dans le Mercure de France, pour le mois de Décembre 1765 pag. 155, l'exposé d'un nouveau traitement sur les rétentions d'urine des hommes, considérées simplement comme dérivant d'écoulement virulent, du même auteur : il rentre dans tout ce qui est dit ci-dessus.

Nous ne savons pas si c'est de ce Lafont que M. Marges prétend parler dans son Livre intitulé *Examen & analyse Chimique*, &c. au sujet de lavemens anti-vénériens. *Voyez* MARGES. M. de Cézan parle aussi de cet homme *lavementaire*. *Voyez* CEZAN, p. 221. Cependant il est à présumer que si celui dont nous parlons ici, avait connu d'autres remèdes, il était trop l'ami du Public pour ne pas les lui avoir annoncés en même temps que ses *topiques huileux*.

LAFONT (de), *Fils de Maître en Chirurgie, & Chirurgien déjà connu par sa nouvelle méthode pour la fonte & guérison des callosités du canal de l'urètre, sans le secours des bougies ordinaires.* Exposé méthodique, ou essai sur les gonorrhées virulentes. A Paris, chez Gueffier. *Avec Approbation & Permiſſion.* 1766. in-12. 12 pages,

Suite de la nouvelle cuiſine ſous un autre titre; 1766.
il s'agit encore *du petit topique onctueux qui n'occupe que le lieu de l'ulcère*, & qui n'empêche point les honnêtes gens qui s'en ſervent de vaquer à leurs affaires. L'adreſſe eſt toujours la même.

LALLIER (F.), INSTRUCTIONS FOR USING 1753.
MR. DARAN'S ANTI-VÉNÉREAL BOUGIE. London 1753. *C'eſt-à-dire*, Inſtructions pour ſervir à l'uſage des bougies anti-vénériennes de M. Daran, par *Lallier*, à Londres.

LANGE (Johannes-Henricus), *Voyez* MULLER.

LANGHANS (Dan.), *D. M.* Bern. *Beſchrei-*
bung der Helvetiſchen pillen. Zurck, 1757. 1757.
C'eſt-à-dire, *Traité des pilules Helvétiques. A Zuric.*

Les gouttes glaciales Helvétiques ; & Traité ſur l'uſage des gouttes mercurielles dans tous les maux vénériens. Traduit de l'Allemand. A Lyon, chez Bruyzet, in-12. 1759.

Nous préſumons que cette traduction eſt 1759.
celle de l'Ouvrage précédent. Ni la verſion, ni l'original ne nous ſont point parvenus. Nous connaiſſons cependant *les gouttes glaciales Helvétiques*, dont l'auteur fait un ſecret, par ce qu'en dit le célebre M. Poultier de la Sale, dans ſa Pharmacopée de Londres, qu'il a ſi ſavamment commentée. Voici comment il s'explique à leur égard, *tome ſecond*, *pag.* 449, *col.* 2. « ..... Tel eſt » celui que donnait il y a quelques années un » Médecin Suiſſe, à une liqueur qu'il débitait, » & qu'il appelait *liqueur glaciale* ; dans le temps » que ce n'était qu'un eſprit urineux, mêlé avec

„ une certaine quantité d'esprit-de-vin & de substances aromatiques, dont nous n'avons pu déterminer exactement la nature, à cause de la petite quantité de cette liqueur que nous avons eue ; mais nous nous sommes assurés par tous les moyens connus, indépendamment de l'odeur & de la saveur, du principal caractère de cette liqueur, qu'on pourrait nommer à plus juste titre, incendiaire que *glaciale* ».

Les gouttes mercurielles sont-elles les mêmes que les gouttes glaciales ? C'est ce que nous ne pouvons décider.

1762. *Deutliche anweisung, wie man sich in einem*
1763. *nothfall selbsten von den gefæhrlichsten und meisten*
1764. *krankheiten befreyen könne, abgefasset von* Daniel Langhans, *bestellten stadtarzt in bern. Erster theil ; von den fiebern und entzündungen, bern, bey abr. Wagner, sohn, 1762. in-8°. Zweyter theil ; von den krankeiten des haupts, der brust, und des bauchs. Ebend. 1762. Dritter theil ; von den krankheiten der haut, der drüsen, fliegenden schmerzen, gliedersuchten, und der lustseuche. 1763. Vierter theil ; von den krankeiten der weibs personen, der kinder, von der erhaltung der gesundheit, und besorgung äusserlicher wunden ; verletzungen und geschwülsten,* 1764. C'est-à-dire, *Instruction claire, pour pouvoir remédier soi-même dans un cas pressant à plusieurs maladies graves, par* Daniel Langhans. *La première partie traite des fièvres & des inflammations ; la seconde, des maladies de la tête, de la poitrine & du bas ventre ; la troisième, des maladies de la peau & des glandes, du rhumatisme, des douleurs arthritiques & des maladies vénériennes ; la quatrième, des maladies des femmes & des enfans, de la conservation de la santé, des blessures & des*
1766. *tumeurs.*

Cet Ouvrage est traduit en Français, & sorti avec ce titre : *L'art de se traiter soi-même dans les maladies les plus ordinaires & les plus dangereuses.* Traduit de l'Allemand, de Daniel Langhans, vol. 2. *A Paris*, *in*-12. 1768.

Anweisung, *sich von den meisten krankheiten hefreyen zu können*, bern. 1763. *Dritter theil.* C'est-à-dire, *Instruction sur la manière de se préserver des maladies*, troisième partie.

L'Auteur dit encore quelque chose dans cet ou- 1763.
vrage, de la matière que nous traitons : il ne nous est point tombé entre les mains.

☞ LANGIUS (Chr. Joh.) *M. D. Lips.* Opera omnia. Lips. 1704.

L'Auteur parle dans ses ouvrages de la maladie 1704.
vénérienne, nous n'avons pu nous en procurer la lecture.

LANZON (Josephus), *Medicus & Professor Botanices Ferrariensis, Academicus Curiosus. Voyez* DANIEL GRÜGER.

Ephem. nat. curi. dec. III, A. IV, anni 1696. 1697.
Franco-Furti & Lipsiæ, 1697. Obs. 71, p. 157. *De remedio singulari ad luem veneream curandam.*

L. prétend que la poudre de glossopètre (1)

(1) Les glossopètres sont de petites pierres en forme de cône ou de langue, qui sont des dents de poisson pétrifiées. On en trouve à Malthe, dans la Caroline, en Suisse, dans la terre ou dans des bans de toutes sortes de pierres. *Voy. le Dictionnaire des Fossiles par Bertrand.* Ces petites pierres ont donné lieu à bien des fables. On lit dans Pline le Naturaliste, *Hist. Nat. lib. 37, cap. 10*, que la glossopètre qui ressemble à la langue humaine, ne naît point en terre, mais tombe du ciel au déclin de la lune. Les Anciens ont toujours accordé à ces petites pierres de grandes vertus alexitères. Selon l'analyse qui a été faite des glossopètres par M. Rivière, & qui est insérée dans l'Histoire de la Société Royale de Montpellier, à Lyon 1766, p. 75, elles contiennent un sel volatil alkali, semblable à celui que l'on obtient des dents fraîches des poissons, mais avec cette différence, qu'il est en plus petite quantité; il n'est contenu

calcinée, à la dose d'un scrupule, le matin à jeun dans un bouillon fait avec la salsepareille & l'anis, est très-bonne pour la maladie vénérienne; il dit même l'avoir éprouvé. M. Astruc a fait mention de cette seule observation de Lanzon.

Combien n'a-t-on pas proposé de remèdes singuliers & étonnans pour détruire la vérole? Nous lisons que Nath. Henshaw, dans son Traité intitulé *Aërochalinos, or a register for the air*, imprimé en 1677, propose de renouveler avec force l'air d'un appartement, à l'aide de soufflets, & recommande cet usage pour guérir la vérole, ainsi que la pierre & d'autres maladies.

Obs. 142, p. 266, D. III, A. 9 & 10. *de gonorrhœâ pertinaci, rotulis nostris fugatâ.*

Voici la recette des pilules que L. employait dans la gonorrhée opiniâtre. Prenez de la rapure d'écorce de bois saint, de salsepareille, de liége pulvérisé, de coriandre préparée, de canelle choisie, de roses rouges, de corne de cerf brûlée, de chaque un scrupule; que ces drogues soient bien pulvérisées & mêlées ensemble, avec suffisante quantité de sucre & d'eau de laitue; & qu'on fasse des pilules selon l'Art.

1738. En 1738 on a imprimé tous les Ouvrages de Lanzon à Lausanne, aux dépens de Marc-Michel Bousquet & Compagnie. in-4°. en trois vol. avec ce titre. *Josephi Lanzoni, Ferrariensis, Philosophiæ & Medicinæ Doctoris, in Patriæ Universitate Lectoris Primarii, S. R. J. Acad. Cæsar. Leop. Carol. Nat. Cur. Soc. &c. Opera omnia Medico-physica & Philologica, cùm edita hactenus, tum inedita. Accedit vita Auctoris Hyeronimo Baruffaldo, Ph. D. Ferrariensi, Scriptore, &c.*

---

que dans la partie interne de la glossopètre qui retient encore la nature animale; la substance extérieure pétrifiée n'en contient absolument point.

Il ne parle, à proprement parler, dans cet ouvrage, de la maladie vénérienne, que dans son *exercitatio Medico-physico-Anatomica de salivâ humanâ, &c.* qui est dans le tom. 2, chap. premier, & dont M. Astruc a fait mention. On voit encore p. 72, cap. 29, *de venenis*, & p. 570, *de Medici officio*, qu'il n'est pas fort le Partisan du mercure crud ni de ses préparations. p. 346, cap. 6, *de citrologiâ*, il préconise le suc de citron dans la maladie vénérienne, la gonorrhée & dans l'éléphantiasis : à la vérité, il ne le donne pas seul; il le mêle avec d'autres substances végétales.

Tom. 2, on lit quelques consultations & observations qui regardent encore le mal vénérien; deux ont été rapportées dans les actes des Curieux de la Nature; nous venons d'en faire mention. Les Consultations 120, p. 132, & 121, p. 255, n'ont rien de remarquable. Consult. 172, p. 345; on trouve des formules que l'Auteur donne pour les hémorrhoïdes & la gonorrhée; on y trouve aussi la recette de son eau-de-vie solutive, qui est faite avec la racine & la résine de jalap, le gérofle, l'écorce de citron & l'esprit de vin. Il donne cette préparation dans bien des cas.

LAPI (J. Hieronim.). *de curatione stranguriæ contumacis frequentem, maléque tractatam gonorrhæam consequentis dissertatio.* Editio altera retractatior & auctior Romæ; sumptibus Venantii Monaldini. in-4°.

La première édition de cette dissertation parut à Rome en 1751, in-4°. La seconde, dont nous allons parler, se trouve insérée dans le recueil de M. de Haller, *disputationes morborum &c.* tom. IV, p. 127; elle y contient 15 p. in-4°. C'est là que nous avons pris connaissance de cet ouvrage. L'Auteur, après avoir décrit la gonorrhée d'une manière connue, ses suites fâcheuses, &c. improuve les remèdes dont on s'est servi jus- 1754.

qu'à lui, pour rémédier aux callosités, carnosités, &c. Il regarde sa méthode adoptée auparavant, à ce qu'il prétend, par J. Juncker & le célèbre Van-Swieten, comme la meilleure dont on puisse faire usage. Elle consiste à faire des injections dans le canal de l'urètre avec une décoction de mauve, de violette, de pariétaire, d'althéa, de mercuriale, &c. Il fait succéder à cette décoction l'huile d'amandes douces, ou d'olives, ou de graine de lin, aussi en injection : on observe le régime convenable, on ne fait aucun excès, & par ces moyens simples on obtient une guérison radicale. Son opinion est appuyée par trois observations. Nous ne nous étendrons pas davantage sur ce traité, dont nos Lecteurs ne pourraient retirer que très-peu de profit.

LARGE (le). Nous avons trouvé dans le Dic-
1767. tionnaire Economique de M. Noël Chomel, imprimé par les soins de M. de Lamarre en 1767, *in-fol.* 3 vol. p. 672 du troisième volume, un remède anti-vénérien sous le titre de *pilules de le Large ;* nous ignorons absolument en quel temps vivait ce *le Large*, qui est censé être leur Auteur ; nous ignorons pareillement s'il a écrit sur les maladies vénériennes : tout ce que nous pouvons assurer, c'est que M. Astruc n'en a point fait mention. Nous allons rapporter ici ce remède tel que nous le voyons écrit.

Prenez troschiques alhandal (ou de coloquinte), safran des métaux, sel gemme, une dragme de chaque ; aloës succotrin, deux dragmes ; six dragmes d'électuaire de roses, de mesué ; & faites-en des pilules. La dose est de douze grains, qu'il faut prendre le matin à jeun, puis un peu d'anis confit. On doit en continuer l'usage pendant quinze ou vingt jours. On peut commencer par user d'une décoction sudorifique, composée de bois & d'écorce de gayac & de salsepareille, six dragmes de chaque; trois dragmes d'esquine; sassafras, bois de rose & cubebes, de chaque deux onces, que vous ferez infuser dans dix livres d'eau de fontaine ou de rivière, pendant vingt-quatre heures.

LEBENWALD (Adamus à), *Com. Pal. Cæsar. &c. incl. Ducatûs Styriæ Consiliarius Medicus, Academicus Curiosus.* Miscel. curi. sive Eph. Acad. Nat. curios. dec. II, Annus quint. anni 1686. Norimbergæ, 1687. Observ. 51, p. 93. *Venæ sectio noxia.*

Un Chirurgien fut appelé pour saigner cinq 1687
personnes, d'ailleurs bien portantes. Cet homme se servit d'une lancette avec laquelle il avait saigné un homme attaqué de maladie vénérienne, & il n'avait point eu le soin de la laver & de l'essuyer après l'opération, Ces cinq dernières personnes furent toutes infectées du vice syphillitique, aucuns remèdes ne purent les guérir, & elles moururent. M. de Lebenwald remarque que cette maladie n'est pas la seule qui puisse se communiquer par cette voie: la gale, l'hydrophobie peuvent s'inoculer de la même manière.

LEBER (Ferdinand), *Docteur en Médecine, & Professeur de Chirurgie, &c.* Usage utile de la ciguë dans les maladies chirurgicales. A Vienne, in-8°. 1764.

Nous n'avons pu nous procurer cet Ouvrage. 1764.

LE FRANC, *ancien Elève des Hôtel-Dieu de Rouen & Paris, & Chirurgien Aide-Major des Camps & Armées du Roi.* Lettre à M. Roux, Auteur du Journal de Médecine, sur quelques cas des maladies de l'urètre; Septembre 1766. pag. 257, 11 pag. in-12.

M. Lefranc expose dans cette Lettre les bé- 1766.
vues, les contradictions & les platitudes qui remplissent les Ouvrages de M. André. Il démontre avec esprit & justesse, que ses flambeaux ou

bougies ne doivent point être d'un usage aussi général que ce Chirurgien le prétend. Nous ne nous arrêterons point ici sur le compte de M. André; on peut voir à son article le jugement que nous avons porté sur ses ouvrages.

LENTILIUS (Rosinus) *Physicus Nordlingensis ordinarius, Academicus curiosus.* Parallelismus ad observationes in anno I. decur. I. Ephem. curios. contentas. p. 54. appendicis decur. II. A. X. Norimb. 1692.

1692. On lit que les frictions mercurielles & la salivation sont non seulement efficaces dans les maladies vénériennes, mais encore pour les maux de tête invétérés, le scorbut confirmé, l'hydropisie, l'éléphantiasis, la gale, l'excès d'embonpoint, &c. Des observations viennent à l'appui de cette doctrine.

Il est singulier que plusieurs Anciens ayent employé & préconisé le mercure & la salivation dans les maladies scorbutiques, tandis que nous voyons aujourd'hui que ce métal les exaspère. Lentilius n'était point le seul à les recommander dans cette affection; George Heintke, *obs. 98. p. 191. N. C. D. II. A IV.* Jean Burg. *obs. 173. p. 338. N. C. D. II. A III.* Jean Acoluth, *obs. 165. p. 306. N. C. Dec. II. A. IX.* les employaient avec succès: mais le scorbut qu'ils ont guéri, ne provenait-il point de cause vénérienne?

Parallelismus ad observationes in ann. IV & V. Dec. I. Ephem. curios. contentas operâ Rosini Lentilii Oribasii collectus. Ex appendice eph. nat. cur. Dec. III. annus III. Lips. & Francof. 1696. p. 96. ad obs. 91.

1696. On trouve la recette d'un mercure corallin qui a quelque affinité avec bien des remèdes que de prétendus amis de l'humanité nous présentent d'une main paternelle : la voici en substance.

Prenez mercure-vif dépuré, faites le dissoudre par le moyen de l'esprit de nitre dans une fiole, ou retorte. La dissolution faite, on fait évaporer l'esprit de nitre jusqu'à siccité. On casse la fiole, on trouve au fond un précipité rouge ; on la doucit par plusieurs lotions dans de l'eau tiède. On verse ensuite dessus de l'huile ou liqueur de tartre ; on donne d'abord un feu lent, on l'augmente par degrés, jusqu'à ce que la retorte rougisse : la liqueur étant évaporée, le mercure reste au fond ; on le lave encore : on verse ensuite dessus de l'esprit de vin ; on y met le feu, & il reste une poudre rouge que l'on donne pour la vérole, la gonorrhée virulente, les ulcères fétides & anciens, & pour plusieurs autres affections ; depuis trois grains jusqu'à quatre & cinq, dans des pilules faites avec le catholicum.

LESCARDÉ DE GUENNEVIL, *Chirurgien des Hôpitaux d'Artois, & des Troupes de Sa Majesté.* Nouvelle méthode curative des maladies vénériennes, à Paris, chez l'Auteur, place du Palais Royal, rue St Thomas du Louvre, en porte cochère, à côté du Café de la Régence, & Claude Hérissant, Imprimeur-Libraire, 1764. *Avec approbation & Privilége du Roi.* in-12. 43 pag.

M. Lescardé annonce de nouvelles dragées de sa composition, qu'il croit préférables à toutes les 1764.
autres méthodes. Il en donne la composition. On prend égale partie de mercure crud bien lavé & d'antimoine ; on fait dissoudre le premier dans l'esprit de nitre, & le second dans l'eau régale : on précipite le tout avec les sucs tirés de plantes diurétiques, & on incorpore cette préparation avec des purgatifs tirés du règne végétal. Cette préparation n'est pas plus neuve que les autres que l'on a apportées dans notre siècle. Lossius & Rebentrost, Koehler ont uni l'antimoine au mercure, & Fred. Hoffmann, Poterius, de Pleniscampy ont ajouté l'or à ces deux métaux. Le reste de la brochure de M. L. sert à décrire comment on doit faire usage de ses dragées, &

à quelles doses on doit les prendre, selon les différens degrés de la maladie.

Nouvelle méthode curative de toutes les maladies vénériennes, rue Guénégaud, Maison de M. le Prevôt, à la Manufacture des Chapeaux de Soie. Le prix de chaque traitement est de vingt-quatre livres. A Paris, chez Claude Hérissant, Imprimeur-Libraire, rue Neuve Notre-Dame, à la Croix d'or. 1765. *Avec approbation & privilége du Roi; Permis d'imprimer & distribuer, ce 2 Janv.* 1765 de Sartine.

1765. Cette affiche servait à faire connaître la brochure de M. Lescardé, son adresse & le prix de ses dragées. Elle se distribuait *gratis*.

LIEUTAUD (Joseph.) *Academiæ regiæ Scientiarum, & Societatis regiæ Londinensis; nec non cubicularius Serenissimi Delphini & Stirpis regiæ Medicus*. Synopsis universæ praxeos medicæ, in binas partes divisa; nova editio. Tomi duo. Parisiis apud P. Fr. Didot. 1770. in-4°.

M. Lieutaud, aujourd'hui Conseiller d'Etat &
1770. premier Médecin du Roi, a traduit en Français (avant même qu'il fût imprimé en latin) le premier tome de cet ouvrage, qui traite des maladies. Cette traduction est imprimée *format* in-8°. deux volumes, à Paris, chez Vincent. J'ai entre les mains la troisième édition sortie en 1769. Le second tome qui contient la matière médicale, a été traduit en français par M. le Begue de Presle, excepté le livre de *Cibo et Potu*, que l'on doit à M. Goulin (1).

---

(1) La Littérature est enrichie par plusieurs bons Ouvrages de M. Goulin; il est un des meilleurs Bibliographes de notre temps (pour ne rien dire de plus). Entre autres Ouvrages, nous avons de lui le Dictionnaire de Matière Médicale, le dixième volume de la Bibliothèque de Médecine de

On trouve dans cet excellent ouvrage un article qui traite de la vérole, tom. 1. p. 81 — 88 du *ſynopſis* : & de la traduction tom. 1. p. 177 — 191.

M. L. dit que ſi la vérole parait aujourd'hui plus mitigée, il eſt plus vraiſemblable de l'attribuer à ce qu'étant plus commune qu'autrefois, ſon traitement eſt plus adouci ou plus familier, & qu'on ne la laiſſe plus empirer. Il rapporte que l'on a obſervé très-ſouvent que l'uſage, tant interne qu'externe des eaux thermales, a fait déclarer cette maladie ; mais il avertit qu'on ne doit pas trop ſe fier à cette épreuve. Il énumère les différens ſymptômes de la vérole, la gonorrhée, l'engorgement des teſticules, les verrues, les condylomes, les rhagades, la fiſtule même, & les hémorrhoïdes qui s'enflamment, ſuppurent, & qui deviennent calleuſes & carcinomateuſes, &c. Elle eſt un Protée, continue l'Auteur ; la fièvre eſt quelquefois auſſi un de ſes ſignes ; elle eſt alors toujours irrégulière, ſoit qu'elle ſoit aiguë ou lente, continue ou in-

---

M. Planque ; ſept Lettres à un Médecin de Province, Eſſais Bibliographiques ou eſpèce d'Ouvrage périodique qu'il a été obligé de diſcontinuer pour des raiſons qu'il rapporte en note *page* IV *de la Préface du Tom. X de la Biblioth. de Méd. & pag. 64 de la Lettre à M. Fréron.* Les voici : « Il n'en a paru » que ſix, *dit l'Auteur* ; des tracaſſeries d'une eſpèce ſingu- » lière & inouie, nous ont empêchés de les continuer. » On aurait ſans doute peine à nous croire * ſi nous diſions » qu'elles ſont venues de ce que le Libraire n'a pas voulu » condeſcendre à l'exaction criante d'un homme qui n'y » travaillait pas, qui ne pouvait même y travailler ſans » prévarication, (il en était le Cenſeur) ; il exigeait que » ce Libraire s'engageât à lui payer chaque année une ſom- » me qui pût (ce ſont ſes propres termes) *payer ſon loyer* » *de maiſon.* Il a bien tenu parole, & la menace qu'il nous » avait faite en face de nous traverſer, &c. »

* Nous le croirons facilement : le trait qui l'avait atteint n'était point émouſſé, il nous a frappés de même. Nous nous en ſommes plaints à ſon lieu.

termittente ; car elle se présente sous tous ces aspects : plusieurs éprouvent encore une chaleur incommode, tant à la paume des mains qu'à la plante des pieds. La tête est la partie ou la vérole fait les plus grands ravages. Le virus se jette moins souvent sur les viscères du bas-ventre, si l'on en excepte la matrice & les autres parties internes destinées dans l'un & l'autre sexe, à la génération. On observe aussi des tumeurs aux tendons & aux ligamens. Parmi les symptômes équivoques de la vérole, M. L. en remarque un dans le sexe, auquel peu d'auteurs ont fait attention : c'est la suppression ou le flux immodéré des menstrues. Ce savant Praticien nous dit encore que le terme de cette évacuation périodique est le commencement des souffrances des femmes qui jusques-là se sont peu ressenties des rigueurs de cette cruelle maladie, qui, lorsqu'elle est négligée, se termine souvent par l'hydropisie ou le marasme. M. L. fait part des remarques que les anatomistes & lui ont faites à l'ouverture des cadavres de gens morts avec la vérole. On peut en toute sûreté lui accorder sa confiance : tout le monde sait le rang distingué qu'occupe M. Lieutaud parmi les anatomistes. Il a vu des muscles abreuvés d'une matière pituiteuse, des pustules plus ou moins nombreuses sur les viscères & les membranes, des engorgemens de toutes les espèces, des épanchemens séreux & sanieux dans toutes les cavités ; des caries au crâne, aux os de la face & de l'oreille ; des tubérosités à la face interne du crâne ; des tumeurs à la dure-mère, & à ses productions ; des engorgemens polypeux aux vaisseaux ; des varices & des hydatides au plexus choroïde ; des suppurations &c. La poitrine présente des tubercules, des ulcères & des engorgemens squirreux au poumon ; la vomique, l'ulcération des bronches de la trachée-artère, & de l'œsophage. Le thymus paraît très-souvent affecté, c'est-à-dire ſquirreux, purulent, ou dans un état de pourriture qu'il communique ordinairement aux parties voiſines, & principalement à l'œſophage. On a trouvé le cœur d'une groſſeur démeſurée, & chargé de puſtules, ainſi que le diaphragme &c. on voit dans le bas-ventre les glandes, principalement du méſentère, engorgées, calleuſes & ulcérées, les vaiſſeaux lymphatiques très-apparens, des hydatides, des dépôts anomales & purulens. Le foie, la rate & le pancréas préſentent quelquefois les mêmes délabremens; mais ils ſont plus familiers à la matrice, aux ovaires, aux véſicules ſéminales & à la proſtate, où l'on voit des engorgemens, des inflammations, des ſuppurations, des ulcères carcinomateux, des ſchirres, des calloſités &c. les os du tronc & des extrémités ſont ſouvent cariés juſqu'à la moelle qui eſt auſſi enflammée & ulcérée: on les a vus, mais rarement, ramollis comme de la cire, & en quelque manière diſſous; leurs tendons & leurs ligamens ont paru tuméfiés ou affectés d'une autre manière. On a trouvé enfin à ceux qui ſont morts pendant le traitement ordinaire, du mercure coulant dans le crâne, dans la capſule des articulations, & même dans la cavité des os. Après ces ſavantes obſervations, M. L. parle du traitement convenable à la vérole. Il blâme la méthode ſalivatoire; il parle des différentes méthodes principales employées le plus ordinairement; il commence par les frictions, auxquelles, dit-il, on donne ſans héſiter la préférence; il recommande les préparations préliminaires, qui doivent au moins durer une quinzaine de jours: il ne les dit pas moins néceſſaires, quoiqu'on mette en uſage les autres méthodes, qui ne manquent ſouvent que parce qu'elles ont été négligées. Viennent les fumigations, méthode moins ſûre & plus dangereuſe que la première, qui guérit cependant quelquefois des véroles qui ont résisté aux frictions les mieux administrées, qui remédie très bien aux désordres que cette maladie fait à la peau, mais qui n'a pas la même efficacité pour les vices intérieurs. M. L. avertit qu'elle ne convient point aux personnes maigres & faibles, & à celles qui ont la poitrine affectée. Il parle ensuite des préparations du mercure donné intérieurement, qui réussissent souvent lorsque le mal a résisté ou aux frictions, ou aux fumigations. Entre les différentes préparations connues, il donne la préférence à la panacée. M. L. ne doute pas que le sublimé-corrosif ne soit très-propre à guérir radicalement la vérole, lorsqu'il sera administré par un homme sage & habile; mais peut-on, dit-il, sans imprudence le mettre entre les mains de tant d'ignorans & de téméraires, qui sont comme en possession de traiter cette maladie ? Les sudorifiques enfin, savoir le gayac, le sassafras, la squine & la salsepareille guérissent très-souvent des véroles qui ont résisté à l'action du mercure : c'est même l'unique ressource qu'on puisse avoir dans ce cas. Le gayac mérite la préférence sur les autres sudorifiques.

On lit dans différens endroits de cet Ouvrage plusieurs choses qui sont relatives à la maladie vénérienne. Tom. I, Page 342, sect. 1, lib. II, il est parlé des bubons vénériens. P. 456, lib. II, sect. 3, il est parlé des verrues, condylômes, fics & crêtes. Pag. 471, lib. II, sect. 3, des exostoses. Pag. 562, lib. II, sect. 3, de la vérole des enfans. Enfin, page 438, lib. II, sect. 3, des maladies des parties génitales des hommes; & page 536, lib. III, sect. 1, des maladies des parties de la génération chez les femmes. A l'article des maladies des parties de la génération des hommes, M. L. parle du phimosis, paraphimosis, chancres, crystalline, &c. & de la gonorrhée; il en distingue de quatre sortes, la virulente interne, la virulente externe, la simple & la fausse. La virulente interne est celle qui coule par le canal de l'urine, & qui le plus ordinairement a son siége à la prostate; le vice se communique par le temps, non-seulement aux autres parties de l'urètre, mais encore aux vaisseaux & aux vésicules séminales. La gonorrhée virulente externe est celle qui a son siége entre le gland & le prépuce. La gonorrhée simple est produite par l'écoulement de la semence : elle n'est pas la suite d'un congrès impur. L'humeur de la gonorrhée fausse vient de la prostate ou des parties des environs : elle paraît répondre aux fleurs-blanches des femmes, & est tout aussi difficile à guérir : si elle n'est occasionnée que par l'excès de la bierre, c'est une incommodité dont on se débarrasse bientôt; si au contraire elle est habituelle, il faut des remèdes long-temps continués. Les tempérans, les légers apéritifs, les sudorifiques, les eaux minérales acidules conviennent assez pour cette maladie : mais il n'est pas toujours permis d'user des balsamiques & des astringens, parce qu'on doit regarder quelquefois cette maladie comme un égout naturel qu'il serait dangereux de dessécher. On voit que cette espèce de gonorrhée n'est pas le produit du virus vénérien. À l'article des maladies des femmes, l'Auteur parle encore de la gonorrhée: il apprend à distinguer ces maladies des fleurs-blanches, que bien des femmes confondent. Les fleurs-blanches occasionnent des lassitudes, la douleur gravative des lombes, la bouffissure & les autres marques de la cachéxie; la matière est blanchâtre ou jaunâtre, pituiteuse ou musqueuse, mais douce & sans odeur dans le premier temps, & ne devient âcre, rougeâtre & fétide que lorsque la maladie est ancienne; cet écoulement souffre communément une interruption pendant le temps des menstrues, & une exacerbation plus ou moins manifeste, lorsqu'elles doivent paraître. La matière de la gonorrhée s'annonce par l'ardeur d'urine, la strangurie & le prurit du vagin; la matière est d'abord blanche, elle devient ensuite jaune, verte & purulente, quelquefois corrosive, mais rarement fétide. La gonorrhée ne cesse point pendant le cours des règles, & la matière qui en découle est ordinairement moins abondante. Le siége de la gonorrhée est principalement aux environs de l'urètre, & les autres écoulemens viennent du vagin & de la matrice. Les dissections ont montré plusieurs fois que la prostate & les autres glandes des environs étaient attaquées dans la gonorrhée, & que le mal s'était communiqué à la vulve, mais que le vagin & la matrice étaient dans leur état naturel; de-là vient que les femmes, qui ont la gonorrhée, peuvent concevoir & accoucher heureusement, pourvu cependant qu'elle ne soit pas un symptôme de la vérole. La matière qu'on rend dans les fleurs-blanches est plus abondante que celle qui découle de la gonorrhée; le flux de cette dernière continue la nuit comme le jour : les fleurs-blanches au contraire s'arrêtent, lorsqu'on est au lit, dans le vagin, qui se décharge le matin lorsqu'on est debout.

On voit par cette analyse combien il y a à profiter en lisant le célèbre M. Lieutaud.

1600. ☞ LISCOVICIUS (Vincent.). *Cracou. Polon.* Dissertatio *de lue venereâ.* Basileæ, 1600, p. 20.

LITTRE. *Observations sur la Gonorrhée*, 12 *Août* 1711. Extraites des Mémoires de l'Académie Royale des Sciences, in-4°. pour l'année 1711, page 199.

1711. M. Littre dans ces Observations n'a dessein de parler que de la gonorrhée virulente des hommes, qui, selon lui, est probablement une espèce d'acide qui, dans le temps du coït, s'exalte & s'élève des parties naturelles d'une femme corrompue, & s'engage dans le canal de l'urètre de l'homme avec lequel elle a commerce. Cette gonorrhée a différens siéges, tantôt elle occupe seulement les glandes de Cowper : tantôt les prostates & tantôt les vésicules séminaires. Quelquefois elle a son siége en même-temps dans les glandes de Cowper & dans les prostates ; quelquefois dans les prostates & dans les vésicules séminaires, & tantôt dans ces trois parties tout à la fois. De cette diversité de siéges, M. L. établit deux espèces de gonorrhées virulentes, la simple & la composée ou compliquée. La simple n'affecte qu'un des trois siéges, & la composée en affecte plusieurs en même temps. Chacune de ces deux espèces en renferme trois autres. La simple comprend la gonorrhée des glandes de Cowper, celle des prostates, & celle des vésicules séminaires. La composée est divisée en gonorrhée des glandes de Cowper & des prostates ; des prostates & des vésicules séminaires ; & en universelle, parce qu'elle affecte en même temps les trois siéges propres à cette maladie. De toutes les gonorrhées virulentes il n'y a que la gonorrhée simple des glandes de Cowper, qui puisse persister simple jusqu'à la fin de la guérison, parce que les conduits de ces glandes s'ouvrent dans le canal de l'urètre, un pouce & demi en-deçà des prostates, & que les embouchures de ces conduits sont tournés du côté du gland. Ainsi la liqueur qu'ils versent dans ce canal, coule naturellement vers le gland. Au contraire les gonorrhées des vésicules séminaires & des prostates, sur-tout si elles durent longtemps, ou qu'elles soient bien malignes, peuvent se produire réciproquement l'une l'autre ; car les conduits des vésicules séminaires se terminant dans le canal de l'urètre au milieu des conduits des prostates, la liqueur qu'elles y versent, peut agir sur les prostates, comme la liqueur des prostates peut agir sur les vésicules séminaires. Ces deux gonorrhées peuvent donc non-seulement se produire l'une l'autre, mais encore produire celle des glandes de Cowper, parce que la liqueur virulente, qu'elles déposent dans le canal de l'urètre, n'en saurait sortir sans passer sur les embouchures des conduits de ces glandes. L'Auteur parle ensuite séparément de la gonorrhée virulente des glandes de Cowper. Cette gonorrhée, dit-il, peut être simple ou composée, primitive ou consécutive, & être causée en deux temps différens; dans le temps du coït & hors du temps du coït. Elle est simple, si ces glandes sont seules affectées du virus vénérien. Elle est composée, lorsque ces mêmes glandes sont affectées avec la prostate ou les vésicules séminaires. Elle est primitive, lorsqu'elle n'a été ni causée ni précédée par une autre. Elle est consécutive, quand au contraire une autre l'a causée, ou l'a précédée sans la causer. Les gonorrhées primitives peuvent être simples ou composées. La gonorrhée consécutive est de deux espèces. Dans l'une, une gonorrhée succède à une autre, mais elle n'en dépend pas; telles sont les primitives composées. Dans l'autre espèce, une gonorrhée succède à une autre & elle en dépend, comme, par exemple, lorsque les prostates étant affectées, communiquent la contagion aux vésicules séminaires. La gonorrhée des glandes de Cowper peut être causée dans le temps du coït, & peut l'être aussi hors du temps du coït; dans le temps du coït, si le virus se porte particulièrement sur les embouchures de ces glandes & s'y engagent: hors le temps du coït, si elle est causée par la gonorrhée des prostates ou des vésicules séminaires. Cette espèce de gonorrhée est presque toujours primitive & causée dans le temps du coït, parce qu'il est difficile que la liqueur virulente qui coule dans le canal de l'urètre de la racine vers son extrémité, qui y coule lentement, & ce canal étant toujours libre & ouvert, puisse s'insinuer dans les conduits des glandes de Cowper, dont les embouchures sont tournées du côté opposé au courant de la liqueur; & que de-là elle se porte jusqu'aux corps de ces glandes qui en sont fort éloignées, pendant qu'il coule des mêmes conduits une autre liqueur dans un sens contraire. Cette gonorrhée est rare, car d'un grand nombre de cadavres que M. Littre a ouverts, il n'en à trouvé que deux qui eussent ces glandes affectées. Elle est rare, parce que les conduits de ces glandes, avant que de se terminer dans la cavité de l'urètre, font environ un pouce de chemin entre les petites cellules dont les parois de ce canal sont composées. Or ces cellules, dans le temps du coït, regorgent de sang & d'esprits: ainsi elles doivent alors comprimer ces conduits, de sorte que le virus vénérien n'y saurait entrer, ou du moins que fort difficilement & en fort petite quantité. L'Auteur indique les signes qui doivent faire connaître dans les corps vivans que la gonorrhée affecte les glandes de Cowper. 1°. Le malade doit sentir de la douleur vers le milieu du périnée, parce que les conduits de ces glandes se terminent dans le canal de l'urètre, en cet endroit-là. 2°. Il doit encore sentir de la douleur aux environs de l'anus, parce que les corps des mêmes glandes y sont situés. 3°. Le Chirurgien doit remarquer aux environs de l'anus une grosseur extraordinaire, qui n'est autre chose que les corps de ces mêmes glandes, enflammés & tuméfiés. 4°. L'écoulement dans cette gonorrhée ne doit pas être abondant, parce que les glandes qui en fournissent la matière, sont petites, & que les voies par où elle doit passer pour y parvenir, sont difficiles, par conséquent il en doit peu passer. 5°. Les accidens qui l'accompagnent, doivent être en petit nombre & peu violens, parce que la liqueur virulente qui coule dans cette gonorrhée, ne peut être qu'en petite quantité, par les raisons ci-dessus rapportées; & que le trajet qu'elle a à faire pour sortir de l'urètre, n'est pas bien long. Cette espèce n'est pas fort dangereuse. Les remèdes particuliers qui la guérissent sont les fomentations, les cataplasmes émolliens & adoucissans, le demi-bain. Dans un autre Mémoire M. L. doit parler des autres espèces de gonorrhée (1). Nous nous sommes étendus dans cet Extrait, parce qu'on sera charmé d'avoir sous les yeux la doctrine du célèbre Littre, l'un des plus fameux Anatomistes de son temps. Quoiqu'aujourd'hui on ne soit point d'accord avec lui sur certains points; ses préceptes n'en sont pas moins utiles & instructifs.

LOCHER (Maximilianus), *Medicus Viennensis in nosocomio ad S. Marcum & in orphanotrophio Physicus.* Observationes practicæ circà luem veneream, epilepsiam & maniam; tria morborum genera in prædicto nosocomio præ aliis maximè obvia. His accedunt casus varii, qui ulteriorem cicutæ usum internum & externum in morbis curatu difficillimis confirmant. Viennæ Austriæ, Typis Joannis-Thomæ Trattner, Cæsar. Reg. Apost. Majest. Aulæ Typogr. & Biblio. 1762. in-8°. 108 pages.

Ces Observations, dédiées à M. de Van-Swieten,
1762. sont divisées en quatre Chapitres, le premier est sur la vérole; le second sur l'épilepsie: le troisième sur la manie, & le quatrième sur l'usage de la ciguë. M. Locher s'est servi dans l'Hôpital de Saint

(1) Quoique M. Littre eût promis un autre Mémoire sur les gonorrhées, il n'a point paru dans les Mémoires de l'Académie des Sciences ni ailleurs, à ce que nous croyons. On insère peu dans la collection des opuscules académiques, des détails aussi circonstanciés sur ces espèces de maladies.

Marc, du remède de M. Van-Swieten, (mercure ſublimé un demi-gros, eſprit de vin rectifié du froment cinq livres; laiſſer le tout dans une bouteille de verre, juſqu'à ce que le mercure ſe ſoit fondu, & ſecouer la bouteille avant que d'en faire uſage) ſur 4880 malades, en huit ans de temps. Tous ont été guéris, ſans que ce remède ait occaſionné aucun accident fâcheux, pas même aux femmes groſſes qui en ont fait uſage, (la maladie vénérienne n'eſt pas la ſeule qui cède aux bons effets du ſublimé,) pluſieurs de ſes malades n'ont point été plus de ſix ſemaines à guérir; les règles des femmes ne forment point d'obſtacles à ce remède. Il fait boire beaucoup de tiſanne émolliente, il permet à ſes malades la *portio media*, faite avec du bouillon, des farineux légers, & de la viande blanche; & il ne prépare par la ſaignée & les purgations, que lorſqu'il y a indication. Quand le remède procure une ou deux ſelles par jour, c'eſt une marque plus prompte de guériſon. Chez les autres il agit par les ſueurs & par les urines; il provoque toutes les ſécrétions & les excrétions. On doit pendant le traitement tenir les malades dans un lieu chaud, & les faire ſuer. M. L. parle auſſi du traitement local convenable aux différens ſymptômes vénériens. Lorſqu'il y a gangrène en quelque endroit, il fait faire des ſcarifications, & donne le quinquina a forte doſe,(deux onces en ſubſtance dans l'eſpace de vingt-quatre heures), & il favoriſe la ſuppuration par un onguent digeſtif. L'eſprit anti-vénérien pris enſuite corrige & chaſſe entièrement le virus vérolique. Pour les taies, l'ongle, l'opacité de la cornée, la cataracte, quand l'opacité eſt fort conſidérable, outre l'uſage de l'eſprit anti-vénérien, & d'une eau ophthalmique faite avec le ſavon & un peu de miel roſat, il fait ſouffler dans l'œil, deux fois le jour, le mercure doux mêlé avec du ſucre, &c., &c., &c.

Chapitre second *de epilepsiâ*. Un homme travaillé d'épilepsie & de vérole, après avoir fait usage du sublimé, sortit de l'hôpital guéri de l'une & de l'autre maladie: M. Locher observe qu'il eut souvent des convulsions pendant l'usage du remède. Cependant comme le malade avait sur le crâne un *tophus* considérable, qui vint à suppuration & perfectionna la cure de l'une & l'autre maladie, il peut se faire que cette tumeur ait causé seule les mouvemens épileptiques.

Dans le quatrième Chapitre on lit des Observations sur l'usage de la ciguë. Page 89, une femme avait une goutte vénérienne, elle ne pouvait prendre ni l'esprit anti-vénérien, ni aucun autre remède mercuriel, sans que la maladie augmentât, la fièvre lui survînt; M.L. substitua aux mercuriaux la décoction de gayac & de bardane, mêlée avec moitié lait; il continua cette décoction en abondance pendant quatre mois, sans aucun succès; enfin déterminé par l'opiniâtreté du mal, il prescrivit neuf pilules d'extrait de ciguë pour le matin; & pour le soir, une émulsion dans laquelle entraient le sel de nitre & le sirop diacode, & il ordonna pour boisson ordinaire le petit-lait. Les douleurs dans les os diminuèrent; les tumeurs tophacées, avec le secours des fomentations faites avec la ciguë & d'autres discussifs, cédèrent & se fondirent. Lorsque M. Locher écrivait cette observation, la malade était encore entre ses mains. Page 93, il rapporte qu'un homme attaqué d'une gale vénérienne au front & sur tout le corps, entra dans son Hôpital; dans le même temps il parut à la lèvre inférieure de ce malade une petite vessie blanche, qui dans la suite se changea en ulcère scorbutique-vénérien, sale, inégal, dont les bords étaient calleux. Différens remèdes internes & externes qu'on lui administra ne firent qu'exaspérer son mal.

Il lui fit prendre l'extrait de ciguë, d'abord à la dose de quatre grains, ensuite à celle de sept grains, deux fois le jour; on pansa l'ulcère avec la décoction de la même plante. Au bout de trois semaines l'ulcère se mondifia & se cicatrisa; la galle vénérienne se dissipa presque entièrement. Ce malade, lorsque M. Locher exposait son état, n'était pas encore hors de l'Hôpital. Pag. 94, l'Auteur cite un homme qui, deux années avant que de le traiter, avait eu au gland un condylome considérable, qui pendant l'usage des remèdes se changea en un ulcère vénérien, & qui ne put se cicatriser pendant plus d'un an. Un Chirurgien fit prendre à cet homme des médicamens, pendant l'usage desquels le gosier s'ulcéra. Peu de temps après, il s'éleva sur le côté droit du visage proche le nez, une espèce de verrue qui s'ulcéra bientôt encore par l'usage des topiques, & cet ulcère s'étendit au point d'occuper toute la joue, & la moitié des lèvres: le malade n'éprouva aucun bon effet, ni des topiques, ni des différens remèdes mercuriels internes; en conséquence M. Locher lui administra matin & soir sept pilules d'extrait de ciguë, & fit fomenter les ulcères avec la décoction de cette plante, en observant d'y appliquer aussi de temps en temps, le miel rosat avec la poudre de ciguë. En vingt jours ce traitement produisit l'effet le plus prompt & le plus salutaire; le cancer vénérien se changea en un ulcère qui donnait un pus louable: lorsque M. Loc. écrivait, il y en avait déjà plus d'un tiers de cicatrisé. Page 105, M. Locher rapporte qu'une fille, dont la mère mourut après l'avoir mise au jour, fût confiée à une nourrice qui avait le mal vénérien, l'enfant suça avec le lait cette maladie qui se manifesta par différens ulcères, & par une gale vénérienne sur tout le corps: cette petite fille atteignit l'âge de neuf ans, sans que les meilleurs remèdes pussent la guérir; à cet âge elle fut traitée par la méthode de la salivation. La gale reparut bientôt après le traitement ; & les bains ni aucun autre remède ne purent la faire disparaître. A l'âge de dix - huit ans, elle fut confiée aux soins de M. Locher. Ce Médecin ordonna qu'elle prît cinq pilules d'extrait de ciguë trois fois par jour, qu'on la lavât soigneusement avec une décoction de ciguë & de savon de Venise, & qu'elle fût purgée tous les quatorze jours avec quinze grains de racine de jalap en poudre. Ce traitement continué pendant quatre mois, délivra cette fille d'une maladie très opiniâtre, & qui avait le plus mauvais principe.

Voici la recette de la décoction de ciguë que M. Locher recommande pour faire les fomentations nécessaires.

On met infuser deux poignées de ciguë, feuilles & tiges, dans une pinte d'eau ; on les y fait cuire quelque-temps, & on s'en sert dans cet état pour l'usage externe, à moins que l'on n'ait des ulcères putrides d'un mauvais caractère à panser : alors on ajoute à la décoction de l'esprit de sel, à la quantité qu'il convient. Il est à propos de préparer ces fomentations tous les jours.

☞ LOMMIUS (Jodocus), *Medicus olim celeberrimus.* Observationum Medicinalium Libri tres, quibus omnium morborum signa, & quæ de his haberi possunt præsagia, accuratissimè pertractantur. Opusculum aureum. Editio quarta. Amstælodami, apud Janssonio-Wæsbergios, 1738. in-8°.

Lommius florissait dans le seizième siècle ; il a
1738. fait quelques Ouvrages estimés pour le temps où il vivait. La première édition de ses Observations Médicinales parut à Anvers en 1560 & 1563, in-8°. à Amsterdam en 1715, in-12. C'est la quatrième que nous avons entre les mains. Son Ouvrage n'est qu'un simple tableau des maladies : on y voit seulement le diagnostic & le prognostic.

Page 60, il explique les symptômes qui caractérisent le mal vénérien, & page 226, ceux qui distinguent la gonorrhée simple & la virulente. Nous ne voyons point aujourd'hui que ces maladies s'annoncent tout-à-fait telles qu'il le dit: chez lui, elles paraissent sous un aspect bien plus affreux que de nos jours. Cet Ouvrage a été traduit en Français par M. l'Abbé LE MASCRIER. *V.* son nom.

LOT.... Dissertatio inauguralis medica, quâ *martis cum mercurio conjunctionem usibus practicis commendat*... quam PETR. IMMANN. HARTMANN Præside..subjiciet *Christ. Eberh. Lot.* Witmund. Fris. Orient. Halæ, in-4°. 1759. 1759.

LOT (Christian. Eberh.). Dissertatio inauguralis *de arthritide incongrui mercurialium usûs effectu.* Quam gratiosi medicorum ordinis indulta pro gradu Doctoris in Medicinâ & Chirurgiâ, ad diem 19 Decembris, A. R. S. 1759, publicè tuebitur auctor *Christianus-Eberhardus Lot.* Witmunda-Friso-Orientalis. Halæ Venedorum è Typograph. Vesterian. in-4°. 48 pages. 1759.

LOUBEAU. *Voy.* ASPOL.

LOUIS, *Professeur Royal en Chirurgie.* Lettre sur les maladies vénériennes, dans laquelle on publie la manière de préparer le mercure, dont la plus forte dose n'excite point de salivation. Imprimé à Luxembourg, & se trouve à Paris, chez Michel Lambert, rue de la Harpe, près S. Côme, 1754, in-12. 27 pages.

La principale intention de M. Louis dans cette Lettre à M. Helian, est d'ouvrir les yeux sur M. de Torrez, qui vante beaucoup une préparation de mercure dont il fait usage, & dont la plus forte dose ne devoit point exciter de salivation. L'auteur fait voir que ce n'est point une chose neuve, d'ôter au mercure sa vertu salivante, puisque M. Dupouy, Membre du Collége de Chirurgie de Paris, s'est servi avec succès du mercure pré- 1754.

paré selon la méthode que M. Malouin décrit dans sa Chimie Médicinale, d'après Philalethe (1); & que M. Raulin dit aussi user journellement du mercure allié avec le camphre, sans que la plus forte dose occasionne de ptyalisme; & que M. de Van-Swieten fait actuellement usage d'un remède qui a la même propriété, & dont incessamment il publiera la recette, n'étant point fait pour être un homme à secret (2). Il ne finit pas sa Lettre, sans dire quelque chose de la Charlatanerie, & sans en faire envisager le misérable & l'odieux. D'ailleurs on ne trouve dans cette Feuille d'autres moyens de s'opposer au ptyalisme que ceux mis en usage par MM. Dupouy & Raulin.

☞ LUBERTUS (Jo.). *Rostochiens. Megapo-*
1655. *lit.* Dissertatio *de podagrâ ac lue venereâ.* Lug Bat. 1655, page 20.

LUDOLFF (Hieron.) *V.* RITTER, MUSCULUS, GRASS.

LUDWIG (Christian. Gottlieb). *Therapiæ P.*

---

(1) Voici le procédé qu'indique M. Maloun: « Il faut » broyer le mercure avec du vinaigre & un peu de sel ammoniac, jusqu'à ce que le mercure disparaisse; ensuite on » fait sécher le mélange, & on en fait la distillation par la » cornue à un feu qu'on augmente par degrés, jusqu'à ce » que tout le mercure ait distillé. On réitère quatre fois cette » opération. Enfin on fait bouillir le mercure pendant une » heure avec du vinaigre distillé, dans un matras, qu'on » remue de temps en temps; & après avoir versé le vinaigre, on adoucit le mercure restant en le lavant dans l'eau » pure. Enfin on le fait sécher; on a par ce moyen un mercure très blanc & très-brillant ».

(2) Le remède de M. Van-Swieten, dont M. Louis parle ici, est le mercure sublimé-corrosif que ce célèbre Médecin éprouvait. Lorsque l'Auteur écrivait, il n'avait encore guéri que 400 malades.

P.

P. O. Facultatis Med. decanus, Academ. Decemvir. Colleg. Maj. princip. & B. M. Virg. Colleg. Acad. Reg. Boruſſ. Scient. ſodalis. Inſtitutiones Medicinæ clinicæ prælectionibus Academicis accommodatæ, Lipſiæ, apud Joh. Frid. Gleditſch, 1758. in-8°.

On lit dans cet Ouvrage, page 235, quelque choſe qui regarde la maladie vénérienne. M. L. penſe qu'elle était inconnue des Anciens, & qu'elle fut apportée en Europe de l'Inde Occidentale, vers la fin du quinzième ſiècle. Selon les différens degrés de cette maladie, il emploie ou les décoctions des bois ou le mercure. Il n'eſt point éloigné de la ſalivation. Il n'eſt pas très-décidé ſur la vertu du camphre & du ſoufre pour modérer le ptyaliſme. Il fait auſſi mention de la méthode du Baron de Van-Swieten. 1758.

Nous ne pouvons nous étendre davantage dans cette notice, puiſque nous n'avons fait que traduire celle que l'on trouve dans les *Commentarii de rebus in ſcientiâ naturali & medicinâ geſtis, vol. VII, Part. III, page* 453. M. Ludwig était un des Auteurs qui travaillaient a ce très-bon Journal. La Préface qui commence la première décade eſt de lui.

M. M.

M** (G.) *Maître-ès-Arts & en Chirurgie.* Eſſai ſur les maladies qui attaquent le plus communément les gens de mer, contenant une méthode courte & facile pour les connaître, les guérir, & même en préſerver. Ouvrage utile aux Chirurgiens navigans, & même à tous les Marins qui ſe trouvent dans des bâtimens où il n'y a point de Chirurgien. On a joint quelques obſervations ſur la méthode la plus ſûre de ſecourir les noyés, & de traiter les fièvres de l'Iſle de St. Domingue

& des autres Colonies Françaises aux Antilles. A Marseille, chez J. Mossy, Libraire. 1766. in-12.

1766. Page 105, l'Auteur parle des maladies vénériennes : il préfère dans tous les cas, généralement quelconques, le remède du Baron de Van-Swieten, (le sublimé-corrosif). 1°. Parce qu'il excelle pardessus tous les autres remèdes. 2°. Parce qu'il est facile à prendre, particulièrement pour des marins. Nous trouvons les louanges de l'Auteur outrées ; un vrai Praticien n'admet point de généralités en médecine.

MACAULAY, *D. M.* *Voyez* GORDON. p. 371.

MACKI, *Professeur d'Histoire.* Partie d'une Lettre écrite à M. Mac-Laurin, Professeur de Mathématiques dans l'Université d'Edimbourg, & communiquée au Président de la Société Royale, contenant un extrait daté de 1497, des Archives de l'Hôtel-de-Ville d'Édimbourg, touchant une maladie qu'on croit être la vérole. Lue le 28 Mars 1743, insérée dans les transactions Philosophiques de la Société Royale de Londres, de la même année n°. 469, p. 137 de la traduction Française.

1745. M. Macki remarque que si le virus vénérien n'a jamais été connu en Europe avant le siége de Naples en 1495, il faut qu'il s'y soit répandu avec une rapidité prodigieuse ; car dès l'an 1497, on en trouve Edimbourg infecté, & le Roi & son Conseil terriblement alarmés du cruel progrès de la contagion, comme il paraît par une Déclaration de Jacques IV, Roi d'Ecosse, qu'on trouve dans les Archives de l'Hôtel-de-Ville d'Edimbourg. La minute de cette Déclaration est datée du 22 Septembre 1497. Elle enjoint, pour prévenir les progrès de la maladie contagieuse appelée le *grand-gor*, à toutes personnes de la Ville & Banlieue d'Edimbourg, qui sont actuellement affectées de cette maladie, de sortir de la Ville & de la Banlieue, & de comparaître sur les sables de *Leith* à dix heures du matin, pour être passés à *Inche*, où elles resteront jusqu'à parfaite guérison; on enjoint de même à toutes personnes qui prétendent remédier à cette contagion, de sortir aussi des lieux désignés, & de n'entreprendre la guérison de qui que ce soit, qu'à l'endroit ci-dessus dénommé; & en cas de contravention, on sera puni par l'application d'un fer rouge sur la joue; & en cas de récidive, à un bannissement perpétuel.

MACQUER (Pierre-Joseph), *de l'Académie Royale des Sciences de Paris & de Turin, Censeur-Royal, Professeur de Chimie au Jardin du Roi, Docteur en Médecine de la Faculté de Paris.*

Mémoires de l'Académie Royale des Sciences, année 1755, pag. 25—35, on lit un Mémoire de M. Macquer, en date du 25 Mai 1754, *sur une nouvelle méthode de M. le Comte de la Garaye, pour dissoudre les métaux.* 1755.

Page 28 de ce Mémoire, on voit l'opération par laquelle M. le Comte de la Garaye obtient la teinture de mercure.

On prend la quantité qu'on juge à propos de mercure revivifié du cinnabre, on l'enferme dans un nouet de peau de chamois; on le fait tomber en pluie peu-à-peu & à plusieurs reprises, sur environ quatre fois autant pesant de sel ammoniac réduit en poudre & mis dans un mortier de marbre. A mesure que le mercure tombe sur le sel, on triture continuellement le mélange avec un pilon de bois, jusqu'à ce qu'on n'apperçoive plus aucune parcelle de mercure; on continue à triturer ainsi jusqu'à ce que tout le mercure soit incorporé avec le sel, en l'humectant avec un peu d'eau en cas qu'il soit trop sec. Le mélange a pour lors la couleur noirâtre & plombée, que le mercure donne ordinairement à tous les corps avec lesquels il est mêlé par trituration. On laisse cette matière en macération, dans des vaisseaux de verre, à l'impression de l'air. Il faut de temps en temps la remuer, & même, pour le mieux, la broyer dans un mortier. Après une macération de cinq ou six semaines, on la broye une dernière fois, on la met dans un matras; on verse dessus de bon esprit de vin, qui doit la surnager de la hauteur de deux travers de doigt; on place le matras sur un bain de sable d'une chaleur modérée, qu'on augmente au bout d'un quart d'heure, jusqu'à faire un peu bouillir l'esprit de vin; alors on laisse refroidir la liqueur, qui a acquis une légère couleur citrine; on la filtre par le papier gris, & on a la nouvelle teinture de mercure de M. de la Garaye. M. Macquer remarque en note, que l'expérience lui a appris qu'en mettant ce mélange en digestion sur un bain de sable, d'une chaleur modérée, on abrége beaucoup cette opération, & qu'on fait en deux fois vingt-quatre heures ce qui dure deux mois par la simple macération à froid. l'Académicien fait ensuite l'éloge de ce médicament, dont il a vu quelquefois l'efficacité, ainsi que quelques autres Médecins auxquels il a été confié. On prend cette teinture intérieurement, à la dose de dix à douze gouttes, dans trois ou quatre verres d'eau, ou de quelque autre boisson appropriée: on ne lui a pas reconnu d'effet purgatif. De plus, M. de la Garaye en a fait prendre tous les jours une beaucoup plus grande dose pendant quinze jours, sans qu'il ait procuré de salivation. Si au lieu d'esprit de vin, on verse de l'eau pure sur le mélange du mercure & du sel ammoniac qui a été en macération pendant le temps convenable, & qu'après l'avoir laissé légèrement bouillir & refroidir, on filtre la liqueur, il en résulte une dissolution mercurielle, qui a, de même que celle tirée par l'esprit de vin, la propriété de blanchir le cuivre. Cette liqueur peut être employée extérieurement dans certains cas; mais M. de la Garaye ne la propose pas pour l'usage intérieur, pour lequel il demande toujours, avec raison, la teinture tirée par le meilleur esprit-de-vin.

Recherches sur la nature de la teinture mercurielle de M. le Comte de la Garaye. Premier Mémoire par M. Macquer, 18 Décembre 1756. Mémoires de l'Académie, même année, page 531 — 546.

Il eût été bien étonnant que parmi toutes les combinaisons que les Chimistes ont faites du mercure avec différentes substances, celle de ce métal avec le sel ammoniac, leur eût entièrement échappé; aussi en ont-ils eu quelque connaissance. M. Macquer a trouvé dans Stahl, dans Manget & dans Lémery même, (Blancard en parle, *in aureis suis notis*), des procédés pour faire une combinaison de mercure & de sel ammoniac; mais il ne paraît, par aucun de ces passages, qu'ils ayent donné à l'examen de cette combinaison toute l'attention nécessaire pour en connaître la nature & la propriété. M. M. a trouvé que les vapeurs bien marquées d'esprit volatil de sel ammoniac, qui s'élèvent du mélange de ce sel avec le mercure, sont une preuve sans réplique de la décomposition de ce sel, & que l'alkali volatil s'en évaporant, il ne reste que l'acide du sel marin qui puisse s'unir avec le mercure. Il ne s'agissait plus que de déterminer la nature de cette combinaison: voici comment M. M. y a procédé. On connaît jusqu'ici quatre combinaisons de l'acide marin & du mercure; le sublimé-corrosif, le mercure doux, la panacée & le précipité blanc. La nouvelle combinaison se rapporte-t-elle à l'une de ces quatre, ou en forme-t-elle une cinquième? De quelque manière qu'on puisse s'y prendre pour 1756.

faire le mélange prefcrit par M. le Comte de la Garaye, il refte toujours une partie confidérable de fel ammoniac, & une affez grande quantité de mercure, qui ne fe décompofent ni ne s'uniffent; & cette quantité furabondante de fel ammoniac ne manque pas de fe diffoudre avec le mélange dans l'eau ou dans l'efprit de vin, dans lequel on le met digérer; ce qui eft fi vrai, que la moindre quantité d'huile de tartre qu'on y jette dégage l'alkali volatil de ce fel, qui fe reconnaît bientôt à l'odeur qu'il excite en s'échappant. Pour fe débarraffer de ce fel tout-à-fait inutile, M. M. a tenté de le féparer par une diftillation & par une fublimation faites à feu gradué: il n'a pu obtenir par ce moyen la féparation qu'il defirait. La cryftallifation ne lui a pas mieux réuffi; il n'en a pu obtenir une feule qui ne fût compofée en même temps de la combinaifon mercurielle & du fel ammoniac. Il a donc été obligé de fe défifter du deffein qu'il avait de féparer du fel mercuriel, le fel ammoniac non-décompofé qui y eft fi opiniâtrément joint. Au défaut de cette efpèce de décompofition, il a pris une voie toute différente. Nous avons dit qu'il eft hors de doute que, dans l'opération de M. de la Garaye, le mercure s'unit avec l'acide marin contenu dans le fel ammoniac; & les difficultés qu'a rencontrées M. M. à féparer de cette combinaifon le fel ammoniac non décompofé, lui ont fait naître l'idée de joindre le fel ammoniac aux préparations mercurielles, dans lefquelles entre l'acide marin, & de les comparer en cet état au compofé mercuriel de M. de la Garaye, pour voir à laquelle il reffemble le plus, ou s'il conftitue une cinquième efpèce. Dès la première opération, il ne refta plus des quatre préparations mercurielles connues, où entre l'acide marin, que le feul fublimé-corrofif qui pût être comparé à la compofition de M. de la Garaye; les trois autres ne purent ſe tenir en diſſolution avec le ſel ammoniac, ni dans l'eau, ni dans l'eſprit-de-vin. Le mélange du ſublimé-corroſif avec le ſel ammoniac, n'était pas inconnu aux Chimiſtes : Junker, Dippel, Kunckel, M. Pott, & pluſieurs autres Chimiſtes en ont parlé. Mais juſqu'à M. M. il ne paraiſſait pas qu'on eût fait aſſez d'attention à pluſieurs propriétés remarquables qu'offre ce mélange ; une des plus ſingulières eſt la facilité extraordinaire avec laquelle le ſublimé-corroſif ſe diſſout dans l'eau imprégnée de ſel ammoniac, & en bien plus grande quantité qu'il ne ferait dans l'eau pure. Le mélange de ces deux ſels donne au cuivre qui en eſt touché une couleur d'argent très éclatante, ce que ne fait pas le ſublimé-corroſif ſeul; enfin, le précipité qu'on en obtient par l'addition d'un alkali fixe, eſt blanc, au lieu que celui que l'on obtient par la même voie du ſublimé-corroſif ſeul, eſt d'un rouge de brique. Le premier pas qu'a fait M. M. a été de s'aſſurer par expérience, de la quantité de ſublimé-corroſif que l'eau pure pouvait diſſoudre ; il a trouvé qu'à froid, elle en diſſolvait une vingtième partie de ſon poids ; que lorſqu'on l'échauffe, elle en diſſout beaucoup plus; mais que ce plus ſe précipite en cryſtaux, à meſure que l'eau reprend ſa première température. Des expériences ſemblables lui ont appris que l'eau pure diſſolvait à froid, à peu-près le tiers de ſon poids de ſel ammoniac, & qu'échauffée juſqu'à l'ébullition, elle en peut diſſoudre plus des deux tiers ; mais cette partie de ſel diſſoute à l'aide de l'ébullition, ſe cryſtalliſe dès que l'eau ſe refroidit. L'eau chargée du tiers de ſon poids de ſel ammoniac, & qui, comme nous venons de le dire, eſt tout ce qu'elle en peut diſſoudre à froid, a diſſous beaucoup plus que ſon poids de ſublimé-corroſif ; mais une circonſtance aſſez ſingulière de cette opération, eſt qu'une-

partie de ce sel dissous se crystallisa, sans qu'il eût pu se faire aucune évaporation de la liqueur, & sans que la température de l'air fût changée. Ce phénomène surprit M. M. mais après y avoir bien réfléchi, il soupçonna que lorsqu'il avait mêlé ensemble le sublimé-corrosif avec l'eau chargée de sel ammoniac, la liqueur s'était échauffée, & avait dissous par ce moyen une quantité de sel sur-abondante qu'elle avait ensuite laissé crystalliser en se refroidissant ; l'expérience justifia la conjecture, & lui fit voir que pour éviter cet inconvénient, il faut jeter le sublimé-corrosif dans la liqueur, en portions assez petites, pour qu'il n'excite pas une chaleur sensible en se dissolvant. Après avoir employé l'eau commune, M. Macquer s'est servi d'esprit-de-vin qui, comme nous avons vu, dissout aussi le sublimé-corrosif & le sel ammoniac. Il a examiné d'abord ce que l'esprit de vin dissolvait à froid de ce dernier sel ; cette expérience avait été tentée par Hoffmann, & il avait trouvé qu'il en pouvait dissoudre une sixième partie de son poids. M. M. a eu un résultat bien différent ; il n'en a jamais pu dissoudre qu'une trente-deuxième partie : cette différence l'a surpris ; il en a cherché la cause, & a trouvé que plus l'esprit-de-vin était pur & déflegmé, moins il dissolvait de sel ammoniac. Apparemment celui dont il s'était servi était très-rectifié, & celui d'Hoffmann très-peu. L'esprit-de-vin seul dissout à froid près des trois huitièmes de son poids de sublimé-corrosif : échauffé jusqu'à l'ébullition, il en dissout une quantité presque égale à son poids ; mais cet excédent se crystallise en laissant refroidir la liqueur. Le même esprit-de-vin, chargé du trente-deuxième de son poids de sel ammoniac, ce qui est ce qu'il en peut dissoudre, a dissous à froid près des trois quarts de son poids de sublimé-corrosif ; mais cette dissolution ne produisait pas les mêmes effets que la teinture mercurielle de M. de la Garaye. M. M. imagina que cette différence pouvait venir de ce que son mélange ne contenait pas assez de sel ammoniac : mais comment en faire dissoudre davantage à l'esprit-de-vin? Enfin, il lui vint à l'idée qu'en commençant par le charger de sublimé-corrosif, il viendrait peut-être à bout de lui faire dissoudre une plus grande quantité de sel ammoniac. Il ne fut point trompé dans son attente, & la dissolution devint absolument semblable à la teinture mercurielle de M. de la Garaye. Il résulte de tout ce que nous venons de dire, que du mélange du sel ammoniac & du mercure, il naît un composé salin qui contient l'acide marin & le mercure unis l'un avec l'autre; & que celle des préparations mercurielles connues, avec laquelle ce nouveau sel a le plus de rapport, est le sublimé-corrosif; que de quelque manière que le nouveau sel puisse être dissous, il se trouve joint & intimement combiné avec une assez grande quantité de sel ammoniac non décomposé, qui se dissout avec lui dans l'eau & dans l'esprit-de-vin, & qu'on n'en peut séparer ni par la sublimation, ni par la crystallisation; que cette jonction même du nouveau sel, ou du sublimé-corrosif avec le sel ammoniac n'est pas une simple mixtion, puisqu'on ne peut les séparer l'un de l'autre. D'où il s'ensuit que dans l'opération de M. de la Garaye, le mercure est dissous, pour ainsi dire, deux fois; la première, par l'acide marin de la partie du sel ammoniac qui se décompose, & qui forme avec lui un composé salin, qui est à son tour dissous une seconde fois par le sel ammoniac non décomposé qui s'y joint. Malgré la ressemblance que nous venons de faire remarquer entre le nouveau sel mercuriel & le sublimé-corrosif, cependant celui-ci ne lui ressemble nullement, quant à ſa qualité corroſive. M. M. s'en eſt convaincu par pluſieurs expériences, qui l'ont conduit à déterminer en quoi conſiſte la qualité corroſive des préparations où le mercure eſt uni au ſel marin; diſcuſſion qu'il a réſervée pour une autre diſſertation. Cet extrait eſt ecrit bien plus au long dans les Mémoires de l'Académie, pag. 53 & ſuiv. d'après lequel le nôtre eſt preſque tout copié.

M. Macquer, Préſident d'une Thèſe ſoutenue aux Ecoles de Medecine. *Voy*. VICQ D'AZIR.

MACQUER, *Avocat*, frère de celui dont nous venons de parler, a traduit avec M. Lacombe, le Poëme de FRACASTOR. *Voy*. ce nom.

MAGENIS (Daniel), Obſervations de Chirurgie, où l'on en trouve de remarquables ſur les effets de l'agaric de chêne dans les amputations, & la compoſition des bougies, ſouveraines dans les maladies de l'urètre, traduites de l'Anglais de M. WARNER, *Chirurgien de l'Hôpital de Guy, & Membre de la Société Royale*. Auxquelles on a joint deux Lettres d'un Médecin de Londres, dont la première contient des règles pour conſerver la ſanté, juſqu'à un âge fort avancé, avec quelques Obſervations ſur l'uſage du tabac; & la ſeconde fait connaître l'abus des remèdes empiriques, traduites auſſi de l'Anglais. A Paris, chez Ganeau, 1757. *in*-12. 330 pages.

On trouve chez la veuve de Charles-Maurice
1757. d'Houry, Imprimeur-Libraire, rue de la vieille Bouclerie, les mêmes obſervations imprimées la même année, avec Approbation & Privilége du Roi, ſorties avec ce frontiſpice: *Obſervations de Chirurgie avec des remarques. L'on y a joint la préparation & les effets de l'agaric de chêne dans les hémorrhagies des grandes opérations. Traduites de l'Anglais de M. J. Warner, Chirurgien de l'Hôpital de Guy, par M. Daniel Magenis. L'on y a auſſi joint*

des observations nouvelles & rares d'Anatomie, de Chirurgie & de Médecine, décrites avec exactitude; Traduites du Latin de Jean-Louis Leberecht-Loeseke, Docteur en Médecine; sur l'édition de Berlin, 1754. *Le tout enrichi de figures en taille-douce. in-12.* 214 *pages.* La différence de ces deux éditions se réduit aux deux lettres; l'une, pour conserver la santé; & l'autre, sur les empyriques. Elles sont remplacés dans cette édition par les observations d'anatomie & par 4 planches relatives à ces observations.

Les bougies que l'Auteur annonce dans son titre, sont composées d'une once de vieux diachylum, de deux gros d'emplâtre de mucilages, & d'un gros & demi de précipité blanc, auquel il substitue quelquefois même dose de calomelas ou de précipité-rouge. On voit que leur usage ne doit point être merveilleux, & qu'elles sont beaucoup trop cathérétiques. L'Auteur ne cite qu'une observation (Observation 28, p. 143), où il dit avoir vu les bons effets de ces bougies: il s'agit d'un homme qui avait des fistules au périnée & aux bourses, & des embarras dans le canal de l'urine.

MALON (de). Essais sur neuf maladies également dangereuses; l'apoplexie, la paralysie, l'asthme, la pulmonie, le catharre, le rhumatisme, la vérole, la goutte & la pierre. Avec un préservatif assuré des maladies vénériennes.

Mille mali species, mille salutis erunt.

A Paris, 1770. in-12.

Page 126—224, l'Auteur parle des *maladies secrettes.* En général il ne dit rien de neuf dans ce Traité, & je doute même que l'on puisse guérir par les méthodes qu'il dit être les meilleures. Il blâme & les frictions & la salivation; il prétend que l'on peut déraciner la vérole sans l'usage du mercure. Il désaprouve dans 1770.

la cure de la chaude-pisse les saignées, les purgatifs, les mercuriaux & les balsamiques; il la guérit avec des injections faites d'abord avec l'eau de guimauve, & ensuite avec l'eau rose & l'eau de plantain mêlées ensemble, auxquelles il ajoute sur une pinte soixante gouttes d'elixir de Rabel, il prescrit aussi les fomentations, &c. & cependant sur la fin de la cure de la gonorrhée virulente, il donne le mercure doux avec l'extrait de rhubarbe. Il préconise pour la vérole plusieurs recettes : la première est faite avec les bois sudorifiques & l'antimoine; la seconde est le mercure doux pris dans la marmelade d'abricot, on a soin de purger le malade tous les cinq jours avec le jalap & l'aloës. La troisième est une infusion de deux onces de poudre de coloquinte dans trois demi-setiers de vin, le malade en boit une cuillerée avant chaque repas, il ne doit manger que du rôti sans soupe; on ne peut boire d'eau en faisant usage de ce remède; on ne peut pas même s'en servir pour se laver les mains & se faire la barbe, d'autant que le correctif de ce purgatif est le vin & le sucre. On emploie aussi ce cathartique en lavement, & c'est la seule occasion où l'on use d'eau. La quatrième méthode curatoire est le remède de M. Van-Swieten. La cinquième enfin, consiste à faire infuser pendant un mois dans vingt onces d'esprit de vin rectifié, de la poudre de coloquinte une once & demie; six cloux de gerofle; d'anis étoilé, & concassé, un gros; de safran douze grains, de terre foliée de tartre, une once. On remue la bouteille matin & soir. Au bout d'un mois, on filtre la liqueur. On donne de ce remède la valeur d'une cuillerée à café, dans trois de vin d'Espagne pur, pendant trois jours de suite, une heure avant que de se lever. Le quatrième jour le malade se repose, & ainsi alternativement il reprend le remède, & le cesse le quatrième jour, on continue son usage pendant vingt-cinq ou trente jours. Cette dernière formule, ainsi que celle qui est faite avec la coloquinte, est bonne pour ceux qui croient que l'on peut guérir la vérole par les forts cathartiques : mais on sait aujourd'hui combien cette méthode est peu efficace & même dangereuse. Le préservatif, selon nous, n'est pas meilleur que la plupart des recettes de M. de Malon : il consiste à mettre quatre cuillerées de vinaigre ordinaire dans une pinte d'eau; on se lave & l'on s'injecte avec cette eau matin & soir; elle sert aussi à se gargariser : ou bien on met une demi once d'alun de roche calciné & pulvérisé, dans une pinte d'eau bouillante; on l'y fait fondre, & l'on s'en sert comme de l'eau précédente. En finissant son Traité, l'Auteur dit qu'il a connu une personne qui guérissait très-bien la vérole avec de la suie de cheminée : il la choisissait en crystaux & en faisait infuser deux gros dans une pinte d'eau : le malade buvait ce breuvage en quatre verres, à quatre reprises différentes dans la journée. Si tant est que ce remède ait eu quelque vertu dans la maladie vénérienne, (ce dont je doute très-fort) ce ne peut être qu'à raison du sel volatil qu'il contient. M. de Malon met aussi le buis, la bardane, la tormentille, l'iris, l'aunée, le tamarin, le cabaret, les racines de nos roseaux, le dompte-venin, (cette plante-ci fraîche à la dose d'une demi-livre, en décoction dans une pinte de vin blanc réduite au quart) les fumigations d'encens, de myrrhe & d'ambre blanc, au nombre des spécifiques anti-vénériens : enfin il y comprend tous les diaphorétiques.

MARETS. *Voy.* DIDIER DES MARETS.

MARGES (M. D. P.), *Chirurgien.* Examen & Analyse Chimique des différens remèdes que M. Nicole met en usage pour le traitement des maladies vénériennes, avec quelques Observations sur la guérison des dartres & des écrouelles, & la publication d'un remède efficace contre ces mala-

dies. A Paris, chez Didot, 1771, in-12. 54
1771. pages.

Ce pétit Examen a fait autant d'honneur aux connaiſſances de M. Marges qu'à ſon eſprit. Il plaiſante le ſieur Nicole avec tant d'agrément & de fineſſe, que quoique le ſujet ſoit ſérieux, on ne peut s'empêcher de ſourire en pluſieurs endroits Il accepte le pari que M. Nicole avait propoſé dans ſes Affiches, de cent louis contre cinquante. Mais il s'explique, & lève l'amphibologie qui mettait le parieur à l'abri de toute perte : il ne veut pas qu'il en ſoit quitte *pour lui dire en public qu'il en a menti, & pour mettre en particulier ſes cinquante louis dans ſa poche, ce qui ne ſerait ni convenable ni honnête, même pour un homme comme M. Nicole.* Sûrement que d'après cette Analyſe, notre Médecin ſans mercure n'aura pu reprocher à M. Marges *qu'il eſt un Impoſteur qui en impoſe*, (expreſſions de M. Nicole dans ſes affiches). M. Marges pour faire ſes expériences, avait entre les mains deux bouteilles de tiſanne, deux morceaux de biſcuit, une petite bouteille remplie aux trois quarts d'une liqueur dont, ſuivant l'ordonnance de M. Nicole, il fallait mettre une cuiller à café dans chaque bouteille de tiſanne; un paquet de pommade griſe, & trois cornets de plantes concaſſées & défigurées. (Car M. Nicole ne guériſſait pas avec une ſeule drogue, & par toutes celles qui ſont ici énumérées & qui avaient été données pour un ſeul homme, il paraît qu'il avait auſſi une idée du traitement *mixte.*) M. Marges, a trouvé après l'analyſe, dans les bouteilles de tiſanne, du mercure ſublimé-corroſif; dans le biſcuit, du mercure quel qu'il ſoit; dans la pommade, du mercure auſſi; dans la petite bouteille, du ſublimé-corroſif; & les plantes concaſſées ont été reconnues pour être de la racine primitive de ſalſepareille.

On peut voir, en consultant ce petit Ouvrage, que les expériences ont été faites très-méthodiquement. M. Marges finit par publier un remède contre le vice scrophuleux & dartreux, qu'on prend souvent pour être vérolique. On sera sans doute bien aise de le trouver ici. On fait des bols, & chaque est composé avec quatre grains d'extrait de ciguë, quatre grains de poudre alkaline de la Chevalleraye, & un demi-grain de kermès minéral, fait par la voie humide, & non lavé. On prend un de ces bols tous les matins, on boit par dessus une infusion de fleurs de sureau; au bout de huit jours on se purge avec dix grains de poudre alexitère de Rotrou, & ainsi tous les huit jours. On peut après les premiers huit jours prendre un second bol semblable au premier, à deux heures de distance l'un de l'autre. Pour les humeurs froides auxquelles il ne survient point d'inflammation, & dont les tumeurs ne viennent que très-difficilement à suppuration, on ajoute aux bols, un grain ou demi-grain d'arcane corallin, préparé de la manière suivante. On met en poudre impalpable du précipité rouge, on fait brûler dessus de l'esprit de vin jusqu'à six fois; cela le rend un peu brunâtre, enfin on fait digérer la poudre dans un matras avec de l'esprit de vin, à la chaleur d'un bain de sable pendant quinze jours, ayant soin d'agiter le matras plusieurs fois par jour.

Examen & Analyse Chimique des différens remèdes que le sieur Nicole & plusieurs autres Empyriques, &c. mettent en usage pour la guérison des maladies vénériennes. Avec des Observations sur la guérison des dartres, des écrouelles, & de plusieurs autres maladies chroniques & rebelles, & la publication de plusieurs remèdes efficaces dans la cure de ces maladies. Seconde édition, revue & considérablement augmentée. A Paris, de l'Imprimerie de d'Houry, 1774, in-12. 132 pages, indépendamment de la première édition qu'on a jointe à la fin de celle-ci, & qui contient 34 pages.

M. Marges commence par le sieur *Nicole*,
1774. comme celui avec qui il s'était escrimé le premier: on ne peut guère mener quelqu'un plus mal; il le combat, il le terrasse, & lui appuie même généreusement le genou sur la gorge. Il faut être vrai; le Marchand de remèdes sans mercure se l'est justement attiré, car il s'était mal-honnêtement déchaîné (il ne le nommait cependant pas) contre M. Marges, dans un Avis au sujet de son remède, que celui-ci prétend avoir été imprimé sans approbation, ni permission. L'article de M. Nicole conduit jusqu'à la quarante-huitième page. Succède à ce premier un certain Peintre, qui vraisemblablement, dit l'Auteur, n'était pas fort habile dans son Art, ou tout au moins était un maître fripon, & qui débitait dans Paris une eau soi-disant merveilleuse, connue sous le nom de l'*Eau du Peintre*. Cette eau merveilleuse, après en avoir fait l'analyse & la comparaison avec l'eau du puits de M. l'Ambassadeur du Roi de Sardaigne, (le Bailli de Solard) chez qui M. Marges fut appelé pour l'examiner en sa présence & celle de MM. Poissonnier, Morand père, le Frère Côme, & beaucoup d'autres personnes de considération; il prouva sans réplique, que cette eau avait une analogie parfaite avec celle du puits. Suit le sieur *de Velnos*; voici la recette de son sirop anti-vénérien, telle que M. Marges la donne. Ce sirop est fait avec la racine de canne de Provence, le buis en copeaux, la salsepareille, le gayac, la racine de sureau, le séné mondé, les fleurs de buglose, de roses musquées, de camomille des prés, de mauve & de cumin, le bézoard oriental; parties égales de miel de Narbonne & de cassonade; & d'eau quantité suffisante. Quel salmi! Quel mauvais salmi! Vient après le sieur *Agirony*: M. Marges réfute

réfute sa diatribe calomnieuse contre le mercure, mais il ne nous fait point connaître les ingrédiens qui composent son prétendu remède végétal. Paraît ensuite sur la scène M. *Guilbert de Préval*, avec son *Eau fondante anti-vénérienne préservative*: M. Marges dit que cette eau si vantée & si merveilleuse, est composée *d'une dissolution de sublimé-corrosif, & de sel marin à base terreuse.* Au bout de quelque temps, elle déposa un sédiment blanchâtre & écailleux, comme font toutes les dissolutions de sublimé-corrosif par le sel ammoniac, l'eau-de-vie, l'esprit de vin, & même l'eau distillée. Suit le Chirurgien *Callac*, qui faisait un secret d'une tisane faite avec le séné mondé, la graine de coriandre, la salsepareille, le mercure doux noué dans un sachet; sur la fin de la cuisson il ajoutait de l'alun calciné (1), & faisait bouillir le tout dans une bassine de laiton. On disait qu'il ajoutait encore à sa décoction le *Phillyrea* à feuilles étroites, & qu'il y faisait bouillir de la chaux d'or. *Vinache*, Fondeur en cuivre, de son métier, succède à celui-ci: sa tisane avait pour base la salsepareille, la squine, le gayac, le sassafras, le séné, l'antimoine crud & l'eau commune. Paraît ensuite *Fels*: il faisait bouillir dans de l'eau la salsepareille, l'antimoine crud, la colle de poisson, & il ajoutait à cette décoction, du sublimé-corrosif dissous dans de l'eau-de-vie. *Vicq* suit ce dernier: son remède

(1) M. Lieutaud, dans son *Synopsis*, &c. vol. II, p. 59, donne la même composition, & il tient ce remède pour efficace. Il ajoute que la tisanne que *Guichard* vend à Marseille est du même genre, & qu'elle ne diffère peut-être point du tout de celle-ci. Je sais que la tisane de ce *Guichard* a guéri un Officier au Régiment de Touraine d'une vérole invétérée qui lui avait carié tous les os du crâne: mais à cette guérison il a succédé une hydropisie qui a conduit le malade au tombeau.

était composé de résine de gayac, d'huile de sassafras, d'huile de tartre par défaillance & d'esprit de vin. Le sieur *Gamet*, pour les cancers, donne l'extrait de ciguë fait par défécation, c'est-à-dire, par l'ébullition de toute la plante dans l'eau; ensuite on filtre la liqueur, & on la fait évaporer en consistance d'extrait. Dans différentes circonstances, le sieur Gamet y ajoute tantôt des purgatifs, & tantôt du mercure. Le sirop mercuriel de *Belet* est fait avec l'esprit de nitre dans lequel on fait dissoudre du mercure qu'on dulcifie ensuite avec de l'esprit de vin, lequel, se mêlant à l'acide nitreux, fournit du phlogistique au mercure, qui se précipite au fond du vaisseau en une poudre grise. Les pilules contre les humeurs froides de la Dame *Galpin*, sœur de la Charité de la Paroisse S. Merry, à Paris, sont faites avec le mercure éteint par la thérébentine, auquel on ajoute le jalap & la scamonée. Les dragées de *Keiser* sont trop connues dans notre Ouvrage, pour que nous répétions ici le procédé qu'en donne M. Marges. Il place à la suite de ces Marchands de secrets, les pilules toniques & anti-hydropiques de M. Georges-Frédéric Bacher, Docteur-Régent de la Faculté de Médecine de Paris, dont la recette a été publiée par lui-même. Nous croyons que M. Marges pouvait bien s'exempter de placer quelqu'un qui donne simplement & sans prétentions un remède, au milieu de son groupe de Charlatans. Que ne faisait-il aussi entrer dans le corps de ses Analyses, les différentes préparations connues qui se trouvent dans les Livres? Nous ne rapporterons point le procédé de ces dernières pilules qui est fort long & étranger à notre matière, & que l'on trouve page 91, dans M. M. Les lavemens purgatifs & vulnéraires de M. *Chevalier*, Médecin des Cent-Suisses, sont composés d'une décoction de semences d'anis dans l'eau, & d'une dissolution de sublimé-corrosif. Le cataplasme du sieur *David* contre les maux de dents, ne consiste qu'à appliquer sur l'artère temporale du côté affecté, un cataplasme composé de quelques gousses d'ail, écrasées & broyées avec du sel commun, du sel de nitre, du pain, & de la poudre de charbon, qui ne sert qu'à déguiser le remède. L'eau désopilative du sieur *Guindre* à Versailles, est faite avec l'eau & le sel d'Epsom de la Comté, une once de sel par pinte d'eau. L'eau anti-putride de M. *Faure de Beaufort* n'est qu'un mélange d'un peu de vinaigre avec l'esprit acide du vitriol. Le caustique de M. *Brassant*, Chirurgien, n'est autre chose que le sublimé-corrosif sous forme de trochisques, & ses pilules mercurielles sont faites avec le mercure éteint avec le sucre, la scamonée & le jalap. Les lavemens anti-vénériens de M. *Lafont* sont composés d'une dissolution de sublimé-corrosif, dans quelque liqueur acidulée & colorée par un peu de caramel. Voici où se termine la tâche analytique de M. Marges; nous dirons qu'il ne s'en est point aussi bien acquitté que nous l'aurions présumé; & comme il était capable de le faire. 1°. Il a oublié plusieurs remèdes secrets anti-vénériens, aussi importans pour le moins que ceux qu'il a traités: ceux des Dibon, Daran, André, Royer, Ferrand, Dienert, Mollée, Pastel, Jacquet, de Torrez, &c. 2°. Parmi ceux desquels il fait mention, il y en a dont l'analyse ne lui a pas coûté beaucoup de travaux; tels sont celui du sieur Agirony dont il ne donne pas la composition; les tisanes de Vinache, de Fels & de Callac qui se trouvent partout; le sirop mercuriel de M. Bellet, qui a été savamment analysé par M. de Horne; les dragées de Keyser desquelles M. Richard a décrit au long le procédé dans ses Observations. Au moins M. Marges aurait dû citer ces Auteurs, puisqu'il ne dit rien de plus qu'eux. Passons à présent aux remèdes dont M. Marges gratifie le Public. Mettez de l'huile de tartre par défaillance, dans un matras de verre, que vous placerez sur le feu, dans un bain de sable; faites-y digérer ensemble pendant quelques jours, partie égale de précipité rouge bien calciné; décantez la liqueur, lavez le mercure à plusieurs eaux, faites-le digérer pendant plusieurs jours, dans de l'esprit de vin que vous décanterez, & servez vous-en pour saturer du vinaigre blanc d'Orléans. Ce vinaigre ainsi saturé, fait précipiter sa partie colorante, & devient d'un blanc mat assez clair pour n'avoir pas besoin d'être filtré; il a un goût piquant & une saveur sucrée. M. Marges en a fait faire usage quelquefois avec des tisanes sudorifiques laxatives; il porte très-rarement à la bouche, & il peut être administré en tout temps & en tout état. Le turbith minéral, préparé de la manière précédente, peut être employé dans les mêmes occasions & avec le même succès. Le vinaigre, ainsi saturé de mercure, devient un remède très-facile à employer, & remplit parfaitement les indications, en s'en frottant par intervalle les jambes ou les cuisses, ou les bras & les avant-bras. Il peut être aussi donné avec succès en lavemens, à la dose de demi-once & même plus, s'il est besoin, par chaque lavement. De la charpie & des compresses imbibées dans une pinte d'eau sur laquelle on a mis une once de ce vinaigre, conviennent à merveille sur les poulains, les chancres, le phimosis, paraphimosis & les tumeurs des testicules provenues à la suite de gonorrhées vénériennes. Trente à quarante gouttes de ce vinaigre, mêlées dans un demi-setier d'eau, conviennent très-bien en injections pour arrêter les gonorrhées. Ce même vinaigre pris intérieurement à une dose convenable, dans une décoction de farine d'orge préparé pour faire la bierre, & pris même pour toute nourriture, est excellent pour guérir de la vérole. M. Marges décrit encore d'autres procédés, auxquels il attribue les mêmes vertus qu'à la première. Il donne aussi la composition d'un oxymel pour l'hydropisie de poitrine, la leuco-phlegmatie, la toux sèche, la suppression d'urine, &c. Nous nous garderons bien d'en gratifier le Public : nous le jugeons bien peu efficace, puisqu'il n'a pu être utile à son Auteur, qui s'est laissé mourir d'une hydropisie de poitrine. M. Marges donne encore d'autres recettes dont l'analyse nous menerait trop loin. On peut les voir dans son Ouvrage ; elles n'ont même aucun rapport à la maladie sur laquelle nous travaillons.

MARGGRAF (A. G.). *Prüfung der schriften und streitigkeiten des M. D. J. F. Henckels, nach der vernunft und erfahrung nebst der beantwortung der frage : ob und wie der mercurius in unsern koerper degeneriren kœnne*, Berlin, in-4°. 1751. C'est-à-dire : *Examen des Ecrits & des disputes de M. Henckel, d'après l'expérience & la raison, avec une réponse à la question si le mercure peut s'altérer dans notre corps, & comment cela se fait*. A Berlin. 1751.

MARIGUES, *Lieutenant de M. le premier Chirurgien, à Versailles, & Correspondant de l'Académie Royale de Chirurgie*. Observation sur une ophthalmie vénérienne ; extraite du Journal de Médecine du mois d'Août 1771, page 160, 7 pages in-12.

Il s'agit dans cette Observation d'un jeune homme qui avait eu une gonorrhée ; il avait exigé que son conducteur employât les astringens pour mettre fin à une incommodité qui influait sur ses plaisirs. Lorsque cet écoulement fut arrêté par ces moyens, le malade se crut guéri ; mais trois mois après, il lui survint une ophthalmie rebelle à tous les remèdes généraux qu'on emploie en pareil cas. Il s'adressa enfin à M. Marigues, qui, après une 1771.

confession exacte, vit bien que cette ophthalmie était une suite de sa chaude-pisse, fondé particulièrement sur l'affinité singulière que l'humeur gonorrhoïque a avec les membranes conjonctives des yeux. En conséquence, il chercha à faire reparaître l'écoulement, ce à quoi il parvint par l'introduction des bougies; il fit subir ensuite les *grands remèdes* à son malade, il employa les topiques appropriés pour l'ophthalmie, & il vint à bout de le guérir parfaitement.

MARTIN, *principal Chirurgien de l'Hôpital S. André de Bordeaux*. Réflexions sur la cure des rétentions d'urine, adressées à M. Morand, Ecuyer, Chevalier de l'Ordre de S. Michel, de l'Académie Royale des Sciences de Paris, & des principales de celles de l'Europe; Chirurgien-Major en chef de l'Hôtel Royal des Invalides, &c. Extraites du Journal de Médecine du mois de Juin 1766, page 553, 4 pages *in*-12.

1766. M. Martin, qui a été l'élève de M. Morand, lui offre des réflexions sur la cure des rétentions d'urine. Il commence par parler des Soldats des Invalides qui sont fort sujets à ces accidens, qui ont pour cause des gonorrhées qui furent fort difficiles à guérir dans leur jeunesse; il fait mention des remèdes que M. Morand leur ordonnait, savoir les lavemens émolliens & huileux, les cataplasmes relâchans, appliqués sur l'hypogastre, l'introduction des bougies & de l'algalie, quand il était possible; les bains & demi-bains, l'application des mêmes cataplasmes sur la tumeur du périnée que sur l'hypogastre. Il observe que sur dix malades très-bien guéris de son temps, il survint seulement à quatre au-dessous des bourses, une ouverture qui ne pénétrait point dans cette poche; & qu'en donnant issue à l'urine contenue dans la vessie, les malades reçurent un prompt soulagement, & la plaie fut cicatrisée en moins de huit jours, avec un simple emplâtre d'onguent de la mère. De ces obſervations M. Martin conclut que la ponction du périnée ne doit avoir lieu que quand la cauſe de la rétention ſe trouve dans le corps de la veſſie, dans ſon orifice, ou à la partie membraneuſe de ſon col; mais lorſqu'elle réſide dans le canal de l'urètre, en prenant ſon commencement à la partie inférieure du bulbe, il vaut mieux attendre que la nature ſe faſſe une iſſue par ce même canal, étant aidée de l'art avec des onctions & des cataplaſmes émolliens, employés ſur l'endroit prééminent & douloureux du périnée; la ponction eſt une opération que les malades craignent ordinairement, & qui eſt ſouvent ſans fruit. On voit, par ces Obſervations, que les Auteurs avaient tort de craindre, à la ſuite de l'ouverture de l'urètre, dans ces maladies, des dépôts urineux qui d'ordinaire ſont funeſtes, & des infiltrations d'urine dans le ſcrotum, qui produiſent le plus ſouvent la gangrène de cette partie. Ces réflexions ſont ſuivies d'une copie de Lettre obligeante de M. Morand à l'Auteur.

MASCRIER (l'Abbé le). Tableau des maladies de Lommius, ou Deſcription exacte de toutes les maladies qui attaquent le corps humain, avec leurs ſignes diagnoſtics & pronoſtics: Ouvrage ſervant d'introduction au Manuel des Dames de Charité. Traduction nouvelle. A Paris, chez Debure l'aîné, 1760. in-12.

On trouve dans la Traduction ce qui regarde la 1760.
maladie vénérienne, page 82, & pour la gonorrhée page 280. Cette verſion ne nous a paru ni fort bien faite, ni fort utile. *Voy.* LOMMIUS.

☞ MASSARD (Jacques). Traité des Panacées ou remèdes univerſels. Amſterdam, 1686. in-12.

Suite du Traité des Panacées; ce Livre contient 1686.
ſept Diſſertations; 1°. de la nature des ſemences

& de leur manière d'agir ; 2°. de la nature des maladies ; 3°. des fièvres ; 4°. de l'hydropisie ; 5°. de la pleurésie ; 6°. des plaies ; 7°. des maladies vénériennes. A Amsterdam, 1687. in-12.

MAUFLATRE & QUERENET ; *le premier, Bachelier, & le second, Médecin de la Faculté de Paris.* Extrait du Recueil périodique d'Observations de Médecine, Chirurgie, Pharmacie, &c. Mars 1756, de l'Imprimerie de Vincent. in-12.
1756. 48 pages.

On voit que cet extrait n'est pas l'ouvrage de MM. Mauflatre & Querenet, mais qu'il est tiré du Journal de Médecine, & imprimé ensuite séparément. Cet Opuscule contient le Journal des Expériences qui ont été faites sur plusieurs vérolés, pour constater les effets d'un mercure particulier présenté à la Faculté de Médecine de Paris, par MM. Mauflatre & Querenet, comme ayant tout l'avantage, & nul inconvénient de celui dont on se sert communément pour la guérison des maladies vénériennes. Le succès des expériences a répondu à l'attente des Auteurs ; elles ont été faites rue des Rats, en présence de MM. Majault, Ferret, Vieillard, Cantwel, Bourdier de la Moulière, Maloët & Macquart, Commissaires nommés par la Faculté, sur treize malades tant hommes que femmes. Le but de MM. Mauflatre & Querenet était de prouver que leur mercure particulier, donné à plus grande dose qu'on n'a coutume de le faire ordinairement, n'occasionnait point le ptyalisme ; & effectivement aucun des treize malades n'a eu la plus légère salivation. Les Auteurs taisaient leur secret, & n'en avaient fait connaître la composition qu'à la Faculté. Ce n'était autre chose que le soufre uni au mercure & à l'axunge, c'est-à-dire, de l'éthiops minéral préparé sans feu, au moyen d'une simple trituration. Sur quatre onces de graisse, ils ne mettaient que demi-gros d'éthiops minéral : on voit qu'avec aussi peu de mercure il n'était pas possible de faire saliver : mais ils donnaient intérieurement à leurs malades la panacée mercurielle. Cette fourberie fut découverte, fit du bruit : & Querenet quelque temps après s'exila à Bordeaux ; il y défricha quelques landes, & il y est mort des suites d'une fluxion de poitrine dont il s'était mal traité à Paris.

MAURAN, *Chirurgien à Martigues en Provence.* Observation sur deux fics véroliques, larges comme la paume de la main ; extraite du Journal de Médecine. Juin 1762, pag. 549, 4 pag. *in*-12.

Je conçois aisément qu'un Observateur qui a fait une heureuse découverte ; qu'un Praticien,
qui, dans un cas épineux, a été couronné d'un 1762.
heureux succès, est charmé d'en instruire le Public, autant pour reculer les bornes de l'art, que pour satisfaire son amour propre : mais qu'un homme qui n'a rien moins que réussi dans son entreprise, ou qui doit rapporter à un hasard fortuné, si son imprudence n'a pas été suivie des accidens funestes auxquels il s'était exposé, cherche à l'apprendre à des Lecteurs ; c'est ce que je ne puis comprendre. Il faut être bien aveuglé, & prévenu en sa faveur, pour se faire illusion à un tel point. Nous allons pourtant en voir un exemple.

Une femme avait gagné une gonorrhée, des chancres & des poulains ; sans y apporter aucun remède, l'écoulement s'arrêta, les ulcères se cicatrisèrent, les bubons se dissipèrent. La malade charmée de cet évenement, vécut tranquille sur son état. Six mois après, le dragon assoupi se réveilla avec plus de fureur; & il parut aux deux côtés de l'anus deux petites phlyctènes qui laissaient échapper une liqueur âcre qui en faisait pulluler d'autres aux environs; du fond de ces vessies, il sortit bientôt deux excroissances qui vinrent en très-peu de temps de la grosseur de deux balles de paume; il en suintait une sanie âcre & fétide: ces masses étaient très-douloureuses, & la malade ne pouvait rester ni couchée ni assise. On appela M. Mauran pour lui porter du secours; à l'inspection de ces fics, il jugea que toutes les frictions du monde ne pouraient faire fondre de pareilles tumeurs, & qu'il n'y avait d'autre soulagement à espérer, que du fer ou du caustique. Il préféra le premier moyen comme le plus prompt & le moins douloureux; & armé d'un scalpel bien tranchant, il emporta circulairement les tumeurs avec leurs racines, ménageant, autant qu'il le put, le rectum & son sphincter, qui ne laissa pas d'être fort endommagé. Des ruisseaux de sang inondèrent la chambre; il employa les astringens & les styptiques les plus forts, même la compression; mais ces moyens furent inutiles. Il eut recours à l'amadou, il tampona toute la plaie, & le sang s'arrêta, *comme par miracle*; il introduisit une canule garnie du même amadou dans le rectum, & ne leva son appareil qu'au bout de trois jours. L'un de ces fics pesait neuf onces, & l'autre en pesait onze. Après ces préliminaires, il traita la malade par les frictions, & elle guérit, comme il prétend. Personne assurément ne fera compliment à M. M. sur une telle opération. 1°. Il courait risque de faire mourir la malade sur le champ par l'hémorrhagie, si, comme il le dit lui-même, le sang ne s'était arrêté, *comme par miracle*. 2°. La malade n'ayant encore fait usage d'aucun remède anti-vénérien, le sang & les autres liquides étant viciés, il pouvait se faire que la plaie prît un mauvais caractère, & que la gangrène s'en emparât, au rectum sur-tout où ces accidens sont peu rares à cause du tissu graisseux. 3°. Le sphincter du rectum ayant été endommagé, il doit sans doute s'en suivre une incommodité perpétuelle pour cette femme. Il était bien plus simple & nullement dangereux de donner d'abord des anti-vénériens à cette malade, de laver ces tumeurs avec l'eau sublimé, d'y faire des frictions mercurielles locales, répétées plusieurs fois par jour; d'y appliquer l'onguent basilicum, dans lequel on aurait mêlé un peu de précipité rouge, ou bien une dissolution de mercure sublimé dans l'eau-de-vie camphrée. On aurait vu ces tumeurs diminuer à vue d'œil, par la suppuration qui s'y serait établie, & la malade n'eût point souffert la douleur de l'opération, & les accidens qui l'ont suivie. Il est vrai que l'on n'eût pas su la pesanteur des fics.

MEAD (Richard), *Colleg. Medicor. Londin. & Edimburg. Socius. Reg. Societatis sodalis, & Med. Regius.* Monita & præcepta Medica.

Ασκεῖν περὶ τὰ νουσήματα δύο ὠφελέειν, ἢ μὴ βλάπτειν.

Hippocr. Epidem. I.

Londini, prostant apub Joannem Brindley, 1751. in-8°.

L'Auteur a consacré le vingtième chapitre de 1751.
cet ouvrage, p. 255—258, au mal vénérien; mais il n'en dit que deux mots: il prétend qu'après M. Astruc l'on ne doit plus écrire sur cette matière. Il donne seulement une recette pour la gonorrhée habituelle, qu'il dit lui avoir toujours réussi; elle est faite avec la rhubarbe, trois dragmes; la gomme de gayac, une dragme & demie;

la lacque, une dragme; les cantharides pulvérisées, deux dragmes; la cochenille, demi-dragme; on met infuser ces drogues dans une livre & demie d'esprit-de-vin; on passe ensuite, & l'on prend de cette teinture de trente à cinquante gouttes dans de l'eau chaude, le matin & le soir en se couchant. Nous n'osons approuver cette recette, à cause des cantharides qui entrent dans sa composition. C'est un poison qui se porte particuliè-ment aux reins & à la vessie, & qui peut faire les plus grands ravages. Nous en avons vu plus d'une fois de sinistres effets sur des personnes qui en avaient pris pour leur servir de remède aphrodisiaque. D'autres paraissent s'y accoutumer, & en font souvent usage; mais la maigreur, le *tabes dorsalis*, la phthisie, couronnent leur imprudence. M. M. prétend que les personnes qui ont été extrêmement fatiguées par la salivation, & qui sont attaquées de fièvres hectiques, se trouveront très-bien d'une décoction faite avec le gayac, le sassafras, l'esquine, la salsepareille, la régliсse, les semences de coriandre; on doit en boire abondamment & y mêler moitié lait.

MEDICUS (Fridericus-Casimirus), *Præsidii militum Electoralium Palatinorum Manhemiensis Medicus.* Acta Academiæ Electoralis Moguntianæ, Scientiarum utilium quæ Erfordiæ est. tom. II, 1761. p. 490. *De pilorum circà pudenda resectione, singulari methodo ad humores in gonorrhœâ effluentes diminuendos, dolores in gonorrhœis diurnis tollendos, necnon bubones venereos resolvendos.*

1761. Le remède est fort simple, comme on le voit: mais a-t-il véritablement l'efficacité que lui attribue son Inventeur? Une personne véridique & impartiale qui en a fait l'épreuve m'a assuré le contraire. Quoi qu'il en soit, nous allons mettre nos Lecteurs à portée de l'éprouver eux mêmes. On voit que M. M. tond les poils qui se trouvent au pubis ; il lave ensuite la place avec de l'eau de chaux : cette simple pratique arrête les écoulemens gonorrhoïques, appaise les douleurs causées par cette maladie, & dissipe les poulains. M. M. a observé qu'après l'opération faite, le flux diminue considérablement, & qu'il augmente avec la crue des poils. Quoique cette méthode soit absurde & absolument inefficace, cependant son Auteur la soutient par une théorie séduisante au premier abord. Les humeurs, dit-il, qui causent le flux gonorrhoïque, sont employées quand les poils sont rasés, à leur fournir une nouvelle substance : alors l'écoulement discontinue jusqu'à ce que les poils n'aient plus besoin de seve ; il en est de même des douleurs que l'on ressent dans la gonorrhée ; ce n'est pas le virus vérolique qui les cause, mais l'acreté de l'humeur fluante qui irrite les nerfs & les fibres. Si cette humeur est employée à fournir de la nourriture aux poils naissans, il est indubitable que les douleurs doivent cesser. La même cause a encore lieu pour les bubons. L'humeur qui se ramasse & s'agglutine dans les glandes, se dissipe, si elle est employée à donner la seve nécessaire pour l'accroissement des poils ; on voit d'après ces principes la nécessité de réitérer souvent l'opération. L'intermittence que cette méthode accorde à l'écoulement habituel, donne le temps de redonner le ton aux vaisseaux, & la force de résister au flux, s'il reprenait cours après l'accroissement des poils. Ce n'est pas cependant, comme avertit fort à propos M. M. que ce soit-là sa seule méthode de guérir ; ce secours ne lui sert que d'accessoire : car pour les gonorrhées habituelles, il emploie les toniques, le quinquina vers la fin de la cure, & les bains d'eau froide. Il a cependant vu un homme qui ne fit que se tondre & qui, parce seul moyen arrêta radicalement son écoulement. Quoi qu'il en soit, si cette pratique & cette théorie ne sont pas solidement appuyées, au moins doit-on le passer à l'Auteur en faveur de la nouveauté ; car enfin, nous ne croyons pas qu'aucun autre ait imaginé cette méthode avant lui : cependant je me rappelle que les Soldats sont assez dans l'habitude de se raser ces parties lorsqu'ils sont attaqués de gonorrhée ; mais bonnement, je n'avais fait jusqu'ici aucune attention à cette pratique, n'imaginant pas qu'elle dût tourner au salut des malades ; & eux-mêmes le font sans autre raison, que parce qu'ils l'ont vu faire à leurs camarades.

MÉNAGER, *Chirurgien du Guet.* Avis au Public, avec la signature du sieur le Grau, Major du Guet, contre Keyser.

On peut voir au mot KEYSER, à l'article de sa réponse à ce *pamphlet* p. 450, quel parti M. M. retira de son éloquence, & ce qu'elle faillit valoir au sieur le Grau. Le premier perdit sa place ; & l'autre, sous peine de prison, fut obligé de se rétracter.

MENTZELIUS (Johannes-Christianus). *Seren. ac Potentiss. Regis Borussiæ & Elect. Brand. Archiater, Acad. Curios.* Miscell. curio. sive Ephemerid. Med. Phys. Ger. Acad. Cæsareo-Leopoldinæ, nat. curios. Dec. III. annus nonus & decimus. Norimbergæ, Franco-Furti & Lipsiæ 1706. obs. 34, pag. 49. *De muliere sexagenariâ lue venereâ laborante, & absque mercurio adhibito salivante.*

1706. Une mère dont le fils avait été traité par les frictions mercurielles, pour cause de maladie vénérienne, n'avait point quitté, pendant tout ce temps, le chevet de son lit, & avait été la seule qui lui eût donné les soins les plus continués. Il survint tout à coup à cette malheureuse mère âgée de soixante ans, des pustules & des ulcères par tout le corps ; ses gencives se tuméfièrent, ses dents s'ébranlèrent, son haleine devint forte, son visage enfla, & une salivation abondante ne tarda point à se déclarer; elle eut recours à Mentzelius, il employa tous les remèdes usités pour détourner ce ptyalisme, mais les remèdes n'apportèrent aucun soulagement à la malade; la salivation augmenta de plus en plus, & elle périt le sixième jour.

Obs. 35, p. 50, *De ægro, lue vereneâ laborante & duodecies unguento mercuriali largiter inuncto, absque tamen insequente salivatione.*

Un homme attaqué de maladie vénérienne, reçut douze larges frictions sans aucune apparence de ptyalisme. L'excrétion des urines augmenta; elles étaient claires, & déposaient un sédiment épais: ce bénéfice ne dura que trois jours. Le sujet qui fait celui de l'Observation fut traité par un Chirurgien Français, & Mentzelius n'épargne ni le Guérisseur ni sa Nation; il fait des sorties un peu vives sur les gasconades, dont il prétend que les Français sont peu avares, *qui verbis trasonicis uti id genus hominum solet*, dit-il. Il blâmait la manière dont le Chirurgien s'était conduit à l'égard de son malade; & il croiait que, parce que le malade n'avait pas salivé, il ne pouvait être guéri; & que sans la décoction des bois & des racines, dont il lui fit faire usage pendant quelques semaines après, la maladie n'eût point été déracinée. Cependant, quel Praticien un peu éclairé, eût-il vécu avant le siècle d'Hippocrate, n'eût pas vu que l'excrétion abondante d'urine suppléait à l'excrétion salivaire? Sûrement M. en était persuadé, & il ne fermait les yeux sur cette vérité, que par l'animosité qu'il portait comme il semble, à la Nation Française. Eh! qui peut avoir donné lieu à cette haine que se gardent mutuellement des Peuples qui n'ont pour se distinguer, qu'une petite rivière qui sépare leur Pays, un idiome différent, & un ciel ou plus serein ou plus nébuleux ?

MENURET, Médecin à Montelimar. *V.* NOVIS.

MERY (Franciscus), *Doctor Medicus. Voyez* GENTIL.

MIDY (Joannes), *Doctor Medicus. V.* DES BOIS.

MILLER, *Chirurgien-Major du huitième Régiment d'Infanterie, commandé par le Lieutenant-Général* Wolfe. *Voyez* GORDON.

MISSA (Henri-Michel) *Docteur en Médecine de la Faculté de Paris, Censeur Royal. Voyez* DANIÉ DES PATUREAUX.

Quoique M. Missa n'ait point écrit sur les maladies vénériennes, cependant nous ferons ici mention de plusieurs remèdes fort utiles qu'il a bien voulu nous communiquer : ils sont le fruit de la longue expérience d'un bon Praticien, & d'un clinique judicieux.

M. Missa premièrement a réformé les pilules de Belloste de la manière suivante.

Prenez mercure revivifié du cinnabre, une once; sucs de feuilles de grand basilic & d'oseille, ou de parelle, ou de pourpier, q. s. diagrède, jalap, de chaque une once.

Triturez le mercure avec ces sucs dans un mortier de marbre jusqu'à parfaite extinction, quand il ne paraît plus aucun globule de ce métal, ajoutez les poudres; incorporez les exactement avec ce mélange, en y ajoutant de nouveau s. q. des mêmes sucs; & formez du tout une masse que vous diviserez en pilules de quatre grains.

Ces sucs acides & savonneux sont merveilleux pour éteindre parfaitement le mercure; les pilules sont d'un noir de jais, preuve infaillible de son extinction exacte, & elles restent toujours fraîches.

Voici le traitement que M. Missa fait observer dans les différentes espèces de gonorrhées, qu'il distingue en inflammatoires & en chroniques.

niques. Nous allons le mettre ici tel qu'il nous l'a communiqué.

Traitement de la gonorrhée récente & invétérée.

1°. Saigner du bras plusieurs fois, à la quantité de deux ou trois palettes pour chaque saignée, si les forces le permettent, & si l'intensité de l'inflammation, la vivacité des douleurs, & la gravité des symptômes l'exigent.

2°. Donner dans les premiers jours, pour boisson ordinaire, d'abord le petit-lait légèrement nitré, avec le sirop d'althéa de Fernel, ou de nimphéa, ou une infusion de fleurs de guimauve & de bouillon blanc avec le sirop de violettes; ensuite une tisane légère faite avec la pomme de rainette, le chiendent, le crystal minéral à petite dose & le sirop de nimphéa; en faire boire une pinte les matins, & autant les soirs.

3°. Après avoir calmé la violence des symptômes, purger en lavage avec la casse, la crême de tartre, la manne en sorte, le petit-lait bien clarifié, & l'eau de fleurs d'oranges; réitérer ce genre de médecine jusqu'à trois ou quatre fois, de trois jours en trois jours; & faire prendre durant son opération une pinte & demie ou deux pintes des boissons ci-dessus.

4°. Faire prendre les matins & les soirs les jours de non-purgation; & les soirs seulement les jours de purgation, un lavement composé de racine de laitue, de nenuphar, de pariétaire, de graine de lin & de bonne huile d'olive; prescrire aussi de baigner les parties malades dans suffisante quantité de la même décoction chaude.

5°. Ajouter, après la quatrième purgation, dans chaque pinte de tisane ci-dessus, une poignée de cresson ou d'acétoselle, seize gouttes d'esprit de nitre dulcifié, & une once de sirop de guimauve de Fernel, au lieu de cryſtal minéral & de ſirop de nimphéa, ſur-tout ſi la violence des ſymptômes inflammatoires eſt calmée.

6°. Faire prendre les matins & les ſoirs, avant le premier verre de cette tiſane apéritive, quatre pilules balſamico-déterſives pour chaque priſe.

Pilules balſamico-déterſives.

Baume du Canada, quatre gouttes.
Mercure doux, huit grains.
Calamus aromaticus, douze grains.
Sirop de Diacode ou de Karabé, ſuffiſante quantité.

Mêler le tout ſelon l'Art, & en faire huit pilules argentées, pour deux priſes.

7°. Purger de quatre jours en quatre jours, pendant l'uſage de ces pilules, avec les pilules hydragogues ſuivantes.

Pilules hydragogues.

Aquila alba, dix grains.
Crême de tartre, dix-huit grains.
Pilules hydragogues de Bontius, dix grains.
Sirop d'abſinthe, ſuffiſante quantité.

Mêler le tout ſelon l'Art, & en faire neuf pilules argentées.

On en prendra trois d'heure en heure, & on boira par-deſſus, une demi-heure après chaque priſe, un gobelet de tiſanne apéritive, tiède, dont on continuera l'uſage pendant les effets de ces pilules.

8°. Sitôt que l'écoulement de la gonorrhée deviendra peu copieux, rare, ſéreux ou *lymphatico-laiteux*, on ſupprimera l'uſage des pilules *balſamico-déterſives* & de la tiſanne apéritive; & on leur ſubſtituera les pilules *balſamico-aſtringentes*, & l'eau minérale acidule; & on ne preſcrira plus les pilules hydragogues, que de ſix jours en ſix jours.

Pilules balſamico-aſtringentes.

Réſine de gayac, ſeize grains.
Sang dragon, douze grains.
Baume de Copahu, huit gouttes.
Laudanum ſolide, un demi-grain.
Sirop de Stœchas, ſuffiſante quantité.

Mêler le tout ſelon l'Art, & en faire huit pilules argentées pour deux priſes.

On en prendra quatre les matins, & autant les ſoirs; & on boira par-deſſus chaque priſe, une chopine d'eau minérale acidule artificielle, dégourdie, en trois verres, de demi-heure en demi-heure, ou des eaux de Paſſi non épurées.

Eau minérale acidule artificielle.

Sel ſédatif, un ſcrupule.
Tartre martial ſoluble, douze grains.
Eau chaude, une pinte.

Préparer le tout ſelon l'Art.

9°. Si les malades ſe laſſaient de prendre des pilules & de boire de l'eau minérale acidule, on leur ſubſtituerait les matins & les ſoirs, *l'oleoſaccharum*, & la tiſane ci-après.

Oleoſaccharum balſamico-aſtringent.

Eſprit-de-vin camphré, ſeize gouttes.
Teinture de ſuccin, douze gouttes.
Sucre blanc en poudre, ſuffiſante quantité.

Mêler le tout ſelon l'Art, & le diviſer en deux priſes.

Tiſane.

Feuilles & fleurs de pied de lion & de verge

d'or ou d'oranger de chaque deux pincées, eau bouillante, une pinte. Faire infuser le tout comme le thé, le passer une heure après sans en exprimer le marc, & ajouter à cette infusion une once de sirop de verjus ou d'épine-vinette.

10°. Si la gonorrhée tombe dans les bourses, après avoir appaisé l'inflammation par les saignées du bras réitérées, on prescrit le petit-lait clarifié, ou les eaux de Vichi, coupées d'un quart ou d'un tiers de vin blanc non mousseux, dont on boit chaque jour matin & soir une pinte, mesure de Paris, jusqu'à ce que l'écoulement reparaisse; on a aussi recours aux bains de fauteuil faits avec les plantes rafraîchissantes & tempérantes, à l'application des fomentations & des cataplasmes émolliens & sédatifs sur les parties affectées, &c. Les mêmes secours servent d'ailleurs à rétablir l'écoulement de la gonorrhée inopinément supprimée, ou prématurément arrêtée, & qui, par une métastase, se porte sur la vue, les poumons, &c. ce qui s'appelle gonorrhée chronique, masquée ou dégénérée; il est même bon alors de donner le vin blanc & les eaux de Vichi à doses égales, & d'en faire prendre une pinte par jour; la chaude-pisse ne tarde gueres plus de huit à dix jours à reparaître. Ce remède, tout simple qu'il est, est encore un moyen infaillible pour s'assurer si l'on est bien guéri de cette maladie.

Voici d'autres pilules, qui sont bonnes aussi, pour rétablir l'écoulement.

Pilules balsamiques-apéritives.

Thérébentine, un gros.
Mercure doux, deux scrupules.
Sel ammoniac, un demi-gros.
Sirop des cinq-racines apéritives S. Q. Faire du tout S. A. des pilules argentées, chacune de quatre grains.

On en prend trois le matin, & trois le soir;

ces pilules ont la vertu d'exciter une ſalivation bénévole, que l'on ne doit point confondre avec celle qu'occaſionne le mercure crud donné à grandes doſes, parce qu'elle n'en a aucun des inconvéniens, quoiqu'elle ſoit produite par le même mécaniſme; & elles rétabliſſent l'écoulement dans peu de temps.

Il n'eſt pas néceſſaire de rappeler ici que l'on doit faire précéder & accompagner l'uſage de ces pilules, des délayans, des diurétiques, des tempérans, des demi-bains, des lotions & fomentations, même des cataplaſmes calmans & émolliens. On n'emploie jamais ces pilules dans le temps de l'inflammation; on ne doit point purger le malade lorſqu'il en fait uſage; on ne doit point auſſi arrêter la douce ſalivation qu'elles procurent: il ſuffit de ſe gargariſer avec une décoction de racine de guimauve, dans laquelle on étend du ſirop d'orgeat.

11°. Enfin, à l'égard des ſymptômes extérieurs de la gonorrhée, on ſuit les divers traitemens preſcrits par les Auteurs.

MITIÉ, *Docteur-Régent de la Faculté de Médecine en l'Univerſité de Paris.* Réflexions ſur les inconvéniens des différentes méthodes miſes en uſage pour traiter la maladie vénérienne, par le mercure, &c. in-8°. 20 pag.

Cette brochure eſt écrite en faveur du ſieur de Velnos. On peut voir ce que M. Bertrand, Médecin de la Faculté de Paris, en dit au mot VELNOS, à l'article de la *lettre de M. Bertrand.* L'auteur y décrit l'analyſe du ſirop de cet homme à ſecret qu'il favoriſe, faite ſuivant les ordres de M. de Biron, par MM. Rouelle & de la Caſſaigne: mais il avait dit auparavant que ce ſirop lui appartenait, lorſqu'au mois de Juin 1771 il demanda la permiſſion de l'adminiſtrer dans l'Hôpital des Gardes-Françaiſes. *V. l'examen & analyſe chimi-*

que, par M. Marges, seconde édition, page 26. note *a*.

MOELLENBROCCIUS (Valent. Andræas). *Physic. Hallæ Saxon. & Academicus curiosus.* Miscellanea curiosa sive Ephemeridum ... Academiæ naturæ curiosorum decuriæ I. annus primus 1670. Francofurti & Lipsiæ 1684. *Observatio 54. p. 131. hypercatharsi à medicamentis mercurialibus.*

1684. Une poudre mercurielle donnée par un Charlatan fit aller soixante fois par bas, dix fois par haut & fit évacuer des matières sanguinolentes : ces accidens furent suivis d'un tenesme violent, de la fièvre, de l'abattement des forces, de l'anxiété, d'une salivation abondante &c. M. rapporte aussi qu'un autre Empirique qui administra l'*azot* ou sublimé corrosif à deux femmes honnêtes, les tua en très-peu de jours.

MOLLÉE, *Chimiste*. Lettre de M. Mollée, demeurant à Paris, Fauxbourg St Honoré, rue de la Ville-l'Evêque, n°. 11. in-8°. 26 p.

Nous ignorons chez quel Imprimeur & en quelle année cette lettre a été écrite. Quoi qu'il en soit, le but de cette épître n'est autre que de préconiser une quintessence anti-vénérienne. Ce guérisseur ne s'annonce point avec le faste & l'arrogance de ses compagnons ; au contraire, on distingue dans son caractère, ou du moins dans son style, l'air de la plus grande soumission. Il cite pourtant & des cures & des certificats & des copies de lettres qu'il a écrites à des Intendans de Provinces : mais il ne nous fait pas lire leur réponse, & ce, sans doute pour raisons à lui connues. Il fut humilié dans le temps par le Doyen de la Faculté de Médecine, & le Secrétaire perpétuel de l'Académie de Chirurgie qui firent insérer dans le Mercure de France qu'à tort le sieur Mollée avait avancé qu'il avait eu le suffrage de ces deux Corps. L'Auteur dans cette lettre veut raccommoder la chose par une fleur de rhétorique. J'avais, dit-il, pris quelques Membres de la Faculté pour la Faculté même; & si l'on n'en a pas parlé à l'Académie de Chirurgie, le Professeur en a parlé aux Ecoles & c'est bien mieux: le nombre des Etudians est indéfini, & celui des Académiciens est limité à quarante.

Lettre de M. Mollée, &c. in-8°. 38 pag.

Elle est sans date encore, mais elle nous paraît postérieure à celle que nous venons de citer. Elle tend à la même fin que la première. On y lit une lettre de M. de Boynes, alors Intendant de Franche-Comté; il paraît que de trente-deux Intendans celui-ci est le seul qui ait répondu à M. Mollée: la moitié de cette Epître est remplie d'une lettre de M. Arnaud, Chirurgien à Londres, qui fait le plus long détail de la maladie d'un homme qu'il dit avoir guéri avec la quintessence de l'Auteur.

*Réponse de M. Mollée, Chimiste, à la lettre que M. Dibon, Chirurgien ordinaire du Roi, dans la Compagnie des Cent-Suisses de Sa Majesté, a adressée à M. ***, au sujet du remède de M. de Torrez, Médecin, pour la guérison des maladies vénériennes.*

Cette réponse est encore sans date: mais il est à présumer qu'elle a été imprimée en 1754, puisqu'elle sert de réponse à la troisième lettre de M. Dibon. Il n'y a rien de curieux: cependant nous croyons devoir dire à l'honneur de M. Mollée, qu'il se défend avec plus d'honnêteté que le Chirurgien des Cent-Suisses ne l'avait attaqué. Ces scurrilités débitées de part & d'autre ne servent jamais qu'à amuser le lecteur aux dépens des combattans. 1754.

Méthode pour l'usage de la quintessence anti-vénérienne de M. Mollée, &c. A Paris, de l'Imprimerie de Joseph Barbou, 1754. in-8°. 11 p.

On apprend dans cette feuille la manière de se préparer à l'usage du remède de M. Mollée, 1754.

comment on doit se l'administrer, & les précautions qu'on doit prendre. On a prétendu que le sublimé-corrosif jouait un grand rôle dans cette quinteſſence.

MONARDES (Nicolaus). Nous voyons dans
1569. le grand Dictionnaire de Médecine de James,
1574. *in-folio* : tom. IV. col. 977, que ce Monardes a écrit sur la maladie vénérienne, dans un traité qui a pour titre: *de ſimplicibus medicamentis ex novo orbe allatis*. Nous ne connoiſſons cet ouvrage que par ſon intitulé, mais qui n'eſt pas tel qu'on le lit dans le Dictionnaire de Médecine, puiſque l'original eſt écrit en Eſpagnol avec ce titre : *de las drogas de las indias*, [Bayle dict. au mot Monardes], & n'a jamais été traduit en latin. Les titres des ouvrages que pluſieurs Auteurs ſe font peu de ſcrupule de traduire & de citer ainſi, ſervent plutôt à égarer qu'à renſeigner le lecteur. Les deux premières parties de cet ouvrage furent imprimées l'une après l'autre ; Nicolas Antonio *Biblioth. Hiſpan. Tom. II, p. 122*, veut qu'elles ayent paru toutes deux enſemble, pour la première fois, l'an 1569, in-8°. & que la troiſième partie ait paru ſéparément l'an 1580, in-4°. mais ce qu'il dit n'eſt pas exact ; car il eſt ſûr que la troiſième partie fut imprimée avec les deux autres, qui le furent de nouveau dès l'an 1574, à Seville, chez Alonſo Eſcrivano. Cette édition eſt dédiée au Pape Grégoire XIII.

Il paraît que M. Aſtruc n'a eu aucune connoiſſance de ce livre ; car il n'en dit rien.

MONCADE (le Comte de), *Médecin ordinaire de Mgr. le Duc d'Orléans*. Lettre à M***, ſur la guériſon du mal vénérien. Extraite du Mercure de France d'Août 1770, p. 201, 5 p. in-12.

Ce M. de Moncade n'eſt autre que M. de Tor-
1770. rez qui a tant diſputé avec le ſieur Dibon. Nous ignorons pour quelle raiſon il a plu à ce Médecin de dérouter le Public avec ce nouveau nom. Par

les belles cures qu'il a faites, & qui ont été atteſtées avec tant d'authenticité par les Bertrand, les Carboneil, &c., nous ſommes bien loin de croire que c'eſt le peu de fortune qu'il a fait avec ſon mercure purifié qui l'a engagé à ſe débaptiſer. Ce ferait une offenſe de comparer M. le Comte de Moncade à ces honnêtes filles qui inondent Paris, & qui s'expatrient dans la rue voiſine, lorſqu'elles ſont trop connues dans la leur. Quoi qu'il en ſoit, il ſemble, par cette Lettre, que M. le Comte de Moncade fait des reproches à quelqu'un de l'Art qui, par jalouſie, a publié que les malades qui avaient été entre ſes mains, avaient dit hautement n'avoir point été guéris : je ne ſais ce que l'on doit penſer de la rare générosité de ce Médecin; il paſſe ſous ſilence le nom de ſon détracteur. Nous craignons fort pour l'honneur de ſon nom, de ſes qualités & de lui même, que cette prétendue plainte ne ſoit un prétexte pour donner ſon adreſſe, comme il le fait, *rue de Condé, au coin de la rue du Petit-Lion, vis-à-vis le paſſage du Riche-Laboureur, chez M. Joſſe, Marchand Epicier.* Il dit guérir tous les ſix ſemaines, aux frais d'un Seigneur qui ne veut point être nommé, deux malheureux attaqués du mal vénérien, & il donne aux autres qui ne ſont point atteints de ce mal, un remède qui, par ſon efficacité, les dédommage de ne pouvoir être traités de leurs incommodités ſous les auſpices charitables du Seigneur dont il eſt ici queſtion. C'eſt avec bien du chagrin que nous nous croyons obligés, ſur une pareille Lettre, de taxer de charlatanerie un Gentilhomme qualifié, &, qui plus eſt, un Médecin en place.

MONCHAU (du), *Médecin des Hôpitaux Militaires, à Cambrai.* Lettre ſur l'effet de pluſieurs remèdes, à M. Vandermonde, &c. Journal de Médecine, Mai 1760, Tom. XII, page 467.

Dans cette Lettre où l'Auteur parle principalement de l'efficacité du quinquina, il dit un mot
1760. du ſublimé-corroſif, remède qu'il eſpère qui s'accréditera; & il apprend qu'avec vingt grains de turbith minéral, mélangés avec du bezoard minéral & le camphre, il a guéri une vérole bien décidée. Enfin il a employé les alkalis volatils ſur un ſoldat attaqué de ſcorbut, de rhumatiſme & de ſciatique : il comptait ſeulement que ce remède agirait ſur le vice ſcorbutique; mais il a vu avec étonnement que l'humeur rhumatiſmale & ſciatique a auſſi cédé à ſon impreſſion.

1756. MOONEY. A DISSERTATION ON THE NATURE AND CURE OF THE VENEREAL DISEASE; WHEREIN THE PATHOLOGICAL HISTORY OF THAT DISORDER IS FULLY CONSIDERED; THE MERIT OF THE DIFFERENT METHODS HI THERTO USED ARE IMPARTIALLY INQUIRED INTO AND A NEW METHOD OF TREATING IT IS PROPOSED. London. in-8°. 1756. *C'eſt-à-dire* : Diſſertation ſur la nature & la guériſon du mal vénérien, dans laquelle on s'eſt particulièrement occupé de l'hiſtoire pathologique de cette maladie; on y a apprécié avec impartialité les différentes méthodes miſes en uſage juſqu'à ce jour, & on finit par en propoſer une nouvelle. A Londres.

MORAND, *Chevalier de l'Ordre du Roi, Docteur en Médecine, Secrétaire perpétuel de l'Académie Royale de Chirurgie, de l'Académie Royale des Sciences & de pluſieurs autres, &c.* Opuſcules de Chirurgie. A Paris, in-4°. II parties. la première
1772. imprimée en 1768 & la ſeconde en 1772.

Part. II, chap. IV, art. 3, page 260—267, l'Auteur parle de la vérole. Il dit avoir employé, de la meilleure foi, pluſieurs méthodes de traiter, & n'en avoir point trouvé de plus efficace que les frictions mercurielles. Il entre en énumération des différens remèdes que pluſieurs Particuliers, par ordre du Miniſtre, ont mis en uſage à l'Hôpital de l'Hôtel Royal des Invalides, duquel M. M. était Chirurgien - Major. Il commence par la panacée mercurielle qu'un Chirurgien nommé *la Brune*, éprouva ; il dit que ſon uſage n'eſt point à mépriſer, & qu'on peut l'employer comme anti-vénérien & comme fondant, depuis quatre grains juſqu'à huit. Il parle enſuite d'un précipité rouge nommé panacée d'Eſpagne; on en donna à trois malades : un en mourut, & il porta violemment à la bouche des deux autres. Vient enſuite la méthode de M. *Haguenot*, qui entre-mêle les bains aux frictions; contre ſa promeſſe, deux malades ſalivèrent, tandis que ceux que M. M. traita par la méthode ordinaire, n'éprouvèrent aucun ptyaliſme. Suivent les fumigations de *Charboniere* : en général, elles réuſſirent aſſez bien (1); cependant pluſieurs de ſes malades eurent une ſalivation, malgré qu'il eſpérât le contraire. M. M. juge qu'il eſt des cas où elles peuvent mériter la préférence. M. M. parle enſuite de la pommade de M. *de Torrez* ; il en a vu des effets heureux : du remède de M. *Van - Swieten*; la pratique autoriſe M. M. à lui préférer les frictions: des gouttes de *Langhans*; elles ne réuſſirent pas: enfin des dragées de *Keyſer*; on en introduiſit l'uſage, malgré lui, à l'Hôpital des Invalides; ce remède fait ſouvent des impreſſions funeſtes à l'eſtomac; pluſieurs malades en ſont

(1) Quoi qu'en diſe M. Aſtruc, il y a grande apparence que Charbonnière guériſſait, comme le dit M. Morand ; ce fait ſemble conſtaté par le zèle d'un certain Chirurgien qui, dans ce temps-là, à genoux devant le tombeau de Charles VIII, dans l'Egliſe de l'Abbaye de St Denis, invoquait tout haut ce Roi, ſous lequel avait commencé cette maladie en France. Il le ſuppliait d'arrêter le cours de telles guériſons : *Il eſt à craindre*, diſait-il, *que la facilité de guérir ne multiplie le mal.*

morts, beaucoup ont été manqués. Après ces remarques succintes, l'Auteur dit un mot de la manière d'administrer les frictions mercurielles, & il s'en tient à celle que M. Astruc a décrite, qu'il croit être la meilleure. En finissant, M. M. dit avoir été consulté sur la vilainie d'un débauché qui étant ivre, & venant de voir une femme attaquée de la vérole, s'était lavé la verge dans un verre de vin & l'avait avalé tout de suite. On lui demandait si ce breuvage pouvait donner la vérole; il répondit qu'il ne le croyait pas.

MORAND, *Ecuyer, Conseiller-Médecin ordinaire du Roi de Pologne, Duc de Lorraine, Aggrégé honoraire au Collége Royale de Médecine de Nancy, de l'Académie Royale des Sciences de Suède, &c.* Lettre à M. Ronnow, Ecuyer, premier Médecin de S. M. le Roi de Pologne, Duc de Lorraine, &c. sur un remède anti-vénérien, 1764.

1764. Cette Lettre a été imprimée en 1764 chez la veuve Quillau, & dans la première partie du Journal Encyclopédique pour le mois d'Août de la même année, pag. 136, 7 pag. in-12. C'est dans cet Ouvrage périodique que nous l'avons lue.

M. Morand, fils du Chirurgien dont nous venons de parler, & aujourd'hui de l'Académie Royale des Sciences, est quelqu'un auquel on ne peut refuser beaucoup d'esprit & de vivacité; on distingue dans cette Lettre le savoir & le vrai type de la maladie dont il est question; il passe légèrement en revue la plupart des remèdes différens que plusieurs Auteurs ont apportés dans la Capitale: il reconnaît avec prudence qu'un Médecin, bon clinique, approprie les remèdes aux différens tempéramens. Il parle enfin de la tisane de M. Nicole, en faveur de laquelle cette Lettre a été écrite: M. Morand dit qu'elle est faite sans mercure & qu'il en connaît l'efficacité. Nous sommes persuadés que ce Docteur ignore la vraie composition de ce breuvage & n'en parle que d'après la foi du sieur Nicole; car nous sommes bien éloignés de soupçonner qu'un Médecin tel que lui, veuille induire le Public en erreur.

MORE (le), *Chirurgien-Major de l'Hôpital établi à Cologne pour le traitement des maladies vénériennes.* Observation sur l'usage du sublimé-corrosif. Extraite de la Gazette de Médecine, n°. 31, samedi 16 Octobre 1762.

Le soldat qui fait le sujet de cette observation avait 1762.
reçu un coup de feu; malgré toutes les opérations & les attentions convenables, ses plaies ne se guérissaient point : on soupçonna qu'il existait une cause vénérienne; le malade accusa avoir eu précédemment des pustules, des chancres, &c. Il dit avoir passé les remèdes à l'Hôpital de Worms, & que depuis il avait eu commerce avec des femmes publiques; d'après cet aveu, on lui administra le sublimé-corrosif; il en prit 25 grains, & ses plaies vinrent heureusement à cicatrice.

MORGAGNI (Jo. Baptist.). De sedibus & causis morborum per anatomen indagatis libri quinque. Dissectiones & animadversiones, nunc primùm editas complectuntur propemodùm innumeras, medicis, chirurgis, anatomis profecturas. Multiplex præfixus est index rerum & nominum accuratissimus. Venetiis, 1761, ex typographiâ Remondinianâ; in-folio.

On lit dans cet Auteur véridique & estimable 1761.
une Lettre anatomi-médicinale qui traite de la gonorrhée; elle est la 44e. du 3e. livre *de morbis ventris*, pag. 194. Morgagni est de presque tous les Anatomistes celui qui a le plus ouvert de cadavres, & l'on peut même dire qu'il n'y en a point qui ait porté l'inspection aussi loin que lui à l'égard des maladies vénériennes : c'est par la grande quantité des membres virils qu'il a ou-

verts, qu'il est parvenu à concilier les différentes opinions des Auteurs. Il démontre par plusieurs observations que, le plus souvent, la gonorrhée n'occasionne aucun ulcère dans le canal de l'urètre, quoique cependant il y en ait vu quelquefois. Il a trouvé la plupart de ceux qu'il a ouverts humides plus qu'ils n'ont coutume de l'être, & légèrement enflammés. Le premier siége & le plus ordinaire de cette maladie est dans les glandes qui parsement le canal de l'urine; il a aussi distingué ses traces dans les glandes de Cowper; troisièmement dans les glandes de Littre; quatrièmement à la prostate & à la caroncule séminaire; cinquièmement aux vésicules séminales, ce qui est fort rare. Il ne faut pas croire, dit-il, que la gonorrhée occupe ces parties, parce que quelqu'un qui en aura une très virulente & très douloureuse répandra, en rêvant, une semence sanguinolente, fétide & sordide : car il peut arriver que la semence, quoique saine, se charge de ces impuretés en passant près des ulcères de la prostate, de la caroncule séminale & de l'urètre. Elle a encore son siége dans les testicules; elle n'attaque jamais les ovaires dans les femmes. M. nie que la gonorrhée puisse avoir son siége dans la vessie, les uretères & les reins, comme le prétend Dordonæus, tant parce qu'il ne découle aucune semence de ces parties, pas même aucune humeur qui tienne de la semence; que parce que l'*ichor* qui en distille ne peut, à moins que le sphincter de la vessie ne soit endommagé, couler goutte à goutte dans l'urètre sans urine, & par conséquent en imposer. Il en est de même des carnosités; M. M. a ouvert des cadavres qui, pendant leur vie, se plaignaient de ces embarras: dans les uns il a trouvé des excroissances existantes, dans les autres il n'en a point trouvé; mais il remarque pag. 175, art 38, *Epist. Anat. Med.*

42, *de urinæ difficultate, ardore, aliisque ejus vitiis. Lib. 3 de morbis ventris*, que de tous les urètres qu'il ouvre chaque année, à peine en voit-il un qui soit hérissé d'excroissances fongueuses, mais qu'il les voit tous ridés par des cicatrices, ou qu'il voit leur calibre rétreci. Les bornes d'un extrait, ne nous permettent pas de faire connaître toutes les bonnes choses qui sont dans cette Lettre; il faudrait la copier. Nous invitons tous les jeunes gens (car toutes les personnes de l'Art possèdent cet excellent livre) à lire & relire cet Auteur : ils y trouveront les raisons les meilleures appuyées par les plus solides observations, & l'on doit d'autant mieux accorder sa confiance à ces autorités, que l'on connaît l'impartialité de ce célèbre Anatomiste. Il n'a pas vu différemment des autres, & n'a pas contrequarré les opinions reçues, pour se faire un nom, comme il n'arrive que trop souvent : il n'a eu en vue que les progrès de son art, & l'envie d'éclairer ses Contemporains & la postérité. Nous lisons encore dans le même volume une Lettre anatomi-médicinale dans laquelle, *agitur de lue venereâ*; elle est la 58ᵉ. du lib. 4 *de morbis chirurgicis & universalibus*, p. 365. M. M. s'étend peu dans cette Lettre, parce qu'il a donné des observations sur cette maladie dans plusieurs autres : il en fait le dénombrement au commencement de celle-ci. Dans la Lettre I, art. 14, en parlant des violentes douleurs de tête, j'ai exposé, dit-il, que le vice était dans les meninges, le cerveau & le cervelet. Dans la Lettre IX, art. 23, en parlant de l'épilepsie, j'ai dit qu'il était dans la cervelle & le crâne. Dans les Lettres XLII, art. 39 & 40, & XLIV, art. 15, j'ai fait voir que les parties endommagées sont l'épiglotte seulement, ou les autres cartilages du larinx, ou la trachée-artère. Dans les mêmes art. 39 & 3, que le plus grand mal était à l'aorte; ce qui fait que l'on doit moins s'étonner, Epist. XVIII, art. 15, qu'il y ait eu anévrisme, ou Epist XL, art. 29, XXVII, art. 28, LIII, art. 7, que l'anévrisme ou elle-même (l'aorte) se soit rompue. L'Epist. XVIII, art. 25, montre un poumon purulent, & particulièrement l'Epit. XXII, art. 10, 11, 15. Les Lett. IV & XLII, art. 19, 2 & 40, XLIV & XLVIII, art 15, 27 & 32, montrent les reins endommagés & les autres parties urinaires. L'Epist. XLVII, art. 28, présente une excroissance dans l'uterus & une cicatrice dans le vagin, proche l'urètre. L'Epist. XLIV, art. 3, 5, 7, présente une moiteur & une rougeur non ordinaire dans le canal de l'urine d'un homme. Dans la même, art. 10, & dans celle XLII, art. 39 & 40, on lit qu'un urètre était très-étroit & rétréci en certains endroits; & dans les deux Lettres, art. 7, 10, 18 & 39, ainsi que dans celle IV, art. 19, & XL, art. 29, on voit des excroissances ou des restes d'excroissances dans l'urètre. Mais les Epîtres LII, art. 30; VIII, art. 6; XXVII, art. 28; XLII, art. 39 & 40; XLIV, art. 7, 9 & 12, présentent ses conduits ou tous ou en partie déchirés, & enfin cette dernière Lettre montre d'autres lésions dans l'urètre, art. 9 & 14; où il est enflammé vers la glande de Littre, art. 15; où la glande Cowper est endurcie, art. 3; où amincie, art. 12; où les ouvertures de ces conduits sont lésées, art. 12; où l'embouchure de ceux qui apportent la semence sont obstrués, art. 7; où enfin les vésicules séminales sont racornies & sans suc, art. 7. Il est fait mention dans cette Lettre, art. 4, d'une femme dont le virus vénérien ramollit absolument tous les os; ils étaient flexibles comme une feuille de papier, spongieux à la superficie, & certains étaient cariés vers le milieu. Art. 8, il est parlé d'un homme qui avait des douleurs qui revenaient tous les jours à certain période;

période; elles se faisaient sentir particulièrement à la jambe & à la malléole interne, où on remarquait une petite tumeur molle. Après différens remèdes, Valsalva l'ouvrit & ôta une espèce de gelée jaune qui était entre les tégumens & les tendons. Le lendemain la douleur ne revint point: cependant le malade ressentit quelque temps après des douleurs semblables à des piqûres d'épingle; on ôta une seconde fois, avec adresse, de cette gelée jusqu'à l'os: ce sentiment de piqûre disparut alors, mais il resta encore une douleur au tibia; on découvrit le périoste, & il ne fut pas trouvé assez entier pour ne pas procurer sa séparation de l'os; ce dernier était sain; les douleurs disparurent & la plaie fut amenée à cicatrice. Art. 9, il est fait mention d'une femme qui ressentait une douleur périodique au-dessus du carpe, en dedans: elle fut guérie en lui arrachant la tumeur qui était grosse comme une petite châtaigne. Aquapendente, qui fit l'opération, vit que la matière qu'elle contenait était une pituite vitrée. Art. 11, on lit qu'une vieille femme avait une carie à l'os pariétal & au frontal, de manière que de la largeur de trois travers de doigts, on voyait la dure-mère & ses mouvemens; cette membrane n'était point affectée. Art. 13, on lit une observation faite sur un homme de quarante ans sujet à l'ivresse, mort d'une maladie de poitrine: on trouva ses poumons putréfiés, le cœur lâche, & toutes les autres parties de la poitrine affectées. On voit par les différentes observations que M. rapporte, que le poumon, l'aorte, & les reins & leurs appendices, comme il le dit lui-même, sont plus souvent offensés dans les cadavres vénériens que les autres viscères, & le foie ne l'est jamais. Il n'est pas rare de voir le vice vérolique dégénérer en phthisie. Voilà ce qui nous paraît le plus intéresſant dans cette Lettre. M. M. y dit auſſi quelque choſe de l'ancienneté de la vérole, des viciſſitudes que le mercure & les décoctions miſes en uſage contre ce levain, ont éprouvées &c. mais notre principal but était de faire connaître dans cette notice le précis des obſervations anatomiques; les autres choſes ſont connues & de reſte. Enfin on voit encore deux obſervations dans l'Epître anatomico-médicinale 69 *quæ pertinet ad ictus & vulnera capitis & thoracis, ad juncturarum vitia, & ad luem veneream, lib.* 5, *de addendis ad libros ſuperiores, pag.* 445, *art.* 2 & 16. Dans la première il s'agit d'un homme ivre, qui, en tombant d'une échelle, ſe fit une contuſion à la tempe gauche, il perdit connaiſſance & mourut en quatre heures de temps; cet homme, depuis quelques années, était ſi tourmenté de douleurs véroliques, qu'il clochait d'un côté. On fit l'ouverture de ſon cadavre: on trouva le ventricule encore rempli de pain & de vin; le foie & la rate étaient grands, ſans être affectés, ſi ce n'eſt que par la diſſection, la rate parut d'une ſubſtance molle & plus lâche que dans l'état naturel, & ſa couleur était livide; mais les deux reins étaient remplis d'hydatides; la veſſie était une fois plus longue qu'elle n'eſt ordinairement: cette remarque n'eſt pas rare dans les ivrognes. Pour le phénomène ſuivant, ſerait-il l'effet de la vérole, ou ſerait-il naturel dans le ſujet? C'eſt ce qu'il paraît difficile à M. d'expliquer; il vit que le ſinus du verumontanum avait un orifice beaucoup plus grand qu'il ne l'avait jamais remarqué dans aucun ſujet, & qu'il était poſé tranſverſalement; cependant la ſemence exprimée ſe fit jour, comme d'ordinaire, par les deux lacunes qui ſont à ſes côtés, &c. La ſeconde obſervation eſt faite ſur le cadavre d'une femme qui avait la vérole en mourant; ſa matrice penchait à gauche: on ne diſtinguait ni ovaires, ni houppes frangées, &c. & cependant il n'y avait aucune apparence de lésion, ni de corruption, ni de cicatrice, pas même dans les environs; cette contrariété de la Nature paraissait avoir toujours existé dans le sujet. Le fond de l'uterus était un peu humecté d'une humeur d'une couleur jaune-brune; on y voyait des points & des petites lignes rouges, & on en exprimait entre les doigts une espèce de sang. Le vagin était livide & jaunâtre, & avait un trou rond de deux travers de doigts de diamètre qui perçait dans le rectum.

MORGENSTERN (Frid. Sim.). Dissertatio inauguralis..... *de antimonii crudi usu interno*.... Præside Jo. JUNCKER, M. D. P. P. Halæ, 1750, in-4°. 56 pag.

M. M. recommande l'usage interne de l'antimoine crud pour la gale, les ulcères, la gonorrhée, le mal vénérien lorsqu'il est récent, le rachitis, les douleurs arthritiques, les convulsions, l'épilepsie, les fièvres intermittentes, &c... Il faut avoir soin, avant que d'en faire usage, de prendre les absorbans, afin de pouvoir nettoyer les premières voies, des sels & des acides qu'elles pourraient contenir; ces ordures exciteraient au vomissement. 1750.

MOSEDER. Observations extraites de celles qui sont à la suite de l'histoire du sublimé par M. le Begue, pag. 44.

M. M. a éprouvé sur des enfans les heureux effets du sublimé-corrosif.

☞ MOYLE (Jo.), *Chirur. Lond.* CHIRURGICAL MEMOIRS BEING ACCOUNT OF MANY EXTRAORDINARY CURES. London, 1708. *C'est-à-dire*, Mémoires de Chirurgie où l'on trouve plusieurs cures extraordinaires. A Londres.

On trouve dans ces Mémoires des observations relatives au mal vénérien; nous n'avons pu nous les procurer. 1708.

MULLER. Dissertatio Medica *dubia cicutæ vexata*. Præside JOHANNE-HENRICO LANGE, respondens *Johannes-Gottwerth Müller*. Hamb. Helmstadii, 1764, in-4°.

1764. L'Auteur de cette Dissertation rapporte, par des observations, que, dans les cas vénériens, cette plante lui a trois fois réussi; & que cinq autres fois, non-seulement elle a été inefficace, mais encore qu'elle a produit des accidens, & qu'il a été obligé de recourir à d'autres remèdes. D'où il conclut que lorsqu'on connaît des médicamens surs, il vaut mieux y avoir recours qu'à ceux dont l'effet est incertain.

1769. MUNNIKS (Wynald.) Dissertatio *de lue venereâ ejusque præcipuis auxiliis, inter quæ illust. Zwietenii & cl. Plenckii remedia potissimùm examinantur*. Lugd. Bat. 1769.

MURALTO (Johannes de), *Phys. Tigurinus, Academiæ Naturæ Curios. Socius*. Miscellanea curiosa sive ephem. Med. Phys. Germ. Acad. Nat. Curios. decuriæ II, annus tertius anni 1684. Norimbergæ 1685. Observat. 125, pag 259. *Cancer penis*.

1685. Un jeune homme, après avoir deux fois gagné la vérole, & l'avoir deux fois fait guérir par la méthode de la salivation, fut attaqué d'un cancer au gland; il craignit d'être encore infecté de la maladie vénérienne; il se mit entre les mains d'un Chirurgien qui le guérit, en humectant les pustules cancéreuses qui lui couvraient le gland avec l'esprit de vitriol, le beurre d'antimoine & le baume de *fioraventi*; en les couvrant d'un emplâtre *de vigo cum mercurio*; & en lui procurant la salivation par l'usage interne du mercure doux & du turbith minéral. M. de Muralto, dans la scholie qui suit cette observation, remarque que le cancer au gland peut quelquefois provenir d'une cause non vénérienne. *Eberh. Gockelius*,

Consil. Med. 52, rapporte qu'il survint un cancer au gland de quelqu'un, pour avoir frotté trop rudement une pustule qui y existait. *Joh. Rhodius, cent. 3, obs. 39*, dit qu'un homme fut affligé d'un cancer au gland pour avoir vu sa femme dans le temps de ses règles.

MURDOCH (Robert). Dissertatio *de gonorrhæâ*. Edimburgi, 1754. 1754.

MURE (la), *Originaire de la Martinique, Professeur de Médecine en l'Université de Montpellier*. De l'usage intérieur du sublimé-corrosif. Extrait de la Gazette de Médecine, n°. 42, du Mercredi 24 Novembre 1762.

M. la M. assure que depuis un temps immémorial, 1762.
on traite avec beaucoup de succès l'épian, en Anglais *Yaws*, par l'usage du sublimé-corrosif pris intérieurement dans du *taffia*. Ceci nous rappelle que M. Jumelin, Bachelier de la Faculté de Paris, remit le 18 Novembre 1773, une Question proposée un an avant par M. Cotton; savoir, *an herpeti non venereo sublimatum-corrosivum?* Dans cette Thèse où l'Auteur conclut pour l'affirmative, il donne la recette d'un remède publié par les Hollandais à Surinam, propre contre l'épian; le voici. Prenez dix onces d'eau-forte, 6 onces de mercure, 4 onces de nitre crud, 1 once d'argent, une dragme de colcotar; faites dissoudre le mercure dans l'eau-forte, avec quantité suffisante de nitre & de colcotar; broyez le tout ensemble, mettez ce mélange dans un vaisseau séparé, & versez-y de l'eau forte à la hauteur d'un pouce: ayez dans un autre vase l'argent avec de l'eau forte. Laissez reposer les trois vaisseaux séparément pendant une nuit. Le lendemain, versez dans celui qui contient le nitre & le colcotar, ce qui est dans les deux autres. Bouchez ce vaisseau, & agitez le mélange. Au bout de 14 jours vous avez le spécifique. Voici la manière de l'administrer. Il faut

pendant trois ou quatre jours de ſuite, ſuivant la prudence du Médecin, en verſer 16 ou 20 gouttes dans un demi-verre d'eau froide; on fait prendre le matin cette doſe à jeun au malade; on le met à l'uſage du riz & du ſirop de mélaſſe; il s'abſtient de viande, de ſel, & de vinaigre. Nous ne conſeillerons nullement l'uſage de ce remède, que nous croyons trop fort, même pour des Matelots Hollandais.

1751. MUSCULUS. Diſſertatio inauguralis medica *de gonorrhæâ* ... quam HIERONYMO LUDOLF, Doct. Medico Præſide .... ſubjiciet *Jo. Balthazar Muſculus*. Erford. in 4°. 1751.

MUZELL (Friedrich-Hermann-Ludewig), *M. D. Profeſſor. des Collegii Medico-Chirurgici, und. Medic. Bey der Charité zu Berlin*. Mediciniſche und Chirurgiſche Wahrnehmungen. Erſte ſammlung. Herausgegeben. Berlin, bey A. haude und J. C. Spener, 1754. in-8°. *C'eſt-à-dire*, première Collection d'Obſervations Médicinales & Chirurgicales, par *Fred. Herman. Louis Muzell*. &c.

1754. P. 34, on lit une Obſervation. Il s'agit d'une caroncule dans le canal de l'urètre, venue à la ſuite d'une gonorrhée de ſept ans, & guérie heureuſement. Voici comment l'Auteur y réuſſit: il s'aſſura de la place que la carnoſité occupait par le moyen d'une ſonde creuſe, & il introduiſit dans cette ſonde un brin de baleine arrondi par le bout, & couvert d'un petit linge enduit d'un onguent fait avec le miel roſat & le mercure doux; il porta ainſi cette eſpèce de plumaceau ſur le mal qu'il frictionnait doucement. Au bout de quelques jours il s'apperçut que la douleur n'augmentait point, mais auſſi que la caroncule ne diminuait point aſſez vîte; en conſéquence, il employa un remède plus mordant & plus actif: ſavoir, l'onguent égyptiac & la poudre d'Aloës. Le malade ſentit bientôt du ſoulagement & le paſſage devint libre:

enfin il cicatrisa avec le vinaigre lithargyrisé étendu dans l'eau, & le patient ne ressentit aucune douleur. Nous croyons, malgré la réussite de l'Auteur, que ce médicament est un peu trop actif pour devoir être conseillé, sur-tout lorsqu'il s'agit d'une membrane aussi délicate, & aussi facile à irriter que celle qui tapisse l'urètre.

NEB NEU

NEBEL (Daniel), *in Universitate Marpurgensi Prof. P. Acad. curios.* Eph. Nat. Cur. Dec. III. A. IX & X. Norimb. Franc. Lip. 1706. Obs. 123. p. 231. *De ozænâ superveniente, salivatione mercuriali sublatâ.*

On employa vainement pour le malade qui fait
le sujet de cette Observation, les purgatifs, les 1706.
vésicatoires, le sel volatil de vipère, le cinnabre. Il ne fut guéri que par les frictions mercurielles & la salivation.

☞ NEUBAUR (Joh. Georgius), *Argentinensis.* Pro Licentiâ; dissertatio inauguralis *de lue venereâ cognoscendâ & præservandâ* : Præside Archiatro Cœlesti : Argentorati 6 mens. Maii 1706. in-4°. 24 pag.

M. Neubaur, dans cette Thèse, passe en revue 1706.
les différentes origines que les Auteurs ont données au mal vénérien. Il décrit les symptômes qui caractérisent cette cruelle maladie, & les formes sous lesquelles elle se cache souvent; il parle enfin des remèdes employés pour la guérir. Entre autres remèdes, il rapporte les préservatifs que conseillent Fallope & Palmarius : après un coït impur ou suspect, disaient-ils, nettoyez aussi-tôt le membre viril, avant que l'air n'ait resserré les fibres : urinez sans tarder, & lavez le gland avec

l'urine chaude, ou du vin chaud, ou de l'esprit-de-vin camphré. Prenez de l'esprit de thérébentine, à la dose de 10 à 15 gouttes dans du vin sucré; cette potion sert à déterger les voies urinaires. Ensuite injectez dans l'urètre une décoction tiède de gayac mêlée avec un peu de bon vin, ou quelques gouttes d'esprit-de-vin camphré, ou avec une solution de sucre de Saturne, ou de mercure doux dans de l'eau de frai de grenouilles. Mais, selon M. N. le meilleur remède prophylactique est de ne point s'exposer aux rigueurs de la Déesse.

NEHOLD (Jo. Jacobus), *Sempron. Hung. Philos. & Med. Doct. incl. Comitat. Comarom. Phys. Provinc. Ord. Acad. Nat. Curios. Socius.* Observationes Pathologico-therapeuticæ, &c. ex appendice Act. Nat. Curios. vol. III, Norimbergæ, 1733. pag. 172, obs. X. *De puellâ sexenni manifesta luis venereæ signa ostendenti.*

1733. Nous ne nous étendrons point sur cette Observation qui n'a rien de remarquable.

NEVILL (James). A DESCRIPTION OF THE VENEREA GONORRHEA, ACCOUNTING FOR THE SYMPTOMS AND CURE OF THAT DISORDER IN A NEW, EASY, AND RATIONAL MANNER. WITH REMARKS ON THE PRESENT PRACTICE. SHEWING THE ILL CONSEQUENCE OF PURGING, MERCURIAL PREPARATIONS, INJECTIONS, ASTRINGENTS, &c. London, in-8°. 1754. *C'est-à-dire*, description de la gonorrhée vénérienne; on explique ses symptômes, & l'on donne une méthode neuve, aisée & raisonnable pour la guérir, avec des remarques sur la pratique actuelle. Et l'on démontre les conséquences fâcheuses des purgations, des préparations mercurielles, des injections, des astringens, &c. A Londres.

1754. Au sentiment de M. MATY, *Docteur en Philosophie & en Médecine, & Membre de la Société*

Royale de Londres, *Auteur du Journal Britannique:* (mois de Juillet & d'Août 1754, pag. 405), ce Livre est abondant en mots, en assertions, en éloges de remèdes particuliers à son Auteur, & il ne renferme réellement rien d'utile ni de nouveau.

NICOLAI (Ern. Ant.), Programma de *virtututibus sulphuris antimonii aurati*. Jenæ in-4°. 1763. 1763.

NICOLAIS DU SAULSAY (le). *Docteur en Médecine à Fougères.* Observation sur la communication du mal vénérien par une voie rare. Extraite du Journal de Médecine du mois de Mars 1759, pag. 232, 9 pages in-12.

Ce Docteur a guéri de la vérole un Chirurgien qui l'avait gagnée en accouchant une femme 1759. dont le travail avait été très-difficultueux, & où l'Opérateur avait été obligé de retourner l'enfant dans la matrice. Cette maladie s'annonça environ quinze jours après l'accouchement par une pustule phlegmoneuse qui se déclara au doigt du milieu de la main droite, qui abcéda & fit tomber l'ongle. Cet accident fut suivi d'engorgement aux glandes axillaires, d'une dartre rongeante qui occupait l'avant-bras droit, &c. M. le Nicolais attribue, comme on le voit, la communication du venin vérolique à la seule dilatation des pores de la main & du poignet, qui s'étaient échauffés & froissés dans la matrice : on sait que cette manière de gagner le virus syphillitique est très-rare, comme nous l'avons déjà dit ailleurs, pour ne pas dire sans exemple réel, quoi qu'en disent quelques célèbres Auteurs qui ont pu être induits en erreur par de faux rapports. Il peut en être de même à l'égard du Chirurgien dont il est ici question; le Médecin Auteur de cette Observation s'est-il bien assuré qu'il n'avait, lors de l'opération, ni coupures, ni égratignures à la main, ni même d'envies, (qui sont de petites peaux qui se lèvent autour des ongles, & occasionnent quelquefois de la douleur)? Car pour peu que ce dernier accident existât seulement, le cas n'est plus extraordinaire, & la vérole est gagnée d'une manière tout-à-fait simple.

On lit dans les actes de l'Académie des Curieux de la Nature, vol. 3, p. 14, une Observation semblable à celle-ci; on ne dit point que l'Accoucheur eût aucun mal à la main, tel qu'égratignures, envies, &c. *Voyez* aussi CAUHAUSEN.

1771. NICOLAS, *Chirurgien Gradué.* Cet Auteur a traduit la Nosologie de Boissier, & l'a augmentée de quelques notes en forme de Commentaires. Cet Ouvrage est en 3 vol. in-8°. Il parut à Paris en 1771, chez Hérissant. *V.* BOISSIER DE SAUVAGES.

NICOLE, *Chirurgien Ordinaire du Roi.* Lettre sur un remède anti-vénérien, dans lequel il n'entre point de mercure; à M. Morand fils, Ecuyer, Docteur-Régent de la Faculté de Médecine de Paris, ancien Médecin des Camps & Armées du Roi, Médecin adjoint de l'Hôtel royal des Invalides. A Paris. Chez Panckoucke, Libraire, 1766. in-12. 68
1766. pag.

Il faut que le spécifique de M. Nicole ait une vertu réelle, puisque d'un très-mince Office qu'il exerçait en maison bourgeoise, avant que de se mêler de médecine, il est parvenu à se faire Seigneur de Morsan-sur-Seine. Mais il faudrait savoir si le Public s'en est aussi bien trouvé que lui: c'est ce que l'expérience n'a pas constamment prouvé. La lettre dont il est ici question, n'est autre chose qu'une manière d'annoncer au Public l'efficacité de son remède. D'après le métier primitif du sieur Nicole, il n'est point à présumer qu'il soit l'Auteur de cette brochure; & ce qui nous étonne davantage, c'est qu'un homme de l'Art puisse dire que le mercure augmente les accidens écrouéleux & cancéreux. Personne n'ignore que ce minéral est un anti-scrophuleux reconnu, & que souvent on l'a vu réussir sur le vice cancéreux. M. Nicole assure que dans son remède il n'entre point de mercure, qu'il est un diaphorétique doux, & neanmoins subtil & pénétrant. Il faut être bien prévenu de la crédulité du Peuple, pour débiter autant d'absurdités. Que le Lecteur consulte l'article MARGES, & il verra si M. Nicole est digne de foi. Ce livre, comme tous ses pareils, finit par de superbes observations, & notre guérisseur dit qu'il travaille à donner un traité, avec un recueil d'observations, qui comprendra toutes les cures que les bornes d'une lettre l'obligent de passer sous silence. Au surplus, je ne crois pas qu'il ait tenu sa promesse, & nous attendons encore le recueil d'observations. Nous ne parlerons point des autres éditions de cette lettre en formats différens, qui ont été affichées aux portes de toutes les promenades, aux carrefours, & à tous les coins de rues.

Eclaircissemens détaillés sur un spécifique anti-vénérien, dans lequel il n'entre point de mercure. De l'Imprimerie de Quillau, 1767. in-8° 8 pag.

Ce sont de ces affiches que M. Nicole fait dis- 1767.
tribuer à la porte de toutes les promenades. C'est l'annonce de son spécifique avec quelques observations qui contiennent des cures opérées sur des Lieutenans-Généraux des Armées, des Chevaliers de Malte, des Barons, des gens de qualité, &c. Il n'en coûte guères plus, quand on se met en frais de citer, de citer un Seigneur qu'un Particulier; & M. Nicole, si on le fâchait, serait homme à citer un Potentat. Nous ne tiendrons aucun compte des éditions sans nombre de cette misérable feuille. Nous ne parlerons point non plus de celles qui ont paru en 1766 & 1769, portant pour titre en gros caractère : *avis au sujet du remède*

de M. Nicole, Seigneur Châtelain de Morsan-sur-Seine, Postel, du Chêne, la Borde, Herbelat & autres lieux ; & d'autres qui commencent par ces mots : *l'on a dit dans le Public que M. Nicole de Morsan avait quitté Paris pour aller faire sa résidence à sa Terre : l'on avertit que cela n'est point vrai, &c.* & qui finissent ainsi : *il est chez lui tous les jours de la semaine, excepté le Dimanche qu'il part pour Versailles ou pour sa Terre.* Le Public peut-il être aveuglé avec cette poussière? Qui ignore qu'il n'est pas familier à ces Chirurgiens d'approcher la personne du Roi? Et si M. Nicole va à Versailles si fréquemment, il est à présumer que c'est pour son bon plaisir.

☞ NIGRISOLI (Francesco-Maria), *Ferrarese nella Università della sua Patria Lettore Primario di Filosofia.* Consigli Medici in Ferrara, 1736. in-4°. *C'est-à-dire* : Consultations Médicinales par le Docteur François-Marie Nigrisoli de Ferrare, Professeur de Philosophie dans l'Université de la même Ville.

1736. On lit dans cet ouvrage plusieurs Consultations sur la maladie vénérienne; voici les pages où elles se trouvent. Consul. 26, p. 62. Consul. 44, p. 322. Conf. 49, p. 336. Conf. 61, p. 360. Conf. 65, p. 368 : celle-ci est écrite en Latin. Conf. 90, p. 426. Conf. 91, p. 428. Conf. 92, p. 430 : L'Auteur, pour la curation de la maladie dont il est ici question, n'emploie point le mercure ni intérieurement, ni extérieurement; mais il fait grand usage d'un eau stibiée, dont voici la composition. Prenez antimoine crud, six onces; pierre-ponce, quatre onces; concassez ces deux drogues; enveloppez-les dans un noüet, & mettez-les en huit livres d'eau, (ou quatre pintes) de salsepareille, d'esquine, de chaque deux onces; de bois de chêne, de coquilles de noix, de chaque une once. Mettez le tout en infusion pendant 24 heures; faites ensuite réduire à moitié, & versez encore dessus douze livres d'eau que vous laisserez infuser pendant 12 heures; vous y ajouterez ensuite des raisins secs, trois onces; de coriandre, une once & demie; faites réduire au tiers, & passez la collature. Après avoir fait faire usage de ce breuvage pendant 40 jours environ, M. N- faisait prendre le lait d'ânesse ou autre, pour réparer les forces. Il ajoutait aussi quelquefois à ces remèdes le sel volatil de succin.

NOTTER (Joh. Fridericus). *Landaviensis*, subjiciet .... pro Licentiâ .... sub auspiciis divinis .... Dissertationem inauguralem medicam *de actione mercurii in corpus hominum*. Ad D. 19 Februarii.... A. O. R. 1749. Argentorati, typis Joh. Henr. Heitzii. in-4°. 32 p.

M. Notter a adopté la théorie de l'illustre Hamberger. Le mercure dénué de sels, appliqué sur un corps sain, n'excite point la salivation, l'expérience le prouve; donc ce minéral n'a d'action qu'autant qu'il est uni à des sels acides, ou dans ou hors le corps humain; & alors il est propre à résoudre les parties terrestres, tartareuses, visqueuses, crasses & pituireuses, & il augmente en stimulant l'oscillation des vaisseaux. 1749.

NOVIS. On lit dans la gazette de Médecine, n°. 47 du Samedi 11 Décembre 1762, pag. 374. que M. Novis, Bourgeois de la Ville d'Alais, âgé de quatre-vingt cinq ans, a découvert un nouveau remède, qui consiste en des pilules dans lesquelles il entre peu de mercure: ce remède merveilleux guérit, dit-on, les maladies vénériennes les plus enracinées en douze jours; pour le cancer, on demande deux ou trois jours de plus, & l'on assure sa guérison. M. BARBEU DU BOURG, Médecin de la Faculté de Paris, Auteur de cette Gazette, voyageait en Provence & en Languedoc, lorsqu'on racontait des miracles de ces pilules; 1762.

il en remit à M. MENURET, à Montelimar, qu'il tenait de M. N. lui-même, pour en faire l'épreuve sur deux cancers ulcérés; & M. Menuret lui a rendu compte du succès, par une lettre insérée dans le n°. 11 de la Gazette de Médecine, du Mercredi 5 Janvier 1763. Dans cette première Lettre, M. Menuret dit avoir administré pendant cinq jours les pilules de M. N. tel qu'il le prescrit; ainsi que sa tisane, dont la composition n'a rien de mystérieux: il a été obligé de suspendre ce remède à cause des avant-coureurs du ptyalisme qui sont survenus: la plaie a un coup d'œil moins horrible; mais on est encore loin de la guérison que l'on promet. Quand les apparences de la salivation seront dissipées, M. Menuret donnera le remède sur nouveaux frais. Ce Praticien espère d'autant moins de ce prétendu spécifique, s'il contient un sel mercuriel quelconque, qu'il a remarqué que tous les acides, & particulièrement les sels mercuriels qui ont toujours un excès d'acide, peuvent nuire à une maladie qui a peut-être pour cause ou pour effet une dégénérascence acide; sentiment qui paraît d'autant plus naturellement fondé, que le cancer a principalement son siége dans les parties dont les humeurs propres tournent d'elles mêmes à l'acide. Une espèce de preuve, c'est que la sérosité forte & désagréable qui coule de ces ulcères, approche assez de celle du fromage aigre, comme a cru l'appercevoir M. Menuret.

Nous n'avons point eu connaissance des succès définitifs des cancers. On a cessé d'imprimer cette Gazette à la fin de l'année 1762; il y a cependant quelques numéros qui ont paru en 1763, au nombre de cinq ou six; mais ils n'ont pas eu de suite, & M. Barbeu du Bourg n'en était pas l'Auteur.

Ô CONNEL (Connallus) *Hibernus.* Dissertatio inauguralis, *de optimâ tutissimàque luem veneream radicitùs extirpandi methodo : cui accedit dissertatio altera de necessitate ac possibilitate operationis Cæsareæ in partu desperato.* Lugd. Batav. 1751. in-4°. 36 pag.

Nous ne connaissons cette dissertation que par la notice qu'on en lit dans les *commentarii de rebus in scientiâ naturali & medicina gestis. Tom. I. Part. 4.* année *1752 ;* nous allons la traduire à peu près. 1751.

» Nous avons lu cette dissertation avec l'espoir » d'y trouver quelque chose de neuf ; cependant » quoiqu'elle ne contienne rien qu'on ne sache, » nous déférons volontiers au sentiment de l'auteur. » La méthode qu'il adopte est celle des frictions ; » mais il les administre avec précaution, à petites » doses, & éloignées les unes des autres ; il ne » veut point que le flux de bouche soit très- » abondant, ni que le ventre soit trop libre; pour » que la guérison soit parfaite, le remède doit » porter son action avec lenteur dans tous les en- » droits du corps, lever les obstructions, & chas- » ser le virus vénérien par des excrétions presque » insensibles ».

Nous ne dirons rien de l'opération césarienne qui ne revient point à notre sujet.

OEHMENS (Joh. August.) *Feld-Chirurgus, Geschickter Kriegs-Hospital Medicus, und Erfahrner Feld-Apothecker &c. neve auflage ffurt u Leipz. Schænfessel. 1750. in-8°.* C'est-à-dire, *le Chirurgien des Camps, l'habile Médecin des Hôpitaux d'armées &*

l'Apothicaire d'armées expérimenté. Nouvelle édition, à Francfort & à Leipsic. 1750.

1750. L'Auteur traite du mal vénérien & de tous ses symptômes dans son 13ème Chapitre, pag. 134—159. Après avoir parlé d'un malade qui avait les os du palais cariés quoiqu'il eût passé trois fois par les frictions, & qu'il guérit avec son arcane philosophique d'or, dont il ne donne point la composition, il assure avoir guéri pendant l'espace de 13 ans 328 malades de l'un & de l'autre sexe, dont 273 par la salivation, & les 55 autres avec son arcane philosophique, tous parfaitement, sans aucuns restes & sans accidens. Mais il est bien éloigné de donner les frictions pour exciter cette salivation. Il croit qu'il y a du danger à donner le mercure crud, & il assure qu'il faut auparavant le fixer & & le purifier par le feu. Il préfére donc une panacée mercurielle qu'il fait de la manière suivante: Prenez de mercure-sublimé deux onces, de limaille de fer, une once. Mêlez & sublimez. On triture ensuite ce qui s'est sublimé avec la limaille restée au fond du petit matras. On sublime de nouveau, & on répète cette sublimation jusqu'à ce que la limaille soit absolument convertie en un safran de Mars qu'on rejette, pour adoucir le sublimé comme il faut. Prenez de sublimé ci-dessus, de mercure coulant, de chacun six gros; mêlez-les par la trituration au point qu'il n'y paraisse pas le moindre globule de mercure coulant; & faites les sublimer jusqu'à six fois. Telle est sa panacée qu'il assure ne contenir rien de corrosif; mais il la fait encore digérer dans de l'esprit-de-vin qu'il fait brûler ensuite jusqu'à siccité. Il en donne depuis dix grains jusqu'à un demi-gros. Il commence par donner pendant les deux premiers jours de son traitement, cette panacée accompagnée de purgatifs de la sorte: *pilules mercurielles.* Prenez de mercure-doux (c'est sa panacée) deux gros, de de résine, de scamonée, d'extrait d'ellébore noir, d'extrait panchymagogue de Crollius, de chacun demi-once; mêlez, & faites-en une masse avec suffisante quantité de teinture âcre d'antimoine. Le malade en prend le matin depuis 15 grains jusqu'à 24, ensuite de quoi il passe au bézoard minéral dont il prend un scrupule tous les jours pendant une semaine. Il peut se procurer une petite moiteur le matin quelque fois avec deux tasses de thé tiéde ou de la décoction des bois sudorifiques. Avec ces préliminaires on peut administrer la panacée en toute sûreté, comme il est dit ci-dessus. Si pourtant le mal n'est pas considérable & que le malade soit obligé de se livrer à ses affaires, alors on se contente de lui en donner pendant 15 ou 20 jours un scrupule avec demi-gros d'extrait de gayac, au moyen de quoi on obtient une salivation douce. Si la maladie est invétérée & opiniâtre, accompagnée d'ulcères malins & de carie aux os, il est bon de mettre le malade dans une chambre chaude, & de lui administrer les frictions conjointement avec la panacée (*traitement mixte*). On lui frottera donc tous les matins la plante des pieds ou la paume des mains seulement avec deux gros d'onguent de mercure presque à parties égales, qui, pénétrant le sang comme un éclair, en déracine & chasse le virus; on les continue jusqu'à ce qu'on voye paraître la salivation, ce qui arrive communément vers le quatrième ou cinquiémé jour. L'auteur veut qu'au préalable on dispose le malade aux frictions en lui purifiant le sang, soit avec ses pilules composées de panacée, soit avec *des alkalis qui puissent absorber l'acide volatil peccant* qui constitue la nature âcre du virus vénérien; sans quoi *le mercure pourrait bien en être converti en un sublimé qui par sa qualité corrosive ferait beaucoup plus de ravage que le mal même.* Et il estime qu'on peut lui donner la décoction des bois pour boisson ordinaire pendant le traitement. Il en indique une seconde moins sudorifique, pour les tempéramens que la première pourrait échauffer. On trouve un modèle de ces décoctions p. 50 *de klein select. Medicam.* 1760. Il expose ensuite les remèdes externes qu'il oppose aux symptômes particuliers, tels que les bubons, les chancres, &c.

1751. *Medicinische* fama *von der schwindsucht, scorbut, befleckten venus &c. vierter theil*, Dresden, in-8°. 1751. C'est-à-dire : *La Renommée medicinale pour la phthisie, le scorbut, les maladies vénériennes &c. quatrième partie*, à Dresde.

1765. OESTERREICHER. *Sur l'usage du mercure sublimé-corrosif.* Observation, extraite partie 39. no. 5. p. 259. vol. VII. de l'ouvrage intitulé, *Frankische sammlungen von anmerkungen aus der naturlehre, arzneygelahrheit, œkonomie, und den damit verwandten wissenschaften. Siebender band, Nürnberg, bey Georg Peter Monath, 1765.* in-8°. C'est-à-dire: Collection de Franconie, d'observations sur la physique, la médecine, l'économie & sur les sciences qui y sont relatives.

M. Oesterreicher mêle une demi-dragme de sublimé-corrosif dans huit onces d'eau, & donne une cuillerée de cette solution chaque jour à ses malades ; il leur conseille aussi une légère décoction de gayac, qu'il fait faire plus forte à commencer le neuvième jour, il finit la guérison par une purgation & une prise de thériaque d'Andromaque. Il dit avoir guéri plusieurs malades par cette méthode.

OLIVE (l') *Chirurgien de Barcelone* (1), pag. 60, art. XXI, part. XVI, des *observations sur l'histoire naturelle, sur la physique, & sur la peinture, avec des planches imprimées en couleur* par M.

(1) Bourg de France en Guyenne, au Comté d'Armagnac, sur les confins de la Gascogne propre.

GAUTIER, de l'Académie des Sciences & Belles-Lettres de Dijon, & penſionnaire de Sa Majeſté, année 1755.

M. l'Olive prépare des bougies pour les ma- 1755.
ladies de l'urètre ; il en a de trois ſortes : les unes ſont faites avec le mercure-doux, l'antimoine crud, la tuthie & l'huile d'amandes ; les ſecondes, quand les caroncules réſiſtent trop long-temps, ſont faites avec le ſublimé, l'alun brûlé, l'eau de gomme adragant ; les troiſièmes enfin, ſont faites avec l'os de ſeche, la tuthie & l'alun préparés, l'huile de roſes, & la lytharge d'or. On emploie celles-ci ou les premières indifféremment. On voit de quel danger il ſerait de faire uſage de ces bougies.

OLIVIER, *Privilégié du Roi.* Lettre à M. G***, Docteur en Médecine, réſidant à V*** ; dans laquelle on démontre les avantages que l'on peut retirer de l'uſage des bougies creuſes nouvellement inventées, pour la guériſon radicale des carnoſités, calloſités & autres maladies de l'urètre, qui occaſionnent des rétentions d'urine. A Paris, de l'Imprimerie d'Antoine Boudet, 1750. in-12. 10 pag.

Cette lettre eſt une nouvelle rubrique pour 1750.
répandre des affiches & donner ſon adreſſe avec une eſpèce d'honnêteté. Que n'invente-t-on pas pour attraper l'argent du Public ! Cet homme lève pavillon après MM. Daran, Goulard, Bajet, &c. Voilà la fureur jalouſe des hommes, tous ſinges les uns des autres. Pauvre Peuple ! je le répète encore, & l'humanité m'engage à ne pouvoir trop le répéter, quand ceſſeras-tu de confier ta vie, & je dis plus encore, celle de ta poſtérité à des gens qui, ne ſe donnant que pour experts ſur une matière, ne peuvent manquer de faire les bévues les plus conſidérables, lorſqu'il s'en préſente d'autres qui leur ſont étrangères, ou qui ſont compliquées avec celle qu'ils ſe donnent pour guérir ? Le lec-

teur ne doit point être surpris si je ne discute point cet ouvrage. L'Auteur ne fait que répéter que ses bougies creuses sont excellentes, merveilleuses, & qu'il demeure vis-à-vis la rue du Boulloi.

*Réponse de M. G***, D. M. résident à V***, à la Lettre de M. Olivier, Privilegié du Roi pour la guérison radicale de rétentions d'urine, demeurant à Paris, rue & vis-à-vis l'Hôtel du Boulloi*, 1751. in-12. chez Clément & Hochereau le jeune, Libraires.

1751. Nous n'avons point lu la lettre de cet anonyme : mais nous osons, sans crainte de trop prendre sur notre compte, assurer à nos Lecteurs, qu'ils ne perdent rien à n'en point avoir une connoissance plus ample. M. Olivier, qui peut-être ne possédait d'autre original de cette lettre à lui adressée, que le brouillon qu'il en avait fait lui-même, n'avait point de but plus éloigné que celui de donner son adresse, & d'attirer des Chalands.

OOSTERDIK SCHACHT (Joann.) *A. L. M. Phil. & Med. D. & Profess. ord.* Institutiones Medicinæ practicæ ad auditorum potissimùm usus in epitomen redactæ & evulgatæ. Editio Trajectina altera, priori auctior. Accedit oratio : de arcanis medicorum non celandis. Traject. Ad Rhenum apud Abrah. à Peddenburg, Roeland de Meyere & Jo. Schoonhonen. 1767. in-4°.

1767. La première édition de cet ouvrage parut en 1747. celle-ci en diffère très peu.

Pag. 256 — 266, l'Auteur parle des maladies des parties de la génération. Il distingue deux espèces de gonorrhées, l'une simple & l'autre virulente. La gonorrhée simple est celle où il se fait un écoulement de semence ; tous les écoulemens où il se fait une déperdition de liqueurs étrangères à la semence, sont classés mal-à-propos parmi les gonorrhées. Les remèdes propres à cette espèce sont les toniques & les corroboratifs. La gonorrhée virulente est celle qui est l'avant-coureur de la vérole, & l'auteur voit entre ces deux maladies une affinité si intime, que leur nature & leur curation sont absolument les mêmes. En conséquence il a réuni ces deux affections dans une même classe. Il tient que l'origine de la vérole est encore enveloppée dans les ténèbres, & il présume que cette contagion peut avoir pris naissance dans l'acte de la copulation avec des femmes qui étaient dans le temps de l'écoulement de leurs menstrues. Il distingue cette maladie en héréditaire & en accidentelle. Il parle des différentes voies par lesquelles ce vice se dissémine; le congrès, l'allaitement, les baisers lascifs sont les principales & les plus ordinaires., & il dit que le mal se déclare le plus ordinairement à l'endroit où il a été premièrement appliqué. Il est encore, selon l'Auteur, très-difficile d'expliquer ou ce levain a son siége principal. Il regarde enfin le mercure comme son seul antidote.

OTTMANN, *Médecin de Strasbourg.* Observations extraites de celles qui sont à la suite de l'histoire du sublimé, par M. le Begue, page 41.

Ce Médecin a rendu la santé à trois malades par l'usage du mercure sublimé-corrosif.

OVELGUN (Rüdiger-Frider.) *Comes Palatin. Cæsar. Med. Provincial. Mogun. & Arch. Wal. ducens. pract. Fritzlariens. Acad. nat. cur. &c.* Acta. nat. curio. vol. v. Norimbergæ, 1740. obs. 160. pag. 529. *monita quædam circà diagnosin luis venereæ.*

Cette observation n'ayant rien de très-rare, 1740.
ni de très-instructif, nous n'entrerons dans aucun détail. On sait que la vérole apparaît sous différentes formes; que le Médecin doit être en garde, lorsqu'il voit les remèdes ordinaires être sans ef-

fet, & que le malade ne doit point rougir de faire un retour sur sa vie passée & d'accuser la vérité au directeur de sa santé, puisque pour la plupart du temps sa vie en dépend. L'auteur adopte la méthode curatoire par la salivation, il regarde les bois & les racines exotiques comme des remèdes impuissans contre la maladie vénérienne.

Act. Physs. Med. Acad. nat curiosorum. T. VI. Norimbergæ 1742. Observatio 72. pag. 259. *Gonorrhœa vera trium & quod excurrit, annorum, post gonorrhœam virulentam, ab omnibus incurabilis habita, curata.*

1742. Il serait trop long de rapporter ici cette cure qui n'a rien de très-extraordinaire. Il suffit de dire que M. Ovelgün reçut des secours puissans des plantes astringentes & des gommes, telles que le mastic, la gomme arabique, &c. il se conduisit dans cette maladie comme on a coutume de le faire pour les fleurs-blanches.

1757. OWEN (Pry.) Tractatus *de mercurio*. Edimb. 1757.

PAN PAN

PANENC, *Médecin*. Nouvelle découverte sur la nature & sur le siége de la chaudepisse virulente, & sur la manière d'employer utilement la liqueur anti-gonorrhoïque pour la prompte & radicale guérison de cette maladie, avec des réflexions servant de réponse & de réfutation aux objections qui ont été faites sur cette découverte.

Multi ad scientiam non pervenerunt, quia putabant se pervenisse. Seneq.

A Aix, chez André Adibert, 1772. in-12. 36 pages.

M. Panenc annonce que ſa nouvelle découverte eſt le fruit de dix années de labeurs. Ce début eſt toujours utile aux Marchands de remèdes ſecrets; c'eſt ce qui leur donne le vernis & le crédit. Par le titre de ce petit livret, on s'attend à voir une théorie neuve ſur le ſiége de la chaudepiſſe; mais qu'on ſe détrompe; l'auteur la place dans les lacunes de l'urètre. Enfin, il dit qu'il guérit radicalement la chaudepiſſe: le ſeul compte que nous puiſſions rendre ſur la compoſition de ſon ſpécifique, c'eſt qu'il dit qu'il y entre un ſel alkali mercuriel, qui, ſe combinant avec l'acide du virus vérolique, forme une eſpèce de ſel neutre, & qu'ainſi ſon activité & ſes pointes ſe trouvent émouſſées. Que MM. les Auteurs Provençaux & Languedociens nous permettent de leur donner ici un avis: c'eſt qu'en bon français, on ne peut écrire comme ils parlent, & qu'ils doivent s'abſtenir de certaines expreſſions de terroir, qui choquent les oreilles de tout homme qui n'eſt pas de leur pays; nous en liſons une de ce genre dans M. P. *du depuis*. Nous finirons cette analyſe en nous récriant ſur la diviſion qui règne entre les membres de nôtre Art. Que les ſentimens ſoient partagés, rien de plus utile, l'humanité y eſt intereſſée; mais qu'au moins les intentions ſoient les mêmes: ce ſont les mots de M. P. Et pourquoi n'agit-il pas en conſéquence! Les Médecins peuvent-ils ſe déchaîner contre le charlataniſme, ſi eux-mêmes lui donnent naiſſance? Peuvent-ils combattre contre un pavillon, qu'ils arborent? La Médecine eſt une; que ſes Miniſtres ſe raſſemblent au même point. 1772.

☞ PARSTENIUS (Andr.), *Bilicenſ.* Diſſertatio *de morbo venereo.* Bas. 1606. p. 8. 1606.

PASSERAT DE LA CHAPELLE. Obſervation ſur une maladie vénérienne invétérée & opiniâtre, guérie ſuivant une nouvelle méthode.

Extraite du Journal de Médecine, in-12. tom. 19. Novembre, p. 414.

La cure brillante dont il est ici question, est due aux dragées de Keyser.

PASTEL. Remède assuré anti-vénérien portatif; rue d'Anjou, la première porte cochère, au coin de la rue Dauphine, à Paris.

1767. Ce sont des affiches d'une seule page que nous avons entre les mains; nous en avons de trois éditions faites en 1767: il y en a eu sûrement bien d'autres, car ces Messieurs à secrets n'en sont point avares. On voit par leur date en quel temps florissait M. Pastel, dont *la teinture composée de végétaux & de minéraux, sans mercure ni corrosif, ni liqueur spiritueuse, dépuratifs du sang & de la lymphe, guérit, &c.* Quel amphigoury! quelles absurdités!

PATUREAUX. *V.* DANIÉ DES PATUREAUX.

PAULLINI (Christianus-Franciscus), *Com. Palat. Cæsar. Physic. Ducalis Isenanens. Curioso. Ario.* Observationes Medico-Physicæ selectæ & curiosæ, *pag.* 26, 27, *ex appendice eph. N. C. dec.* II. *Annus anni* V 1686.

1686. L'Observation 40 rapporte qu'un jeune homme était mort de la maladie vénérienne, ayant tous les os cariés & friables. Un Chirurgien avait ramassé de leur poudre par curiosité; un jour sa femme, en son absence, la prit pour de la farine, en donna à une voisine pour saupoudrer une excoriation que sa petite fille avait au pli de l'aîne: cette malheureuse enfant mourut de la vérole. Observ. 41. Un jeune homme attaqué du mal vénérien, jetait de petits vers avec ses urines, avec sa semence, & aussi-tôt qu'il fut mort, il en sortit une si grande quantité, qu'ils remplissaient presque son cercueil. Obser. 42. Un homme adonné au libertinage, eut la verge rongée & consommée par des morpions, & mourut dans des douleurs affreuses. Obs. 43. Un jeune homme gagna le mal vénérien, pour s'être pendant une longue suite de temps nourri l'imagination d'idées voluptueuses qui occasionnaient des effusions de semence, qu'il forçait même par une masturbation continuelle. L'Auteur remarque qu'il fut moins long-temps à guérir, que ceux qui ont gagné cette maladie par un contact immédiat.

☞ PAXMANN. Dissertatio inauguralis medica, *specilegium observationum de Indorum morbis & Medicinâ* .... quam, JOH. HERMANN. FURSTENAU. Dr. Med. &c. Præside .... subjiciet *Joh. Phil. Paxmann.* Rintelii 1735. 1735.

PELERIN. *V.* JOURDAN DE PELERIN.

PETTMANN (Philip. Bernhard.), *Medicus Obstetricans, Publicatus, Juratus & Physicus ordinarius liberæ ac Imperialis Civitatis Francofurtensis ad Mœnum*; *Academ. Nat. Curiosor.* Nova Acta Physico-Medica Academiæ Cæsareæ Leopoldino-Carolinæ Naturæ Curiosorum exhibenti. Ephemerides, &c. Tomus tertius, ann. 1767, pag. 497; Observat. XCVI. *De salivatione spontaneâ, cum profundo linguæ ulcere, mercurio sublimato feliciter sanato.*

M. Pettmann rapporte dans cette observation qu'une sage-femme avait gagné le mal vénérien 1767.
en accouchant la femme d'un soldat souillée de ce virus : mais, en Auteur très-véridique & spéculateur, il remarque que cette accoucheuse avait une petite plaie au doigt. Il lui administra en premier lieu les racines & les bois anti-vénériens, avec quelques grains de mercure chaque jour, sans toutefois la faire saliver, à cause de ses affaires qui ne lui permettaient pas de se claquemurer. Les accidens vénériens se dissipèrent. Bientôt après il lui survint une douleur de côté, une

fièvre continue; elle fut encore guérie de cet accident, qui fut suivi d'une toux & d'une difficulté de respiration, qui, à cela près, ne lui enlevaient pas tout-à-fait la santé; enfin elle fut travaillée de maux de tête, de douleurs arthritiques, d'un ptyalisme continuel, de nausées, & de sensations douloureuses dans les hippocondres, il survint en même temps un large ulcère à la partie postérieure & inférieure de la langue, ce qui rendait la déglutition difficile. A tous ces fâcheux symptômes, qui ne tendaient pas moins qu'à enlever la vie à la malheureuse sage-femme, M. P. soupçonna qu'il était peut-être resté un vice vérolique. Les circonstances demandaient du ménagement & de la prudence; le mercure pouvait tuer la malade. Il se servit du sublimé-corrosif, non tenu en dissolution dans l'esprit de froment, qui ne convenait nullement à l'état où se trouvait la souffrante, mais il étendit deux grains de mercure sublimé-corrosif dans quatre onces d'eau de plantin & une once de sirop de capillaire: il faisait prendre chaque jour deux cuillerées de cette mixture, & il lui donnait pour boisson ordinaire une décoction d'orgeat avec la quatrième partie de lait. En quatre semaines la femme fut ramenée à la santé la plus parfaite.

Même volume, obs. 100, pag. 527, on peut voir de quel œil M. JEAN-JACOB HUBER, *Professeur public d'Anatomie & de Chirurgie à Cassel, Doyen provincial, Conseiller-Aulique & Médecin du Landgrave de Hesse, Médecin de la Cour de Bade-Dourlach, Membre de la Faculté de Médecine de Bâle sa patrie, de la Société Royale des Sciences de Londres, de Berlin, & de l'Académie des Curieux de la Nature*, regarde le sublimé-corrosif: il est à ses yeux un poison redoutable, dont on ne doit jamais faire usage intérieurement.

PEYRILHE, *du Collége de Chirurgie de Paris, Docteur en Médecine, de l'Académie des Sciences, Inscriptions & Belles-Lettres de Toulouse, & de celle des Sciences de Montpellier.* Remède nouveau contre les maladies vénériennes, tiré du règne animal; ou essai sur la vertu anti-vénérienne des alkalis volatils, dans lequel on expose la méthode d'administrer ces sels; avec des réflexions & des observations critiques, tendantes à perfectionner les autres méthodes.

Mihi verò invenire aliquid eorum quæ nondùm inventa sunt, quod ipsum notum quàm occultum esse præstet, scientiæ votum ac opus esse videtur. Hipp. lib. de arte. n°. 1.

A Paris, chez Didot le jeune, 1774. in-12. 225 pages.

Cet essai de M. Peyrilhe est à proprement parler un mémoire, à la fin duquel il a mis des notes qui servent de commentaires, & qui contiennent d'excellens préceptes de Chirurgie. L'Auteur, dans son mémoire, cherche à prouver par une théorie spirituelle, & peut-être trop pernicieuse pour ceux qui seront portés à le croire, que le mercure n'est point spécifique pour la guérison des maladies vénériennes, qu'on a connu & qu'il doit être plusieurs autres anti-vénériens; c'est en conséquence de ses principes, qu'il dit avoir cherché dans des sels non mercuriels un remède anti-syphillitique: il prétend l'avoir rencontré dans les alkalis volatils; il assure que cette découverte est le fruit de ses travaux & de ses expériences; il peut cependant se faire, ajoute-t-il, que quelque Auteur qu'il ne connaît pas ait eu la même idée; mais il proteste, s'il arrivait qu'on vînt à lui disputer le mérite de la nouveauté, qu'il ne l'a lu dans aucun livre quelconque. D'après cet aveu, devons-nous prendre barre sur M. P., lui rappeler ici que DE LE BOÉ SILVIUS, dans ses *Opera Medica*, 1774.

édition d'Amsterdam, 1695, in-4°. fait l'éloge & propose dans bien des cas, & particulièrement dans les maladies vénériennes, les sels volatils? On peut voir ce qu'en dit cet Auteur p. 608, §. 18. p. 656, §. 571. p. 676, §. 201 & suiv. p. 855, §. 669 & suiv. p. 869, §. 863. Nous avons remarqué que cet Auteur se rencontre en bien des endroits avec M. Peyrilhe. DE LE BOÉ SILVIUS n'est point le seul encore qui ait proposé les sels volatils; on peut voir comment en parle Themélius, dans sa Thèse soutenue en 1735. *V.* THEMELIUS. M. Missa les propose aussi dans la thèse où il présida en 1756. M. Buchoz les fait entrer dans un remède anti-vénérien de sa façon. On sait que les Allemands font grand cas des teintures alkalines pour dompter le vice vénérien, & qu'elles font la base de plusieurs remèdes anti-vénériens dont les Auteurs font des secrets. Mais sans aller feuilleter les anciens, les étrangers, les thèses, ce remède est prescrit dans un livre qui est sous la main de M. P. sans qu'il s'en doute, il est dans sa bibliothèque. Lemery dans sa Chimie commentée par Baron, dit p. 169: *les sels volatils sont bons pour la vérole;* mais il se garde bien de leur donner la préférence sur le mercure. On dit aussi que les sels alkalis faisaient la base du remède anti-vénérien de M. de Velnos (*V.* Marges) avec lequel M. P. travaillait; on nous a dit même que ses brochures les mieux écrites étaient dues à ce Médecin-Chirurgien.

D'après ces citations & ces faits, nous ne prétendons cependant point, comme nous l'avons déjà dit, nous inscrire en faux contre le mérite de la découverte auquel M. P. aspire. Nous allons nous occuper à rapporter le plus exactement qu'il nous sera possible, la méthode qu'il prescrit: nous invitons même les Praticiens par des expériences sincères, à voir si ce fondant a été justement oublié, & s'il mérite la peine qu'on le faſſe revivre, pour prendre ſur le mercure la prééminence que M. P. veut lui aſſurer. *Formule du remède.* Feuilles de méliſſe, (ou quelqu'autre ſubſtance aromatique agréable à une doſe proportionnée), quatre onces; follicules de ſéné (ou quelqu'autre purgatif), demi-once; eau commune, une livre. Faites infuſer à une douce chaleur, dans un vaiſſeau fermé, pendant une heure; paſſez, &c. Prenez de cette infuſion onze onces; faites y fondre ſucre blanc, quatre onces; mettez ce demi-ſirop dans une bouteille de chopine, & ajoutez alkali volatil concret, (1) dépouillé de tout empyreume, un gros ou un gros & demi; on partage, ſelon les circonſtances, cette doſe totale, en quatre doſes particulières ou davantage. Cette boiſſon peut être variée au gré du Praticien, quand le cas ſemblera l'exiger. La boiſſon ordinaire doit être faite avec une ſubſtance atténuante, ou inciſive, ou ſudorifique &c. On prépare le malade comme pour lui adminiſtrer les frictions; le malade prend trois ou quatre onces du remède indiqué le matin à jeun, & autant l'après midi, quatre ou cinq heures après ſon dîné; il boit quand bon lui ſemble: ſa boiſſon doit être tiède: deux, trois, quatre pintes par jour ſont les doſes ordinaires; il ne boit point dans l'heure où il doit prendre le remède, ni une heure après l'avoir pris. La diete n'eſt pas ſévère: le repas du ſoir peut être plus fort que le dîné: on doit s'interdire abſolument les alimens aigres, ſûrs, fortement aceſcens & les liqueurs ſpiritueuſes. On continue ainſi pendant huit jours ſans interruption: au bout de ce temps on fait une pauſe de ſix, huit ou dix jours, pendant laquelle on augmente la force & la quantité de la boiſſon ordinaire: chaque pauſe doit être terminée par une

(1) Non de l'alkali volatil du commerce, qui contient les deux tiers de craie, ou de l'alkali mal manipulé.

douce purgation ; l'on en fait ainſi deux ou trois. Dix-huit ou vingt jours d'uſage de ce remède ſuffiſent ordinairement ; on peut & l'on doit quelquefois le porter plus loin. M. P. prévient que ce remède ne guérit ni carie, ni exoſtoſes vraies anciennes, ni fongoſités du vagin, ni fiſtules urinaires, ni bubons ſquirreux, &c. Et en cela, il n'eſt point inférieur au mercure, ajoute-t-il, qui n'eſt pas plus puiſſant pour détruire ces ſymptômes que la nature ſeule peut enlever, puiſque la plupart du temps l'Art ne fait que les exaſpérer. En revanche, les gonorrhées virulentes ſimples des deux ſexes, les chancres, les bubons, les exoſtoſes fauſſes dont le tiſſu cellulaire n'a pas perdu ſon organiſation, les duretés lymphatiques des corps caverneux, certaines eſpèces de rétentions d'urine, & tous les ſymptômes dépendans de la cachéxie vénérienne, les maux de tête gravatifs, les faibleſſes d'eſtomac, les fleurs blanches ſuſpectes, les puſtules, les dartres, les douleurs vagues des membres, les douleurs nocturnes, & même les engorgemens de la matrice durs, douloureux, ſuppurés & quelques-uns réputés ſquirreux, cèdent à ſon efficacité. Ce remède porte ſa première impreſſion ſur l'eſtomac, où il agit par une chaleur douce & un ſentiment agréable ; bientôt il ſe répand dans toute la machine, il relève le ton du ſyſtême vaſculaire, augmente les oſcillations, & produit une moiteur univerſelle. Il occaſionne quelquefois des ſueurs abondantes ; mais il faut les borner à une ſimple moiteur ; elles nuiraient plus qu'elles ne ſerviraient. Ce fondant tient ordinairement le ventre libre, & produit une ou deux ſelles par jour de conſiſtance moyenne. Si d'abord l'effet du remède produiſait un des deux extrêmes, il faudrait chercher à établir le milieu deſiré. S'il arrivait une trop grande excrétion d'humeurs ſtercorales, on appaiſerait cette bouraſque au bout d'une ou deux fois vingt-quatre heures avec une décoction d'oseille ou de tamarin, la limonade, une eau de groseilles, le sirop de limon & de vinaigre étendus dans l'eau. Les personnes vaporeuses, qui ont le genre nerveux sensible, la peau seche, âcre & brûlante, les scorbutiques, les femmes grosses, &c. genre de malades auquel on craint d'administrer les mercuriaux, n'ont qu'à se louer des alkalis volatils : dans ces différens cas, souvent l'on n'administre ce remède qu'à moitié doses; c'est à l'œil du Médecin de les diriger. Dans les gonorrhées, M. P. se sert des alkalis fixes, préparés à la manière de Tachenius, en injections, depuis trente grains jusqu'à un & deux gros, sur une pinte d'eau; ce remède déracine les causes de la tenacité des chaudepisses, qui ne sont autres que des petites duretés disséminées dans l'épaisseur des parois de l'urètre. Voilà le plus succinctement & avec le plus de précision possible, l'exposition du remède de M. P.., ses effets & ses différentes modifications. Il faut avouer que s'il fronde des opinions généralement reçues, il le fait avec beaucoup d'esprit; & un homme peut s'instruire même en lisant ses erreurs. Il ne croit point, comme presque tous les Auteurs l'ont enseigné jusqu'ici, que l'accroissement des douleurs par la chaleur du lit soit un sûr diagnostic pour les croire vénériennes. On voit enfin, qu'il possède beaucoup d'Auteurs anciens & modernes, & son érudition est choisie.

Nous allons, d'après M. Peyrilhe, extraire certains points de pratique qui nous paraissent utiles pour les gens de l'Art, & pour ceux qui lui sont étrangers. Il y a deux sortes d'exostoses, la vraie, & la fausse ou bâtarde; il est essentiel de savoir les distinguer l'une de l'autre. 1°. L'exostose vraie est précédée de l'amollissement de la portion de l'os qui doit s'exostoser, & l'amollissement persiste au moins pendant la crue de l'exostose. L'exostose fausse est dure, à sa naissance & pendant son augmentation; ce signe lui est commun avec tous les engorgemens lymphatiques. 2°. L'exostose vraie une fois fixée peut s'endurcir & s'endurcit souvent; l'exostose fausse aura le même sort: la dureté n'est point particulière à l'exostose vraie, & n'est point plus grande que dans la fausse, puisque si la première peut devenir osseuse, la seconde peut devenir pierreuse; donc le signe de la mollesse & de la dureté n'est point un signe suffisant pour les distinguer l'une de l'autre. 3°. L'exostose vraie que nous avons vue molle à sa naissance & pendant son accroissement, dure dans le temps moyen, finit enfin par le ramollissement; l'exostose fausse éprouve les mêmes variations. 4°. On voit que la terminaison de ces deux genres de tumeurs est souvent la même; mais l'événement est très-différent. Elles finissent l'une & l'autre par la dissolution putride des sucs qui les abreuvent ou qui les forment. Dans l'exostose vraie, la putréfaction gagne de toute part & se répand à raison de la communauté des vaisseaux, infecte la moëlle, & par elle, la masse des liquides. La fièvre lente & la mort sont la suite de cette terminaison, à moins que l'on n'ouvre à l'*ichor* une issue libre. La putréfaction termine pareillement l'exostose fausse; mais celle-ci étant isolée & en quelque sorte étrangère à la partie, n'envoie que peu ou point d'*ichor* aux parties ambiantes. Aussi cette terminaison est-elle presque toujours heureuse, parce que l'Art ne trouble pas le travail de la nature; l'application d'un corps pourrissant est tout ce qu'elle exige de lui. 5°. M. P. ne connaît qu'un signe qui puisse faire distinguer l'exostose vraie de l'exostose bâtarde, & il s'en faut beaucoup qu'il soit infaillible; c'est la douleur: la première est

eſt précédée de l'amolliſſement de l'os; cet amolliſſement ne ſe fait pas ſans douleur, ou au moins ſans ſenſibilité douloureuſe; ainſi la douleur précède conſtamment cette eſpèce, & fournit un ſigne commémoratif. Il n'en eſt pas de même de la ſeconde; elle a le ſort de tous les engorgemens lymphatiques, dépendans de la cachéxie. Ils commencent tantôt avec, & tantôt ſans douleur; mais il n'a jamais rencontré de cas où la douleur les précédât. Au contraire, les malades portent ſouvent des exoſtoſes de la ſeconde eſpèce, ſans s'en douter.

Voici maintenant les remarques que M. P. fait ſur les bubons. Quoique ſes principes ne ſoient pas généralement adoptés, ils ne pourront cependant qu'éclairer & être utiles.

Il eſt deux eſpèces générales de bubons: l'une occupe la ſubſtance propre des glandes; l'autre a ſon ſiége dans le tiſſu cellulaire qui revêt ces glandes, & qui remplit l'excavation des aînes: de ces deux eſpèces ſimples, il en réſulte une troiſième composée ou mixte. La première eſpèce qu'on peut appeler bubon glanduleux, ſe reconnaît à ſa dureté, qui eſt très-grande dès ſa naiſſance; à ſon volume qui eſt peu conſidérable; enfin, à ſa forme plus régulièrement arrondie & circonſcrite, que celle de la ſeconde eſpèce: ce bubon ne ſuppure point; il a cela de commun avec tous les engorgemens des glandes, ou follicules lymphatiques, qui ne donnent jamais de vrai pus, & qu'il retient obſtinément une partie de ſon volume & de ſa dureté. Il eſt de la prudence de ne point tourmenter cette eſpèce de bubon par les cataplaſmes de différentes eſpèces: on peut laiſſer à la nature le ſoin de la réſoudre, après avoir travaillé à détruire le vice intérieur. Le bubon de la ſeconde eſpèce eſt très-douloureux, quelquefois effrayant par ſon volume; mais il eſt beaucoup moins redoutable que le

précédent : sa terminaison naturelle est la suppuration. Le bubon mixte, qu'on pourrait appeler
bubon colliquatif, ne peut gueres se reconnaître
qu'à son ouverture ; il ne donne au lieu de pus,
qu'un *ichor*, tenu chargé d'atomes graisseux & de
1767 lambeaux de tissu cellulaire. Quelquefois cet *ichor*
est puant avant d'avoir éprouvé l'action de l'athmosphère ; pour l'ordinaire, c'est au second pansement que la puanteur est marquée ; elle tient
de l'odeur gangreneuse. Suivent l'affaissement,
quelquefois le renversement, la perforation, le
déchirement en languettes, & la flétrissure gangreneuse de ses bords, lesquels tombent tantôt
par petits fragmens, & tantôt se dissolvent par
une fonte insensible. Cette espèce est très-dange-
reuse ; & dans ce cas, la nature est le seul Médecin qui puisse procurer la guérison : l'Art la seconde cependant, mais de très-loin. Voici un topique que M. P. a employé avec succès dans ces
circonstances, le regardant toujours fort au-dessous
& du mal & du bien que la nature peut faire.
C'est la racine de gentiane en poudre, mêlée
avec un huitième de vitriol, de Zinc, pareillement en poudre. On l'applique sèche, à deux
ou trois travers de doigt d'épaisseur ; & on arrose
un peu avec le vinaigre les couches extérieures,
laissant à l'*ichor* le soin d'humecter les intérieures
On ne doit renouveler ce pansement que toutes
les vingt-quatre heures, ou plus tard encore, pour
donner le tems à la gentiane d'entrer en fermentation.

Dans une note, M. P. fait mention d'un mémoire présenté il y a cinq ans, (par conséquent en 1769), à l'Académie des Sciences de Toulouse, où il parle du sublimé-corrosif ; nous sommes fâchés de ne pas l'avoir, pour en parler à part. Au surplus, il paraît que l'Auteur n'est point l'ami de ce sel mercuriel ; il se flatte d'avoir prouvé dans ce mémoire, par des expériences multipliées, la décomposition du sublimé dans la machine animale, de laquelle résultent deux effets principaux; des plaies infiniment petites, mais infiniment nombreuses dans les solides; un épaississement & une stagnation dans les liquides: ces deux effets nous paraissent bien difficiles à démontrer. 1°. L'ouverture des cadavres n'a pas encore mis ces plaies en évidence. 2°. Comment le sublimé occasionne-t-il de l'épaississement, lui qui est un des plus puissans fondans que nous ayons? M. P. ajoute encore que le sublimé ne montre que peu ou point d'efficacité contre les maladies vénériennes récentes. Cette Observation ne s'accorde guere avec celles de M. Locher & autres, qui prétendent que les anciennes véroles lui résistent plus long-temps que les nouvelles.

PEYROUX (Charles), *Maître en Chirurgie.* Observations médicinales, contenant un traité abrégé de la saignée, de ses accidens, les moyens d'y remédier, avec une formule de remèdes les plus usités, les cas où ils conviennent, la manière de traiter la dyssenterie, le scorbut, le rhumatisme, la superpurgation, la pleurésie, la maladie de Siam, l'esquinancie, l'inflammation de la luette & des amigdales, les morsures de vipères, la fièvre quarte & autres intermittentes, les pertes de sang, la chaudepisse, les poireaux vénériens, la strangurie, la dysurie & l'ischurie; le tout par des remèdes éprouvés. Avec plusieurs observations très-utiles & très-intéressantes. Première partie. A Paris, chez Antoine Boudet, 1759, in-12, 127 pages.

D'après ce frontispice, l'Ouvrage a-t-il besoin d'analyse & de table? Quand on l'a lu, on sait tout son *Peyroux* par cœur. Nous n'avons plus qu'à enseigner la page où il parle des maux vénériens. Il traite cet article pag. 101 — 117. Nous 1759.

ne nous étendrons pas sur sa manière de guérir la chaudepisse qui n'a rien de curieux ni d'utile, ainsi que la cure des autres symptômes qu'il annonce dans son titre.

La seconde partie de cet Ouvrage, que celle-ci annonce, n'a pas, je crois, eu lieu, ou du moins nous n'avons pu nous la procurer, quoique nous l'ayons cherchée.

PIBRAC, *Ecuyer, Chevalier de l'Ordre de St Michel, Chirurgien-Major de l'Ecole Royale Militaire, & ancien Directeur de l'Académie Royale de Chirurgie.* Mémoire sur l'usage du sublimé-corrosif. Extrait des Mémoires de l'Académie Royale de Chirurgie, Tom. IV, 1768, pag. 153, 11 pag. in-4°.

M. de Horne, dans son *Examen des différentes*
1768. *méthodes*, &c. réfute, avec le plus grand avantage, ce Mémoire, dont l'esprit & les observations n'ont absolument rien de neuf. M. P. affecte de jeter un louche sur la conduite du célèbre Van-Swieten, à l'égard du sublimé-corrosif. Je sais, dit-il, par une longue expérience, que les plus mauvais remèdes sont toujours les plus vantés, & qu'on a des moyens fort simples de faire multiplier les éloges en proportion du besoin qu'on en a. La première partie de ses remarques a pour objet l'usage extérieur de ce sel mercuriel; des Charlatans en ont saupoudré des ulcères & des cancers ouverts: les personnes en sont mortes; rien de plus simple; & cela arrivera toutes les fois qu'on s'en servira avec autant d'inconséquence. La seconde partie regarde l'usage intérieur. Il rapporte pour autorités M. Duplessis, Chirurgien-Major des Armées, qui dit avoir vu dans les Hôpitaux du Bas-Rhin, où l'on s'en est servi, des hommes qui sont morts véritablement empoisonnés & qui avaient l'estomac cautérisé; M. Louis, qui dit avoir vu les malades qui en

ont fait usage, dans un état de maigreur & de dessechement considérables, malgré les boissons émollientes & l'usage du lait, & que ceux dont la poitrine était délicate succombaient à l'action de ce corrosif; que les malades restaient aux Hôpitaux tout autant de temps que pour un traitement exempt de danger & moins infidèle. M. P. cite enfin la plupart des Chirurgiens-Majors qui, dit-il, n'avaient qu'un cri sur l'infidélité de ce prétendu remède. Sans prétendre infirmer les avis & les observations de gens habiles & respectables dans leur état, nos Lecteurs nous permettront de répéter encore ici les noms respectables que nous avons à opposér aux autorités de M. P. savoir les Van-Swieten, quoi qu'en dise l'Auteur, les Storck, les de Haen, les Pringle & les Bercher; ce dernier, qui était Médecin des Armées du Bas-Rhin, a vu bien différemment que M. Duplessis. Ou sait enfin, que presque généralement, tous les Chirurgiens de Paris l'emploiaient assez tacitement, dans le temps que M. P. écrivait, c'est un fait que l'on peut vérifier par la consommation qui s'en faisait dès ce temps chez les Pharmaciens de la Capitale.

Que l'on juge, à présent, qui méritent le mieux
Des Pibracs ou de nous l'empire de ces lieux (1).

Nous ne nous étendrons pas davantage sur ce Mémoire, qui est bien mieux réfuté par l'expérience que par ce que nous pourrions dire. Nous transcrirons seulement ici ses dernières lignes qui feront voir que M. Pibrac était plutôt guidé par la voix de la prévention que par celle de la vérité « Enfin on ne conçoit pas comment des

(1) Vers parodiés de Zaïre, Tragédie de M. de Voltaire, Act. I, Sc. IV.

„ hommes raisonnables peuvent s'exposer à être „ victimes d'un remède aussi dangereux ; comment „ il y en a d'assez téméraires pour l'employer, „ & entre les uns & les autres une multitude „ d'hommes qui le vantent, sans savoir pourquoi, „ aux dépens d'une méthode sûre, dont l'admi- „ nistration a des principes certains. Il semble que „ ce soit une conspiration contre l'humanité ».

1717. ☞ PITSCHEL (Christ. Gottlieb.). Dissertatio *de lue venereâ*. Cizæ, 1717, p. 24.

PLATNER (Joannes-Zacharias), *Profess. Medicin. nuper apud Lipsienses primar.* Ars medendi singulis morbis accommodata. Lipsiæ, 1765, in-8°.

1765. L'Auteur traite de la gonorrhée & de la maladie vénérienne pag. 377 — 397. Il commence par la gonorrhée. Il ne donne sur cette affection aucun sentiment ni particulier, ni singulier; il s'étend davantage sur son traitement, qui laisse entrevoir un Clinique prudent, quoique d'ailleurs il ne dise rien de très-neuf. Il parle ensuite de la vérole : il regarde que son siége principal est dans les humeurs lymphatiques, dans la salive & dans la graisse. Il donne la préférence au traitement par frictions & salivation, surtout quand la maladie est grave & invétérée. L'extinction, dit-il, a peu réussi dans les climats septentrionaux, particulièrement lorsque les malades n'ont point observé un régime sévère. Si l'on se guérit par l'usage du mercure pris intérieurement, il préfère l'*aquila alba* à toutes les autres préparations mercurielles; on le donne enveloppé dans un bol ou dans une conserve quelconque.

PLENCK (Joseph. Jacob.), *Chirurgiæ atque artis Obstetriciæ Magister.* Methodus nova & facilis argentum vivum ægris venereâ tabe infectis exhibendi. Accedit hypothesis nova de actione metalli hujus in vias salivares.

Hic est, aut nusquam, quod quærimus. Horat.

Vindobonæ, impensis heredis Friderici Bernhardi; 1766, in-12, 70 p.

Par diverses expériences M. Plenck s'est assuré que le mercure ne pouvait s'éteindre parfaitement que dans le *mucus* animal & la gomme arabique; il se sert de cette drogue pour empâter son vif-argent. Il a reconnu qu'il était impossible de l'amalgamer avec le jaune & le blanc d'œuf, avec la bile animale, avec la colle de poisson, avec la gomme tragacanthe, avec le mucilage de semence de coings, la farine de racine d'althéa, la manne de Calabre, le miel écumé, le sirop simple & l'huile de lin. Voici comment il fait sa solution mercurielle. Prenez du mercure-vif très-dépuré, un gros; de la gomme arabique, deux gros; broyez-les ensemble dans un mortier de pierre, en y ajoutant une demi-cuillerée de fumeterre, jusqu'à ce que le mercure disparaisse tout-à-fait en *mucus*. Lorsqu'ils sont bien mêlés, ajoutez-y peu-à-peu de sirop de kermès, une once, de l'eau de fumeterre, huit onces. La dose est de deux cuillerées matin & soir. Le mercure ne se sépare jamais de la gomme arabique, & M. Plenck a remarqué, par plusieurs observations, que cette préparation mercurielle n'occasionne nulle salivation, mais augmente les urines, la sueur & tient le ventre libre. C'est en vertu de ses expériences & de ses observations qu'il propose son hypothèse sur l'action du mercure dans les voies salivaires. Le mercure a une affinité extrême avec le *mucus* animal; c'est par le secours de ce menstrue qu'il peut être plus aisément mêlé avec les autres liquides de notre corps. Le mercure pris par la bouche ou conduit par les vaisseaux absorbans de la surface extérieure du corps, dans la masse du sang, trouve le premier de tous les

1766.

systêmes muqueux dans la gorge, & par la loi d'affinité & d'adhésion il est retenu dans les glandes où l'humeur muqueuse le fixe. La cause de la salivation paraît être rapportée à son adhérence aux glandes muqueuses de la gorge; & l'irritation des glandes salivaires, par sympathie, doit venir de là, parce que tout systême secrétoire a une irritabilité spécifique qui fait qu'il n'est pas agacé indistinctement par toute sorte de *stimulus*, mais seulement par un qui lui est particulier & propre. Tel qu'on voit les cantharides affecter la vessie; les émétiques, l'estomac; le soleil, les yeux; la fumée de soufre, les poumons, &c. tel le mercure est le *stimulus* des organes de la salive & du *mucus*; & quoique le mercure n'agisse pas de même sur la salive que sur le *mucus*, cela n'empêche pas que les glandes salivaires ne soient affectées par la sympathie qu'elles ont avec les glandes muqueuses; comme on voit un grain de sable entré dans l'œil produire un larmoiement considérable par l'irritation de la glande lacrymale, quoique le grain de sable n'ait pu la toucher; tel encore qu'un aromate mis sur la langue irrite les glandes salivaires qui se dégorgent, quoiqu'il n'ait touché que les papilles nerveuses de la langue; mais lorsque ce mercure est éteint dans la gomme arabique, il rend ce *stimulus* impuissant. M. Plenck soumet son hypothèse qui, quoique neuve, a cependant quelqu'affinité avec la théorie de M. Astruc, aux lumières des Savans; il fait en cela comme tous les gens d'esprit: car il n'appartient qu'aux ignorans de décider en maîtres & d'être coëffés de leurs sentimens.

Cet ouvrage a été traduit par M. LA FLIZE. *V.* ce nom.

1766. *Joseph Jacob Plenck, Schreiben an Georg Ludw. Rumpelt, Worinnen die Wirksamkeit des atzenden sublimirten queckfilbers und des schierlings wider den herrn Hirschel dargethan wird. Wien. in-8°.*

1766. C'est-à-dire : *Lettre de M. Jos. Jac. Plenck, Chir. & Accoucheur, à M. G. L. Rumpelt, Chir. de la Cour Electorale de Saxe, où l'on démontre, contre le sentiment de M. Hirschel, l'efficacité du sublimé-corrosif & de la ciguë. A Vienne, chez Kraus, 1766.*

☞ PLINUS (Basilius) Dissertatio inauguralis *de morbi gallici investigatione* ... quam, Præside JESSENIO, à JESSEN ... subjiciet *Basilius Plinus* Rigens. Livon. Viteb. 1597. p. 8. 1597.

PLUMMER (And.) *agrégé au Collége des Médecins, & Professeur en Médecine en l'Université d'Edimbourg.* Préparations & vertus d'un remède mercuriel altérant. Extrait des Essais & observations de Médecine de la Société d'Edimbourg, artic. 6. tom. 1. 1742. p. 51. de la trad. franç. 21 p. in-12.

M. Plummer compose son remède avec la panacée & le soufre doré d'antimoine ; il se sert de celui qui est préparé par la méthode *d'Angelus Sala* (*anat. antim. part.* 2. §. 1. *cap.* 2.) il réduit la panacée en poudre fine, il ajoute peu à peu le soufre doré & les broye sur le porphyre : par ce moyen la couleur rouge & vive du soufre doré se change en une couleur brune & foncée. Il donne ordinairement sa préparation à la dose de 15 grains qu'il fait réduire en pilules avec l'extrait de gentiane en y ajoutant quelques gouttes d'huile de gérofle, qu'il divise en six : il en fait prendre trois le matin & trois le soir, & fait boire par dessus un verre d'une légère décoction de bois & d'écorce de gayac, un peu tiède. Il emploie ce remède pour les maladies cutanées, & pour le levain vénérien qui peut rester après avoir fait usage des remèdes généraux ; par exemple, une gonorrhée, un poulain, &c. qui n'ont point cédé tout-à-fait aux anti-vénériens, quoique cependant le vice général ne subsiste plus. Il agit par l'insensible transpiration & les sueurs, pourvu qu'il soit ménagé 1742.

avec prudence, & jamais il n'occasionne la plus légère sputation.

Nous allons ici rapporter tout au long les remarques que M. Vandermonde a faites dans le Journal de Médecine dont il était auteur, sur le remède de M. Plummer. Mars 1758, tom. VIII, pag. 252.

« Les pilules de M. Plummer sont faites de » parties égales de calomelas, (que M. Demours » n'aurait pas dû traduire par panacée) ou de mer- » cure - doux & de soufre doré d'antimoine, » fait par le procédé d'*Angelus Sala*, dans lequel » on commence à enlever à l'antimoine une » portion de sa partie réguline, en le dissolvant » dans l'eau régale, qui, comme on sait, ne » touche point au soufre; de sorte que par ce » moyen on augmente la proportion du soufre » au régule, & qu'en dissolvant cet antimoine » dans un alkali fixe, & le précipitant avec du » vinaigre, on a un soufre doré moins chargé » de parties régulines, & par conséquent pré- » férable dans bien des occasions. Jusqu'ici donc » ce procédé n'a rien de défectueux; au contraire, » il peut, comme nous venons de le dire, avoir » des avantages. Mais qu'arrive-t-il en mêlant le » calomelas, (qui est un mercure uni à l'acide du » sel marin sublimé plus souvent que le mer- » cure-doux, & moins souvent que la panacée), » ou le mercure-doux, avec ce soufre doré d'an- » timoine, qui est un vrai précipité, c'est-à-dire, » un composé du soufre de l'antimoine, d'une » petite portion du régule & d'un peu de l'alkali » qui le tenait en dissolution, & du vinaigre qui » a servi à le précipiter? L'alkali qui est dans le » soufre doré doit s'unir nécessairement à l'acide » du sel marin qui abandonne le mercure, & for- » me un sel marin régénéré. Le mercure devenu » libre s'unit au soufre, & par le broyement, fait

» un véritable éthiops. Cette décomposition se » manifeste dans l'opération même : car M. Plummer a observé qu'en broyant ensemble, sur un » porphyre, le calomelas & le soufre doré, la couleur » rouge & vive du soufre doré se change en une cou- » leur brune & foncée. *Voyez la pl. 58 du pre-* » *mier vol. des essais de Médecine.* Par conséquent » au lieu de soufre doré & de mercure-doux, on » ne donne qu'un mélange confus de soufre, de » régule d'antimoine, de sel marin régénéré, de » mercure-doux qui a échappé à la décomposi- » tion, parce qu'il y a très peu d'alkali dans le » soufre doré, & d'éthiops. Quel fonds peut-on faire » sur une composition si monstrueuse ? . . . . Si ce » remède à pu procurer quelque bien, on ne doit » l'attribuer qu'à la petite portion du mercure-doux » qui n'a pas été décomposée ; la vertu de tout le » reste doit être au moins fort incertaine, pour ne » rien dire de plus ».

POLISIUS (Gothofredus-Samuel). *Med. Doct. Prof. Publ. extraordinarius & Physicus Francofurtensis ad Oderam Ordinarius.* Myrrhologia seu Myrrhæ disquisitio curiosa, &c. Norimbergæ 1688. ex appendice A. N. C. D. II. A. VI. p. I. 1688.

Chapitre 14, article 2, pag. 300 — 306 de cette dissertation, l'Auteur préconise l'usage de la mirrhe dans la maladie vénérienne, en onction, en pilules, eu fumigation, &c. avec les autres ingrédiens propres à combattre ce virus. Il parle succinctement des symptômes de cette maladie ; il cite le sentiment de quelques auteurs relativement à la nature du mal & à la methode curatoire.

POMME fils, *Docteur en Médecine en l'Université de Montpellier, résident à Arles en Provence.* Traité des affections vaporeuses des deux sexes. Seconde édition, à Lyon, chez Benoît Duplain, 1765.

On lit dans cet ouvrage, pag. 296 — 317, un

article qui traite de la *vérole compliquée;* l'Auteur ne fait qu'y louer de toutes ses forces MM. Chycoineau, Haguenot, duquel il adopte laméthode. Il apporte encore des raisons à son soutien. Les gens vaporeux & hypocondriaques doivent se trouver particulièrement très-bien des frictions & des bains entre-mêlés. Il regarde comme pernicieuses toutes les pilules mercurielles Késériennes, & le remède du Baron Van Swieten. Il donne des louanges à la manière dont M. Goulard traite les gonorrhées, savoir par les tisanes rafraîchissantes & diurétiques, & il blame avec lui les purgatifs & les diurétiques chauds.

PORTAL, *de l'Académie Royale des Sciences, Médecin ordinaire de Mgr le Comte d'Artois, ancien Professeur d'Anatomie de M. le Dauphin, &c.* Précis de Chirurgie-pratique contenant l'histoire des maladies chirurgicales, & la manière la plus en usage de les traiter; avec des observations & remarques critiques sur différens points, avec figures.

Candidus imperti meliora, vel utere nostris;
Carpere vel noli nostra, vel ede tua.

vol. II. A Paris chez Vincent, 1768. in-8°.

1768. Dans cet ouvrage, M. Portal, tom. I. chap. IV. pag. 205 *des ulcères vénériens*, prescrit le traitement qu'il croit le meilleur pour guérir de la vérole. « Pour procéder avec ordre & succès à la guérison des chancres vénériens, on purgera souvent le malade avec des pilules faites avec des » poudres purgatives, & le mercure doux. On » donne pour boisson, & pour purifier la masse » du sang, les décoctions des bois sudorifiques, » la teinture d'antimoine; le régime sur-tout » doit être exact. On proscrira le vin & toutes » les liqueurs échauffantes, les alimens salés, » âcres ou acides; & l'on nourrira le malade avec » du laitage. Cependant le mal ne cède guères à

» un pareil traitement; c'est pourquoi il faut en » venir au plutôt aux frictions mercurielles, » qu'on administrera avec la plus grande cir- » conspection». Il conseille pour remèdes externes, quand les chancres viennent dans la bouche, les gargarismes faits, avec une décoction des bois sudorifiques, à laquelle on est libre de mêler un peu de miel rosat. On doit toucher les chancres avec le collyre de Lanfranc, ou le miel rosat, auquel on ajoute quelques gouttes d'esprit de vitriol, jusqu'à une agréable acidité; on achève de mondifier la partie affectée avec l'essence de succin & de myrrhe. Si les chancres sont tout à fait extérieurs, on fera très-bien d'y appliquer l'onguent digestif ou basilicum, mêlé avec l'argent-vif, ou le précipité rouge, l'emplâtre de Vigo, ou le diachilon avec le mercure. L'ulcère étant mondifié, on le saupoudrera avec des poudres absorbantes, aiguisées d'un peu de précipité rouge, afin de dessécher tout à fait la plaie. S'il y a carie, on se servira sur-tout de l'euphorbe, de l'huile de gérofle, de l'eau phagédénique, ou de l'esprit de nitre, dans lequel on aura dissous du mercure; enfin on emploiera le cautère actuel. Pour les ulcères situés sur les parties molles, tels qu'aux aînes, desquels il découle continuellement une sérosité que rien ne peut arrêter, & qui résistent quelque fois à tous les traitemens, il faut essayer d'arrêter le cours de cette sérosité par des compresses soutenues par un bandage convenable à la partie; on ne peut guères se dispenser d'appliquer une pierre de vitriol sur la partie de l'ulcère qui donne du sang; sur-tout quand les compresses ont été employées sans succès. Lorsque les chancres & la carie qui les suit a rongé le voile du palais & les os palatins, accident qui dérange l'ordre de la prononciation & de la déglutition, le malade est obligé de boucher l'ouverture que la carie a faite, par le moyen d'une plaque d'argent, qu'on soutient par une éponge, instrument connu sous le nom d'*obturateur*. M. Portal renvoie pour sa description aux ouvrages des dentistes, Fauchart, Bourdet, L'écluse, &c. Pour les autres opérations de Chirurgie qui ne sont point seulement propres aux accidens vénériens, telles que les opérations qui conviennent à l'exostose, à la carie, &c. il renvoie aux autres Chapitres de son ouvrage où il en a traité; pour nous, ce serait nous écarter de notre sujet qne de le suivre, puisqu'ils ne sont point relatifs *ex professo* à la maladie vénérienne.

PORTHIER (Franciscus). *Diœcesis Cenomanensis. Pro doctoratu* . . . Quæstio medica cardinalitiis disputationibus discutienda in scholis Medicorum, die primâ Aprilis, annò Domini 1743. horâ secundâ pomeridianâ. M. PETRO-LUDOVICO BUROLLEAU DE FESLE, *Facultatis decano, nec-non scholarum professore, Doctore Medico, Præside*. Andegavi, typis Petri-Ludovici Dubé, Academiæ Typographi. in-4°. 4 pag. *An ab hydrargyrosi tutissima syphilidis curatio?*

1743. M. P. conclut pour l'affirmative.

POUPPÉ DESPORTES, *Médecin du Roi & Correspondant de l'Académie Royale des Sciences de Paris*. Histoire des maladies de St. Domingue. A Paris, chez le Jay, 1770. in-12. 3 vol.

1770. Dans le second volume de cet ouvrage utile, M. P. traite de la vérole & des *pians*, pag. 60—95. L'Auteur assure que le scorbut & la vérole sont les maladies les plus funestes aux Habitans de St Domingue. Cette dernière maladie lui paraît être endémique dans l'Amérique & dans l'Afrique, & avoir été communiquée de cette partie du monde aux autres. Les Africains la nomment *pians*, parce que les pustules qui portent ce nom en sont le principal symptôme. Elles sont grosses, écailleuſes, & forment au milieu un nombril qui augmente peu-à peu en largeur & en profondeur, juſqu'à ce qu'il s'y forme un ulcère. Elles attaquent indifféremment toutes les parties du corps, mais principalement les honteuſes, les aînes, les aiſſelles, les feſſes & les orteils des pieds. Cependant M. P. penſe que les *pians* que tous les praticiens de l'Amérique regardent comme un ſymptôme ſuffiſant pour caractériſer la vérole, n'en ſont qu'un ſigne équivoque, mais qu'ils ſont plutôt un ſymptôme de ladrerie, qui dépend d'une certaine qualité de l'air & du tempérament. Car d'où vient, demande l'Auteur aux Partiſans de la vérole, les volailles, ſur-tout les jeunes dindons, les poulets, les pintadeaux ſont-ils ſujets aux puſtules pianiſtes, qui en tuent une quantité conſidérable? D'où vient en ſont-ils attaqués plutôt dans un temps ſec, & lorſqu'on les nourrit avec le petit mil, ſur-tout le petit mil à chandelle? D'où vient tant d'enfans, ſoit à la nourrice, ſoit ſevrés, en ſont-ils affligés, pendant qu'une grande quantité de nourrices n'ont donné ni avant, ni pendant leur groſſeſſe, des ſignes de *pians*; & que même de quatre à cinq enfans qu'aura eus une Négreſſe, il n'y aura que le ſecond ou le troiſième qui en ſera infecté? D'où vient enfin, que les Nègres ſont les ſeuls expoſés à cette maladie; & que parmi les Blancs, il n'y a que ceux qui ont commerce avec les Négreſſes, ou qui en ſont allaités? L'Auteur remarque encore que parmi les différentes Nations Nègres, celle des Bambaras, la plus robuſte de toutes, en eſt la plus empoiſonnée, ſans que dans la plupart, il précède aucun ſymptôme de vérole, comme gonorrhée, poulains, chancres, &c. Cette maladie peut avoir ſa cauſe dans un vice particulier de la lymphe, qui provient de la qualité des alimens dont ces Peuples ont coutume d'uſer, puiſqu'ils ne vivent que de mets très-grossiers & glutineux, qu'ils sont fort carnassiers, qu'ils préfèrent le petit millet & le maïs aux autres alimens.

La vérole, dit M. P. paraît aux Blancs sous une autre face; elle ne donne ordinairement aucun signe extérieur; ce qui cause bien de l'embarras à un Médecin dans les maladies de dissolution, pour la démêler d'avec le scorbut, n'ayant point dans la plupart de ceux qui en sont infectés, d'autre effet que celui de cette maladie. On ne peut en attribuer la cause qu'à la différence du tempérament des Américains, dont le sang est beaucoup moins épais que celui des Africains & des Européens, & à la transpiration qui est beaucoup plus abondante qu'en Europe. L'abondante transpiration en est tellement la cause, que l'on remarque des symptômes conformes à ceux qu'on voit en Europe; & que quand les saisons sont sèches & froides, on observe alors dans plusieurs des dépôts, des ankiloses, de vives douleurs dans les articulations, des *nodi*, des exostoses, des caries, des ulcères aux jambes & dans la bouche, sur-tout au palais, à la luette, des pustules & des ophtalmies considérables, à moins qu'une extrême dissolution ne détourne ces symptômes, ou par une violente diarrhée, ou par une hydropisie, qui deviennent bien vîte incurables.

L'Auteur observe que la gonorrhée, qui, dans le plus grand nombre, est l'avant-coureur de la vérole, est beaucoup plus opiniâtre & rebelle en Amérique qu'en Europe, sur-tout lorsqu'il s'agit de l'arrêter. La plupart de ceux qui se mêlent de traiter cet accident, jettent souvent le malade dans un état funeste & mortel : le squirre, la fièvre hectique, la diarrhée, l'hydropisie mettent fin à ses jours; & encore l'écoulement n'est-il point guéri. La qualité du tempérament, la manière dont on est attaqué, & celle dont on débute pour le trai-

tement

tement, influent beaucoup sur la cure. M. P. dit qu'on lui a assuré que les gonorrhées que l'on attrapait avec des Mulâtresses, étaient les plus mauvaises; & avec les Négresses, plus dangereuses qu'avec les Blanches. La seule raison qu'on en apporte, c'est que les premières sont d'un tempérament plus chaud que les autres. Voici la pratique que l'Auteur suit dans le traitement de la chaudepisse: il emploie d'abord la tisane lénitive de la pharmacopée du Pays; elle est faite avec les feuilles de la liane à cœur & l'écorce de la liane à savon, les racines de petit basilier, de bois de conille, de la mal-nommée, de la verveine puante & de toutes les autres espèces de verveine. Les racines de l'herbe à colet infusées à froid, l'emportent sur toutes les autres. Il passe ensuite au petit-lait laxatif ou simple, aux eaux de casse nitrée; auxquelles il fait succéder la première des tisanes pour la gonorrhée, qui est faite avec la limaille d'acier, une once, suspendue dans un nouet; le sel ammoniac, demi-gros; les écorces d'oranger sauvage & de la liane à savon; de gommier & de bois-marie, de chacun une pincée; de racines de verveine puante, une demi-pincée; on fait bouillir le tout dans trois chopines d'eau à la réduction du tiers. Cette tisane est nommée *détersive*, pour les gonorrhées & fleurs-blanches. On en fait encore une *astringente* pour les mêmes maladies. La voici: écorces de gayac, d'amandier, d'éraquier, racines de verveine puante, de chaque une pincée; on fait bouillir dans deux pintes d'eau à réduction du quart; on ajoute à la colature un gros d'alun purifié, ou de l'esprit de vitriol jusqu'à une parfaite acidité. Quoique l'on fasse usage de la première tisane que nous venons de décrire, M. P. fait toujours continuer les eaux de casse de deux en deux ou de trois en trois jours, suivant la qualité du tempérament. Quand il eſt parvenu à procurer un écoulement de matières blanchâtres, il a recours à la tiſane ſudorifique faite avec le gayac, la ſalſepareille, la ſquine, l'antimoine crud, pulvériſé & mis dans un nouet, qu'il rend purgative de cinq en cinq jours; & lorſqu'il convient de l'arrêter, il a recours à quelques bols aſtringents, faits avec les ſemences de plantin bien pulvériſées, le bol d'Arménie, le cachou, le ſafran de mars aſtringent, l'éthiops minéral, de chacun deux gros; le camphre, un gros; le ſel de Saturne, trois gros, incorporés dans ſuffiſante quantité de baume de Copahu. La doſe eſt d'un gros ſoir & matin; & il donne auſſi la tiſane aſtringente que nous avons décrite. Il fait quelquefois faire des injections avec cette tiſane, où l'on met quelques gouttes de baume du Pérou ou de Sucrier. Dans certains cas, ſur tout quand le malade reſſent quelqu'empêchement en urinant vers la partie ſupérieure du canal, il fait faire de légères frictions au raphé. Si la gonorrhée tombe dans les bourſes, il emploie les cataplaſmes maturatifs, avec l'onguent Napolitain. Lorſque les malades ont beaucoup dépéri dans les mauvais traitemens par leſquels ils ont paſſé, il les met à l'uſage du lait ſoufré ou du lait apéritif; s'ils ont encore un écoulement, il y rejoint les remèdes ci-deſſus, & ajoute l'alun dans les bols.

M. P. emploie pour guérir de la vérole, la méthode par extinction; il a obſervé qu'elle eſt plus convenable à la qualité du climat & à celle des tempéramens.

On remarquera que ceux qui emploient dans leurs tiſanes la liane à perſil, rendent, après leur guériſon, dans l'éjaculation, une ſemence rouge ou rougeâtre, ce qui peut provenir de la qualité de cette plante, dont quelque principe ſe joint & s'unit intimement à la liqueur ſéminale dans la ſecrétion. Il ne paraît d'ailleurs, dans le traitement, aucune marque de teinture, ni dans les urines, ni dans l'écoulement de la gonorrhée.

Il est ordinaire aux Négresses de se plaindre du mal de mère ou de matrice. Ce mal est presque toujours l'effet d'un ulcère vénérien à cette partie, ou de quelque accident de couche ; elles ne sont cependant pas si sujettes aux fleurs-blanches que les femmes blanches.

Les petites tumeurs qui s'ulcèrent aux pieds des Nègres, sur-tout aux orteils, sous la plante des pieds & vers les articulations, & qu'on appelle *crabes*, tiennent de la nature des *pians*, qui ne s'étendent & ne jettent des racines que parce que la dureté de la peau de ces parties les empêche de sortir & de s'élever dans les autres parties du corps. De-là vient que le sublimé-corrosif est le meilleur remède.

M. P. décrit deux méthodes qui lui ont paru les meilleures pour traiter les *pians*. Nous allons les transcrire : on enferme les Nègres pianistes dans une chambre bien close, & échauffée par un poële ou par un coffre a étuve. Les huit ou dix premiers jours, on les saigne, on les purge & on les fait baigner plus ou moins, selon que la qualité de la maladie & celle du tempérament semblent le demander : on les met en même temps à la tisane sudorifique, après deux ou trois purgations ; ils prennent des bols ou potions sudorifiques, pour exciter la sortie de tout le venin, par le moyen d'une plus grande abondance de pustules. Quelques-uns préfèrent la fleur de soufre prise intérieurement ; elle paraît très-bien convenir, selon M. P., tandis que les *pians* sortent ; on ne fait point d'autres remèdes pendant ce temps, ce qui dure à quelques-uns plus d'un mois. Quand on les juge bien sortis, on donne des frictions, que presque tous les Chirurgiens poussent jusqu'à ce que la salivation soit bien établie ; ils entretiennent cette salivation plus ou moins long-temps, suivant la qualité de la maladie & la force du malade. Quelques-uns ont attention de ménager les frictions de manière qu'on puisse calmer ou arrêter la salivation, par le moyen d'un bon purgatif, aussi souvent qu'on le juge nécessaire. Cette méthode prudente convient sur-tout aux sujets délicats, à ceux qui ont la poitrine faible, ou du penchant à l'étisie. Plusieurs Chirurgiens n'emploient point aujourd'hui les frictions ; ils font user d'une boisson mercurielle préparée comme il suit. On fait dissoudre dans deux onces d'eau-forte, une once de mercure : on mêle la dissolution dans 18 à 20 onces d'eau. On met le premier jour, dans une bouteille de tisane sudorifique, deux ou trois gouttes de cette dissolution ; on augmente tous les jours la dose d'une ou de deux gouttes, jusqu'à ce qu'il paraisse des marques de salivation. Quelques-uns font saliver ; d'autres l'empêchent par quelque purgatif. Les uns & les autres, par l'examen que l'Auteur en a fait, réussissent également & sûrement. La dernière manière paraît mieux convenir à ceux qui ont des ulcères malins ; cette dissolution mêlée dans l'eau, suffit seule pour le pansement. Ceux qui purgent, n'emploient pour cet effet que la liane purgative ; on en prend une brasse que l'on coupe par petits morceaux, & que l'on fait bouillir dans la tisane sudorifique. On a assuré à M. P. qu'on faisait tomber les gales pianistes avant que d'administrer les frictions, par le moyen d'un onguent fait avec le mâche-fer pilé & le jus de citron, afin de rendre la peau unie, & par conséquent donner une plus grande facilité au mercure d'agir, & de penétrer au travers des pores de toute la circonférence. Voici encore un autre remède pour les *pians*, communiqué par

M. Conegu, Maître Chirurgien à Limonade; ceux qui s'en sont servi, en ont tous parlé avantageusement. Prenez du sublimé-corrosif & du mercure crud, de chaque dose égale, par exemple, une once : broyez les dans un mortier de marbre avec un pilon de bois, jusqu'à ce que le mercure soit parfaitement éteint avec le sublimé-corrosif, & réduit en poudre grise. Cette trituration doit être longue & lente, & il faut que l'Artiste ait soin d'en éviter la vapeur. Après cette opération, on lave la poudre dans le même mortier; premièrement avec de l'eau bien chaude, en remplissant presque le mortier, & agitant la poudre avec le pilon, afin de délayer & emporter les sels. On laisse la poudre se rasseoir au fond du mortier; on incline l'eau en prenant garde de ne pas jeter la poudre; on la lave de cette manière deux ou trois fois avec de l'eau chaude, & autant de fois avec de l'eau froide, & on la fait sécher au soleil. Quand elle est bien seche, on la remet en poudre dans le mortier de marbre, & on l'arrose avec de l'esprit-de-vin jusqu'à ce qu'il surnage un peu de la poudre, qu'on agite avec une spatule, afin de la bien faire pénétrer dans l'esprit. On y met le feu avec un morceau de papier; on remue de temps en temps avec la spatule, jusqu'à ce que l'esprit-de-vin soit tout à fait consommé, & que la poudre soit sèche, comme il arrive toujours quand l'esprit-de-vin est bon. On fait dévorer à l'esprit de vin cette poudre deux ou trois fois de la même sorte, afin d'adoucir & d'arrondir les pointes des sels que les lotions n'ont pu enlever. Cette poudre ainsi préparée, est incapable de faire aucune mauvaise impression; on peut en donner en toute sûreté, même à des enfans; la dose aux Adultes, est depuis 4 jusqu'à 8 grains. On commence le malade de la même manière que pour lui administrer les frictions. Dans le commencement, on ne donne que 4 grains en bol ; on peut augmenter le quatrième jour : s'il paraît des signes de salivation, on peut la prévenir par un doux purgatif, parce que l'indication qu'on se propose de remplir, est de chasser le venin par la transpiration. Il est bon pour la procurer, de faire travailler les Nègres à l'ardeur du soleil, évitant de ne point les faire sortir au vent froid, à la pluie, ou à la rosée ; & on ne doit les nourrir qu'avec des alimens doux. On use de ce remède pendant vingt-cinq ou trente jours ; s'il excitait le vomissement une ou deux fois, ce qui arrive rarement, à moins que le malade n'y ait de la disposition, ce qui se prouve par la qualité des matières bilieuses, à la seconde ou troisième prise, on donne un doux purgatif & l'on continue le remède : il n'arrive jamais d'autres accidens. M. P. dit par réflexion : ne pourrait-on pas exécuter la même opération par le sel ammoniac ? Et dans ce cas, le remède non-seulemen serait moins dangereux, mais même serait plus sûrement sudorifique. Il dit encore que si l'on guérit peu souvent les *pians*, cela vient de la même routine que tous les Chirurgiens suivent indistinctement. On doit distinguer les tempéramens gras & replets, d'avec ceux qui sont secs, maigres & exténués. Aux premiers, on doit donner des purgatifs réitérés & la tisane sudorifique ; pour les seconds, on emploie les saignées, les bains & les tisanes ou bouillons délayans & émolliens, continués au moins quatre à cinq semaines, avant que d'en venir aux remèdes mercuriels. La tisane faite avec la seule écorce de gommier, & les lavemens avec la décoction de cette écorce, & la raquette boucanée & pilée, ont paru à M. P. les meilleurs remèdes pour calmer les douleurs véroliques.

PRESLE. *V.* Begue de Presle.

PRESSAVIN, *Gradué de l'Université de Paris, & Membre du Collége Royal de Chirurgie de Lyon.* Traité des maladies vénériennes, dans lequel on indique un nouveau remède, dont l'efficacité est constatée par des expériences réitérées & un succès constant, depuis dix années.

Diram qui contudit hydram,
Notaque fatali portenta labore subegit,
Comperit invidiam supremo fine domari.

Hor. Epist. I, Lib. 2.

A Genève, & se trouve à Paris, chez Didot le jeune; à Lyon, chez les frères Perisse, 1773. in-12. 348 pages, non compris l'avant-propos & la Dissertation sur un nouveau remède anti-vénérien, de 46 pages.

Cette Dissertation sur un nouveau remède anti-vénérien, fut pour la première fois imprimée en 1767: on n'y voit rien de remarquable. M. Pressavin y annonce son remède & les cures qu'il prétend avoir faites avec son secours; mais venons à son traité: il nous fournira plus qu'abondamment de quoi mettre en évidence les talens, les raisonnemens & la confiance que méritent & l'Auteur & son remède. Cet Ouvrage est divisé en treize Chapitres; l'ordre n'y est pas trop observé, ce qui fait que M. P. se répète souvent. Dans son avant-propos, il nous dit que quoique la matière qu'il traite soit déjà bien rebattue & épuisée, il ne laissera pas que de donner par fois des idées aussi neuves que curieuses: nous ne savons pas s'il met de ce nombre l'origine du virus vénérien qu'il décrit ainsi: « Et puisque le coït nous paraît la » seule voie par laquelle ce venin a pu s'in- » troduire, il faut que, par une dissolution qui » n'est pas sans exemple, quelques monstres hu- » mains, (peut-on les nommer autrement)? ayent 1773.

„ reçu ce juste châtiment de leur débauche, des „ brutes avec lesquelles ils n'ont pas eu horreur de „ se souiller ». Ceux qui ont lu les anciens Auteurs qui ont écrit sur la vérole, ont vu dans plusieurs, que le mal vénérien devait son origine à la copulation des femmes avec de gros singes. Jean-Baptiste Van-Helmont prétendait aussi que la vérole n'est autre chose que le farcin gagné & répandu par un commerce infame. *V.* encore Dolæus. Mais quand cette idée serait neuve; elle est trop absurde pour devoir s'y arrêter & pour chercher ici à la combattre. M. Pressavin dit généralement, que toutes les préparations mercurielles inventées jusqu'ici, sont insuffisantes ou dangereuses pour la cure de la vérole. Le sublimé-corrosif aurait bien par sa solubilité l'avantage spécifique que n'ont point les autres sels; mais sa qualité caustique doit à jamais le faire bannir comme un poison formidable. La méthode prudente & mitigée avec laquelle quelques uns l'administrent, sans occasionner que de légers accidens, est incompétente pour guérir, parce qu'il n'entre point dans le corps assez de mercure pour opérer la guérison; à la bonne heure, si on pouvait le faire prendre à la dose de deux grains par jour, réitérée deux fois, & continuée pendant un mois ou un mois & demi. Rapporterons-nous pour combattre cette diatribe, l'ingénieuse supposition de M. de Horne, qui conjecture que la vertu recherchée dans le mercure est due au soufre de ce minéral, dont la vapeur bienfaisante enchaîne le vice vénérien ou le décompose; que la combinaison qui se fait du mercure avec les acides, peut être regardée comme la cause occasionnelle du développement de ce soufre, quoiqu'on ne puisse dire comment il s'opère, & que de ce mélange résulte la forme la plus heureuse & la plus convenable, pour produire l'effet attendu & desiré? Mais j'ai des armes plus victorieuses encore pour terrasser le détracteur du sublimé ; ce sont l'expérience, & les grands Maîtres ses Apologistes. Si ces preuves ne sont point assez convaincantes pour persuader M. P. au moins le seront-elles pour le Public, qui ne regarde point, à l'exemple de ce Chirurgien, le Dictionnaire portatif de santé, l'Art de se guérir soi-même, & tous les autres livres qui tendent à simplifier l'art de guérir & à porter la lumière au milieu du Peuple, comme de mauvais livres, des livres dangereux. Il faut être aussi sûr de soi-même, & aussi grand homme que l'est M. P. pour trancher avec cette autorité : M. Astruc, quelque entreprenant qu'il fût, n'eût osé prendre sur lui de pareilles excursions ; mais quelle différence de M. Astruc à M. Pressavin ! Cet Auteur, pour venir à bout de composer un remède tel qu'il le desirait, dit avoir eu recours à un moyen dont personne n'avait encore eu connaissance, mais qui depuis a été imaginé & rendu public par quelques Chimistes : c'est la dissolution du mercure par le moyen de l'acide nitreux. On doit par conséquent conclure de ce que l'Auteur avance, qu'il a au moins l'avantage de la primauté dans l'invention. Mais qu'elle est ancienne ! On peut voir au mot BELLET les Auteurs qui ont connu & qui se sont servi de cette dissolution. Il nous reste à présent à démontrer que l'Auteur n'est pas plus neuf dans le remède qu'il annonce aujourd'hui pompeusement pour être de lui ; remède supérieur à tous les autres, & qui ne reconnaît que les frictions qui puissent, & de loin encore, marcher sur ses pas. Il ne cherche point, dit-il, à pénétrer la nature du remède de Keyser dont plusieurs personnes prétendent aujourd'hui avoir la connaissance. Il pouvait se la procurer, ainsi que ceux qui *prétendent l'avoir*, en ouvrant les Mémoires de M. Richard ; ce remède qui appartient au Roi, est rendu public par ce dernier Auteur; on peut le voir encore en petit dans M. Thion de la Chaume. On peut en voir l'idée & le procédé, à peu de chose près, dans le *Theatrum Chimicum;* mais M. P. en prétend cause d'ignorance, sans doute à cause de l'affinité qui existe entre ce remède & le sien. Nos Lecteurs peuvent connaître le remède de KEYSER, au mot RICHARD; nous allons traduire ici le passage de Pénot, qui se trouve dans le Théâtre Chimique, source où ont également puisé & le vendeur de dragées & M. P.; à sa suite nous exposerons le procédé de M. P. & l'on pourra juger de la parenté.

Procédé rapporté dans le Théâtre Chimique, article, Pénot. pag. 601.

Prenez une livre de vif-argent, dissolvez-le dans l'eau-forte ou esprit-de-nitre, pour faire un précipité; prenez ensuite du vinaigre distillé, faites y dissoudre ce précipité en le faisant bouillir pendant quatre heures; versez ce qui est dissous dans un vase de verre, jetez encore sur le marc de nouveau vinaigre, & répétez cette manœuvre jusqu'à ce qu'il ait dissous tout le mercure; alors distillez ce vinaigre au bain-marie, & au fond il restera une masse semblable à du sel; jetez dessus de l'eau de pluie distillée quatre fois, bouchez le matras & faites bouillir pendant un demi-jour; ensuite, sans laisser rasseoir, décantez ce qui sera clair, distillez-le, & vous aurez une masse très-transparente. Divisez-la en deux parties; versez sur l'une de l'esprit-de-vin, & laissez-la en digestion pendant huit jours: mettez-la dans une retorte sur les cendres chaudes, y ayant adapté un grand récipient: l'esprit-de-vin s'élèvera d'abord, & ensuite l'esprit de mercure; & il restera au fond une lie noire. Vous ne déluterez le récipient qu'après 24 heures.

Les cryſtaux d'eſprit de mercure s'attachent aux parois du vaſe, & ne ſont diſſous qu'après 12 heures de temps. Enfin après avoir déluté le récipient, mettez ces liqueurs ſur un bain très-doux : l'eſprit-de-vin ſe diſſipera, & l'eſſence de mercure reſtera au fond ſous la forme d'huile de couleur cendrée. Mettez cette liqueur dans un petit vaſe de verre, expoſez-le à un feu doux; diſſolvez-y enſuite peu à peu l'autre maſſe de mercure que vous avez réſervée & réduite en poudre impalpable : mettez-en autant qu'il peut en être diſſous pour faire un tout très mou. Après cela, lutez ce vaſe; mettez-le ſur les cendres, & pouſſez le feu par dégrés juſqu'à ce que la maſſe vienne en poudre rouge. Un grain de cette poudre priſe dans du vin ou autre liqueur, fait des effets admirables.

Procédé de M. Preſſavin.

Prenez mercure revivifié du cinnabre, une livre; faites le diſſoudre à un feu doux, dans une livre & quatre onces d'eſprit de nitre. Faites enſuite une forte leſſive d'alkali de tartre; pour cela on fait fondre une livre de ſel de tartre, dans environ demi-livre d'eau. Quand ces deux liqueurs feront bouillantes, on les mêlera enſemble, en jetant la diſſolution mercurielle ſur la liqueur alkaline, & remuant fortement. Il ſe forme ſur le champ un précipité de brique pilée. Jetez ſur ce précipité une grande quantité d'eau de pluie, & après l'avoir agitée, laiſſez repoſer juſqu'à ce que l'eau paraiſſe claire; décantez alors cette eau & rejetez une égale quantité de nouvelle eau, avec le même procédé que vous réitérerez juſqu'à quatre fois. Le précipité étant de cette manière bien lavé, vous le laiſſerez à ſec dans le vaſe, & vous y verſerez deſſus cinq bouteilles de bon & fort vinaigre; vous ferez bouillir pendant deux heures, avec le soin de bien tenir le pot couvert, & de remuer de temps en temps le fond; décantez en suite la liqueur pendant qu'elle est bouillante, & versez sur cette liqueur une seconde lessive de sel de tartre, faite comme la précèdente; il se formera à l'instant un précipité blanc que vous séparerez, après avoir laissé reposer la liqueur pendant une demi-heure : ce précipité lavé comme ci-dessus, sera mis dans un matras avec trois livres d'eau, & quatre onces de crême de tartre pilée; & après l'avoir fait bouillir pendant deux heures, vous laisserez refroidir la liqueur; elle deviendra alors limpide comme l'eau de fontaine; vous la décanterez & la conserverez dans une bouteille bien bouchée; c'est l'eau végéto-mercurielle.

On voit que le procédé de M. Pressavin, 1°. A l'inconvénient de n'offrir rien de clair. 2°. On sait qu'un précipité mercuriel quelconque, ou une liqueur mercurielle peut guérir la maladie vénérienne. Pourquoi donc M. P. exigerait-il la préférence, tandis que nous regorgeons de préparations & plus simples & plus claires? 3°. On voit clairement que ce procédé est calqué sur celui de Pénot, à la différence près de la crême de tartre qui n'y fait ni bien ni mal; & encore n'a-t-il pas les gants de cette idée; car M. Beaumé a dit dans sa Pharmacopée, en réformant les pilules de Béloste : *La crême de tartre est un sel acide végétal qui a la propriété d'éteindre très-bien le mercure, & de former avec lui un sel neutre particulier, &c.* Il nous reste à présent à demander à ces deux Chimistes, s'ils sont assurés que de la combinaison du sel de tartre avec le mercure, il en doive résulter un sel soluble dans les humeurs : est-ce parce qu'étant uni aux alkalis, on obtient un sel soluble? Belle raison! Il peut arriver qu'étant combiné avec les alkalis, le sel soit soluble, & soit fort insoluble au contraire après sa combinaison avec le mercure. Au surplus, c'est à l'expérience à prouver la vérité ou le faux de ce raisonnement.

Enfin, M. P. qui semble ne vouloir rien adopter des méthodes de ses prédécesseurs, proscrit les bougies médicamenteuses; il emploie pour les embarras de l'urètre les injections faites avec son eau, & il élargit le canal avec de simples bougies de cire jaune; cependant dans ses formules il donne la recette d'un beurre de Saturne liquide pour oindre les bougies qu'on veut introduire dans l'urètre : il est fait avec l'huile d'olives & l'extrait de Saturne. Nous ne savons pas ce qu'il pense de cette préparation de plomb. Mais qu'ont de plus employé les faiseurs de bougies en titre? Ne sont-ce pas là des bougies médicamenteuses? D'après le juste rapport que nous avons fait du livre de M. P. nous laissons aux Gens de l'Art à le juger, & nous les invitons à être plus modérés en sa faveur qu'il ne l'a été à leur égard.

PREUSSIUS (Maximilianus), *Proto-Medicus Vratislaviensis, Academicus Curiosus.* Acad. Nat. Curios. Ephem. Cent. III & IV. Norimbergæ, 1715. Obs. 18, p. 39. *Fœtus purissimus ex matre lue venereâ conspurcatissimâ natus.* 1715.

Le titre de cette observation dit tout ce qu'elle contient. La femme qui en fait le sujet était infectée de la maladie vénérienne par tout le corps, aux parties de la génération, &c. & cependant la petite fille qu'elle mit au monde ne partagea en aucune manière le malheur de sa mère.

PROFILY (Joh.), M. D. AN EASY AND EXACT METHOD OF CURING THE VENEREAL DISEASE IN ALL ITS DIFFERENT APPEARANCES: WITH ON ACCOUNT OF ITS NATURE, CAUSES, AND SYMPTOMS:

DEMONSTRATED BY WAY OF DIALOGUE BETWEEN PHYSICIAN AND PATIENT, FOR THE USE AND INSTRUCTION OF ALL UNFORTUNATE PERSONS WHO MAY LABOUR UNDER THAT DISORDER. AND LIKWISE A METHOD OF CURING THE SCURVY, GLEETS, WHITES, &C. ILLUSTRATED WITH CURIOUS COPPER-PLATES, AND AN EXPLANATION OF THE PHYSICAL TERMS, TO MAKE THIS TREATISE THE MORE INTELLIGIBLE TO EVERY CAPACITY. TO WHICH ARE ADDED, EXPERIMENTS PUBLICKLY MADE ON SEVERAL PATIENS OF AN EFFECTUAL AND SAFE METHOD OF CURING THE SAID DISEASE, WITHOUT SALIVATION OR CONFINEMENT. ADDRESS'D TO THE PRESIDENT AND FELLOWS OF THE COLLEGE OF PHYSICIANS OF LONDON. London, printed for J. Robinson at the Golden-Lion in Ludgete-Street, 1748, in-8°. 336 p. *C'est-à-dire*, Méthode aisée & exacte de guérir le mal vénérien sous quelque forme qu'il se présente : avec un exposé de sa nature, de son principe & de ses symptômes; mise en dialogue entre un Médecin & un Malade, pour l'usage & l'instruction de ceux qui sont travaillés de cette maladie. Et une autre méthode pour guérir le scorbut, la chaudepisse habituelle nommée en Anglais *gleet*, les fleurs-blanches, &c. Le tout enrichi de planches curieuses, & d'une explication des termes techniques répandus dans l'Ouvrage, pour l'intelligence de tous les Lecteurs. On a ajouté encore des épreuves faites publiquement sur differens malades, d'une méthode efficace & assurée de guérir la maladie dont il s'agit ici, sans salivation ni assujettissement. Adressé aux Président & Associés du Collége des Médecins de Londres; par JEAN PROFILY, *Docteur Médecin*. A Londres, de l'Imprimerie de J. Robinson, &c.

1748. Ce titre seul est l'analyse de tout l'Ouvrage, & tous les Charlatans ont grand soin d'agir ainsi.

M. Profily eſt un Marchand privilégié de pilules, & d'eau grecque, qui, par les injections, doit tuer les vers qu'il a diſtingués avec un microſcopes dans le virus vénérien. Nous ſoupçonnons fort qne les vers qu'il dit avoir vus ne ſont que pour rendre l'eau grecque utile ; il a des armes : il faut qu'il trouve à quelque prix que ce ſoit un ennemi à combattre. Ce n'eſt cependant pas que de ſemblables idées n'ayent eu des partiſans célèbres. ALBINUS a dit & a écrit y avoir vu ainſi que dans le ſperme de petits vers, avec le microſcope : mais cet homme illuſtre n'a pas rougi de ſe rétracter publiquement, & d'avouer que cet inſtrument trompe ſouvent ceux qui s'en ſervent ſans y être très-accoutumés; cependant lorſqu'une fois l'œil y eſt fait, l'on voit les choſes telles qu'elles ſont. Combien de fois le téleſcope n'a-t-il pas mis en défaut nos jeunes Aſtronomes ! Quoi qu'il en ſoit, l'Ouvrage de M. P. n'eſt point tout-à-fait ſemblable à ceux de ſes *Pendans ;* il y a de bonnes choſes & fort utiles; à ſon ſecret près, il donne les différens remèdes en uſage pour guérir le vice vénérien, ce qui fait que peut-être le Lecteur ne perd rien à ignorer la recette ſacrée. Il décrit pluſieurs méthodes curatoires, entre autres celle par la ſalivation : mais il eſt aiſé de voir qu'il n'en eſt point l'ami, aux différens accidens qu'il fait ſurvenir à ſon malade & à la difficulté de le guérir. On doit voir d'ici la marche de ce livre dialogué : ce ſont des malades qui viennent expoſer au Médecin leur maladie; celui-ci leur nomme les ſymptômes dont il ſont attaqués, il leur en explique la cauſe, il leur donne des raiſons, il leur propoſe un traitement, le leur fait ſubir, & les guérit: cette forme de narrer eſt faite pour groſſir un volume, & ſouvent pour ennuyer. Il y a ſept planches dans ce livre y compris le frontiſpice, mais il n'y en a qu'une d'utile & d'appropriée au ſujet; c'eſt la verge ouverte : les autres repréſentent le mécaniſme de l'œil & de l'oreille. De pareilles diſcuſſions étaient aſſez étrangères à la matière que l'Auteur traite ici.

1763. PUDELKO (Joſeph. Liborius). Diſputatio inauguralis, *de ſalivâ*. Viennæ, in-8°. 1763.

QUA QUE

QUARIN (Joſephus). *Sacræ Cæſar. Reg. Apoſt. Majeſtatis inf. Auſtr. regim. Conſil. ſanitat. & in noſocom. frat. miſericord. Phyſic.* tentamina de cicutâ. Vindobonæ, typis Joann. Thom. Trattner, 1761. in-8°.

61. L'Auteur a diviſé ce petit ouvrage en deux Chapitres. Dans le premier, il donne la deſcription de la ciguë & ſon analyſe chimique. Dans le ſecond, il traite de l'uſage de cette plante : il rapporte des obſervations ; les cas 9 & 10 prouvent que la ciguë eſt efficace contre la teigne, la gale & l'éléphantiaſis. Les cas 12, 13 & 14 conſtatent ſa vertu pour les ulcères anciens, les fleurs-blanches, les ulcères vénériens, les gonorrhées invétérées, les fiſtules & les douleurs.

QUELMATZ (Samuel-Theodorus). Programma quod *hydrargiri vires à ſulphure ſuſpenſas* expendit, Lipſiæ 20 Sept. 1748. *Cette diſſertation eſt extraite des* diſputationes ad morborum &c. *par M. de Haller*. tom. 1. pag. 493. contient 7 p. in-4°.

1748. M. Quelmatz dit avoir vu pluſieurs fois par expérience que le ſoufre enlève la vertu au mercure, lorſqu'il lui eſt uni ; & qu'en arrêtant le ptyaliſme, il arrête auſſi ſes ſuccès. Par conſéquent il regarde les éthiops & le cinnabre comme des remèdes abſolument inſuffiſans, à moins toutefois que la combinaiſon du mercure & du ſoufre ne ſoit telle, que ce dernier

nier ne puiſſe embarraſſer les particules du vif-argent, & par-là enchaîner ſon efficacité.

QUERENET & MAUFLATRE. *Voyez* MAUFLATRE.

R.... (F... T...). *Kurze theoretiſche und practiſche abhandlungen von veneriſchen krankheiten worinnen gezeiget wird, wie man alle dergleichen krankheiten mit und ohne ſalivation ſicher und geſchwind aus dem grunde heilen kœnne; mit einigen hœchſtnœthigen cautelen und erinnerungen zum nutzen derer Chirurgorum und anfœger aufgeſetzt von* F. T. R. *Dreſden*, in-8°. 1760. C'eſt-à-dire : *Précis d'un Traité théorique & pratique ſur les maladies vénériennes, où l'on montre évidemment comment on peut traiter ces ſortes de maladies avec & ſans ſalivation, en peu de temps & avec ſûreté : on y a joint des conſeils très-importans en faveur des Chirurgiens & des jeunes Praticiens ſur les précautions qu'ils ont à prendre & ſur les obſervations qu'ils doivent faire.*

Ce titre a beaucoup d'affinité avec celui de JAUCHUS, *V.* ce nom. 1760.

RABOURS (Gédéon de), *Doctor-Medicus. V.* BAUDE DE LA CLOY.

RAISIN, *Docteur-Médecin, à Montbelliard. V.* DANIÉ DES PATUREAUX. p. 249.

RAU (Wolffgang-Thom.) *Sereniſſ. Elector. Bavar. in Comitatu Wieſenſteig, & perilluſtr. reipub. Ulmenſis in oppido & territorio Geiſlingenſi Phyſicus Provincialis.* Act. Phyſ. Med. Acad. Cæſar. curioſ. naturæ. T. X. p. 94. obſ. 28. Norimbergæ 1754. *de ulcere colli veſicæ ex gonorrhœâ virulentâ malè tractatâ.*

1754. Il est inutile ici de rapporter le traitement long & compliqué dont M. Rau se servit pour mettre fin à une maladie de conséquence. Cette observation servira davantage à faire voir de quelle conséquence il est de ne pas négliger ce qu'on nomme trop légèrement une *bagatelle*.

RAULIN, *Docteur en Médecine, de l'Académie Royale des Belles-Lettres, Sciences & Arts de Bordeaux*. Lettre sur l'alliage du camphre avec le mercure, & sur le succès de ce remède dans les maladies vénériennes, à M. Chomel, *Docteur-Régent & Doyen de la Faculté de Médecine en l'Université de Paris*. A Paris, chez Delaguette, 1755 in-12. 15 p.

1755. Il s'agit ici d'observations faites sur plusieurs malades; elles semblent prouver que le camphre uni au mercure lui ôte sa qualité salivante. M. Raulin fait son onguent avec une partie de mercure sur deux de graisse & vingt-cinq grains de camphre par once de mercure. Plusieurs ne croient point à ce prétendu correctif. Hundertmark dit que la fleur de soufre remplit mieux cette indication. Nous conseillons d'en mêler avec les purgatifs; l'usage intérieur du soufre ne peut que faire beaucoup de bien, sur-tout à ceux qui ont la poitrine affectée, ou qui sont sujets aux hémorrhoïdes.

Lettre de M. Raulin, &c. à M. Vandermonde, Docteur-Régent de la Faculté de Médecine de Paris, auteur du Journal de Médecine. Extraite du Mercure de France, second volume d'Octobre 1756. p. 128. 5 pag. in-12.

1756. M. Raulin reproche à M. Vandermonde d'avoir semblé attribuer à M. Danié, qui soutint aux Ecoles de Médecine, le 29 Janvier de l'année 1756, une thèse sur l'usage extérieur du camphre uni au mercure pour empêcher la salivation, dans son Journal de Médecine, Avril 1756, p. 116, la gloire de cette découverte. M. Raulin la revendique, &

dit connaître ce mêlange long-temps avant M. Danié, & s'en être servi le plus heureusement dans sa patrie, contre l'épian : il est vrai, ajoute M. Raulin, « qu'Hoffmann & d'autres Médecins » avaient déjà administré intérieurement le mer- » cure avec le camphre ; mais on n'en avait pas » ajouté avant moi à la pommade mercurielle, & » on ne l'avait pas encore allié avec le mercure » crud », 1°. M. Danié dans sa thèse n'a point prétendu être l'Auteur de cette découverte, & il a même poliment cité M. Raulin. 2°. M. Vandermonde n'a pas pensé davantage à lui en attribuer la gloire ; il est facile de vérifier le fait. C'est donc bien gratuitement que M. Raulin prend la peine d'écrire cette lettre que les gens sensés sauront aprécier à sa juste valeur. 3°. La palme dont M. Raulin veut se décorer, en prétendant être le premier qui ait allié le camphre au mercure crud, ne lui est point due : il peut bien se faire que M. Raulin n'ait jamais lu les anciens Auteurs qui ont prescrit ce mélange, & que de bonne foi il croye en être l'inventeur ; mais il n'est pas moins vrai que Matthiole *de morb. gall. Venet.* 1535. Brassavole *de morb. gall. Venet.* 1551. Varandal, *tract. de morb. gall.* 1620. mercurialis *medic. pract. de morb. gall. p. 600 editio. Lugd.* 1623. in-4°. ont recommandé d'en mêler à l'onguent & aux emplâtres mercuriels. On peut voir encore à cet égard l'article ASTRUC, p. 115, où ce grand homme prouve qu'il y a plusieurs siècles que cet alliage est connu, & que c'est par bévue que l'on s'est avisé de le renouveler dans le nôtre, où l'on donne tout pour des découvertes.

RAYMOND... Traité des maladies qu'il est dangereux de guérir ; ouvrage utile aux Médecins & aux personnes sujettes à des incommodités habituelles ; avec dix observations nouvelles & intéressantes. Par DOMINIQUE RAYMOND, *Docteur en Médecine de la Faculté de Montpellier, Doyen de l'aggrégation de Marseille, Pensionnaire du Roi, Président Trésorier général de France.* 2 vol. in-12. à Avignon, chez F. B. Merande, 1757.

1757. L'observation VIe du second volume, pag. 303, traite d'une vérole avec carie à l'os pariétal. Le Négociant qui en fait le sujet, après avoir été préparé pendant quinze jours pour recevoir les frictions, éprouva à la première une attaque affreuse d'épilepsie, qui dura près de deux heures. Le malade envieux de guérir pria son Médecin (M. Raymond) de vouloir bien lui en laisser recevoir une seconde; il y consentit malgré lui, & le malade éprouva encore plus violemment le même accident; enfin l'Auteur désespérant de sa cure, ne vit d'autre moyen que de le préparer pendant très long-temps à ce genre de traitement. En conséquence il lui fit faire usage pendant près de cinq mois d'eau de poulet, d'eaux de vals, de lavemens délayans, &c. au mois de Septembre, M. Raymond hasarda une légère friction; elle ne fut suivie d'aucun accident: il continua ainsi par progression & très-modérément, & le malade recouvra son ancienne santé. L'Auteur conclut de cette observation que les préparations sont indispensables; que le mercure, par son entrée dans le corps, agaçant & irritant tout ce qui est trop élastique & trop tendu, demande, pour opérer louablement & tranquillement, que les humeurs soient fort fluides, & les fibres molles, souples & relâchées.

On lit encore dans le même volume p. 357, une observation qui montre que la vérole peut quelquefois se cacher sous les dehors de l'éléphantiasis, quoique ces maladies soient fort différentes l'une de l'autre. Nous l'avons rapportée à l'article BOISSIER DE SAUVAGES, p. 171.

Histoire de l'éléphantiasis, contenant aussi l'origine du scorbut, du feu St Antoine, de la vérole, &c. avec un précis de l'histoire physique des temps. A Lausanne, chez François Grasset & Comp. 1767. in-8°. 132 p.

On traite particulièrement dans toute cette brochure de l'éléphantiasis, maladie étrangère à la matière dont nous nous occupons. Nous dirons seulement qu'il nous paraît que M. Raymond a fait de grandes recherches sur l'origine & les progrès de cette maladie, & les climats où elle était plus commune : il en rapporte la cause à l'insalubrité de l'air, aux eaux stagnantes, aux brouillards épais & fétides, au sel, aux poissons de mer, à ceux des lacs, & particulièrement au poisson pourri pour lequel les habitans des rives maritimes ont un gout décidé (1). Cette maladie est plus cruelle dans les pays chauds que dans ceux où l'air de l'athmosphere est plus frais : autrefois ce mal était endémique à Marseille, lorsque les collines de cette contrée étaient couvertes de hautes forêts & que ses vallons étaient remplis d'eaux croupissantes. Il paraît qu'excepté les bains & les onctions de savon, on a trouvé peu de remèdes à opposer à ce vice délétère ; car M. Raymond n'en rapporte point d'autres, & fait mention de trois femmes attaquées de cette maladie, sur lesquelles il n'a employé lui-même que ces re- 1767.

(1) Jacob-August. Hunerwolff, *Obs. 16, p. 59, A. N. C. D. II, an. VIII*, rapporte qu'un vieillard, pour avoir fait sa nourriture d'une espèce de rats appelés *criceti*, & que M. de Buffon nomme *hamsters*, eut l'éléphantiasis. Dioscoride, *lib. 2, de mat. Med. cap* 80, dit que la bierre peut produire cette maladie : mais il est contredit par Mart. Schookius *lib. de cervis, cap.* 20 ; & Joh. Henr. Meibonius, *comm. de cervis, cap.* 27, semble les débarer en disant que l'usage immodéré de la bierre, s'il ne cause pas l'éléphantiasis ou la lèpre des Arabes, peut donner lieu à la lèpre des Grecs & à la gale.

J. T. Eller dit que l'éléphantiasis à son siège dans les petits vaisseaux excrétoires de la peau, consacrés à la sueur & à la transpiration, & l'épiderme qui les couvre.

mèdes & qui n'ont point été guéries. Il remarque que le mercure exaspère ce mal. Il se trouvait souvent joint avec le mal vénérien ; sans ce dernier vice, la contagion ne se communiquait qu'aux descendans & nullement par la voie de la copulation.

Ce fut particulièrement au dixième siècle que plusieurs maux affreux se réveillèrent & vinrent fondre avec une impétuosité qui désola la société ; ils passèrent pour des phénomènes nouveaux, aux yeux de ceux qui les avaient ignorés jusqu'alors. On vit le feu sacré, le mal des ardens, les pestes, les fièvres malignes, le scorbut, la suette, les dysenteries, le phthiriasis, la plique polonoise, le mal vénérien ; & l'éléphantiasis se répandit encore plus & s'allia avec les affections lépreuses qui ont tant d'affinité avec lui. Après toute cette longue suite de faits historiques, M. Raymond conclut : « il paraît que le virus séminal ou vénérien a toujours existé, quoiqu'à un degré médiocre, dans les régions chaudes de l'Asie, en Perse, en Syrie, en Palestine, en Arabie, en Egypte, ou l'éléphantiasis a toujours été commun ; puisqu'il y a eu de tout temps des loix économiques, qui ordonnaient la séparation des personnes qui avaient des écoulemens de semence & des femmes pendant leurs règles, & la circoncision : or aujourd'hui les vices vénériens légers ne se dissipent-ils pas par le simple repos & le régime frais, comme dans ces anciens temps? Ces terribles cachexies, le mal vénérien, le scorbut, le rachitis, l'éléphantiasis, &c. furent grossièrement crayonnés dans l'espace de temps qui s'écoula du 9ème jusqu'au 13ème siècle où l'ignorance était trop grande. Mais ils furent bientôt remarqués avec des yeux plus habiles, & ils passèrent d'abord la plupart pour nouveaux, parce qu'ils n'étaient pas exactement décrits

» par les écrivains précédens ; & pour contagieux, » parce qu'ils inspirent l'horreur & une aversion » insurmontable ». L'Auteur remarque ensuite que ces maux ont dégénéré avec la révolution des temps, qui ont chassé la tyrannie & ont rappelé un âge plus heureux où le paysan a plus cultivé de terres, & s'est procuré une meilleure nourriture ; ou la culture des vignes lui a permis de boire de la liqueur qu'elle fournit ; liqueur qu'on peut regarder comme un préservatif assuré ; où l'accroissement de la population a fourni des hommes qui par leurs travaux, ont desséché les marais, abattu les bois qui entretenaient un air épais & mal sain, ont changé des bourbiers marécageux en pleines sablonneuses & seches, & ont fait régner le plus beau ciel dans une athmosphère chargée auparavant de miasmes délétères. M. Raymond présume aussi que le mal vénérien, déjà fort énervé, disparaîtra enfin totalement dans les pays où l'on pourra respirer un air libre & vif.

REGNIER, *Docteur-Médecin de Reims*, Lettre à M. de la Place, Auteur du Mercure de France, premier volume de Janvier 1768, pag 196. 4 p. in-12.

Ce Docteur est ami & prévenu en faveur de M. Keyser ; il est indisposé contre M. Dibon, qui attaque & provoque sans cesse ce guérisseur renommé ; en conséquence il met sous les yeux du Public l'histoire d'un Page de la petite écurie, manqué, à ce qu'il prétend, par le remède de M. Dibon. 1768.

REY (J. B.), *Maître en Chirurgie à Lyon.* Recueil d'Observations sur le traitement des maladies vénériennes, où l'on trouve un grand nombre de cures singulières & surprenantes, propres à rassurer sur leur sort les personnes affligées de ces maladies & parvenues à un état jugé incurable.

A Lyon, de l'Imprimerie d'Aimé de Laroche, 1770, in-8°. 168 p. non compris l'avant-propos qui eſt de 24.

1770. Ce Chirurgien eſt un élève & un des Buraliſtes de M. Keyſer : il ne faut par conſéquent pas s'étonner s'il élève ſes dragées juſqu'aux nues, & s'il dépriſe, avec la même prévention, toutes les autres méthodes qu'il regarde comme meurtrières, excepté l'antimoine de M. Jacquet qu'il protége auſſi, & dont il ſe ſert quelquefois. Ces obſervations ſont diviſées en deux parties : la première contient l'apothéoſe des dragées qui ſont miſes en comparaiſon, à leur avantage, avec les frictions, les ſels mercuriels, &c. La ſeconde eſt le martyrologe, ou, ſelon lui, la liſte des cures qu'il a opérées avec ſes dragées.

REYNAL (de), *ancien Chirurgien-Major des Troupes & des Hôpitaux du Roi.* Méthode réſolutive de guérir la vérole & les gonorrhées virulentes, avec les différens accidens qui accompagnent ces maladies, à l'uſage des Hôpitaux; Ouvrage qui doit être ſuivi d'un autre beaucoup plus étendu ſur la même matière. A Paris, chez Panckouke, 1763, in-12. 80 p. & l'avertiſſement de 20.

1763. M. de Reynal, dans ce petit traité, annonce ſes longs travaux & les ſecours qu'il a tirés de la chimie hydro-pyro-technique. Il emploie pour la curation des maladies vénériennes trois préparations de mercure dont il dit être l'inventeur, ſavoir le mercure hermétique, la teinture du même mercure, & le ſublimé dulcifié. Il dit que depuis vingt ans les ſuccès les plus heureux ont couronné ſa méthode. Il garde pardevers lui le ſecret de ſes procédés : mais on ne peut lui en faire un crime, ſi ces préparations ſont neuves & le fruit de ſes travaux. Ce fait paraîtrait ne pas devoir être révoqué en doute, d'après ce qu'ont dit les Commissaires nommés par l'Académie Royale des Sciences pour examiner ses découvertes (MM. Hellot & Bourdelin). M. de R. leur avait aussi présenté la préparation par laquelle il dulcifiait le turbith minéral, qu'il regardait comme febrifuge; une liqueur acide & aromatique pour purifier l'air infecté par les hommes ou par les animaux; une liqueur fondante & résolutive pour les carnosités & les callosités, avec une composition de bougies; une essence volatile résolutive pour la gangrène; & un extrait de quinquina soluble par la trituration. Après l'examen fait de ces remèdes, les Commissaires ont prononcé qu'ils croyaient que M. de R. était le premier qui se fût servi des moyens qu'il indiquait, & qu'il ne fallait plus que des expériences réitérées pour prouver que l'usage des remèdes anti-véroliques, proposés par l'Auteur, étaient salutaires & n'avaient rien de dangereux; qu'en conséquence il devait se pourvoir pardevant qui il appartiendrait pour obtenir la permission de faire ces expériences. Nous ignorons quelles ont été ses réussites, & même si l'Auteur a donné le second Ouvrage plus détaillé qu'il annonçe dans celui-ci; il n'y a pas d'apparence, parce que sans doute nous en aurions connaissance; & nous ne croyons pas que M. de Reynal ait jamais fait beaucoup de bruit dans cette Capitale, quoiqu'il ait donné son adresse dans le second volume du Mercure de France pour le mois d'Octobre 1757, pag. 173.

RICHARD DE HAUTESIERK, *Eques Ordinis Regii Sancti-Michaelis, primarius Exercituum Medicus, Militarium Regni Nosocomiorum Inspector-Generalis ac Proto-Medicus, Salubris Consilii Regii Socius, Regis Medicus Ordinarius, Almæ Medicorum Univ. Monsp. necnon Regiæ Scientiarum Academiæ Gottingensis Socius.* Formulæ medicamentorum nosodochiis militaribus adaptatæ, digestæ & auctæ. Cassellis 1761, 120 p. & Parisiis 1772, in-4°. de 77 p.

1761. 1766. 1772. Ces formules ont été d'abord imprimées à la fin de son premier volume intitulé : *Recueil d'observations de Médecine des Hôpitaux Militaires*, Paris, Imp. Royale, 1766, in-4°.

Pag. 14 de l'édition de Paris & 22 de celle de Cassel, on trouve la recette de la liqueur syphilitique ou anti-vénérienne. La voici :

Prenez de mercure sublimé-corrosif, grains douze.

De camphre, grains quatre.

Triturez ces drogues dans un mortier de pierre, versez dessus peu-à-peu d'eau-de-vie, deux livres; mêlez y sur la fin du sirop de coquelicot, une once. Gardez cette liqueur pour l'usage. La dose est d'une à deux cuillerées matin & soir dans une tisanne pectorale, coupée avec du lait de vache, de chacun demi-livre.

C'est du Tome II du Receuil des observations de M. Richard 1772, que nous allons extraire le procédé des dragées de Keyser; il est à la fin du volume & contient 12 pages.

1772. Il n'y a guères de remède qui ait excité plus de débats, dit l'Editeur; & l'on n'en sera pas étonné quand on se rappellera que quelques succès obtenus dans une circonstance favorable, tranquille & libre de tout autre remède famé, lui ont valu de puissantes protections, soutenues elles-mêmes par l'ennemi puissant de la Médecine & des Médecins, caché sous l'apparence du bien public. Quand on sera bien convaincu que le véritable Auteur de la politique du Médecin de Machiavel (1) a été l'âme de toute cette intrigue,

(1) Voyez l'Eloge de la Mettrie, Mém. de Berlin, ann. 1750, Tom. V.

alors on verra clairement comment un remède si médiocre, & qui serait demeuré dans l'oubli, s'il eût été connu alors, est devenu pendant quelque temps célèbre, au point de fermer presque les yeux sur l'espérance d'en avoir un meilleur, mais seulement à Paris. Les Allemands, par exemple, sont trop bien fournis de remèdes en ce genre & trop éclairés sur leur nature, pour penser au Keyser. Heureusement que ces querelles ont rendu le Public attentif sur la possibilité de guérir sans le secours des frictions, & que l'esprit accoutumé à l'idée de l'action d'un remède interne, a été disposé à recevoir les autres de même genre qui se sont présentés par la suite; ensorte qu'aujourd'hui ces frictions si fameuses & si lucratives autrefois à ceux qui avaient usurpé le traitement des maladies vénériennes à l'ombre du mécanisme nécessaire pour les appliquer, ne sont plus regardées que comme auxiliaires, tout au plus, par quelques personnes qui ont pour but d'exciter plus d'action qu'un remède seul ne peut en produire. Ainsi l'ami décidé de ces usurpateurs les a réellement desservis pour satisfaire à son ambition & à son avidité; passions dominantes, qui ont toujours fait la base de sa conduite.

Pour peu qu'on soit au fait des préparations mercurielles & de la lecture des anciens Auteurs de Chimie, on ne peut s'empêcher de reconnaître dans le procédé que le sieur Keyser a décrit de son remède, un apprenti & un mal-adroit qui nous donne la crudité de sa première idée pour une opération qu'il a pu & qu'il a dû simplifier par la suite; car il ne lui eût pas été possible de faire du précipité rouge pour la France, l'Angleterre & la Hollande, &c. opération très-inutile, quand bien même il en aurait pu faire assez. Mais en divulguant son procédé, il fallait encore ménager ses intérêts, en effrayant par un fastueux &

rebutant appareil ceux qui auraient eu la tentation de le répéter. Il n'y a point eu de Commissaires nommés pour suivre son travail, & pour constater ses guérisons faites par le remède même préparé sous les yeux de ces Commissaires; il en a été quitte pour payer chèrement les signatures de ses approbateurs, pour obtenir son brevet & sa pension. Le moyen, après cela, de n'en être pas cru sur sa parole?

Comme le sieur Keyser n'a point donné le plan de sa machine à triturer le mercure, & que sa Veuve croit devoir attendre de nouveaux ordres du Ministre pour le faire, il n'est question que de donner le fond de son opération en renvoyant, pour ces sortes de machines, au Traité de M. le Comte *de la Garaye*, ou au livre d'*Agricola* intitulé *de re metallicâ*; mais la machine de *Langelot* vaudrait encore mieux. Voyez-en la figure dans la Bibliothèque Pharmaceutique de *Manget*.

PREMIÈRE OPÉRATION.

Il met dans un baquet (c'est une écuelle de fer & une meule de fer qu'il faudrait) vingt livres de mercure avec deux ou trois livres d'eau commune. Il agite ce mélange avec un mouffoir mu par un moulin à eau (c'est celui qui est à Sève près le pont). Au bout de vingt-quatre heures une partie du mercure se trouve divisée mécaniquement en une poudre noirâtre qui forme une espèce de boue avec l'eau; on tire cette boue par un robinet placé latéralement au-dessus du mercure qui est toujours au fond. On ajoute la même quantité d'eau & de mercure à proportion de ce qu'il y en a de converti en boue, & on continue de la sorte dans un ou plusieurs baquets, jusqu'à ce qu'on ait la quantité requise de mercure divisé.

La boue retirée de ce moulin ſe met dans une terrine où la poudre ſe dépoſe. L'eau qui reſte à clair deſſus reſſert à la même opération. Il faut un certain nombre de terrines.

On met ce mercure précipité *per ſe* (le ſieur Keyſer l'appelle mal-à-propos *éthiops*) dans des terrines placées au bain-marie bouillant, pour le ſécher, (on pourrait commencer par l'expoſer ſur un papier à filtrer) ayant ſoin de le remuer ſouvent avec une ſpatule de fer, pour aller plus vîte & pour empêcher qu'il ne ſe grumèle.

IIe. Opération.

On introduit cet éthiops deſſéché dans des cornues de verre, (pourquoi pas de fer?) donton ne remplit que les deux tiers. On les place au fourneau de réverbère, donnant un feu d'abord très-doux, qu'on augmente enſuite par degrés juſqu'à ce qu'il ne ſorte plus de mercure. Il reſte au fond de la retorte une grande quantité de parties hétérogènes.

Quant aux fuliginoſités qui paſſent dans le récipient & faliſſent opiniâtrément le mercure, on l'en dépouille en l'agitant avec de la chaux vive en poudre, très-fine, & on le nettoie de cette chaux avec de l'eau; après quoi on le ſèche dans des évaporatoires placés ſur le bain de ſable.

IIIe. Opération.

On met ce mercure revivifié dans des matras, à fond plat & à col long & étroit, au bain de ſable, pour le réduire en mercure précipité rouge *per ſe*. Cette opération eſt connue des Chimiſtes.

On raſſemble le précipité de tous les matras; & comme il contient encore du mercure coulant, le ſieur Keyſer, toujours mal-adroitement &

par astuce, conseille de le séparer au moyen d'une distillation dont le feu soit assez fort pour faire monter le mercure, & assez doux pour ne pas revivifier le précipité rouge, comme si un simple entonnoir ne valait pas mieux.

IVe. Opération.

On met dans un sceau conique une livre de ce précipité rouge *per se* avec huit pintes de vinaigre distillé dans des vaisseaux de grès. On fait jouer le moussoir, & au bout d'une heure ou deux le mercure est dissous par le vinaigre.

On tire cette dissolution par un robinet pratiqué tout au fond du sceau; on la met avec égalité dans huit bouteilles qu'il faut employer dans les vingt-quatre heures, afin que le mercure ne se crystallise pas au fond, sous la forme d'un sel neigeux.

Pour cet effet, il faut avoir huit tables de marbre, longues chacune de deux pieds & demi, & larges de deux pieds, ayant un rebord circulaire d'un pouce de haut, à peu près comme un évier. On met sur chacune deux livres de manne en larmes & une bouteille contenant deux onces de précipité dissous; on broye le tout avec une molette de porphyre jusqu'à ce que le mélange soit exact, & soit réduit en une bouillie liquide & uniforme.

La mollette de porphyre aurait bien dû faire penser à demander au sieur Keyser combien en sa vie il avait fait manger de tables de marbre au Public : car le vinaigre a dû les dissoudre & abandonner le mercure.

On passe cette bouillie à travers un tamis de crin, d'où elle tombe sur une table de marbre, sur laquelle on la laisse sécher en été par la seule chaleur de l'air, & en hiver par un poële, jusqu'à ce qu'elle ne coule plus en penchant la table. La deſſication ſe fait plus vîte ſi on la remue avec la molette, & le mélange en eſt meilleur.

La bouillie étant gluante à ne pouvoir couler de la table, on met celle-ci ſur le côté devant le feu pour achever de la réduire en une pâte ferme, remuant ſouvent avec un couteau large & pliant. Alors on peut la mettre en pilules.

Ve. Opération.

On étend également ſur une table de marbre bien unie, une couche de farine épaiſſe d'une demi-ligne, au moyen d'un tamis de ſoie. On prend quatre onces de là pâte, on en fait une boule qu'on applatit avec la main, & enſuite avec un cylindre ou rouleau de bois, garni d'un rebord de deux lignes de haut à chaque bout, afin que la pâte aplatie ait juſte cette épaiſſeur dans toute ſon étendue. On la ſaupoudre d'une légère couche de farine, & alors, avec un emporte-pièce de fer-blanc, de diamètre tel que chaque rotule pèſe trois grains pour les hommes, & un grain & demi pour les femmes, on enlève autant de tablettes que la pâte en peut fournir, ainſi que cela ſe pratique tous les jours chez les Apothicaires, les Confiſeurs, &c. Quant à la pâte reſtant dans les intervalles de l'emporte pièce, on la pétrit de nouveau après l'avoir bien dépouillée de toute ſa farine, & on l'étend ſur la table comme la première fois, &c.

On roule chaque tablette ſeparément dans les deux doigts, pour la réduire en forme pilulaire; c'eſt alors qu'on la décore du titre de *dragée* par excellence.

Chaque boîte, pour un traitement, doit contenir quatre onces de pâte réduite en pilules, ce qui eſt plus qu'il n'en faut. On y ajoute deux ou trois gros de farine, afin qu'elles ne se collent pas.

Il faut de temps en temps agiter la boîte, lui faire prendre l'air & la tenir dans un lieu sec, afin que les dragées ne prennent pas l'état de déliquescence.

Le sieur Keyser ajoute qu'autrefois il saupoudrait ses pilules avec du sucre royal en poudre fine; mais que comme elles étaient sujettes à se fondre, il y avait substitué la farine; & qu'en dernier lieu il a employé à la place de la manne, autant de gomme Arabique dissoute : & c'est en effet sous cette dernière forme qu'elles ont été distribuées au Public.

On voit, d'après cette description, qu'on peut beaucoup abréger ce procédé. Ce n'est pas que quelques auteurs ne regardent comme très-essentiel de dépouiller le mercure de sa poudre noire: mais on peut le faire plus aisément, & l'opération s'en trouve dans les Alchimistes. Voyez aussi Boerhaave, page 160. Jacobi, Goulard, p. 381.

On peut abréger la dissolution en divisant d'abord le mercure par l'eau-forte, le crystallisant, & versant dessus ensuite du vinaigre distillé. Ce qu'il y a de singulier dans cette opération, c'est que, contre les principes connus & exposés dans les tables des affinités, le vinaigre distillé chasse l'acide nitreux de sa base & se met à la place; tel est le commencement de la préparation de Pénot. Il faut du soin & de l'attention pour réussir. Quelques Apothicaires de Paris tiennent cette préparation dans leurs boutiques sous le nom de terre foliée de mercure, parce qu'elle a en effet un œil talqueux & grisâtre. Ils l'incorporent avec la gomme Arabique aussi.

Le sieur Keyser fait ensuite quelque remarques. Il observe entre autres choses que la purification du du mercure pour lui enlever sa poudre noire, n'a été connue de qui que ce soit (page 10), ce qui est très-faux, comme on peut le voir par les Auteurs que nous venons de citer plus haut; & ils ne sont pas les seuls qui l'ayent connue : nous pourrions encore en nommer d'autres, si nous ne craignions d'être trop diffus.

Mais un tour de main dont on doit lui savoir gré, c'est qu'il donne le moyen d'alonger son précipité rouge *per se*, en indiquant d'ajouter deux livres de mercure coulant aux huit pintes de vinaigre distillé, qui ont déjà dissous la livre de précipité, continuant de faire jouer le moussoir. Ces deux mercures se combinent & montent à la surface du vinaigre sous la forme d'une crême fouettée. On la lève avec une cuiller de bois à mesure qu'elle paraît, & on la met sur un tamis posé dans une térine conique; on l'y laisse sécher & se dépouiller du mercure excédent. On en incorpore une partie avec huit parties de manne, en humectant l'un & l'autre avec un peu de vinaigre distillé, pour les broyer & mêler exactement avec le porphyre; on fait sécher devant le feu, &c. Ce mélange, dit l'Auteur, est purgatif & efficace dans le mal vénérien récent, sur-tout pour les chancres : c'est un puissant fondant.

L'*éthiops* de la première opération est purgatif; on en peut donner sans inconvénient intérieurement & avec succès dans les maladies chroniques, en guise de fondant. Mais il ne faut jamais employer pour mon procédé que le mercure revivifié du cinnabre. On peut employer l'éthiops seul mouillé & en bouillie épaisse, en y ajoutant depuis une partie de manne jusqu'à huit, selon la circonstance. On peut aussi le prendre dans de l'eau, du bouillon, une eau minérale, un sirop.

Telle est en substance la description que le sieur Keyser a donnée de son remède. Mais pour bien juger de son efficacité, il faut avoir présente sa méthode de l'administrer, & sur-tout avoir suivi les personnes qui en ont pris. Dans la première tentative qu'on en fit aux Invalides, les trois quarts des malades vénériens furent manqués. Dans la seconde il y en eut à peu près moitié, & dans la troisième il y en eut encore plus de manqués que dans la première, & cependant le remède a été soutenu plus que jamais alors. Il est pourtant certains cas, & sur-tout dans les extrêmes, comme nous l'avons déjà dit ailleurs, où l'on peut retirer quelques avantages de ces dragées.

1754. RICHTER, Dissertatio inauguralis, *de medicamentorum mercurialium cum salibus paratorum efficacitate per adjunctum sulphur ad certos quosdam morbos magis accommodandâ*...quam, And. El. Buchner Præside... subjiciet *J. Erh. Richter*, Halæ Magd. 1754.

1747. RITTER.... Dissertatio; demonstratio, *quòd atrocissima luis venereæ symptomata non sint effectus morbi, sed curæ mercurialibus instituta* ... quam, Hieron. Ludolff, Præside ... subjiciet *Laur. Andr. Ritter*, Smira-Erfordiens. Erford. 1747. p. 28.

ROBERT (M. J. C.), *Docteur-Régent de la Faculté de Médecine de Paris, premier Médecin & Conseiller intime de S. A. S. Monseigneur le Duc régnant de Deux-Ponts*. Lettre à M. C. T. G. Guilbert de Préval, *Docteur-Régent de la Faculté de Médecine en l'Université de Paris, Conseiller, Médecin Consultant & Correspondant de S. M. le Roi de Danemarck & de Norwege, &c.* A Amsterdam. 1772. in-8°. 15 p.

1772. Cette Lettre paraît écrite à Deux-Ponts. C'est au sujet de la liqueur fondante anti-vénérienne de M. Préval, dont M. Robert a fait l'essai dans les Hôpitaux de M. le Duc de Deux-Ponts. Il rapporte 16 Observations qui toutes ont été couronnées des plus heureux succès; en foi de quoi

M. Robert se sert de ces termes : « elle a un » avantage (la liqueur) que n'ont point toutes » les espèces de remèdes que l'on a préparés jus- » qu'à ce jour, qui est d'être un topique excel- » lent ; elle mérite donc sur eux une préférence, & » je me suis si fort prévenu en sa faveur, que je » ne crains point de dire hautement qu'il n'y a » pas de remède connu pour la vérole, qui soit » digne de lui être comparé ». Le remède de M. Préval est un secret : j'ignore si le sublimé-corrosif en fait la base, quoique la plupart l'assurent. *Voy*. MARGES, pag. 513. Si c'est ce sel mercuriel, M. Robert a raison de dire qu'il ne connaît point entre les remèdes anti-vénériens, de meilleur topique : mais il a tort de lui donner ces louanges outrées sans le nommer, parce que son silence sur la recette, pourrait faire croire à quelques-uns qui ne penseraient point au sublimé, que le remède de M. Préval lui est supérieur, & c'est ce que nous ne croyons nullement. Cependant nous sommes sincèrement persuadés de la bonté du spécifique de M. de Préval & de la vérité des observations de M. Robert : nous ne soupçonnons point ce Médecin de partialité, ni de vendre sa plume à l'intérêt, ni de sacrifier à l'amitié, la santé des citoyens. Cependant ne serait-elle pas plus utile à présent à son Confrère qui est rayé du Tableau des Médecins pour cette même liqueur anti-vénérienne préservative, & qui plaide actuellement contre eux ! Nous devons remarquer ici que les liqueurs fondantes ont le malheur de ne pas prendre à la Faculté ; qu'on se rappelle celle de M. Dienert, Docteur-Régent &c. en 1756, qui avait de l'analogie avec celle de M. Préval, car elle était fondante comme la sienne & un des bons topiques qu'on pût employer ; cependant si l'on en croit ceux qui ont fait l'analyse & de l'une & de l'autre, le mercure n'y est point employé sous la même forme. *V.* DIENERT, MARGES, p. 513; DE HORNE, *au Supplément.*

ROBIN DU SAUGEY, *Docteur en Médecine de la Faculté de Montpellier.* Observation sur une vérole confirmée qui n'a été précédée d'aucune maladie vénérienne locale.

Nullius addictus in verba jurare Magistri.

Horat. Epist. I.

1765. Cette observation se trouve insérée dans le Journal de Médecine du mois de Novembre 1765, pag. 426, & contient 7 pag. il s'agit d'un jeune homme attaqué d'inflammation à un testicule : les remèdes ordinaires appropriés firent dissiper cet accident, qui revint quelque temps après & se passa encore, mais il reparut enfin avec plus d'acharnement; des douleurs de tête & dans les membres, des pustules se manifestèrent à la suite de cette rechûte : on fit passer le malade par les remèdes; il guérit. M. Robin infère de-là que M. Astruc n'aurait pas dû dire : *quand il aura paru des maladies vénériennes locales, on pourra prononcer sur des signes assez légers, sur la réalité de la vérole; mais s'il n'a point paru de maladie de cette espèce, il vaut mieux prendre le parti de la négative.*

ROSEN à ROSENSTEIN (Nicolas), *premier Médecin du Roi, Chevalier de l'Etoile Polaire.*

1768. On lit dans le Journal de Suède, an. 1768, quatre Chapitres de cet Auteur; ils traitent *de la fièvre scarlatine, de la jaunisse, de la vérole & de l'hydrocèphale.* Ils sont faits pour servir de supplément à l'ouvrage suivant, qui parut en 1764, avec ce titre: *Underrættelser om barnsjukdomar och deras bote-medel : tilfœrene styckevis utgifne uti de sma almanachorna, nu samlade, tilækte och fœrbættrade af nils Rosen von Rosenstein, Kongl. Archiater, ridd. af nordst. orden. Stockholm, pa Kongl. vet. Acad. Kostnad, trykte hos direct. lars, salvius, 1764.* in-8°. C'est à-dire : Instructions sur les maladies des enfans & sur leur guérison ; publiées ci-devant par morceaux dans les petits almanachs, actuellement recueillies, augmentées & corrigées par N. Rosen de Rosenstein &c. A Stockholm, aux frais de l'Académie Royale, imprimé chez Laurent Salvius, Directeur. 1764. in 8°.

Voici ce que dit l'Auteur sur la maladie vénérienne : elle est contagieuse ; il a vu une nourrice infectée de ce mal le communiquer à toute sa maison : il pense que la teigne qui vient à la tête des enfans est un signe presque assuré qu'ils ont hérité de leurs parens d'un levain vérolique. Il établit la différence qui se trouve entre les ulcères vénériens & les scorbutiques ; il dit qu'il a vu administrer le mercure doux à un enfant pour un ulcère dont les bords ressemblaient à du lard & dont la nature était douteuse : on s'apperçut bientôt qu'il provenait d'une cause vénérienne. Il croit que, de toutes les méthodes curatoires, celle des frictions mercurielles est la seule qui soit efficace, mais il n'exige pas le flux de bouche : on doit, dit-il, les administrer à petites doses & de loin à loin. Pour guérir les enfans à la mamelle, il fait frotter de mercure la mère ou la nourrice ; ou ce qu'il préfère encore, c'est de faire allaiter le nourisson par une chèvre à laquelle on donne des frictions mercurielles. Il recommande l'usage des bains comme préparatoires, on peut même les entre-mêler avec les frictions.

ROWLEY (G.) *Surgeon.* AN ESSAY ON THE CURE OF THE &c. C'est-à-dire : Essai sur la guérison de la gonorrhée nouvellement contractée, sans user de remèdes internes, à Londres, chez Newbery, 1771.

Cet ouvrage ne nous est point parvenu : nous 1771.

avons été obligés de le connaitre par ce qu'en disent les Auteurs du Journal Encyclopédique dans le premier volume de Juillet 1771, pag. 146. Ils n'entrent point en longue discussion sur cet ouvrage, & nous allons copier l'Extrait qu'ils en donnent. « Il est incontestable qu'il faut absolu- » ment détruire le virus dans la partie même où » il s'est établi; & nous approuverions beaucoup » la méthode proposée par M. Rowley, si nous » jugions qu'il fût possible de porter l'antidote » dont il parle, dans toutes les parties qui devien- » nent le siége de la gonorrhée: au reste, les in- » jections de mercure, dissous dans un mucilage, » d'après la méthode de M. Plenck, doivent iné- » vitablement paraître insuffisantes, à quiconque » sait que ces injections ne vont qu'à la vessie, » & ne peuvent guères pénétrer à travers la muco- » sité qui garantit l'urètre & la vessie de l'âcreté » de l'urine. Les frictions sur les parties origi- » nairement attaquées, prometaient de bien plus » grands avantages; cependant on a été forcé de » les abandonner, pour recourir aux remèdes » internes, qui même jusqu'à présent n'ont été » que trop souvent en défaut: car il faut avouer » que la gonorrhée est l'écueil trop désespérant de » la Chirurgie & de la Médecine ». On ne peut rien ajouter à cet extrait qui est savamment & bien écrit, & digne des Auteurs du Journal Encyclopédique.

1773. THE NEW METHOD OF CURING THE VENEREAL DISEASE &c. *By WILLIAM ROWLEY*, Surgeon &c. 1773. *C'est-à dire*: Nouvelle méthode de guérir les maladies vénériennes en peu de jours, sans garder la chambre & sans l'usage des médecines internes &c. Par M. Guillaume Rowley, Chirurgien. Brochure. Prix, 1 scheling.

☞ ROUSSEAU (l'Abbé), *ci-devant Capucin & Médecin Chimiste de Sa Majesté*. Secrets & remèdes éprouvés, dont les préparations ont été faites au Louvre, de l'ordre du Roi. A Paris, chez Claude Jombert, 1708, in-12.

Les ſecrets de l'Abbé Rouſſeau parurent pour la première fois en 1697, Paris, in-12, chez Jombert. 1708.
La première édition des préſervatifs parut en 1706, Paris, in-12, chez Cellier. Les ſecrets & les préſervatifs ſe trouvent réunis dans celle que nous avons entre les mains. On a encore fait depuis deux autres éditions, l'une en 1718, in-12, Paris, chez Jombert, & la dernière en 1747, in-12, Paris, chez Cavelier. C'eſt dans ces deux dernières éditions que l'on trouve le titre augmenté de ces mots : *avec un ſpécifique pour la guériſon de toutes ſortes de maladies vénériennes.*

Pag. 195—209 de notre édition on trouve les remèdes preſcrits par l'Abbé Rouſſeau, pour la vérole. Voici ſon anti-vénérien qui n'occaſionne aucune ſalivation.

Prenez ſalſepareille, ſquine, ſaſſafras, écorce & bois, pommes de cyprès, écorce de grenade, gayac écorce & bois, de chaque une livre ; baies & bois de genevrier, deux livres. La proportion eſt d'un quart d'écorces, ſur trois quarts de bois. Rapez ou pilez ces drogues ; les ayant réduites en poudre groſſière, mêlez-les peu-à-peu dans quarante livres d'eau, dans laquelle vous aurez fait fermenter, à l'étuve, huit livres de bon miel. Laiſſez infuſer & fermenter ces matières pendant deux fois 24 heures. Enſuite ajoutez-y peu-à-peu, antimoine crud & alun de roche réduits en poudre, de chaque une livre, avec une livre de mercure crud, dans un nouet ; & continuez la fermentation juſqu'à ce qu'elle ſoit finie. Elle vous donnera une liqueur vineuſe fort claire, dont vous garderez le quart ou le tiers, dans des bouteilles de verre que vous aurez ſoin de boucher. Puis vous diſtillerez le ſurplus, & en garderez l'eſprit, après l'avoir rectifié, ainsi que le flegme qui restera de la rectification, l'un & l'autre séparément. Ensuite vous passerez le résidu par le sas, & distillerez la liqueur qui aura passé, jusqu'à consistance de gomme. Vous mêlerez ce flegme avec celui qui vous est resté de la rectification de l'esprit, & vous le garderez. Après cela vous ajouterez au résidu des matières solides qui sont restées sur le sas, autant de bois de gayac ou de buis, que vous le jugerez nécessaire, pour en tirer une bonne quantité de cendres, en les faisant brûler. Vous tirerez tout le sel de ces cendres, par lixiviation, à laquelle vous employerez seulement une partie du flegme ci-dessus; & vous garderez le sel qui en proviendra. Il faut observer d'ôter l'antimoine & le mercure, avant de faire brûler les autres matières. Vous tirerez aussi la teinture de cet extrait ou gomme avec l'esprit susdit; & vous broyerez sur le marbre parties égales de votre sel & de sublimé-doux bien préparé, & vous les réduirez en huile, à la cave, par défaillance. Si une partie du sublimé n'est pas fondue, vous le broyerez avec partie égale du même susdit; & vous le remettrez à la cave, pour qu'il se fonde en huile, comme ci-devant: avant de faire ce dernier mélange destiné à la solution, il faut peser chaque matière, pour plus d'exactitude, afin de bien régler les doses.

Usage. Il faut faire prendre au malade, tous les matins, à jeun, une ou deux cuillerées de l'esprit chargé de sa teinture, avec assez de la liqueur mercurielle, pour qu'il y entre sept ou huit grains de sublimé-doux, outre & non compris le sel avec lequel il a été fondu en huile. Si cette composition de la teinture, de la liqueur mercurielle & de l'huile parait trop forte, on la tempérera avec un peu du flegme, selon l'état de la maladie, & les forces ou la disposition du malade, lequel se tiendra au lit, trois ou quatre heures après la prise, & bien couvert, pour exciter la sueur, après laquelle il prendra une pareille dose, & soupera le soir légèrement; entre les repas il usera, pour se désaltérer, d'une boisson composée du flegme, & d'une moitié de la liqueur vineuse qu'on a gardée exprès sans distiller. Il peut boire à ses repas un peu de bon vin trempé d'eau, ou de la liqueur susdite. On continuera ce remède pendant trois semaines ou un mois, ou jusqu'à parfaite guérison; laquelle avancera de beaucoup, si l'on a soin de se purger une ou deux fois la semaine, avec la coloquinte & la scammonée bien préparées selon la méthode de l'Abbé Rousseau.

Propriétés. Ce remède calme d'abord toutes les douleurs, l'insomnie, les inquiétudes nocturnes, les maux de tête, & autres symptômes de cette maladie; il dissipe les *nodi*, les exostoses, les pustules; & procure enfin une entière guérison, sans causer le flux de bouche, ni exposer aux accidens qui suivent ordinairement l'usage du mercure. Ensorte qu'on peut dire que ce remède est des plus faciles, des plus efficaces & des plus assurés; il réussit beaucoup mieux en Eté qu'en Hiver, & quand on procure la sueur le matin, que quand on ne la procure pas.

Si, par un accident extraordinaire, il restait quelqu'impression de mercure, après l'usage de ce remède, il faudra prendre pendant huit jours, depuis quatre jusqu'à huit gouttes d'esprit de sel, dans un bouillon ou dans du vin, le matin à jeun; & prendre ensuite pendant douze ou quinze jours, une dose de poudre ou plutôt d'essence de vipère, le matin à jeun.

Notez que l'esprit de sel est employé ici, parce qu'il est constamment le correctif du mercure, selon l'Abbé Rousseau.

Cette préparation longue & peu néceſſaire, a une grande affinité avec pluſieurs remèdes dont nous avons parlé. Il jouit certainement d'une vertu anti-vénérienne, mais il aurait autant d'efficacité au moins quand il ſerait ſimplifié.

Il y a encore quelques eſſences que l'Abbé Rouſſeau preſcrit pour les ulcères véroliques, &c. nous n'en dirons rien, ainſi que du traitement preſcrit pour les différentes gonorrhées, bubons, &c. Il ſuffit de ſavoir qu'il donne, dans tous les cas, l'anti-vénérien preſcrit ci-deſſus, il n'y a que le traitement acceſſoire qui change.

ROUX (Franc.) *Maſſil.* Diſſertatio, *de tragearum anti-venerearum præſtantiâ?* Monſp. 1765.

1765. On vante dans cette diſſertation les dragées Kéſériennes.

ROY (Charles le), *Médecin de Montpellier.* Nous ne mettrons point ici le programme de M. le Roy : on peut le voir au mot ESTEVE; il diffère ſeulement en ce qu'il eſt de 34 p. M. le R. ſoutint les 21, 22 & 23 Juin, matin & ſoir.

M. le Roy remporta la palme ſur ſes concurrens
1759. qui diſputaient avec lui pour la chaire de Chimie, vacante à Montpellier en 1759. Nous avons à parler de la troiſième queſtion conçue en ces termes : *Quænam ſit ſublimati-corroſivi natura & præparatio? An mitius fieri poſſit & exhiberi adverſus morbos venereos?*

M. le Roy décrit la préparation du ſublimé-corroſif; il l'admet pour la cure des maladies vénériennes, & il reconnaît ſon efficacité. Il prouve encore que tel dépuré que ſoit le mercure, il excite toujours la ſalivation ; cependant il accorde que le mercure uni au camphre peut modérer un peu le ptyaliſme.

ROYER, *Ancien Chirurgien, Aide-Major des Armées du Roi.* Letre à M.***, ſur une brochure anonyme portant pour titre : *parallèle des diffé-*

rentes méthodes de traiter la maladie vénérienne, à Léipſick. 1765. in-12. 43 p.

M. Royer prend revanche de ce que l'anonyme avait dit : *enfin on parle d'un Empyrique qui prétend guérir par des lavemens*. Il l'épluche à ſon tour & il le reprend dans un ou deux endroits avec aſſez de ſolidité. Il parle de l'avantage de ſes lavemens anti-vénériens qui l'emportent, ſelon lui, ſur toute autre méthode; la principale raiſon qui l'empêche de divulguer ſa recette, eſt le deſir de s'aſſurer par des expériences réitérées de ce qu'on a lieu d'en attendre. Il dit qu'on ſait qu'on peut introduire aiſément & par un chemin fort court, différens liquides dans le ſang par le moyen des lavemens : témoins les lavemens nourriſſans dont on eſt quelque fois obligé de ſe ſervir dans les maladies de la gorge, de l'œſophage, &c. M. Royer nous permettra de remarquer que cette raiſon n'eſt point très-concluante en faveur de ſa méthode. On ſait que les gros boyaux ſont bien pourvus de quelques vaiſſeaux lactés capables de repomper quelques portions du lavement : mais on ſait auſſi qu'ils y ſont en très-petit nombre & que le peu de chyle qu'ils ſont en état d'abſorber, ne ſaurait ſoutenir long-temps un malade. Il ne faut pas être Praticien pour juger de la différence de cette route avec celles des premières voies qui ont une communication directe & naturelle avec les vaiſſeaux chyliferes : les lavemens anti-vénériens ne doivent cependant point être rejetés de la pratique, comme l'ont prétendu quelques *anti-lavementaires* : mais leur uſage doit être plus reſtreint que M. Royer ne le préſume, & je ſuis bien éloigné de croire qu'il faille bannir toute autre méthode en leur faveur. 1765.

Inſtruction pour l'adminiſtration des lavemens anti-vénériens. A Paris. 1765. in-8°. 71 pag.

On voit aſſez par le titre de cette brochure 1765.

qu'elle enseigne la manière de se conduire dans le traitement par les lavemens. L'Auteur, après s'être étendu sur cet article, passe au raisonnement physiologique qui prouve la circulation de ses lavemens dans le corps, par les veines lactées & les rameaux des mésentériques. Il apporte plusieurs autorités, & l'on ne peut nier que cette assertion ne soit savamment discutée. Si l'expérience ne prouvait pas que la communication est plus directe par les voies alimentaires, on pencherait furieusement en faveur des injections : mais malheureusement pour elles, les faits prévalent sur la plus docte théorie. Quoi qu'il en soit, un vice combattu par les deux côtés opposés sera sûrement plutôt & mieux déraciné. M. R. apprend comment on garde les lavemens lorsqu'on les a pris ; nous croyons que ce point de pratique sera utile à bien des gens qui en les rendant trop vîte, n'en retirent aucun bien. Qu'on se couche entièrement sur le côté, *dit-il*, de façon que les fesses soient un peu élevées & les cuisses légèrement fléchies : par ce moyen, la partie du colon où se trouve la plus grande résistance, est libre, & à l'abri de la compression des autres viscères de l'abdomen. En même temps, dans les cas où le malade serait habillé en recevant son lavement, il prendra garde que ses habits ne compriment l'abdomen : cette attention regarde sur-tout les femmes dont les corps ou les jupes resserrent souvent la capacité du bas-ventre ; le malade aura soin aussi de ne respirer que très-doucement, & moins du nez que de la bouche qu'il tiendra médiocrement ouverte pendant le temps de l'injection ; celui qui donnera le remède aura attention de ne faire agir le piston de la seringue que lentement, d'un mouvement continu, & non par soubresauts. Dès que le malade l'aura reçu, il se tiendra tranquille & couché sur le dos, les jambes & les cuisses fléchies : il restera dans cette situation plus ou moins de temps, suivant qu'il desirera le garder.

Lettre de M. de Froussard, Docteur en Médecine, à Chaumont en Bassigny, à M. Royer, ancien Chirurgien, aide-Major des armées du Roi, *sur l'effet de ses lavemens anti-vénériens, avec la réponse de M. Royer à M. Froussard*, 10 Avril 1766. in-12. 15. p.

La Lettre de M. Froussard ne consiste qu'en complimens. La réponse de M. Royer contient quatre observations qui mettent en évidence l'efficacité des remèdes anti-vénériens. 1766.

Dissertation sur une méthode nouvelle de traiter les maladies vénériennes par des lavemens : on y a joint une instruction destinée à guider ceux qui administreront ce remède, & plusieurs observations qui y sont relatives. A Paris, chez l'Auteur, rue neuve St Eustache, à l'hôtel de Carignan, 1767. in-8°. 154 pag.

Cette brochure n'est qu'une nouvelle édition de *l'instruction pour l'administration &c.* imprimée en 1765, à laquelle on a joint *la Lettre de M. Froussard* dont nous venons de parler ; des cures dont plusieurs Médecins, Chirurgiens, le P. Potentien, &c. ont connoissance ; enfin *la Lettre sur le parallele &c.* imprimée en 1765. 1767.

Lettre de M. Royer à M. J. J. Gardane, *Docteur-Régent de la Faculté de Médecine de Paris, Médecin de Montpellier, &c. &c. &c.* A Bouillon, de l'Imprimerie de la Société Typographique 1770. in-12. 24 p.

M. R. s'escrime dans cette Lettre contre *les recherches pratiques, &c.* de M. Gardane qui l'avoit humilié ; il attaque ce Docteur du côté de la chimie, & nous ne pouvons nous empêcher de dire qu'il le prend par son faible. Il lui reproche d'avoir gardé à la censure le manuscrit de M. de Horne pendant six 1770.

semaines; de l'avoir pillé au point de s'être servi de ses mêmes expressions, & de faire semblant après, de ne le pas connaître. Il lui reproche de s'être approprié la découverte de la dissolution du sublimé-corrosif par le sel ammoniac, due à M. Macquer. M. Gardane a dit que les lavemens de M. Royer sont composés *d'une solution mercurielle avec sur-abondance d'acide*; plusieurs de même avaient pensé que le sublimé-corrosif y jouait un grand rôle; parce que M. R. avait dit qu'il se sert d'*un mercure rendu soluble & miscible à nos humeurs*, & que le sublimé-corrosif est reconnu pour être le sel mercuriel le plus soluble; parce qu'il avait dit encore que son *remède est combiné de façon à ne pouvoir plus faire effervescence avec les alkalis*, en ajoutant quelques lignes après que *le sublimé-corrosif ne donne aucune marque d'effervescence lorsqu'on y mêle de l'alkali*. Cependant nous serions tenté de soupçonner qu'il n'est autre que la préparation mercurielle de M. de la Garaye: mais nous n'assurons rien. Cette Lettre a eu deux éditions: elle est imprimée à la suite des *nouvelles observations &c.* elle n'est augmentée que de quelques notes qui confirment le savoir de M. Gardane.

Nouvelles observations faites dans les Hôpitaux Militaires, de la Marine, &c. pour constater la sûreté & l'efficacité des lavemens antivénériens. A Londres, & se trouve à Paris chez Antoine Boudet: 1771. in-8°. 128 pag. y compris la seconde édition de la lettre à M. Gardane, qui est de 16 pag.

1771. Ces observations tendent à trois fins; l'une de tomber encore sur la friperie de M. Gardane & de l'habiller de toutes pièces; l'autre d'analyser son mécontentement contre le Médecin & le Chirurgien de la Pitié; & la troisième d'apporter en public des certificats pour faire voir la supériorité & l'efficacité des lavemens. Sans doute M.

Gardane a eu tort de faire une aussi forte sortie contre ce remède : on ne doit point l'accuser d'inefficacité; on doit dire seulement qu'il serait souvent insuffisant si on voulait l'administrer dans tous les cas. Il est reconnu que toutes les méthodes ont leur avantage ; mais elle ne conviennent pas généralement. Pour MM. les Ministres de santé des hôpitaux, je sais que sur l'étiquette ils sont opposés à tout remède anti-vénérien & qu'ils ne tiennent, excepté les frictions, aucune autre méthode pour compétente. Enfin M. Royer apporte en finissant ses observations, des certificats de Marbriers & de Commissaires au Châtelet, qui attestent, l'un que ses ouvriers sont guéris, & les autres, que des Putains n'ont plus la vérole.

RUCKER. Commercium litterarium. Norimbergæ, A. 1735. Heb. 3. p. 15. §. 4. *Litteris ad. d. trew 29 9 ber a. pr. scriptis.*

M. Rucker prétend que la méthode curatoire par la salivation mercurielle, dans les maladies vénériennes, est contraire au mal, ou du moins n'est que palliative ; & voici comment il raisonne. 1736.
Le siége du levain vérolique est dans la lymphe : par son acrimonie, il la corrompt & la rend putrilagineuse ; sa circulation est interrompue, les parties glanduleuses sont obstruées ; elle devient de plus en plus impure, sanieuse & corrosive, de manière que son âcreté irritant les solides, produit des douleurs, des ulcères, &c. par conséquent toutes les secrétions & les excrétions étant diminuées, le sang n'ayant plus une circulation égale, le fluide sereux étant infecté, peut-on employer des remèdes qui évacuent ce fluide avec trop de violence ? Si la maladie vénérienne affaiblit par elle-même, comment peut-on user de remèdes héroïques, tels que le mercure ? Le mercure uni aux sels, est de nature corrosive ; un corps attaqué du vice vénérien est rempli de sels âcres : donc ces

préparations de mercure doivent nuire plutôt que d'être efficaces. Plusieurs de ceux qui sont travailés de la maladie vénérienne sont maculés d'ulcères ; & dans ces cas, le mercure est reconnu pour être contraire. Selon les auteurs, lorsqu'on a passé une fois par les frictions mercurielles, on est dans le cas de revoir le mal vénérien sans même le mériter ; quelle confiance doit-on donc avoir à un pareil remède, d'après un tel doute? Il est bien plus à propos d'apporter à cette maladie des soulagemens qui sont appropriés à sa nature. Les remèdes qui doivent être principalement efficaces pour la détruire, sont les absorbans, les sels digestifs & neutres, les différentes espèces de cinnabre, les légers diurétiques, les substances diaphorétiques, les muqueux, les bois tempérans, les balsamiques doux, les préparations de succin & ammoniaques, les frictions & les bains, &c.

Tous les remèdes que l'Auteur regarde comme spécifiques contre la vérole, sont reconnus par l'expérience la plus soutenue, ne valoir que comme adjudans & préparatoires.

1639. ☞ RULAND. Dissertatio inauguralis medica... *de lue sive leprâ venereâ* ... quam, Gothorf. Weidner, præside... subjiciet *Jo. Dav. Ruland*, Ratisponens. Francof. ad Viadr. 1639. pag. 16.

Fin du Tome premier.

www.ingramcontent.com/pod-product-compliance
Lightning Source LLC
LaVergne TN
LVHW010116230826
846091LV00001BA/58

9782013593724